A. Fidrich, H. C. Römer

Arzneistoffliste kompakt

Die 300 wichtigsten Arzneistoffe für Studium und Praxis

Andreas Fidrich, Hermann C. Römer

Arzneistoffliste kompakt

Die 300 wichtigsten Arzneistoffe für Studium und Praxis

1. Auflage

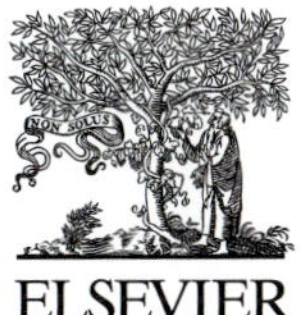

Elsevier GmbH, Hackerbrücke 6, 80335 München, Deutschland
Wir freuen uns über Ihr Feedback und Ihre Anregungen an kundendienst@elsevier.com

ISBN 978-3-437-44300-8
eISBN 978-3-437-06029-8

1. Auflage 2021

Wichtiger Hinweis für den Benutzer
Die medizinischen Wissenschaften unterliegen einem sehr schnellen Wissenszuwachs. Der stetige Wandel von Methoden, Wirkstoffen und Erkenntnissen ist allen an diesem Werk Beteiligten bewusst. Sowohl der Verlag als auch die Autorinnen und Autoren und alle, die an der Entstehung dieses Werkes beteiligt waren, haben große Sorgfalt darauf verwandt, dass die Angaben zu Methoden, Anweisungen, Produkten, Anwendungen oder Konzepten dem aktuellen Wissenstand zum Zeitpunkt der Fertigstellung des Werkes entsprechen.
Der Verlag kann jedoch keine Gewähr für Angaben zu Dosierung und Applikationsformen übernehmen. Es sollte stets eine unabhängige und sorgfältige Überprüfung von Diagnosen und Arzneimitteldosierungen sowie möglicher Kontraindikationen erfolgen. Jede Dosierung oder Applikation liegt in der Verantwortung der Anwenderin oder des Anwenders. Die Elsevier GmbH, die Autorinnen und Autoren und alle, die an der Entstehung des Werkes mitgewirkt haben, können keinerlei Haftung in Bezug auf jegliche Verletzung und/oder Schäden an Personen oder Eigentum, im Rahmen von Produkthaftung, Fahrlässigkeit oder anderweitig übernehmen.

Für die Vollständigkeit und Auswahl der aufgeführten Medikamente übernimmt der Verlag keine Gewähr.
Geschützte Warennamen (Warenzeichen) werden in der Regel besonders kenntlich gemacht (®). Aus dem Fehlen eines solchen Hinweises kann jedoch nicht automatisch geschlossen werden, dass es sich um einen freien Warennamen handelt.

Bibliografische Information der Deutschen Nationalbibliothek
Die Deutsche Nationalbibliothek verzeichnet diese Publikation in der Deutschen Nationalbibliografie; detaillierte bibliografische Daten sind im Internet über https://www.dnb.de abrufbar.

21 22 23 24 25 5 4 3 2 1

In ihren Veröffentlichungen verfolgt die Elsevier GmbH das Ziel, genderneutrale Formulierungen für Personengruppen zu verwenden. Um jedoch den Textfluss nicht zu stören sowie die gestalterische Freiheit nicht einzuschränken, wurden bisweilen Kompromisse eingegangen. Selbstverständlich sind **immer alle Geschlechter** gemeint.

Planung: Inga Schickerling
Projektmanagement: Dr. Andrea Beilmann
Redaktion: Dr. Nikola Schmidt, Berlin
Satz: SPi Global, Puducherry, India
Druck und Bindung: Drukarnia Dimograf Sp. z o. o., Bielsko-Biała/Polen
Zeichnungen: Stefan Dangl, München
Umschlaggestaltung: SpieszDesign, Neu-Ulm

Aktuelle Informationen finden Sie im Internet unter **www.elsevier.de.**

Vorwort

Wissen heißt wissen, wo es geschrieben steht. (Albert Einstein)

Die Medizin ist ein dynamisches und sich stetig veränderndes Fach. Insbesondere die Pharmakotherapie wird zunehmend komplexer und damit auch unübersichtlicher für den Einzelnen, sodass es schwer ist den Überblick zu behalten. Deshalb haben wir für Dich, in Anlehnung an die im November 2019 veröffentlichte und überarbeitete Arzneistoffliste des Instituts für medizinische Prüfungsfragen (IMPP), dieses Buch geschrieben. Es vereint Aspekte der klassischen Fächer Pharmakologie/Toxikologie (z. B. Wirkmechanismus, Pharmakokinetik) und der klinischen Pharmakologie. Im Kitteltaschenformat enthält es prüfungsrelevante Arzneistoffe und soll Dich somit während des gesamten Studiums und in der späteren, eigenverantwortlichen Berufspraxis begleiten.

Aus der Liste des IMPP ergibt sich eine entsprechende Einordnung in übergeordnete Systeme (z. B. Adrenerges System), welche wiederrum Arzneistoffgruppen (z. B. Beta-1-Adrenozeptor-Antagonisten) enthalten. Den jeweiligen Arzneistoffgruppen sind repräsentative Arzneistoffe zugeordnet (z. B. Metoprolol). Die Einteilung der Gruppen erfolgt wiederum anhand des Wirkmechanismus oder der chemischen Struktur.

Mehrfachmedikation betrifft mehr als die Hälfte der deutschen Bevölkerung (FORSA-Umfrage deutscher Apothekentag 2015)! Von „Polypharmazie" spricht man ab einer Dauermedikation von fünf oder mehr Medikamenten. Konsequenzen einer Mehrfachmedikation sind teilweise unkontrollierbare Interaktionen und Wechselwirkungen, die zu Medikationsfehlern führen und im schlimmsten Fall einen tödlichen Verlauf nehmen können.

Der Medikationsprozess beinhaltet alle Schritte einer Arzneimitteltherapie: Indikationsstellung, Verordnung, Aufklärung, Abgabe, Applikation und Therapieüberwachung. Jeder Schritt innerhalb dieses Prozesses und jeder Beteiligte an diesem Prozess kann fehlerverursachend sein. Medikationsfehler gelten grundsätzlich als vermeidbar.

In ihrem Bericht von 2018 („Projekt zur Erfassung und Bewerung von Medikationsfehlern"[1]) stellte die Arzneimittelkommission der deutschen Ärzteschaft (AKdÄ) innerhalb eines Beobachtungszeitraums von zwei Jahren (2016–2017) fest, dass mehr als die Hälfte aller Berichte über Medikationsfehler schwerwiegende Folgen mit teilweise bleibenden Schäden für den Betroffenen hatten. Medikationsfehler betrafen überwiegend ältere Patientinnen und Patienten, sowie die Prozesse Verschreibung/Verordnung und die Einnahme/Applikation.

Mit diesem praktischen Kitteltaschenbuch möchten wir Euch für anstehende Prüfungen und den Berufsalltag wappnen, um eine bestmögliche Arzneimitteltherapie zu ermöglichen und Medikationsfehler zu vermeiden.

Wir wünschen Euch viel Freude beim Lesen.

1 https://www.akdae.de/Arzneimittelsicherheit/Medikationsfehler/20181217.pdf

Benutzerhinweise

Orale Bioverfügbarkeit (BV) Entspricht dem prozentualen Anteil des Wirkstoffs einer Arzneimitteldosis, welcher unverändert im Körperkreislauf zur Verfügung steht.

Warum muss ich das wissen? Die BV ist eine Messgröße, die Rückschlüsse auf die Geschwindigkeit und den Umfang der Resorption eines Arzneimittels und somit auf die Verfügbarkeit am Wirkort zulässt. Die BV bei intravenös verabreichten Arzneimitteln ist per definitionem 100%. Ein hoher First-Pass-Effekt durch Abbau in der Leber beeinflusst/verringert die BV. Der Einsatz von Prodrugs soll die BV erhöhen. Ebenso kann sich die BV bei Leberinsuffizienz durch mangelnden hepatischen Abbau erhöhen.

Plasmaproteinbindug (PPB) Entspricht in diesem Zusammenhang der reversiblen Bindung von Arzneistoffen an Plasmaeiweiße (z. B. Albumine, Lipoproteine etc.).

Warum muss ich das wissen? An Plasmaproteine gebundene Arzneistoffe sind meist inaktiv. Eine geringe PPB bedeutet, dass der wirksame Arzneistoff dem Zielgewebe nur zu einem geringen Teil zur Verfügung steht. Zudem erhöht sich die HWZ, da gebundene Arzneistoffe nicht abgebaut werden können. Durch gegenseitige Verdrängung aus Eiweißbindungen und plötzlicher Erhöhung einer effektiv wirksamen Konzentration von Arzneistoffen können Wechselwirkungen entstehen. Durch Dosissteigerung kann die PPB gesättigt und der Anteil der freien Wirksubstanz erhöht werden.

Halbwertszeit (HWZ) Die Plasmahalbwertszeit gibt an, in welcher Zeit die Plasmakonzentration eines Arzneistoffes auf die Hälfte des ursprünglichen Werts abfällt. Sie ist ein Maß für die Eliminationsgeschwindigkeit eines Arzneistoffes.

Warum muss ich das wissen? Die Plasmahalbwertszeit bildet die Grundlage für das Dosierungsintervall eines Arzneimittels (z. B. Gabe alle 12 h). Arzneistoffe mit einer geringen Halbwertszeit müssen zur Aufrechterhaltung eines Wirkspiegels entsprechend häufiger verabreicht werden. Die HWZ ist immer eine individuelle Konstante. Sie ist abhängig von Alter, Nieren- und Leberfunktion. Außerdem wird sie durch den pharmazeutischen Wirkstoff und seine physikochemischen Eigenschaften beeinflusst (z. B. gleicher Arzneistoff in Form von Filmtabletten oder Retardtabletten).

Elimination Pharmakokinetischer Prozess der irreversiblen Entfernung pharmazeutischer Wirkstoffe aus dem Organismus. Sie setzt sich aus Biotransformation und Ausscheidung (Exkretion) zusammen, überwiegend über die Niere (renal) oder die Leber und Gallenwege (hepatobiliär). Auch andere Wege sind in geringem Umfang möglich (z. B. volatile Anästhetika über Atemwege).

Warum muss ich das wissen? Die Elimination beeinflusst maßgeblich die HWZ eines Arzneistoffes. Vor Therapiebeginn müssen Organfunktionen der eliminierenden Organsysteme bekannt sein oder bestimmt werden. Eine Insuffizienz von Niere oder Leber kann die Elimination verzögern, die HWZ erhöhen und zu UAW führen.

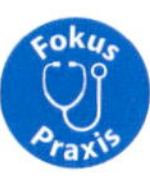

Fokus-Praxis! Es handelt sich um ein in der allgemeinärztlichen Praxis (Hausarzt) häufig verordnetes oder eingesetztes Medikament.
Die 50 häufigsten Arzneistoffe wurden gemäß der persönlichen Erfahrungen der Autoren ausgewählt und haben keinen Anspruch auf Vollständigkeit.

Hinweise zur Anwendung in Schwangerschaft und Stillzeit. „Embryotox ja/nein" gibt lediglich an, ob das Medikament bei Embryotox (https://www.embryotox.de/arzneimittel/) gelistet ist (ja) oder nicht (nein). Die aufgeführten Informationen stammen aus unterschiedlichen Quellen und bilden nicht zwangsläufig die Meinung von Embryotox ab. Erklärung zu den einzelnen Farben von Embryotox:

- **grau:** Medikament, zu dem es noch widersprüchliche oder noch unzureichende Studienergebnisse gibt
- **grün:** Medikament der Wahl. Dennoch: sorgfältige Nutzen-Risiko-Abwägung nötig.
- **rot:** gesicherte Teratogenität und/oder gravierende Fetotoxizität

Dosierungs- und Handlungsempfehlungen im Kindesalter.

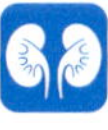

Informationen und Hinweise zur Anwendung und Besonderheiten beim älteren/geriatrischen Patienten. Informationen zur Listung (ja oder nein) in der PRISCUS-Liste potenziell inadäquater Medikation (PIM) für ältere Menschen.

Angegeben wird die Vorgehensweise bei Niereninsuffizienz. Grundsätzlich geben wir an, ob eine Dosisanpassung erforderlich ist oder nicht. Wenn dies der Fall ist, verweisen wir für exakte Dosierungen auf die entsprechende Fachinformation.

Angegeben wird die Vorgehensweise bei Leberinsuffizienz. Grundsätzlich geben wir an, ob eine Dosisanpassung erforderlich ist oder nicht. Wenn dies der Fall ist, verweisen wir für exakte Dosierungen auf die entsprechende Fachinformation.

Es werden direkte Wechselwirkungen zwischen bestimmten relevanten Medikamenten erläutert. Wechselwirkungen mit am Abbauprozess beteiligten Enzymen oder Transportern werden ebenfalls aufgelistet (z. B. Cytochrom-P450-System). Für eine vollständige Darstellung verweisen wir auf die entsprechende Fachinformation.

Besondere Hinweise zur Anwendung, die durch o. g. Punkte nicht abgedeckt, aber von uns als wichtig empfunden werden.

 **PRAXISTIPPS**

Tipps für den täglichen Alltag in Klinik, Praxis und Notfallsituation. Es handelt sich um ein in der allgemeinärztlichen Praxis (Hausarzt) häufig verordnetes oder eingesetztes Medikament.
Die 50 häufigsten Arzneistoffe wurden gemäß der persönlichen Erfahrungen der Autoren ausgewählt und haben keinen Anspruch auf Vollständigkeit.
Jedes der im Folgenden aufgeführten Medikamente sollte in keinem Fall bei bekannter Allergie gegen den Wirkstoff oder sonstige Bestandteile verabreicht werden.

Adressen

Andreas Fidrich

Berufsausübungsgemeinschaft, Praxis am Karlsplatz
Altenessener Str. 442
45329 Essen

Universität Duisburg-Essen
Medizinische Fakultät
Hufelandstr. 55
45122 Essen

Prof. Dr. med. Hermann Caspar Römer

Berufsausübungsgemeinschaft, Praxis am Karlsplatz
Altenessener Str. 442
45329 Essen

Universitätsklinikum Essen
Institut für Allgemeinmedizin
Pelmanstr. 81
45131 Essen

Inhaltsverzeichnis

1 Adrenerges System

Andreas Fidrich

1

1.1 α_1-Adrenozeptor-/β_x-Adrenozeptor-Antagonisten

(α_1AR-/β_xAR-Antagonisten)

Carvedilol

Früherer Begriff

–

Wirkmechanismus

Kompetitiver Rezeptorantagonist für β- und α_1-Adrenozeptoren. Zusätzlich zu anderen Betablockern bewirkt Carvedilol über die Blockade der α_1-Adrenozeptoren eine Vasodilatation und senkt so den peripheren Gefäßwiderstand.

Pharmakokinetik

Orale Bioverfügbarkeit (BV)	Plasmaproteinbindung (PPB)	Halbwertszeit (HWZ)	Elimination
> 25 %	99 %	6–10 h	Überwiegend hepatobiliär

Indikationen

Essenzielle Hypertonie, chronisch stabile Angina pectoris. Zusätzliche Behandlung bei mittelschwerer bis schwerer stabiler Herzinsuffizienz.

Unerwünschte Arzneimittelwirkungen (UAW)

Schwindel, Kopfschmerzen, Müdigkeit, Kraftlosigkeit, Gewichtszunahme, Hypercholesterinämie, Hyperglykämie, Hypoglykämie, Sehstörungen, Bradykardie, orthostatische Hypotonie, Ödeme, Übelkeit/Erbrechen, Durchfall, verminderter Tränenfluss, Atemnot, Gliederschmerzen, erektile Dysfunktion.

Kontraindikationen

Instabile oder dekompensierte Herzinsuffizienz. Asthma bronchiale oder COPD. Manifeste Leberinsuffizienz. AV-Block II° oder höher (wenn kein implantierter Schrittmacher). Schwere Bradykardie. SSS/SA-Block. Kardiogener Schock. Schwere Hypotonie. Metabolische Azidose. Gleichzeitige Behandlung mit Verapamil oder Diltiazem.

1

Embryotox: **ja** (grau). Besser erprobte Antihypertensiva sollten möglichst bevorzugt werden (z. B. α-Methyldopa oder Metoprolol).

Embryotox: **ja** (grau). Keine klinischen Erfahrungsberichte. Keine Daten zum Übergang von Carvedilol in die Muttermilch vorliegend. (Hohe Proteinbindung von > 98 % lässt allerdings nur geringen Transfer annehmen.) Besser erprobte Antihypertensiva bevorzugen (z. B. Propranolol der Metoprolol).

Grundsätzlich keine Empfehlungen zur Anwendung bei Kindern und Jugendlichen unter 18 Jahren.

PRISCUS-Liste (PIM): **nein.** Start low, go slow. Dosissteigerung in Intervallen von mindestens 14 Tagen.

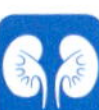

Keine Dosisanpassung nötig.

Bei mittelschwerer Leberinsuffizienz ggf. Dosisanpassung. Bei schwerer, klinisch manifester Leberinsuffizienz kontraindiziert.

Interaktion mit CYP2D6, CYP1A2 und CYP2C9. Außerdem Substrat und Inhibitor von P-Glykoprotein. Verminderter Plasmaspiegel und Wirkung von z. B. Rifampicin, Amiodaron und Fluoxetin möglich. Erhöhter Plasmaspiegel und verstärkte Wirkung von z. B. Digoxin, Cimetidin und Ciclosporin möglich. Verminderte Wirkung von oralen Antidiabetika und Insulin möglich.

Kombination mit Kalziumantagonisten vom Diltiazem- oder Verapamiltyp obsolet (Gefahr von AV-Block und Hypotonie). Ausnahme implantierter Herzschrittmacher. Ausschleichen, nicht abrupt absetzen, da Rebound- und Entzugssyndrom möglich (z. B. über 2 Wochen Tagesdosis alle 3 Tage halbieren).

1

1.2 α_1-Adrenozeptor-Agonisten

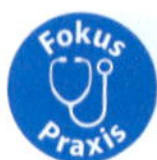

(α_1AR-Agonisten)

Xylometazolin

Früherer Begriff

α-Mimetika

Wirkmechanismus

Bei Applikation via Nasenspray oder -tropfen lokale Vasokonstriktion am α_1-Adrenorezeptor der Nasenschleimhaut mit konsekutiver Abschwellung und Verminderung der Sekretion.

Pharmakokinetik

Orale Bioverfügbarkeit (BV)	Plasmaproteinbindung (PPB)	Halbwertszeit (HWZ)	Elimination
k. A.	k. A.	k. A.	k. A.

Indikationen

Abschwellung der Nasenschleimhaut und Erleichterung des Sekretabflusses (z. B. akuter Schnupfen, allergische Rhinitis, Nasennebenhöhlenentzündung).

Unerwünschte Arzneimittelwirkungen (UAW)

Schleimhautatrophie, Gewöhnung und Abhängigkeit, Rhinitis medicamentosa (medikationsbedingte Schwellung der Nasenschleimhaut), trockene Nasenschleimhaut, Kopfschmerzen, Übelkeit, Atemdepression und Koma (v. a. Säuglinge). Palpitationen, Tachykardie, Hypertonie (insbesondere bei Überdosierung).

Kontraindikationen

Engwinkelglaukom. Kinder < 1 Jahr. Rhinitis sicca (trockene Entzündung), atrophische Rhinitis, Engwinkelglaukom.

Embryotox: **ja** (grün). Indikationsgerechte, kurzzeitige (einige Tage) Therapie in therapeutischer Dosierung möglich. Bei Rhinopathia gravidarum isotone Kochsalzlösung bevorzugen.

Embyotox: **ja** (grün). Kurzzeitige Anwendung in üblicher Dosierung möglich.

Kurzzeitige Therapie vertretbar. Bei Säuglingen und Kleinkindern Gefahr von Atemdepression und Koma. Bei Atemwegsinfekt nur nach ausführlicher Risiko-Nutzen-Abwägung. Isotone Kochsalzlösung (0,9 %-ig NaCl) bevorzugen.

PRISCUS-Liste (PIM): **nein.** Keine Anpassung nötig.

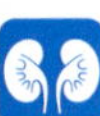
Keine Anpassung nötig.

Keine Anpassung nötig.

Bei lokaler Anwendung und empfohlener Dosierung keine. Bei Überdosierung Wechselwirkungen mit anderen Adrenorezeptor-Agonisten möglich.

Gefahr der Rhinitis medicamentosa (= reaktive Hyperämie) bei chronischem und überdosiertem Gebrauch.

PRAXISTIPPS

- Nicht länger als 7 Tage anwenden und idealerweise mit Nasensalbe (z. B. Dexpanthenol) kombinieren oder auf Kombinationspräparate zurückgreifen.
- Häufig sind auch für Erwachsene die geringer konzentrierten/dosierten Kinder-Nasensprays ausreichend.

1.3 α_1-Adrenozeptor-Antagonisten

(α_1AR-Antagonisten)

Tamsulosin

Früherer Begriff

Alphablocker

Wirkmechanismus

Selektive, kompetitive, postsynaptische Bindung und Hemmung am α_1-Adrenorezeptor (Harntrakt) mit folgender Relaxation der glatten Muskulatur von Prostata und Harnröhre.

Pharmakokinetik

Orale Bioverfügbarkeit (BV)	Plasmaproteinbindung (PPB)	Halbwertszeit (HWZ)	Elimination
100 %	99 %	12 h	Überwiegend renal

Indikationen

Behandlung der funktionellen Symptome des unteren Harntrakts bei benignem Prostatasyndrom.

Unerwünschte Arzneimittelwirkungen (UAW)

Kopfschmerzen, Schwindel, (orthostatische) Synkope, Hypotonie, Urtikaria, Angioödem, Hautausschlag, Pruritus, gastrointestinale Beschwerden (Übelkeit/Erbrechen, Diarrhö, Obstipation), Ejakulationsstörungen (retrograde Ejakulation), Priapismus. (Durch selektive α_1-Adrenorezeptor-Blockade verminderte kardiovaskuläre UAW.)

Kontraindikationen

Orthostatische Hypotonie in Anamnese, schwere Leberinsuffizienz.

Keine Indikation.

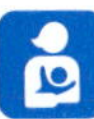
Keine Indikation.

Keine Indikation.

PRISCUS-Liste (PIM): **nein.** Nierenfunktion beachten. Bei älteren Menschen evtl. deutlich stärkere blutdrucksenkende Eigenschaften.

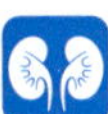
Vorsicht bei schwerer Niereninsuffizienz (GFR < 10 ml/min)!

Kontraindiziert bei schwerer Leberinsuffizienz.

Hepatische Metabolisierung via CYP3A4 > CYP2D6. Kombination mit CYP3A4-Inibitoren kann Wirkung und UAW verstärken. Insbesondere Vorsicht bei Patienten mit bekanntem, langsam metabolisierendem CYP2D6-Phänotyp! (Keine gleichzeitige Gabe von CYP3A4-Inhibitoren, z. B. Grapefruitsaft, Amiodaron, Clarithromycin, Erythromycin.)

Intraoperatives (Katarakt- oder Glaukom-OP) Floppy-Iris-Syndrom möglich! Kein Therapiebeginn vor geplanter OP. Informationen an den Operateur im Rahmen der OP-Vorbereitung weitergeben.

Urapidil

Früherer Begriff

Alphablocker

Wirkmechanismus

Periphere, postsynaptische Blockade des α_1-Rezeptors. Zentraler Agonismus am Serotonin-5HT1A-Rezeptor, dadurch keine Reflextachykardie. (Hemmt Gegenregulation des Sympathikus bei RR-Abfall.)

Pharmakokinetik

Orale Bioverfügbarkeit (BV)	Plasmaproteinbindung (PPB)	Halbwertszeit (HWZ)	Elimination
80–90 %	80 %	2,7 h	Überwiegend renal

Indikationen

Hypertensiver Notfall, hypertensive Krise. Schwere Formen der arteriellen Hypertonie. Therapieresistente Hypertonie.

Unerwünschte Arzneimittelwirkungen (UAW)

Kopfschmerzen, Übelkeit/Erbrechen, Palpitationen, Tachykardie, Bradykardie, Angina pectoris, orthostatische Dysregulation, Müdigkeit, Schweißausbrüche.

Kontraindikationen

Aortenisthmusstenose, arteriovenöser Shunt (z. B. aktiver Dialyse-Shunt), Stillzeit.

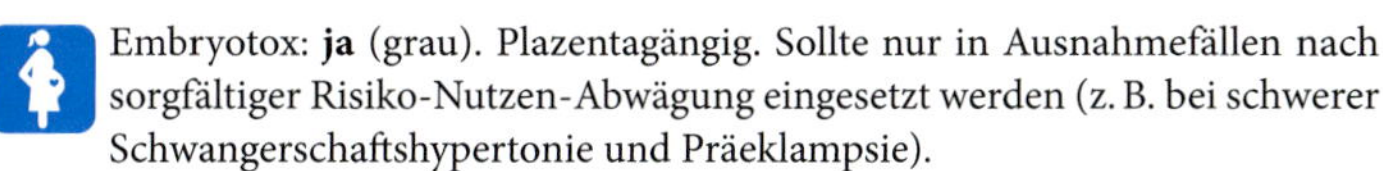

Embryotox: **ja** (grau). Plazentagängig. Sollte nur in Ausnahmefällen nach sorgfältiger Risiko-Nutzen-Abwägung eingesetzt werden (z. B. bei schwerer Schwangerschaftshypertonie und Präeklampsie).

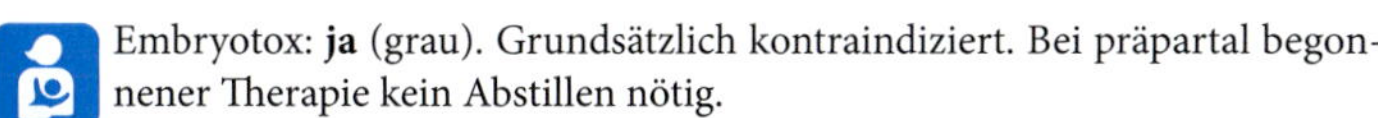

Embryotox: **ja** (grau). Grundsätzlich kontraindiziert. Bei präpartal begonnener Therapie kein Abstillen nötig.

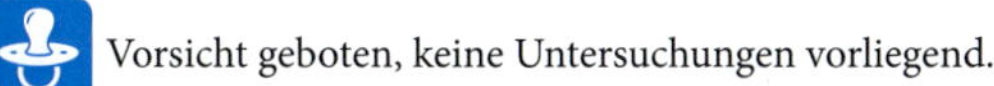

Vorsicht geboten, keine Untersuchungen vorliegend.

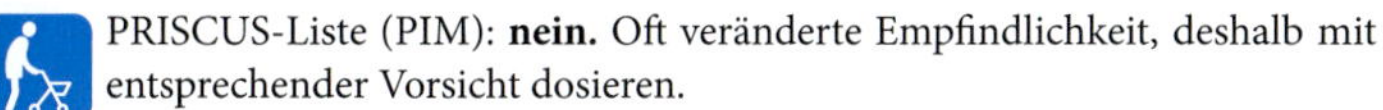

PRISCUS-Liste (PIM): **nein.** Oft veränderte Empfindlichkeit, deshalb mit entsprechender Vorsicht dosieren.

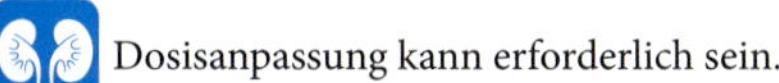

Dosisanpassung kann erforderlich sein.

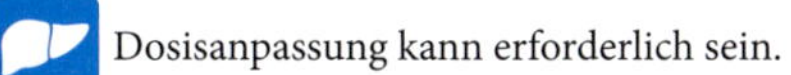

Dosisanpassung kann erforderlich sein.

Kombination mit ACE-Hemmern nicht empfohlen. Verstärkte blutdrucksenkende Wirkung in Kombination mit anderen Antihypertensiva.

Zu schneller Blutdruckabfall kann zu Bradykardie und Herzstillstand führen. Deshalb Applikation (intravenös) unter ständiger Kontrolle des Blutdrucks. Wenn zuvor andere Antihypertensiva verabreicht wurden, auf ausreichenden Applikationsabstand achten und Dosis von Urapidil entsprechend reduzieren!

1

1.4 α_2-Adrenozeptor-Agonisten

(α_2AR-Agonisten)

α-Methyldopa

Früherer Begriff

–

Wirkmechanismus

Komplex: α-Methyldopa überwindet Blut-Hirn-Schranke → Decarboxylierung zu Methyldopamin und Hydroxylierung zu Methylnoradrenalin (= wirksame Substanz).

1. Noradrenalinangebot ↓ (Konkurrenz endogenes Noradrenalin und Speicherung in präsynaptischen Vesikeln) → Gefäßwiderstand ↓
2. Agonistische Wirkung an zentralen α_2-Adrenozeptoren → Dämpfung des vasomotorischen Zentrums in Medulla oblongata → Vasodilatation
3. Periphere präsynaptische Hemmung der Noradrenalinausschüttung am α_2-Adrenozeptor → Vasodilatation
4. Hemmung der Decarboxylierung von Levodopa zu Dopamin → Noradrenalinsynthese ↓

Pharmakokinetik

Orale Bioverfügbarkeit (BV)	Plasmaproteinbindung (PPB)	Halbwertszeit (HWZ)	Elimination
Ca. 25 %	10–15 %	1,5–2 h	Renal

Indikationen

Schwangerschaftsinduzierte Hypertonie (SIH) (häufigste Indikation). Essenzielle Hypertonie in Kombination mit anderen Antihypertensiva (selten).

Unerwünschte Arzneimittelwirkungen (UAW)

Müdigkeit, Tagesschläfrigkeit, trockene Schleimhäute, Sedierung, gastrointestinale Symptome, (orthostatische) Hypotonie, Bradykardie, (immun-)hämolytische Anämie, Tremor, extrapyramidalmotorische Störungen, parkinsonähnliche Symptome, Depression, Schwindel, Ödeme, Fieber, Atemnot.

Kontraindikationen

Schwere Herzinsuffizienz, hämolytische Anämie, akute und chronische Lebererkrankungen, schwere Nierenfunktionsstörungen, Phäochromozytom, Depression in der Anamnese.

Embryotox: **ja** (grün). Mittel der 1. Wahl zur Behandlung der chronischen Hypertonie in der Schwangerschaft.

Embryotox: **ja** (grün). Antihypertensivum der Wahl in der Stillzeit.

Keine Indikation.

PRISCUS-Liste (PIM): **ja.** Erhöhte Sensitivität gegenüber sedierenden und hypotensiven Effekten. Start low (Halbierung der üblichen Dosis), go slow (einschleichend dosieren). Regelmäßige Kontrollen von Leber- und Nierenwerten.

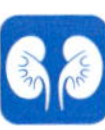

Dosisanpassung nötig. Bei fortgeschrittener Niereninsuffizienz Erhaltungsdosis 50 % der Maximaldosis Nierengesunder. Bei fortgeschrittener Niereninsuffizienz erhöhte Empfindlichkeit gegenüber antihypertensiver Wirkung sowie lang anhaltender Effekt möglich.

Keine Anpassung erforderlich.

Antihypertonika (Verstärkung der antihypertensiven Wirkung und UAW), Betablocker (schwere hypertensive Entgleisungen), Lithium (Verstärkung der Lithiumtoxizität), MAO-Hemmer (Kopfschmerz, Halluzinationen), Eisenpräparate (verminderte Resorption von Methyldopa), Alkohol (Unverträglichkeitsreaktion).

Vor Therapiebeginn und unter länger dauernden Behandlungen: Kontrolle Coombs-Test, Blutbild und LDH empfehlenswert. Dunkelfärbung des Urins bei Luftkontakt möglich (harmlos).

Brimonidin

Früherer Begriff

–

Wirkmechanismus

Selektiver Agonismus an α_2-Adrenozeptoren. Führt in Form von Augentropfen am Auge zu einer Verminderung der Kammerwasserbildung und einer Erhöhung des uveoskleralen Abflusses.

Pharmakokinetik

Orale Bioverfügbarkeit (BV)	Plasmaproteinbindung (PPB)	Halbwertszeit (HWZ)	Elimination
k.A.	k.A.	3h	Überwiegend renal

Indikationen

Okuläre Hypertension und Offenwinkelglaukom (Reservemittel, wenn bei Monotherapie Kontraindikation gegen Betablocker besteht oder bei Kombinationstherapie, wenn initiale Monotherapie mit bevorzugten Mitteln nicht erfolgreich).

Symptomatische Behandlung des Gesichtserythems bei Rosazea (in Form von Gel).

Unerwünschte Arzneimittelwirkungen (UAW)

Kopfschmerzen, Mundtrockenheit, Schläfrigkeit, Schwindel, Geschmacksstörungen, Atemwegs- und Verdauungsbeschwerden, Depression, trockene Nasenschleimhaut, Herzrhythmusstörungen.

Kontraindikationen

Neugeborene und Kleinkinder (< 2. LJ), gleichzeitige Therapie mit MAO-Hemmern und/oder Antidepressiva, welche die noradrenerge Neurotransmission beeinflussen (z. B. urizyklische Antidepressiva, Mianserin).

Embryotox: **nein.** Bisher keine Untersuchungen. Anwendung grundsätzlich möglich nach ausführlicher Risiko-Nutzen-Abwägung.

Embryotox: **nein.** Anwendung in der Stillzeit nicht empfohlen.

Sicherheit und Wirksamkeit nicht untersucht! Anwendung bei Kindern < 12 Jahren nicht empfohlen. Bei Kindern unter 7 Jahren oder < 20 kg KG erhöhtes Somnolenz-Risiko. < 2 Jahren kontraindiziert.

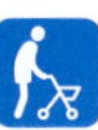

PRISCUS-Liste (PIM): **nein.** Keine Dosisanpassung erforderlich.

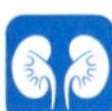

Vorsicht bei der Anwendung, es liegen keine entsprechenden Untersuchungen vor.

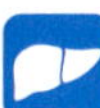

Vorsicht bei der Anwendung, es liegen keine entsprechenden Untersuchungen vor.

Bei lokaler Anwendung grundsätzlich geringe Wahrscheinlichkeit von Wechselwirkungen mit anderen Medikamenten. Vorsicht bei gleichzeitiger Anwendung von Antihypertensiva, Digitalisglykosiden, α-Adrenorezeptor-Modulatoren.

Keine.

Clonidin

Früherer Begriff

–

Wirkmechanismus

G-Protein gekoppelter α_2-Adrenozeptoragonist: 1) Präsynaptisch (peripher und ZNS) → Verminderung der Noradrenalinfreisetzung. 2) Postsynaptisch (bes. Ncl. tractus solitarii) → Senkung der Sympathikusaktivität. 3) Hemmung der Freisetzung von Noradrenalin aus NN-Mark → sekundär sympathikolytisch.

Pharmakokinetik

Orale Bioverfügbarkeit (BV)	Plasmaproteinbindung (PPB)	Halbwertszeit (HWZ)	Elimination
65–100 %	30–40 %	6–24 h (hohe individuelle Varianz)	Überwiegend renal (65 %)

Indikationen

Behandlung aller Formen der arteriellen Hypertonie, die nicht durch einen Tumor des Nebennierenmarks (Phäochromozytom) bedingt sind.

Unerwünschte Arzneimittelwirkungen (UAW)

Schlafstörungen, Depression, Kopfschmerzen, AV-Block, Bradykardie, Sedierung, Mundtrockenheit, Potenz- und Libidostörungen.

Kontraindikationen

Bestimmte Erregungsbildungs- und Erregungsleitungsstörungen des Herzens (z. B. SSS, AVB II. und III. Grades). Bradykardie < 50 bpm. Schwangerschaft und Stillzeit.

Embryotox: **ja** (grau). Grundsätzlich nicht einsetzen. Als Reservemittel betrachten. Methyldopa oder Metoprolol bevorzugen.

Embryotox: **ja** (grau). Kontraindiziert (Konzentration in Muttermilch doppelt so hoch wie in mütterlichem Plasma). Wenn Anwendung erforderlich, abstillen!

Behandlung nicht empfohlen. Anwendung und Sicherheit nicht ausreichend durch randomisierte, kontrollierte Studien belegt.

PRISCUS-Liste (PIM): **ja.** Negative Auswirkungen auf die Kognition. Ältere Patienten reagieren stärker mit Sedierung, Bradykardie, (orthostatische) Hypotonie. Dadurch Sturzgefahr erhöht. Niedrige Dosis bis Halbierung der üblichen Dosis, einschleichend und ausschleichend dosieren. Kurze Anwendungsdauer.

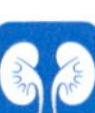

Keine grundsätzliche Anpassung erforderlich. Anpassung entsprechend Schweregrad. Prädialyse 0,3 mg/d.

Keine Dosisanpassung erforderlich.

Schwerwiegende und lebensbedrohliche Wechselwirkungen bei gleichzeitiger Therapie mit Methylphenidat (Ritalin®) bei Kindern mit ADHS beschrieben!

Cave: Akutes „Absetzsyndrom“ nach plötzlicher Therapiebeendigung (v. a. nach langfristiger Behandlung mit hohen Dosen)! → starke Rebound-Hypertonie, Tachykardie, Herzrhythmusstörungen, Unruhe, Nervosität, Zittern, Zephalgien, Übelkeit/Erbrechen! Außerdem häufiger Einsatz bei Off-Label-Use:

- **Sedierung in der Intensivmedizin** (insbesondere im Rahmen des Weanings mit hypertensiven Krisen)
- **Behandlung von Glaukom** zur Verminderung der Kammerwasserproduktion
- **Clonidin-Hemmtest** (Frage nach autonomer Katecholaminproduktion, z. B. bei Phäochromozytom)
- Unterstützung in **Behandlung von Drogenentzugssymptomen** (z. B. Alkohol, Opioide)
- **Psychiatrische Krankheitsbilder** (PTBS, ADHS, Tourette-/Tic-Störungen)

1

1.5 α_2-Adrenozeptor-Antagonisten

(α_2AR-Antagonisten)

Fokus Praxis

Mirtazapin

Früherer Begriff

–

Wirkmechanismus

1. Zentraler α_2-Adrenozeptor- (α_2A/C) und Serotoninrezeptor-Antagonist (5-HT2A) → zentrale noradrenerge/serotonerge Transmission → antidepressive Wirkung.
2. Histamin-antagonistische Wirkung → sedierend.

Pharmakokinetik

Orale Bioverfügbarkeit (BV)	Plasmaproteinbindung (PPB)	Halbwertszeit (HWZ)	Elimination
Ca. 50 %	85 %	20–40 h	Überwiegend renal

Indikationen

Depression.

Unerwünschte Arzneimittelwirkungen (UAW)

Verstärkter Appetit, Gewichtszunahme, anormale Träume, Schlaflosigkeit, Verwirrtheit, Angst, übermäßige Schläfrigkeit, Sedierung, Kopfschmerzen, Schwindel, Tremor, Mundtrockenheit, gastrointestinale Störungen, Ödeme, Hypercholesterinämie, erhöhte Transaminasen, Ikterus.

Kontraindikationen

Gleichzeitige Anwendung von MAO-Hemmern.

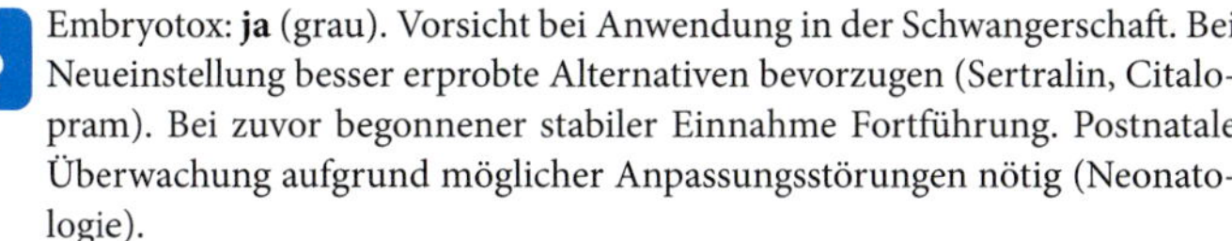

Embryotox: **ja** (grau). Vorsicht bei Anwendung in der Schwangerschaft. Bei Neueinstellung besser erprobte Alternativen bevorzugen (Sertralin, Citalopram). Bei zuvor begonnener stabiler Einnahme Fortführung. Postnatale Überwachung aufgrund möglicher Anpassungsstörungen nötig (Neonatologie).

Embryotox: **ja** (grau). Unzureichende Datenlage. Klinisch bisher gute Verträglichkeit beobachtet. Stillen bei Monotherapie und guter Beobachtung des Kindes akzeptabel.

Kontraindiziert.

PRISCUS-Liste (PIM): **nein.** Keine Dosisanpassung nötig.

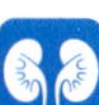

Dosisanpassung bei mittlerer bis schwerer Niereninsuffizienz nötig, eventuell verminderte Clearance (30–50 %).

Bei schwerer Leberinsuffizienz eventuell Dosisanpassung nötig. Vorsichtig einsetzen.

Metabolisiert über CYP1A2, CYP2D6 und CYP3A4. Entsprechende Arzneimittel-Wechselwirkungen sind möglich. Zudem Interaktionen mit MAO-Hemmern, serotonergen Substanzen, Sedativa/Benzodiazepinen und Alkohol (v. a. Verstärkung der zentral dämpfenden Eigenschaften). Carbamazepin und Phenytoin erhöhen Mirtazapin-Clearance und vermindern Plasmakonzentration um bis zu 65 %.

Zulassung in D und CH nur zur Behandlung der Depression. Jedoch häufig off-label bei Schlafstörungen eingesetzt, insbesondere in der Geriatrie.

PRAXISTIPPS

- Aufgrund ausgeprägter Sedierung Abendgabe bevorzugen
- Insbesondere bei älteren Patienten mit Depression und Schlafstörungen von Vorteil und häufig in der Geriatrie eingesetzt. Bei gleichzeitigem schlankem Habitus kann UAW der Gewichtszunahme wünschenswert sein.

1

1.6 α_x-Adrenozeptor/β_x-Adrenozeptor-Antagonisten

(α_xAR/β_xAR-Antagonisten)

Adrenalin

Früherer Begriff

Sympathomimetika

Wirkmechanismus

Katecholamin.

1. **α_1-Rezeptoren (+++)** → Kontraktion glatter Muskulatur (Gefäße, Harnblase, Schließmuskel), periphere Vasokonstriktion → zentrales Blutvolumen ↑, Nachlast ↑
2. **α_2-Rezeptoren (+++)** → Insulinproduktion ↓, BZ-Spiegel ↑
3. **β_1-Rezeptoren (++)** → positiv chronotrop, positiv dromotrop, positiv inotrop, positiv bathmotrop
4. **β_2-Rezeptoren (+++)** → Bronchodilatation, Glukosefreisetzung und Glukoneogenese Energieumsatz ↑, Erschlaffung glatter Muskulatur (Uterus, Magen-Darm-Trakt)
5. **β_3-Rezeptoren** → hormonsensitive Lipase ↑ (Lipolyse ↑)

Pharmakokinetik

Orale Bioverfügbarkeit (BV)	Plasmaproteinbindung (PPB)	Halbwertszeit (HWZ)	Elimination
k. A.	k. A.	1–3 min	Renal (COMT, MAO)

Indikationen

Herz-Kreislauf-Stillstand. Schwere anaphylaktische Reaktion bis zum Schock. Nicht primäre Therapie septischer Schock. Lokal zur Gefäßverengung (z. B. bei Blutungen, nicht jedoch bei chirurgischen Eingriffen am Auge oder am verletzten Ohr bzw. vor einem chirurgischen Eingriff am Ohr).

Unerwünschte Arzneimittelwirkungen (UAW)

Tachykarde Herzrhythmusstörungen, Kammerflimmern, Angina pectoris, Hypertonie, Vasokonstriktion, Hyperglykämie, metabolische Azidose, Übelkeit, Tremor, Angst, Halluzinationen.

Kontraindikationen

Engwinkelglaukom, paroxysmale Tachykardie, hochfrequente absolute Arrhythmie, Anästhesie im Endstromgebiet (Akren, Penis), intraarterielle Anwendung, Hyperthyreose, Phäochromozytom, schwere Nierenfunktionsstörungen.

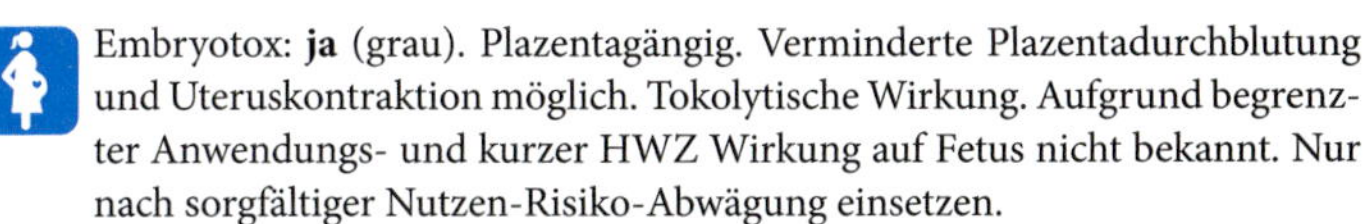

Embryotox: **ja** (grau). Plazentagängig. Verminderte Plazentadurchblutung und Uteruskontraktion möglich. Tokolytische Wirkung. Aufgrund begrenzter Anwendungs- und kurzer HWZ Wirkung auf Fetus nicht bekannt. Nur nach sorgfältiger Nutzen-Risiko-Abwägung einsetzen.

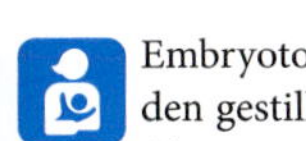

Embryotox: **ja** (grau). Muttermilchgängig. Jedoch kaum Wirkungen auf den gestillten Säugling zu erwarten. Nur nach sorgfältiger Nutzen-Risiko-Abwägung einsetzen.

Entsprechend Indikation gewichtsadaptierte reduzierte Dosis (s. Fachinformation).

PRISCUS-Liste (PIM): **nein.** Gemäß Indikation einheitliche Dosis im Erwachsenenalter (s. Fachinformation).

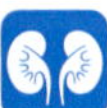

Keine Anpassung nötig.

Keine Anpassung nötig.

Medikamente, die die Adrenalinfreisetzung fördern oder den Abbau hemmen, können die Wirkungen und UAW verstärken (z. B. MAO-Hemmer, Levodopa, L-Thyroxin, trizyklische Antidepressiva). Adrenalin hemmt antihypertensive Wirkung von Alphablockern und kardiale Effekte von Betablockern. Reduzierte Wirkung von Antidiabetika durch Erhöhung des Blutzuckerspiegels.

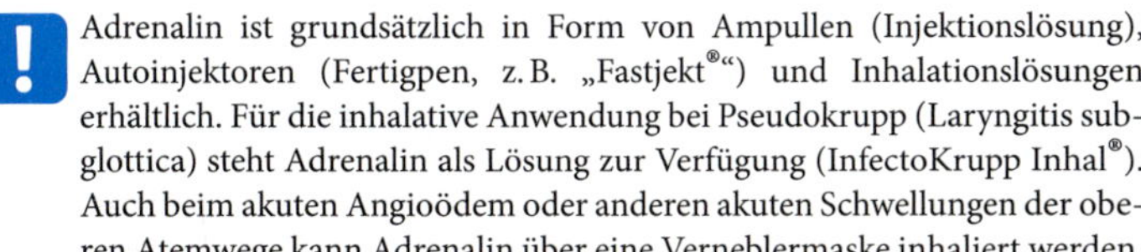

Adrenalin ist grundsätzlich in Form von Ampullen (Injektionslösung), Autoinjektoren (Fertigpen, z. B. „Fastjekt®") und Inhalationslösungen erhältlich. Für die inhalative Anwendung bei Pseudokrupp (Laryngitis subglottica) steht Adrenalin als Lösung zur Verfügung (InfectoKrupp Inhal®). Auch beim akuten Angioödem oder anderen akuten Schwellungen der oberen Atemwege kann Adrenalin über eine Verneblermaske inhaliert werden.

Dobutamin

Früh.erer Begriff

Sympathomimetika

Wirkmechanismus

Katecholamin.

1. **α_1-Rezeptoren (++)** → Kontraktion glatter Muskulatur (Gefäße, Harnblase, Schließmuskel), periphere Vasokonstriktion → zentrales Blutvolumen ↑, Nachlast ↑
2. **β_1-Rezeptoren (+++)** → positiv inotrop, positiv chronotrop
3. **β_2-Rezeptoren (++)** → Bronchodilatation, Glukosefreisetzung und Glukoneogenese, Energieumsatz ↑, Erschlaffung glatter Muskulatur (Uterus, Magen-Darm-Trakt). „Scheinbare β_1-Selektivität" (α_1- und β_2-Wirkung heben sich gegenseitig auf).

Pharmakokinetik

Orale Bioverfügbarkeit (BV)	Plasmaproteinbindung (PPB)	Halbwertszeit (HWZ)	Elimination
k. A. (nur parenteral)	k. A.	2–3 min	Renal (COMT, MAO)

Indikationen

Positiv inotrope Behandlung einer akuten Herzinsuffizienz. Alle Altersklassen als inotrope Unterstützung bei geringem HZV mit Hypoperfusion, die aus dekompensiertem Herzversagen nach Herzchirurgie, Kardiomyopathien und nach kardiogenem oder septischem Schock resultieren. Diagnostisch zum Nachweis einer myokardialen Ischämie (Stress-Echokardiografie), wenn eine körperliche Belastung nicht durchführbar oder aussagekräftig ist.

Unerwünschte Arzneimittelwirkungen (UAW)

Tachykarde Herzrhythmusstörungen, Palpitationen, Angina pectoris, Hyper- oder Hypotonie, Zephalgien, Übelkeit, Exanthem, Fieber, Bronchospasmus, Hemmung der Thrombozytenfunktion.

Kontraindikationen

Mechanische Behinderung der ventrikulären Füllung und/oder des Ausflusses (z. B. Perikardtamponade, Pericarditis constrictiva, HOCM, schwere Aortenstenose), Hypovolämie, MAO-Hemmer-Therapie. Keine Anwendung zur Ischämie-/Vitalitätsdiagnostik bei bestimmten Voraussetzungen (s. Fachinformation).

Embryotox: **nein.** Nur einzusetzen bei vitaler Indikation, wenn keine risikoärmere Behandlung zur Verfügung steht. Keine Sicherheit einer Anwendung während der Schwangerschaft.

Embryotox: **nein.** Keine Studien über die Anwendung in der Stillzeit beim Menschen. Falls Behandlung erforderlich, Stillen unterbrechen.

Zugelassen für alle Altersgruppen. Dosierung nach Indikation, Alter und Körpergewicht (s. Fachinformation). **Cave:** minimal effektive Dosis und höchste tolerierte Dosis geringer als beim Erwachsenen.

PRISCUS-Liste (PIM): **nein.** Keine Dosisanpassung erforderlich. Dosierung nach Körpergewicht, altersunabhängig!

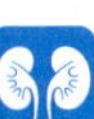

Keine Dosisanpassung erforderlich.

Keine Dosisanpassung erforderlich.

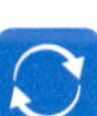

Anticholinergika, Sympathomimetika, Theophyllin, trizyklische Antidepressiva, MAO-Hemmer, Halothan → erhöhtes Tachykardie- und Arrhythmierisiko. MAO-Hemmer → hypertensive Krise. Alphablocker → Tachykardie, Hypotonie. Betablocker → verminderte positive Inotropie, Blutdruckanstieg durch periphere Vasokonstriktion.

Nach spätestens 72 h kontinuierlicher Gabe Toleranzentwicklung mit erhöhter Nebenwirkungsrate!

Noradrenalin

Früherer Begriff

Sympathomimetika

Wirkmechanismus

Katecholamin. Überwiegende Stimulation der **α_1-Rezeptoren** (+++) → Kontraktion glatter Muskulatur von Gefäßen (und Harnblase, Schließmuskel) sowie periphere Vasokonstriktion (z. B. in Haut und Nieren) → Anstieg zentrales Blutvolumen, „Zentralisation" → Anstieg des systolischen und diastolischen RR (Nachlast ↑).

Pharmakokinetik

Orale Bioverfügbarkeit (BV)	Plasmaproteinbindung (PPB)	Halbwertszeit (HWZ)	Elimination
k. A. (nur parenteral)	50 %	2–3 min	Renal (COMT, MAO)

Indikationen

Septischer Schock, wenn durch alleinige Volumentherapie keine Kreislaufstabilisierung erreicht werden kann.

Unerwünschte Arzneimittelwirkungen (UAW)

Angst, Kopfschmerzen, Tremor, akutes Glaukom, Tachykardie/Bradykardie, Arrhythmie, Palpitationen, Angina pectoris, arterielle Hypertonie, Vasokonstriktion, ischämische Nekrosen, Oligurie/Anurie.

Kontraindikationen

Hypotonie aufgrund von Hypovolämie, Hypertonie, Hyperthyreose, Phäochromozytom, Engwinkelglaukom, paroxysmale Tachykardie, hochfrequente absolute Arrhythmie, schwere Nierenfunktionsstörung, Koronar- und Herzmuskelerkrankungen, sklerotische Gefäßerkrankungen, Cor pulmonale, intraarterielle Verabreichung, Verabreichung über periphere Venenverweilkanüle, Narkose mit Cyclopropan oder Halothan.

Embryotox: **nein.** Nur bei vitaler Indikation nach sorgfältiger Nutzen-Risiko-Abwägung. Plazentagängig. Unter Umständen schwere Folgen (uterine Vasokonstriktion, verminderte Plazentadurchblutung, Uteruskontraktionen, fetale Bradykardie oder Asphyxie im Spätstadium der Schwangerschaft).

Embryotox: **nein.** Übergang in Muttermilch. Abstillen nicht erforderlich.

Dosierung altersunabhängig nach Körpergewicht und Wirkung (s. Fachinformation).

PRISCUS-Liste (PIM): **nein.** Dosierung altersunabhängig nach Körpergewicht und Wirkung.

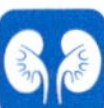
Keine Dosisanpassung erforderlich.

Keine Dosisanpassung erforderlich.

Wechselwirkungen möglich mit Betablockern, Anästhetika (s. o.), Atropin, Antidepressiva, Antihistaminika, Methyldopa, Furosemid und anderen Diuretika.

Wird auf Intensivstationen im Allgemeinen zur Erhöhung des Blutdrucks bei akuten hypotensiven Zuständen im Sinne eines Schocks verabreicht.

1.7 β_1-Adrenozeptor-Antagonisten

(β_1AR-Antagonisten)

Bisoprolol

Früherer Begriff

Kardioselektive Betablocker

Wirkmechanismus

β_1-selektiver Betablocker. Überwiegend negativ chronotrop (Herzfrequenz ↓↓) und negativ inotrop (Herzkraft ↓) → HZV und kardialer Sauerstoffverbrauch ↓.

Pharmakokinetik

Orale Bioverfügbarkeit (BV)	Plasmaproteinbindung (PPB)	Halbwertszeit (HWZ)	Elimination
80–90 %	30 %	10–12 h	Renal/hepatobiliär (ca. 50/50 %)

Indikationen

Herzinsuffizienz NYHA (I)II–IV. Arterielle Hypertonie. KHK, Sekundärprophylaxe nach Myokardinfarkt. Tachykarde Herzrhythmusstörungen (z. B. langfristige Frequenzkontrolle bei Tachyarrhythmia absoluta).

Unerwünschte Arzneimittelwirkungen (UAW)

Schwindel, Kopfschmerzen, Tränenfluss ↓, Bradykardie, Verschlechterung vorbestehender Herzinsuffizienz, AV-Block, Kälte- oder Taubheitsgefühl in den Extremitäten, Hypotonie, Bronchospasmus bei Patienten mit Asthma bronchiale oder COPD, gastrointestinale Beschwerden (Übelkeit, Erbrechen, Diarrhö, Obstipation), Juckreiz, Flush, Exanthem, Potenzstörungen, Müdigkeit.

Kontraindikationen

Akut dekompensierte Herzinsuffizienz, kardiogener Schock, AV-Block 2./3. Grades (wenn kein Schrittmacher implantiert), SSS, SA-Block, symptomatische Bradykardie oder Hypotonie, metabolische Azidose, schweres Asthma oder COPD, pAVK, Raynaud-Syndrom, unbehandeltes Phäochromozytom, gleichzeitige Therapie mit MAO-Hemmern, gleichzeitige i. v.-Therapie mit Kalziumantagonisten vom Verapamil- und Diltiazem-Typ, Kinder.

Embryotox: **ja** (grau). Falls möglich, sollten besser untersuchte Antihypertensiva oder β-Rezeptorenblocker bevorzugt werden. Sollte dies nicht möglich sein, ist Bisoprolol auch akzeptabel. α-Methyldopa als Antihypertensivum und Metoprolol als Betablocker bevorzugen.

Embryotox: **ja** (grau). Metoprolol ist wesentlich besser untersucht und sollte bevorzugt eingesetzt werden. Bei therapeutischem Vorteil von Bisoprolol kann auch hierunter weitergestillt werden.

Bei Patienten unter 18 Jahren nicht empfohlen.

PRISCUS-Liste (PIM): **nein.** Grundsätzlich keine Altersanpassung nötig.

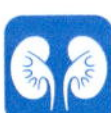

Keine Daten zur Pharmakokinetik. Vorsichtige Aufdosierung.

Keine Daten zur Pharmakokinetik. Vorsichtige Aufdosierung.

In Kombination mit gewissen Arzneimitteln stark verstärkte antihypertensive Wirkung (ACE-Hemmer, Vasodilatatoren, Diuretika, Kalziumantagonisten vom Nifedipin-Typ, Barbiturate, Neuroleptika, H_1-Antihistaminika, trizyklische Antidepressiva, Alkohol). Kardiodepression in Kombination mit Diltiazem oder Verapamil. Verminderte antihypertensive Wirkung möglich in Kombination mit Sympathomimetika, MAO-Hemmern, ggf. überschießender Blutdruckanstieg. Kann in Kombination mit Digoxin dessen Ausscheidung vermindern. Eventuell Reduktion der Digoxin-Dosis und regelmäßige Spiegelbestimmungen.

Nicht mit Kalziumantagonisten vom Verapamil- oder Diltiazem-Typ kombinieren! Im Gegensatz zu Metoprolol erfolgt die **Metabolisierung unabhängig vom Cytochrom-P450-System**. Dadurch stabileres Ansprechen der Patienten auf Standarddosis (im Vergleich zu Metoprolol).

1

Metoprolol

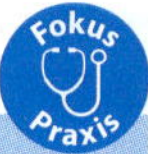

Früherer Begriff

Kardioselektive Betablocker

Wirkmechanismus

Metoprolol ist ein β_1-selektiver Betablocker. Metoprolol wirkt überwiegend negativ chronotrop (Herzfrequenz ↓↓) und negativ inotrop (Herzkraft ↓). Dadurch sinkt das HZV und somit der kardiale Sauerstoffverbrauch.

Pharmakokinetik

Orale Bioverfügbarkeit (BV)	Plasmaproteinbindung (PPB)	Halbwertszeit (HWZ)	Elimination
Max. 50 %	12 %	3–7 h	Überwiegend renal

Indikationen

Herzinsuffizienz NYHA (I)II–IV. Arterielle Hypertonie. KHK und Sekundärprophylaxe nach Myokardinfarkt. Tachykarde Herzrhythmusstörungen (z. B. akute und langfristige Frequenzkontrolle bei Tachyarrhythmia absoluta). Anfallsprophylaxe bei Migräne.

Unerwünschte Arzneimittelwirkungen (UAW)

Bradykardie (insbesondere bei chronischer Herzinsuffizienz), Verschlechterung einer Herzinsuffizienz, Schwindel, Kopfschmerzen, gastrointestinale Beschwerden (Übelkeit/Erbrechen, Diarrhö, Obstipation), Kälte- oder Taubheitsgefühl der Extremitäten, Raynaud-Syndrom, Hypotonie, Asthenie, Müdigkeit, Erektions- und Libidostörungen, Hypoglykämie, AV-Block.

Kontraindikationen

Dekompensierte Herzinsuffizienz, (kardiogener) Schock, höhergradiger AV-Block (II° und III°), SSS/SA-Block, Bradykardie (< 50 Schläge/min vor Behandlungsbeginn), Hypotonie, Azidose, bronchiale Hyperreagibilität (z. B. Asthma bronchiale), unbehandeltes Phäochromozytom, gleichzeitige Therapie mit MAO-Hemmern (Ausnahme MAO-B-Hemmer), gleichzeitige intravenöse Therapie mit Kalziumantagonisten vom Verapamil- oder Diltiazem-Typ.

Embryotox: **ja** (grün). Gehört zu Antihypertensiva der Wahl in der Schwangerschaft. Gegebenenfalls α-Methyldopa bevorzugen.

Embryotox: **ja** (grün). Gehört zu den Betablockern der Wahl während der Stillzeit.

Zugelassen ab 6 Jahren zur Behandlung der arteriellen Hypertonie.

PRISCUS-Liste (PIM): **nein.** Patient > 80 Jahre besondere Vorsicht (keine Daten).

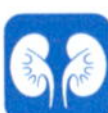
Grundsätzlich keine Dosisanpassung nötig.

Bei stark eingeschränkter Leberfunktion Dosisreduktion nötig. Hauptsächlich hepatisch über CYP2D6 metabolisiert.

Substrat und Inhibitor von CYP2D6. In Kombination mit Fluoxetin (starker CYP2D6-Inhibitor) schwere Hypotonie und Bradykardie möglich. Bei abruptem Absetzen des Antidepressivums droht ein Therapieversagen von Metoprolol aufgrund einer nun subtherapeutischen Dosis. Schwere bradykarde Herzrhythmusstörungen bei gleichzeitiger Therapie (insbesondere i. v.) mit Kalziumantagonisten vom Verapamil- oder Diltiazem-Typ.

Häufiger genetischer Polymorphismus von CYP2D6. Variables Therapieansprechen. Ca. 10 % der Menschen in Deutschland sind langsame Metabolisierer (*Poor Metabolizer*; PM) → stark reduzierter Stoffwechsel.

PRAXISTIPPS

- Nach längerer Therapie immer ausschleichen, um Rebound-Effekt zu vermeiden.
- Nicht mit Kalziumantagonisten vom Verapamil- oder Diltiazem-Typ kombinieren!
- Bei aktiven Menschen oder Künstlern (z. B. Pianisten, Maler, Geschäftsführer) nicht als primäres Antihypertensivum einsetzen, starke Leistungsbeschränkung möglich!
- **Cave:** Der nicht rezeptpflichtige Hustenstiller Dextromethorphan (z. B. Wick Husten Pastillen/Saft) ist Substrat von CYP2D6. Eine gleichzeitige Therapie kann zur Verstärkung der zentralnervösen UAWs führen!

1

1.8 β_2-Adrenozeptor-Agonisten

(β_2AR-Agonisten)

Fenoterol

Früherer Begriff

Betasympathomimetika

Wirkmechanismus

SABA (= *short-acting Beta-Agonist*). Wirkungseintritt nach 30 s. Wirkdauer 4–8 h. Stimulation der β_2-Rezeptoren → Erschlaffung der Bronchialmuskulatur (Bronchodilatation), Anregung der mukoziliären Clearance. In hohen Dosen Relaxation der Uterusmuskulatur und positiv inotrop/chronotrop.

Pharmakokinetik

Orale Bioverfügbarkeit (BV)	Plasmaproteinbindung (PPB)	Halbwertszeit (HWZ)	Elimination
Gering (inhalativ, dosisabhängig)	10 %	3,2 h	k. A.

Indikationen

Asthma bronchiale ab Stufe I als Bedarfsmedikation (*Reliever*). COPD ab GOLD A als Bedarfsmedikation. Zur Tokolyse in der Geburtshilfe bei vorzeitigen Wehen (intravenös, z. B. als Partusisten®).

Unerwünschte Arzneimittelwirkungen (UAW)

Tremor, Tachykardie, Palpitationen, Schwindel, Schwitzen, Übelkeit, Husten, Hyperglykämie, Hypokaliämie, Toleranzentwicklung.

Kontraindikationen

Phäochromozytom, Engwinkelglaukom, schwere Hyperthyreose, Hypertrophe Obstruktive Kardiomyopathie (HOCM).

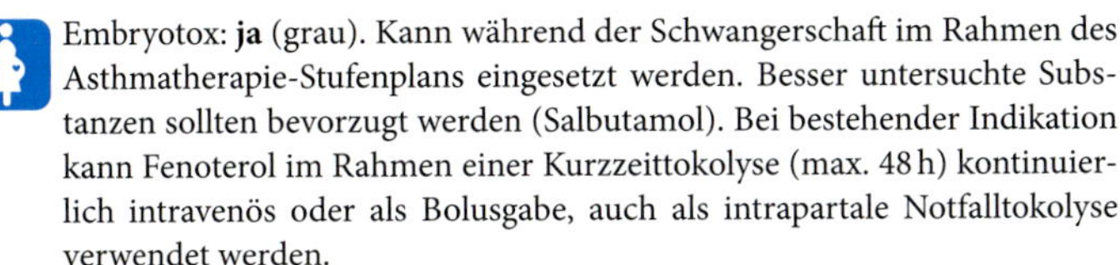

Embryotox: **ja** (grau). Kann während der Schwangerschaft im Rahmen des Asthmatherapie-Stufenplans eingesetzt werden. Besser untersuchte Substanzen sollten bevorzugt werden (Salbutamol). Bei bestehender Indikation kann Fenoterol im Rahmen einer Kurzzeittokolyse (max. 48 h) kontinuierlich intravenös oder als Bolusgabe, auch als intrapartale Notfalltokolyse verwendet werden.

Embryotox: **ja** (grau). Inhalative β-Sympathomimetika gehören auch in der Stillzeit zur Asthma-Standardtherapie. Mittel der Wahl unter den kurz wirksamen Substanzen dieser Gruppe sind Salbutamol und Terbutalin.

Anwendung < 18 Jahren aufgrund nicht ausreichender Daten zu Wirksamkeit und Sicherheit nicht empfohlen.

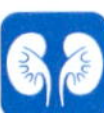

PRISCUS-Liste (PIM): **nein.** Keine Dosisanpassung nötig.

Keine Dosisanpassung nötig.

Keine Dosisanpassung nötig.

Glukokortikoide erhöhen, Betablocker verringern die Wirkung von Fenoterol. Tachykarde Herzrhythmusstörungen können bei gleichzeitiger Einnahme von Kalzium- oder Vitamin-D-haltigen Präparaten sowie β_1-selektiven Betablockern, trizyklischen Antidepressiva und MAO-Hemmern auftreten. **Cave:** Kaliumspiegel! Fenoterol verringert den Kaliumspiegel, in Kombination mit Diuretika oder Laxanzien evtl. stark. Bei Therapie mit Herzglykosiden Gefahr schwerer Herzrhythmusstörungen.

Fenoterol steht wie alle selektiven und nichtselektiven β_2-Agonisten auf der Dopingliste der NADA (Nationale Anti Doping Agentur Deutschland).

1

Formoterol

Früherer Begriff

Betasympathomimetika

Wirkmechanismus

LABA (= *long-acting Beta-Agonist*). Wirkungseintritt nach 30 s. Wirkdauer > 12 h. Wirkungseintritt nach 30 s. Stimulation der β_2-Rezeptoren → Erschlaffung der Bronchialmuskulatur (Bronchodilatation), Anregung der mukoziliären Clearance. In hohen Dosen Relaxation der Uterusmuskulatur und positiv inotrop/chronotrop.

Pharmakokinetik

Orale Bioverfügbarkeit (BV)	Plasmaproteinbindung (PPB)	Halbwertszeit (HWZ)	Elimination
Gering (inhalativ, dosisabhängig)	k. A.	5–17 h	k. A.

Indikationen

Asthma bronchiale ab Stufe III in Kombination mit inhalativem Glukokortikoid (ICS) („Controller“). COPD ab GOLD A als Basismedikation.

Unerwünschte Arzneimittelwirkungen (UAW)

Tremor, Tachykardie, Palpitationen, Schwindel, Schwitzen, Übelkeit, Husten, Hyperglykämie, Hypokaliämie, Toleranzentwicklung.

Kontraindikationen

Phäochromozytom, Engwinkelglaukom, schwere Hyperthyreose, Hypertrophe Obstruktive Kardiomyopathie (HOCM).

Embryotox: **ja** (grün). Formoterol darf gemäß den Empfehlungen in Standarddosierungen zur antiobstruktiven Therapie angewendet werden.

Embryotox: **ja** (grün). Formoterol darf gemäß den Empfehlungen in Standarddosierungen zur antiobstruktiven Therapie angewendet werden.

Anwendung < 12 Jahren aufgrund nicht ausreichender Daten zu Wirksamkeit und Sicherheit nicht empfohlen.

PRISCUS-Liste (PIM): **nein.** Keine Dosisanpassung nötig.

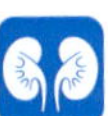
Keine Dosisanpassung nötig.

Keine Dosisanpassung nötig.

Glukokortikoide erhöhen, Betablocker verringern die Wirkung von Fenoterol. Tachykarde Herzrhythmusstörungen können bei gleichzeitiger Einnahme von Kalzium- oder Vitamin-D-haltigen Präparaten sowie β_1-selektiven Betablockern, trizyklischen Antidepressiva und MAO-Hemmern auftreten. **Cave:** Kaliumspiegel! Fenoterol verringert den Kaliumspiegel, in Kombination mit Diuretika oder Laxanzien evtl. stark. Bei Therapie mit Herzglykosiden Gefahr schwerer Herzrhythmusstörungen.

Formoterol steht wie alle selektiven und nichtselektiven β_2-Agonisten auf der Dopingliste der NADA (Nationale Anti Doping Agentur Deutschland).

1

Salbutamol

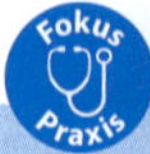

Früherer Begriff

Betasympathomimetika

Wirkmechanismus

SABA (= *short-acting Beta-Agonist*). Wirkungseintritt nach 30 s. Wirkdauer 4–8 h. Stimulation der β_2-Rezeptoren → Erschlaffung der Bronchialmuskulatur (Bronchodilatation), Anregung der mukoziliären Clearance. In hohen Dosen Relaxation der Uterusmuskulatur und positiv inotrop/chronotrop.

Pharmakokinetik

Orale Bioverfügbarkeit (BV)	Plasmaproteinbindung (PPB)	Halbwertszeit (HWZ)	Elimination
Gering (inhalativ, dosisabhängig)	10 %	2,7–5 h	k. A.

Indikationen

Asthma bronchiale ab Stufe I als Bedarfsmedikation („Reliever"). COPD ab GOLD A als Bedarfsmedikation.

Unerwünschte Arzneimittelwirkungen (UAW)

Tremor, Tachykardie, Palpitationen, Schwindel, Schwitzen, Übelkeit, Husten, Hyperglykämie, Hypokaliämie, Toleranzentwicklung.

Kontraindikationen

Phäochromozytom, Engwinkelglaukom, schwere Hyperthyreose, Hypertrophe Obstruktive Kardiomyopathie (HOCM).

Embryotox: **ja** (grün). Während der gesamten Schwangerschaft Mittel 1. Wahl unter den SABA. Bei bestehender Indikation Nofalltokolyse mit inhalativem Salbutamol grundsätzlich möglich (Off-Label-Use).

Embryotox: **ja** (grün). Unter den SABA in der Stillzeit Mittel der 1. Wahl.

Anwendung < 4 Jahren aufgrund von fehlendem Nachweis der Wirksamkeit nicht empfohlen.

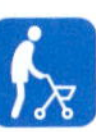
PRISCUS-Liste (PIM): **nein.** Keine Dosisanpassung nötig.

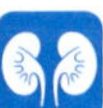
Keine Dosisanpassung nötig.

Keine Dosisanpassung nötig.

Glukokortikoide erhöhen, Betablocker verringern die Wirkung von Salbutamol. Tachykarde Herzrhythmusstörungen können bei gleichzeitiger Einnahme von Kalzium- oder Vitamin-D-haltigen Präparaten sowie β_1-selektiven Betablockern, trizyklischen Antidepressiva und MAO-Hemmern auftreten. **Cave:** Salbutamol verringert den Kaliumspiegel! In Kombination mit Diuretika oder Laxanzien evtl. stark. Bei Therapie mit Herzglykosiden Gefahr schwerer Herzrhythmusstörungen.

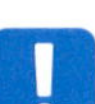
Salbutamol steht wie alle selektiven und nichtselektiven β_2-Agonisten auf der Dopingliste der NADA (Nationale Anti Doping Agentur Deutschland).

PRAXISTIPPS

- Bei Hyperkaliämie ist die Inhalation mit Salbutamol eine gute unterstützende Therapie zur raschen Absenkung des Serum-Kalium-Spiegels.
- Häufigkeit der genutzten Bedarfsmedikation ist ein Hinweis auf Suffizienz der Grundtherapie.
- Pat. auf Inhalator einweisen und regelmäßig Durchführung prüfen
- Insbesondere ältere Patienten (z. B. mit Rheuma) haben häufig keine ausreichende Kraft zur Betätigung des Inhalators → Händedruck-Test.

1.9 β_x-Adrenozeptor-Antagonisten

(β_xAR-Antagonisten)

Propranolol

Früherer Begriff

Nichtselektive Betablocker

Wirkmechanismus

Nichtselektiver β-Rezeptoren-Blocker. Kompetetiver Antagonismus an β_1- und β_2-Rezeptoren. Durch β_1-Adrenozeptorblockade negativ inotrop, chronotrop und dromotrop. Durch β_2-Adrenozeptorblockade Bronchokonstriktion, Vasokonstriktion und metabolische Wirkung (Hypoglykämie). Periphere Konversionshemmung (Blockade der Deiodase) von T_4 (Thyroxin) zum aktiven T_3 (Triiodthyronin).

Pharmakokinetik

Orale Bioverfügbarkeit (BV)	Plasmaproteinbindung (PPB)	Halbwertszeit (HWZ)	Elimination
30–46 %	90 %	3–4 h	Hepatobiliär

Indikationen

Frequenzkontrolle bei manifester Hyperthyreose, Anfallsprophylaxe bei Migräne. Essenzieller Tremor. Proliferative infantile Hämangiome. Arterielle Hypertonie. KHK. Tachykarde Herzrhythmusstörungen. Funktionelle Herzbeschwerden.

Unerwünschte Arzneimittelwirkungen (UAW)

Bronchospasmus, Atemnot, Hypoglykämie, Appetit ↓, Schlafstörungen, Agitation, Reizbarkeit, Müdigkeit, Schwindel, Palpitationen, Bradykardie, Hypotonie, Synkope, AV-Block, Raynaud-Syndrom, peripheres Kältegefühl, Übelkeit/Erbrechen, Diarrhö, Bauchschmerzen, Libido-/Potenzstörungen.

Kontraindikationen

Dekompensierte Herzinsuffizienz, (kardiogener) Schock, AV-Block II° oder III°, SSS/SA-Block, Bradykardie, Hypotonie, Azidose, bronchiale Hyperreagibilität (z. B. Asthma bronchiale), fortgeschrittene pAVK, unbehandeltes Phäochromozytom, gleichzeitige Therapie mit MAO-Hemmern (Ausnahme MAO-B-Hemmer), gleichzeitige intravenöse Therapie mit Kalziumantagonisten vom Verapamil- oder Diltiazem-Typ.

Embryotox: **ja** (grau). Kann bei entsprechender Indikation nach sorgfältiger Nutzen-Risiko-Abwägung angewendet werden. Bei arterieller Hypertonie α-Methyldopa oder Metoprolol bevorzugen. Plazentagängig. Sollte 48–72 h vor errechnetem Geburtstermin beendet werden (Gefahr von vorzeitigen Wehen, Hypoglykämie, Bradykardie und Hypotonie).

Embryotox: **ja** (grau). Gehört mit Metoprolol zu den Betablockern der Wahl in der Stillzeit.

Dosierung entsprechend Indikation (s. Fachinformation).

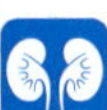

PRISCUS-Liste (PIM): **nein.** Keine Besonderheiten.

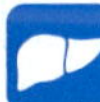

Grundsätzlich keine Dosisanpassung erforderlich. Bei starker Funktionseinschränkung evtl. Dosisanpassung.

Grundsätzlich keine Dosisanpassung erforderlich. Bei starker Funktionseinschränkung evtl. Dosisanpassung.

Indometacin (NSAR) kann die Wirkung abschwächen. Cimetidin (H_2-Antihistaminikum) kann die Wirkung verstärken. Potenzierte antihypertensive Wirkung in Kombination mit: ACE-Hemmer, Vasodilatatoren, Diuretika, Kalziumantagonisten vom Nifedipin-Typ, Barbiturate, Neuroleptika, H_1-Antihistaminika, trizyklische Antidepressiva, Alkohol. Kardiodepression in Kombination mit Diltiazem oder Verapamil. Sympathomimetika und MAO-Hemmer können antihypertensive Wirkung schwächen.

Off-Label-Use bei Leberzirrhose (zur Senkung des Pfortaderhochdrucks bei „portaler Hypertension" und zur Blutungsprophylaxe bei Ösophagusvarizen). Bei kardiovaskulären Indikationen nur noch geringe Bedeutung, β_1-selektive Betablocker.

Timolol

Früherer Begriff

Nichtselektive Betablocker

Wirkmechanismus

Nichtselektiver β-Adrenozeptor-Antagonist an β_1- und β_2-Rezeptoren. Über Hemmung der β_2-Rezeptoren am Ziliarkörper des Auges kommt es zur verminderten Kammerwasserproduktion und in Folge zur Senkung des Augeninnendrucks. Grundsätzlich bei höherer Dosis Aufnahme in Körperkreislauf und UAWs durch β_1-Rezeptor-Antagonismus möglich. Verwendung in Form von Augentropfen oder -gel.

Pharmakokinetik

Orale Bioverfügbarkeit (BV)	Plasmaproteinbindung (PPB)	Halbwertszeit (HWZ)	Elimination
k. A. (lokale Anwendung)	k. A.	4 h	k. A.

Indikationen

Okuläre Hypertension. Chronisches Offenwinkelglaukom. Aphakieglaukom. Kindliches Glaukom (wenn andere therapeutische Maßnahmen nicht ausreichen).

Unerwünschte Arzneimittelwirkungen (UAW)

Lokale UAW am Auge sind vor allem vorübergehendes Brennen und Stechen (trockene Augen, Bindehautreizung). Systemisch kann es zu Kopfschmerzen, Bradykardie, Hypotonie, Müdigkeit und Bronchospasmus kommen.

Kontraindikationen

Bronchiale Hyperreagibilität, Bronchialasthma, Sinusbradykardie, SSS, SA-Block, schwere allergische Rhinitis, AV-Block II° und III° (ohne implantierten Herzschrittmacher), dekompensierte Herzinsuffizienz, kardiogener Schock.

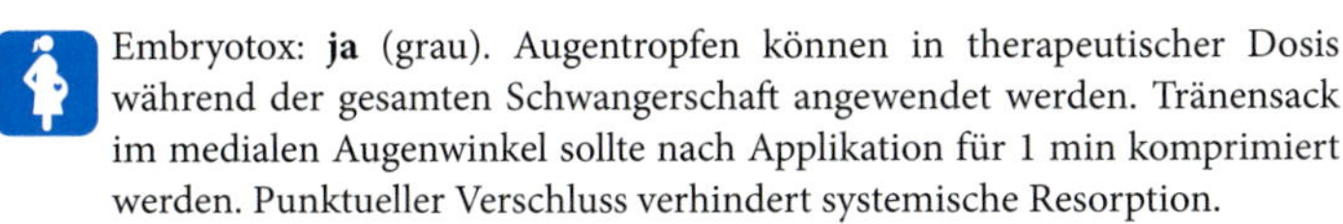

Embryotox: **ja** (grau). Augentropfen können in therapeutischer Dosis während der gesamten Schwangerschaft angewendet werden. Tränensack im medialen Augenwinkel sollte nach Applikation für 1 min komprimiert werden. Punktueller Verschluss verhindert systemische Resorption.

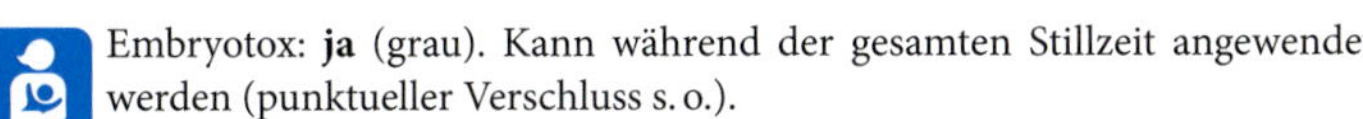

Embryotox: **ja** (grau). Kann während der gesamten Stillzeit angewendet werden (punktueller Verschluss s. o.).

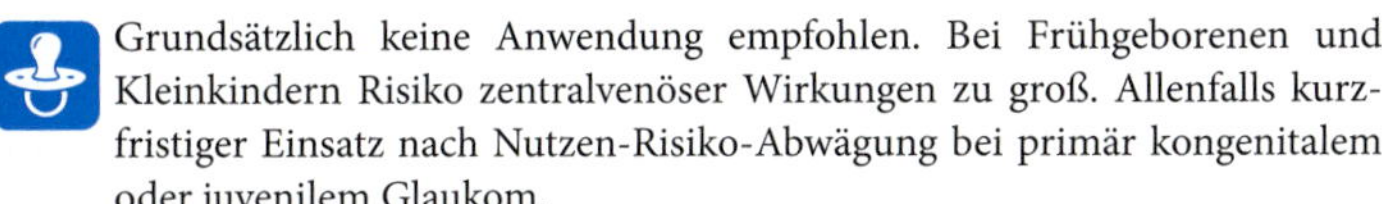

Grundsätzlich keine Anwendung empfohlen. Bei Frühgeborenen und Kleinkindern Risiko zentralvenöser Wirkungen zu groß. Allenfalls kurzfristiger Einsatz nach Nutzen-Risiko-Abwägung bei primär kongenitalem oder juvenilem Glaukom.

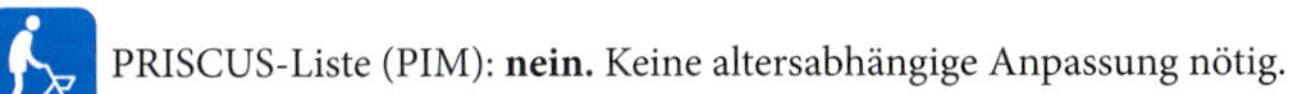

PRISCUS-Liste (PIM): **nein.** Keine altersabhängige Anpassung nötig.

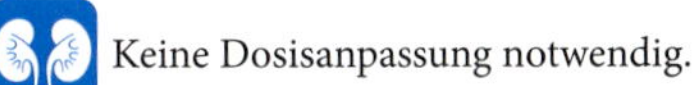

Keine Dosisanpassung notwendig.

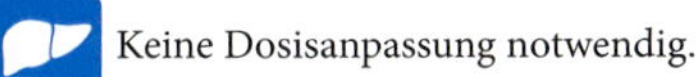

Keine Dosisanpassung notwendig.

Augeninnendrucksenkende Wirkung kann verstärkt sein bei gleichzeitiger Therapie mit Adrenalin- oder Pilocarpin-AT. Timolol kann Wirksamkeit von Kalziumkanalblockern, Antiarrhythmika, Herzglykosiden, Sympathomimetika und blutdrucksenkenden Mitteln wie Guanethidin, Clonidin und Reserpin steigern.

Da Timolol keinen Einfluss auf die Pupille hat, ist der alleinige Einsatz beim Engwinkelglaukom nicht sinnvoll. Wenn Timolol zur Senkung des Augeninnendrucks bei Engwinkelglaukom angewendet wird, dann nur in Kombination mit einem Miotikum.

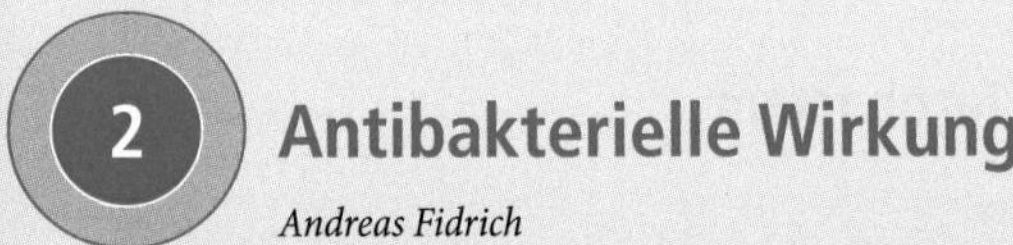

2 Antibakterielle Wirkung

Andreas Fidrich

2.1 Acylaminopenicilline und β-Laktamase-Inhibitoren

Piperacillin und Tazobactam

2

Früherer Begriff

–

Wirkmechanismus

β-Laktam-Antibiotika („Breitbandpenicillin"). Blockade Penicillin-bindender Proteine (PBPs) → Hemmung der **Zellwandsynthese** (in der Wachstumsphase) → **bakterizid.**

Tazobactam: Irreversible Bindung an bakt. Enzym β-Laktamase = β-Laktamase-Inhibitor. Keine antibakterielle Wirkung, verhindert Inaktivierung von Piperacillin → Wirkung ↑.

- **Wirkspektrum:** „Breitbandantibiotikum", inklusive *Pseudomonas aeruginosa.*
- **Gewebegängigkeit:** s. Anhang.

Pharmakokinetik

Orale Bioverfügbarkeit (BV)	Plasmaproteinbindung (PPB)	Halbwertszeit (HWZ)	Elimination
k. A. (nur intravenös)	Ca. 30 %	0,7–1,2 h	Überwiegend renal

Indikationen

Erwachsene und Jugendliche zur Behandlung der folgenden Infektionen: schwere Pneumonien. Komplizierte Harnwegsinfektionen/Pyelonephritis, intraabdominelle Infektionen, Infektionen der Haut und Weichteile (inkl. diabetischer Fuß). Bakteriämie in Zusammenhang o. g. Infektionen. Neutropenisches Fieber mit Verdacht einer bakteriellen Infektion.

Kinder 2–12 Jahre: komplizierte intraabdominelle Infektionen. Neutropenisches Fieber mit Verdacht einer bakteriellen Infektion.

Unerwünschte Arzneimittelwirkungen (UAW)

Gastrointestinale Nebenwirkungen (Bauchschmerzen, Diarrhö, Obstipation, Übelkeit/Erbrechen, Dyspepsie), Kopfschmerzen, Schlafstörungen, Hautausschlag, Juckreiz, Fieber, Mundsoor, Hypertonie, Schwindel, Brustschmerz, Rhinitis, Ödeme, Atemstörungen.

Kontraindikationen

Überempfindlichkeit gegenüber Piperacillin, Tazobactam oder anderen Penicillinen. Überempfindlichkeit gegen andere β-Laktam-Antibiotika (z. B. Cephalosporine, Carbapeneme) und β-Laktamase-Inhibitoren.

Embryotox: **nein.** Nur unter strenger Nutzen-Risiko-Abwägung eingeschränkt verwendbar.

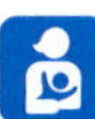
Embryotox: **nein.** Sollte in der Stillzeit nicht verwendet werden.

Kontraindiziert < 2. LJ (fehlende Daten). Anwendungsbereiche s. Indikationen. Dosierung s. Fachinformation.

PRISCUS-Liste (PIM): **nein.** Keine altersbedingte Dosisanpassung nötig. Nierenfunktion beachten! Eventuell Dosisanpassung erforderlich (s. u.).

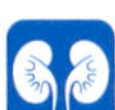
Dosisanpassung erforderlich → GFR < 40 ml/min. Verlängerung Dosisintervall 8 h, GFR < 20 ml/min Verlängerung Dosisintervall 12 h.

Keine Dosisanpassung erforderlich.

Bei gleichzeitiger Anwendung von Muskelrelaxanzien (insbesondere Vecuronium) verlängerte Muskelrelaxation beschrieben. Ausscheidung von MTX kann verzögert erfolgen. Gleichzeitige Behandlung mit Vancomycin erhöht das Risiko für ein akutes Nierenversagen.

Applikationsarten: i. v. Bei komplizierten Infektionen kann die kontinuierliche Gabe (z. B. via Perfusor) von Vorteil sein (s. entsprechende Leitlinien). Penicillin der Wahl bei *Pseudomonas*-Infektion.

2.2 Aminoglykoside

Gentamicin

Früherer Begriff

–

Wirkmechanismus

Bakterizid durch Bindung und Manipulation der **30S-Untereinheit der bakteriellen Ribosomen** → bakterielle Proteinbiosynthese ↓. In Folge Bildung von unnützen Proteinen mit fehlerhafter Aminosäuresequenz („Nonsense-Proteine").

- **Wirkspektrum:** *E. coli*, *Klebsiella pneumoniae*. Synergistische Wirkung mit Penicillinen bei Streptokokken, Enterokokken, *Listeria monocytogenes* und *Pseudomonas aeruginosa*.
- Gewebegängigkeit: s. Anhang.

Pharmakokinetik

Orale Bioverfügbarkeit (BV)	Plasmaproteinbindung (PPB)	Halbwertszeit (HWZ)	Elimination
k. A. (nur intravenös)	k. A.	1,8–2,4 h	Renal (100 % unverändert)

Indikationen

Behandlung von schweren Infektionen, die durch Gentamicin-empfindliche Erreger verursacht sind (starke Oto- und Nephrotoxizität → nicht primäres Antibiotikum, Kombination mit β-Laktam-Antibiotikum): nosokomiales SIRS/Sepsis und Pneumonie. Legionellose, Meningitis (z. B. schwere Listerienmeningitis), Infektionen der Harnwege und Geschlechtsorgane (z. B. akute Prostatitis, Fournier-Gangrän), Endokarditis, Infektionsprophylaxe bei immunsupprimierten Patienten. Chirurgie → Knochen-/Weichteilinfektionen. Ophthalmologie → Konjunktivitis, Keratitis. Dermatologie → Hautinfektion mit bakterieller (Super-)Infektion.

Unerwünschte Arzneimittelwirkungen (UAW)

1–10 % der Fälle **reversibler** proximaler Tubulusschaden der Niere. 1–3 % **dauerhafter** Hörschaden durch irreversiblen Verlust der Sinneshärchen in den Haarzellen des Innenohrs und Schädigung des N. vestibulocochlearis.

Kontraindikationen

Myasthenia gravis. Terminale Niereninsuffizienz. Schwangerschaft und Stillzeit. Vorschädigung des N. vestibulocochlearis.

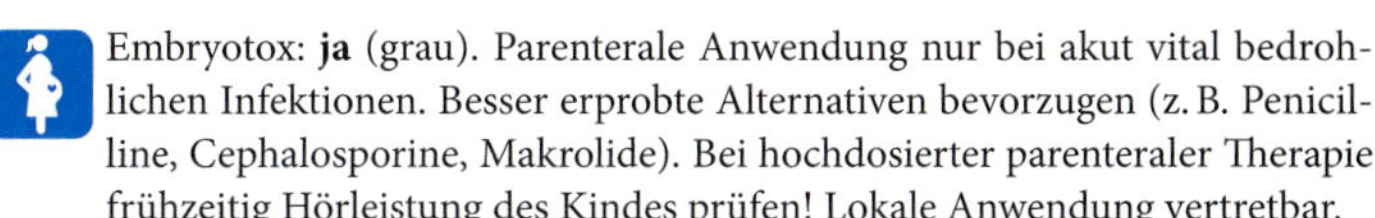

Embryotox: **ja** (grau). Parenterale Anwendung nur bei akut vital bedrohlichen Infektionen. Besser erprobte Alternativen bevorzugen (z. B. Penicilline, Cephalosporine, Makrolide). Bei hochdosierter parenteraler Therapie frühzeitig Hörleistung des Kindes prüfen! Lokale Anwendung vertretbar.

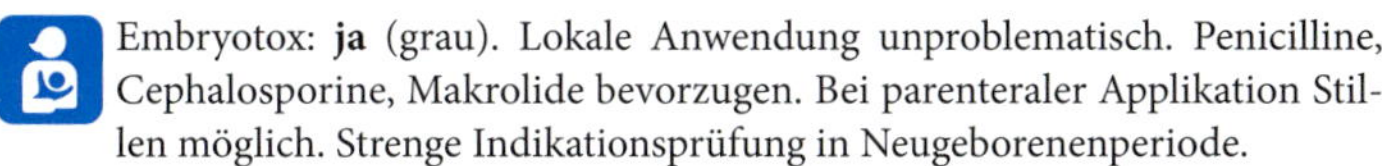

Embryotox: **ja** (grau). Lokale Anwendung unproblematisch. Penicilline, Cephalosporine, Makrolide bevorzugen. Bei parenteraler Applikation Stillen möglich. Strenge Indikationsprüfung in Neugeborenenperiode.

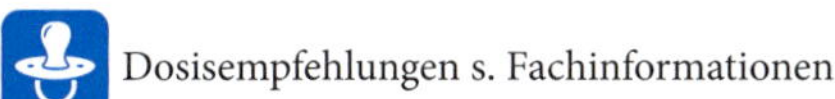

Dosisempfehlungen s. Fachinformationen.

PRISCUS-Liste (PIM): **nein.** Dosisanpassung vor allem in Anbetracht des Risikos eines ANV (akutes Nierenversagen), insbesondere bei Hypovolämie und Schock.

Schwere Nephrotoxizität bei geringer therapeutischer Breite. Dosisanpassung und regelmäßige Kontrollen der Nierenfunktion zwingend erforderlich.

Keine grundsätzliche Dosisanpassung notwendig.

In Kombination mit Cephalosporinen erhöhte Gefahr der akuten Nierenschädigung. Verstärkte Ototoxiziät in Kombination mit Schleifendiuretika, Vancomycin, Cisplatin.

Applikationsarten: i. v., topisch (Augentropfen/-gel, Ketten/Schwämme, Creme/Salbe). Gentamicin sollte bei allen Indikationen mit Ausnahme von Harnwegsinfektionen nur in Kombination mit anderen relevanten Antibiotika (v. a. mit β-Laktam-Antibiotika) angewendet werden. Tägliche Einmalgabe mit deutlichem Vorteil gegenüber Mehrfachgabe (Gentamicin hat einen lang anhaltenden, postantibiotischen Effekt). Regelmäßige Talspiegelbestimmungen zur Dosisanpassung. Gentamicin ist dialysierbar.

2

Tobramycin

Früherer Begriff

–

Wirkmechanismus

Bakterizid durch Bindung und Manipulation der **30S-Untereinheit der bakteriellen Ribosomen** → bakterielle Proteinbiosynthese ↓. In Folge Bildung von unnützen Proteinen mit fehlerhafter Aminosäuresequenz („Nonsense-Proteine").

- **Wirkspektrum:** *E. coli*, *Klebsiella pneumoniae*. Synergistische Wirkung mit Penicillinen bei Streptokokken, Enterokokken, *Listeria monocytogenes* und *Pseudomonas aeruginosa*.
- **Gewebegängigkeit:** s. Anhang.

Pharmakokinetik

Orale Bioverfügbarkeit (BV)	Plasmaproteinbindung (PPB)	Halbwertszeit (HWZ)	Elimination
k. A. (nur intravenös)	k. A.	2–3 h	Renal

Indikationen

Chronische Infektionen der Lunge mit *Pseudomonas aeruginosa* bei Patienten mit Mukoviszidose ab einem Alter von 6 Jahren (per Inhalation, Vernebler). Bakterielle Infektionen des äußeren Auges und des vorderen Augenabschnitts (z. B. Blepharitis, Konjunktivitis) in Form von Tropfen, Gel oder Salbe.

Unerwünschte Arzneimittelwirkungen (UAW)

1–10 % der Fälle **reversibler** proximaler Tubulusschaden der Niere. 1–3 % **dauerhafter** Hörschaden durch irreversiblen Verlust der Sinneshärchen der Haarzellen des Innenohrs und Schädigung des N. vestibulocochlearis.

Kontraindikationen

Myasthenia gravis. Terminale Niereninsuffizienz. Schwangerschaft und Stillzeit. Vorschädigung des N. vestibulocochlearis.

Embryotox: **nein.** Grundsätzlich nicht empfohlen. Parenterale Anwendung nur bei akut vital bedrohlichen Infektionen. Besser erprobte Alternativen bevorzugen (z. B. Penicilline, Cephalosporine, Makrolide).

Embryotox: **nein.** Sollte nicht angewendet werden. Potenzielle Oto- und Nephrotoxizität für den Säugling. Kann Darmflora schädigen.

Dosierung s. Fachinformationen.

PRISCUS-Liste (PIM): **nein.** Dosisanpassung vor allem in Anbetracht des Risikos eines ANV (akutes Nierenversagen), insbesondere bei Hypovolämie und Schock.

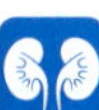

Dosisanpassung und regelmäßige Kontrollen der Nierenfunktion (intravenös).

Keine grundsätzliche Dosisanpassung notwendig.

In Kombination mit dem Narkosemittel Methoxyfluran erhöhte Nephrotoxizität. Gleichzeitige Therapie mit folgenden Substanzen erhöht Oto-/Nephrotoxizität: Schleifendiuretika, Amphotericin B, Vancomycin, Ciclosporin A, Tacrolimus, Cisplatin.

Applikationsarten: i. v. Tobramycin und β-Laktam-Antibiotika können miteinander reagieren und inaktiv werden. Nicht über gleichen Infusionsschlauch infundieren!

2.3 Aminopenicilline

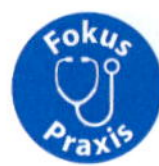

Amoxicillin

Früherer Begriff

–

Wirkmechanismus

β-Laktam-Antibiotika („Breitbandpenicillin"). Bakterizid durch Hemmung der **Zellwandsynthese** (in der Wachstumsphase) durch Blockade der Penicillin-bindenden Proteine (PBPs).

- **Wirkspektrum:** zusätzlich zu Penicillin G → Enterokokken, HiB, *E. coli*, Listerien, *Proteus mirabilis*, Salmonellen, Shigellen.
- **Gewebegängigkeit:** s. Anhang.

Pharmakokinetik

Orale Bioverfügbarkeit (BV)	Plasmaproteinbindung (PPB)	Halbwertszeit (HWZ)	Elimination
72–94 %	17–20 %	1–2 h	Renal

Indikationen

Leichte (CRB-65-Score 0 und Sauerstoffsättigung > 90 %) ambulant erworbene Pneumonie **ohne** Risikofaktoren. Typ-B-Gastritis *Helicobacter-pylori*-Eradikation nach französischer Tripeltherapie. Akute schwere und/oder komplikative Otitis media bzw. bei fehlender Besserung nach 48 h konservativer Therapie. Endokarditisprophylaxe vor zahnchirurgischen Eingriffen (Einmalgabe i. v. 30–60 min vor Eingriff). **HNO:** akute Sinusitis mit Risikofaktoren oder schwerem Verlauf, Streptokokken-Tonsillitis, Otitis media. Borreliose Stadium I. Unkomplizierte Listeriose. **Urologie:** akute/chronische Pyelonephritis, Zystitis (bei Kontraindikation gegen Standardsubstanzen, z. B. Schwangerschaft).

Unerwünschte Arzneimittelwirkungen (UAW)

Dosisabhängigkeit. Magenschmerzen, Übelkeit/Erbrechen, Meteorismus, weiche Stühle, Diarrhö, Exanthem, Juckreiz, Enanthem, moderater Anstieg der Lebertransaminasen.

Kontraindikationen

Penicillinallergie. Anamnestische schwere Überempfindlichkeitsreaktion gegen Cephalosporin, Carbapenem (Kreuzallergie). Infektiöse Mononukleose. Lymphatische Leukämien.

Embryotox: **ja** (grün). Amoxicillin gehört zu den Antibiotika der Wahl in der Schwangerschaft. Sorgfältige Nutzen-Risiko-Abwägung vorausgesetzt.

Embryotox: **ja** (grün). Amoxicillin gehört zu den Antibiotika der Wahl in der Stillzeit. Sorgfältige Nutzen-Risiko-Abwägung vorausgesetzt.

Keine Besonderheiten. Dosierung s. Fachinformationen.

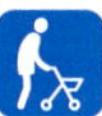
PRISCUS-Liste (PIM): **nein.** Keine Dosisanpassung erforderlich.

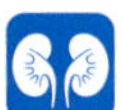
Ab einer Kreatinin-Clearance < 30 ml/min Dosisanpassung und regelmäßige Kontrolle der Nierenwerte nötig.

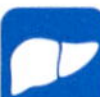
Keine Dosisanpassung erforderlich.

Wirkungs- und Nebenwirkungsverstärkung durch Diuretika, Allopurinol, Indometacin möglich. Amoxicillin kann Wirkung von Herzglykosiden und Phenprocoumon verstärken. Kann enterale Aufnahme von oralen Kontrazeptiva und deren Wirkung beeinflussen.

Applikationsarten: p. o. Impfung mit Lebendimpfstoffen (z. B. MMR) während einer antibiotischen Therapie mit Amoxicillin kann unwirksam sein.

PRAXISTIPPS

- Einnahme mit einer Mahlzeit optimiert Resorption und Verträglichkeit.
- Vor Therapie immer nach Überempfindlichkeitsreaktionen auf Penicilline und β-Laktam-Antibiotika (Cephalosporine, Carbapenemen) fragen. Kreuzallergien.
- Keine Anwendung bei infektiöser Mononukleose (Pfeiffer-Drüsenfieber), generalisiertes masernartiges Exanthem
- Jarisch-Herxheimer-Reaktion (akute systemische Entzündungsreaktion) bei bestehender Borreliose. Patienten beruhigen, häufig und selbstlimitierend.
- Patientin auf zusätzliche Verhütung hinweisen!

2.4 Aminopenicilline und β-Laktamase-Inhibitoren

Amoxicillin und Clavulansäure

Früherer Begriff

–

Wirkmechanismus

β-Laktam-Antibiotika („Breitbandpenicillin"). **Bakterizid** durch Hemmung der **Zellwandsynthese** (in der Wachstumsphase) durch Blockade der Penicillin-bindenden Proteine (PBPs).

- **Wirkspektrum:** *Enterococcus faecalis, Gardnerella vaginalis, S. aureus* (MSSA), *S. agalactiae, S. pneumoniae, S. pyogenes* und andere β-hämolysierende Streptokokken, *S.-viridans*-Gruppe, HiB, *Moraxella catarrhalis, Pasteurella multocida, B. fragilis, Fusobacterium nucleatum, Prevotella spp.*
- **Gewebegängigkeit:** s. Anhang.

Pharmakokinetik

Orale Bioverfügbarkeit (BV)	Plasmaproteinbindung (PPB)	Halbwertszeit (HWZ)	Elimination
Amoxicillin 72–94 % Clavulansäure 60–70 %	k. A.	Amoxicillin 0,9–1,2 h Clavulansäure 1 h	Renal

Indikationen

Leichte (CRB-65-Score 0 und Sauerstoffsättigung > 90 %) ambulant erworbene Pneumonie **mit** Risikofaktoren. COPD mit leichter Exazerbation. **HNO:** akute Sinusitis mit Risikofaktoren oder schwerem Verlauf, Streptokokken-Tonsillitis, Otitis media. Unkomplizierte Listeriose. Haut-/Weichteilinfektionen (v. a. *S. aureus, S. pyogenes*). **Urologie:** akute/chronische Pyelonephritis, Zystitis (bei Kontraindikation gegen Standardsubstanzen, z. B. Schwangerschaft).

Unerwünschte Arzneimittelwirkungen (UAW)

Arzneimittelexanthem.

Kontraindikationen

Penicillinallergie. Anamnestische schwere Überempfindlichkeitsreaktion gegen Cephalosporin, Carbapenem (Kreuzallergie). Infektiöse Mononukleose. Lymphatische Leukämien.

Embryotox: **ja** (grün). Amoxicillin/Clavulansäure gehört zu den Antibiotika der Wahl in der Schwangerschaft. Sorgfältige Nutzen-Risiko-Abwägung vorausgesetzt.

Embryotox: **ja** (grün). Amoxicillin/Clavulansäure gehört zu den Antibiotika der Wahl in der Stillzeit. Sorgfältige Nutzen-Risiko-Abwägung vorausgesetzt.

Keine Besonderheiten. Dosierung s. Fachinformationen.

PRISCUS-Liste (PIM): **nein.** Keine Dosisanpassung erforderlich.

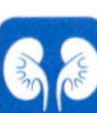
Ab einer CrCl < 30 ml/min Dosisanpassung und regelmäßige Kontrolle der Nierenwerte nötig.

Grundsätzlich keine Dosisanpassung erforderlich. Bei Leberfunktionsstörung vorsichtige Anwendung.

Wirkungs- und Nebenwirkungsverstärkung durch Diuretika, Allopurinol, Indometacin möglich. Amoxicillin kann Wirkung von Herzglykosiden und Phenprocoumon verstärken. Kann enterale Aufnahme von oralen Kontrazeptiva und deren Wirkung beeinflussen.

Applikationsarten: p. o. Enthält Kalium, bei Niereninsuffizienz beachten. Hohe Konzentrationen können Urinkristalle bilden und einen evtl. liegenden Blasenkatheter verstopfen!

2

2.5 Ansamycine

Rifampicin

Früherer Begriff

–

Wirkmechanismus

Abk. **RMP. Bakterizid** (v.a. bei proliferierenden Keimen) durch Bindung an die **bakterielle RNA-Polymerase** → bakterielle Proteinbiosynthese ↓

- **Wirkspektrum:** hauptsächlich gegen Mykobakterien (z.B. *M. tuberculosis*, *M. leprae*), grampositive Kokken, Legionellen, Chlamydien, Meningokokken, Gonokokken, HiB, *Bacteroides*.
- **Gewebegängigkeit:** s. Anhang.

Pharmakokinetik

Orale Bioverfügbarkeit (BV)	Plasmaproteinbindung (PPB)	Halbwertszeit (HWZ)	Elimination
> 95 %	70–90 %	2–3 h	Hepatobiliär

Indikationen

Alle Formen der Tuberkulose mit Erregerempfindlichkeit gegen Rifampicin (immer Kombinationstherapie!) → **Therapiedauer:** 6 Monate. Infektionen durch nichttuberkulöse Mykobakterien (MOTT) (immer Kombinationstherapie!). Kombinationsbehandlung der Lepra. Prophylaxe der Meningokokkenmeningitis.

Unerwünschte Arzneimittelwirkungen (UAW)

Transaminasen ↑ **(Hepatotoxizität!)**, Cholestase, **Rotfärbung des Urins** und anderer Körperflüssigkeiten, Neutropenie, Thrombozytopenie, akutes Nierenversagen, allergische Hautreaktionen, Fieber, Übelkeit, neurologische Störungen (Müdigkeit, Kopfschmerzen, Vertigo, Verwirrtheit, Adynämie, Sehstörungen, Ataxie).

Kontraindikationen

Schwere Leberfunktionsstörungen (Child-Pugh C), Verschlussikterus, akute Hepatitis, Leberzirrhose, Gallengangsobstruktion, gleichzeitige Therapie mit Proteaseinhibitoren. Gleichzeitige Therapie mit potenziell leberschädigendem Breitspektrum-Triazol-Antimykotikum Voriconazol.

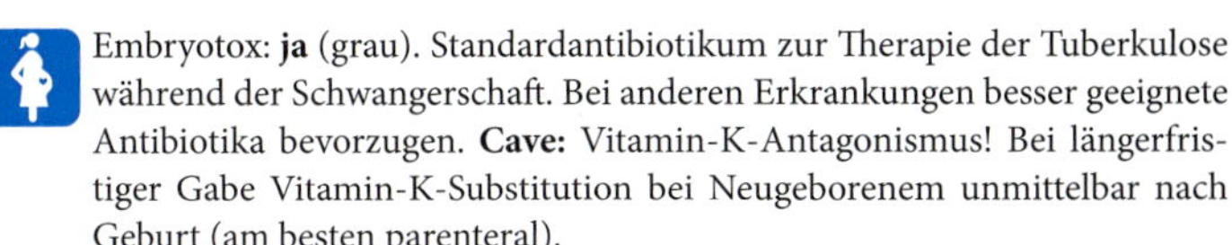

Embryotox: **ja** (grau). Standardantibiotikum zur Therapie der Tuberkulose während der Schwangerschaft. Bei anderen Erkrankungen besser geeignete Antibiotika bevorzugen. **Cave:** Vitamin-K-Antagonismus! Bei längerfristiger Gabe Vitamin-K-Substitution bei Neugeborenem unmittelbar nach Geburt (am besten parenteral).

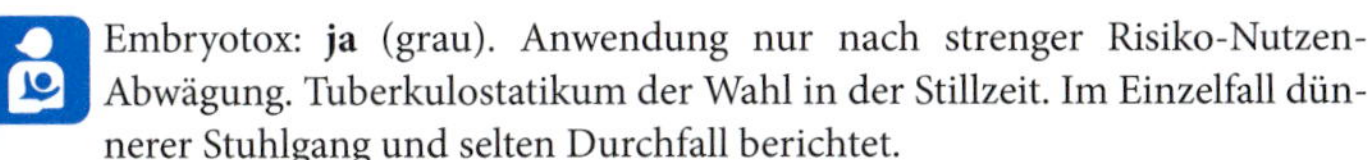

Embryotox: **ja** (grau). Anwendung nur nach strenger Risiko-Nutzen-Abwägung. Tuberkulostatikum der Wahl in der Stillzeit. Im Einzelfall dünnerer Stuhlgang und selten Durchfall berichtet.

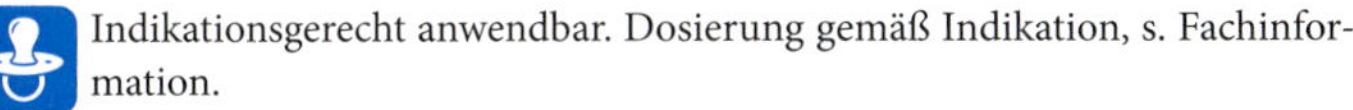

Indikationsgerecht anwendbar. Dosierung gemäß Indikation, s. Fachinformation.

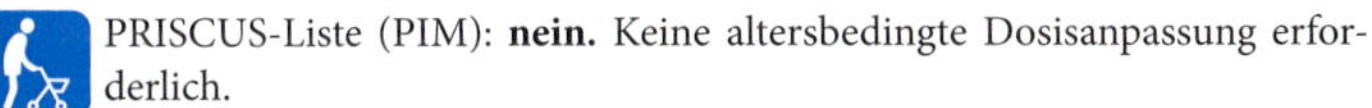

PRISCUS-Liste (PIM): **nein.** Keine altersbedingte Dosisanpassung erforderlich.

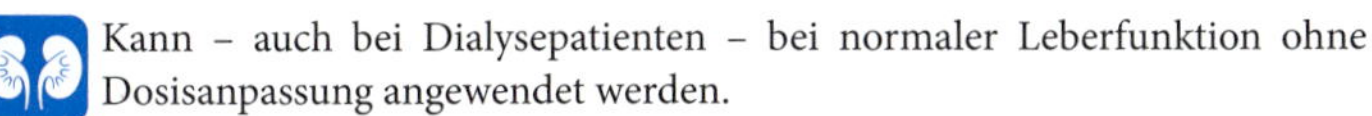

Kann – auch bei Dialysepatienten – bei normaler Leberfunktion ohne Dosisanpassung angewendet werden.

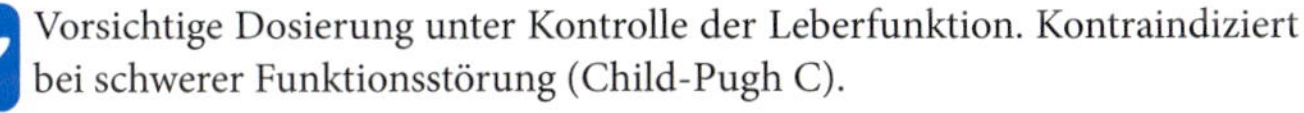

Vorsichtige Dosierung unter Kontrolle der Leberfunktion. Kontraindiziert bei schwerer Funktionsstörung (Child-Pugh C).

Hepatische Metabolisierung. **Höchstes Potenzial für CYP-Interaktion (CYP3A4, CYP2C9)** → hohes Interaktionspotenzial (ausführlich s. Fachinformation). U. a. Blutdruckbeeinflussung bei Enalapril und Losartan. **Wirkungsabschwächung von:** Cumarinen, Sulfonylharnstoffen, Glukokortikoiden, Theophyllin, Ciclosporin, Digitalisglykosiden, Amiodaron, Mirtazapin, Sertralin, Amitriptylin.

Applikationsarten: p. o., i. v. Durch Rifampicin-Monotherapie rasche Resistenzentwicklung, v. a. bei Mykobakterien → Immer Kombinationstherapie! (Ausnahme: Meningitis-Prophylaxe) Akronym für Standardantibiotika bei Tuberkulose „**PERI**" (Pyrazinamid, Ethambutol, **Rifampicin**, Isoniazid). Verlaufskontrollen während tuberkulostatischer Therapie (Blutbild, Harnsäure, Leber- und Nierenwerte).

2

2.6 Benzylpenicilline

Penicillin G

Früherer Begriff

–

Wirkmechanismus

β-Laktam-Antibiotika (β-Laktamase-sensitiv). **Bakterizid** durch Hemmung der **Zellwandsynthese** (in der Wachstumsphase) durch Blockade der Penicillin-bindenden Proteine (PBPs).

- **Wirkspektrum:** Pneumo-, Strepto-, Meningo-, Staphylokokken (wenige Stämme), Aktinomyzeten, Leptospiren, *C. diphtheriae*, Treponemen, Borrelien, *Pasteurella multocida*, Fusobakterien, Peptokokken, Clostridien.
  Resistent: Enterobakterien, Pseudomonas, *B. fragilis*, *E. faecium*, *Nocardia*, Mykoplasmen, Chlamydien, β-Laktamase-Bildner.
- **Gewebegängigkeit:** s. Anhang.

Pharmakokinetik

Orale Bioverfügbarkeit (BV)	Plasmaproteinbindung (PPB)	Halbwertszeit (HWZ)	Elimination
15–30 %	45–65 %	20–50 min	Renal

Indikationen

Bakterielle Infektionen bei nachgewiesener Empfindlichkeit gegenüber dem Wirkstoff. Infektiöse Endokarditis. Meningitis. Schwere systemische Infektionen: z. B. Syphilis, Diphtherie, Tetanus, Milzbrand, Leptospirose, Aktinomykose.

Unerwünschte Arzneimittelwirkungen (UAW)

Neutropenie (dosisabhängig), allergische Hautreaktionen, angioneurotisches Ödem, Larynxödem, allergische Vaskulitis, Erythema nodosum, allergische Purpura, arterielle Gefäßverschlüsse, eosinophile pulmonale Infiltrate, Arzneimittelfieber, Bronchospasmus, anaphylaktische Reaktionen, Benommenheit, Halluzinationen, Hyperreflexie, Myoklonien (Krampfanfälle möglich).

Kontraindikationen

Anamnestische Überempfindlichkeitsreaktion gegen andere β-Laktam-Antibiotika (Kreuzallergien: Penicilline, Carbapeneme, Monobactame).

Embryotox: **ja** (grün). Gehört zu den Antibiotika der Wahl in der Schwangerschaft.

Embryotox: **ja** (grün). Gehört zu den Antibiotika der Wahl in der Stillzeit.

Indikationsgerechte Anwendung in jedem Alter. Dosierung nach Alter und Indikation (s. Fachinformation).

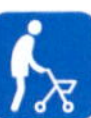

PRISCUS-Liste (PIM): **nein.** Keine altersbedingte Dosisanpassung erforderlich. Auf Nierenfunktion achten, ggf. Dosisanpassung.

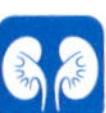

Initial volle Standarddosis. Dosis- und Dosierungsintervallanpassung entsprechend Nierenfunktion (s. Fachinformation).

Keine Dosisanpassung erforderlich.

Synergistische Effekte bei Kombination mit anderen Antibiotika. Keine Kombination mit bakteriostatischen Antibiotika (Tetracycline, Makrolide, Sulfonamide) → antagonistischer Effekt. Eliminationshalbwertszeit wird verlängert durch: Salicylate, Phenylbutazon, Indometacin, Sulfinpyrazon.

Applikationsarten: i. v., i. m. Große therapeutische Breite (bis 10 Mio. IE). Bei überwiegend durch Staphylokokken verursachten Infektionen (z. B. Osteomyelitis, Wundinfektionen) muss von Resistenz ausgegangen werden → Anwendung erst nach Resistenzprüfung empfohlen (Resistogramm). Bei schweren Infektionen kalkuliert nicht als Monotherapie anwenden! Nicht Mittel der Wahl bei Otitis media und akut exazerbierter chronischer Bronchitis (häufig Benzylpenicillin-resistente Erreger ursächlich)!

2.7 Carbapeneme

Meropenem

2

Früherer Begriff

–

Wirkmechanismus

β-Laktam-Antibiotika. Bakterizid durch Hemmung der **Zellwandsynthese** durch Blockade der Penicillin-bindenden Proteine (PBPs) grampositiver und gramnegativer Bakterien.

- **Wirkspektrum:** fast alle grampositiven und gramnegativen Erreger. **Resistent:** MRSA, *Burkholderia capacia*, *Xanthomonas maltophilia*, *E. faecium*.
- **Gewebegängigkeit:** s. Anhang.

Pharmakokinetik

Orale Bioverfügbarkeit (BV)	Plasmaproteinbindung (PPB)	Halbwertszeit (HWZ)	Elimination
k. A. (nur parenteral)	2 %	1 h	Renal

Indikationen

Bakterielle Infektionen bei nachgewiesener Empfindlichkeit gegenüber dem Wirkstoff. Enterokokken-Infektionen. Infektionen durch *Pseudomonas aeruginosa*. 3-MRGN (multiresistente gramnegative Erreger). SIRS/Sepsis. Nosokomiale Pneumonie und ambulant erworbene Pneumonie mit Therapieversagen bei First-Line-Therapie. Komplizierte Harnwegsinfektionen: nosokomiale Harnwegsinfektion/Urosepsis und Risiko für MRE (multiresistente Erreger). Komplizierte intraabdominelle Infektionen: z. B. akute Pankreatitis und Peritonitis. Akute bakterielle Meningitis. Septische Sinusvenenthrombose.

Unerwünschte Arzneimittelwirkungen (UAW)

Gastrointestinale UAW (Diarrhö, Übelkeit/Erbrechen, Bauchschmerzen), Blutbildveränderungen (Thrombozythämie, Agranulozytose), orale und vaginale Candidosen, Kopfschmerzen, Parästhesien, Antibiotika-assoziierte Kolitis, reversibler Anstieg von Laborparametern (Transaminasen, AP, LDH, Bilirubin), Ausschlag, Juckreiz, Schmerzen.

Kontraindikationen

Mögliche Kreuzallergie bei bekannter Penicillinallergie.

Embryotox: **nein.** Nur unter strenger Risiko-Nutzen-Abwägung in Ausnahmefällen anwendbar. Unzureichende Datenlage.

Embryotox: **nein.** Nur unter strenger Risiko-Nutzen-Abwägung in Ausnahmefällen anwendbar.

Indikationsgerechte Anwendung, Dosierung s. Fachinformation. Anwendung bei Kindern < 3. Lebensmonat nicht empfohlen (fehlende Daten zu Sicherheit und Wirksamkeit).

PRISCUS-Liste (PIM): **nein.** Keine altersbedingte Dosisanpassung erforderlich. Nierenfunktion beachten, ggf. Dosisanpassung.

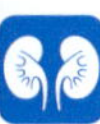

Dosisanpassung nach Nierenfunktion (s. Fachinformation). Meropenem ist dialysierbar.

Keine Dosisanpassung erforderlich.

Interaktionen/Wechselwirkungen: Probenecid hemmt renale Ausscheidung von Meropenem. Die gleichzeitige Verabreichung von oralen Antikoagulanzien und Antibiotika kann die gerinnungshemmende Wirkung verstärken.

Applikationsarten: i. v. Bei schweren Infektionen ist eventuell eine Dauerinfusion mittels Perfusor über 24 h von Vorteil. Wirksamkeit hängt davon ab, wie lange die MHK (Minimale Hemmkonzentration) im Gewebe aufrechterhalten werden kann.

2

2.8 Cephalosporine, 1. Generation

Cefazolin

Früherer Begriff

–

Wirkmechanismus

β-Laktam-Antibiotika. Bakterizid durch Hemmung der **Zellwandsynthese** durch Blockade der Penicillin-bindenden Proteine (PBPs).

- **Wirkspektrum:** gute Wirksamkeit gegen **grampositive Erreger** (v. a. *S. aureus*, MSSA), schwache Wirksamkeit im gramnegativen Bereich. Enterokokkenlücke. Keine Wirksamkeit gegen Listerien. Gute ZNS-Gängigkeit.
- **Gewebegängigkeit:** s. Anhang.

Pharmakokinetik

Orale Bioverfügbarkeit (BV)	Plasmaproteinbindung (PPB)	Halbwertszeit (HWZ)	Elimination
k. A. (nur parenteral)	65–92 %	2 h	Renal (unverändert)

Indikationen

Bakterielle Infektionen bei nachgewiesener Empfindlichkeit gegenüber dem Wirkstoff. Infektionen der Atemwege mit o. g. Erregern (z. B. Pneumokokken-Pneumonie). Infektionen der Nieren, der ableitenden Harnwege und Geschlechtsorgane (z. B. Urozystitis). Perioperative Infektionsprophylaxe. Endokarditisprophylaxe (z. B. bei Eingriffen am Respirationstrakt). Gallengangsinfektionen. Infektionen von Haut, Weichteilgewebe und Knochen.

Unerwünschte Arzneimittelwirkungen (UAW)

Diarrhö, Übelkeit, Erbrechen, Appetitmangel, Meteorismus, Bauchschmerzen, Exanthem, Urtikaria, Pruritus, reversible Veränderungen von Laborparametern (Transaminasen, AP, Neutropenie, Anämie, Agranulozytose).

Kontraindikationen

Anamnestisch schwere Überempfindlichkeit gegen andere β-Laktam-Antibiotika (Penicilline, Monobactame und Carbapeneme; mögliche Kreuzallergie). Frühgeborene/Säuglinge im 1. Lebensmonat.

Embryotox: **nein.** Plazentagängig. Anwendung nur in Ausnahmefällen nach strenger Risiko-Nutzen-Abwägung (insbesondere im 1. Trimenon).

Embryotox: **nein.** Stillen während der Therapie nicht empfohlen. Geringer Übergang in Muttermilch. Kann bei Säugling zu Durchfall führen.

Indikationsgerechte Anwendung nach Risiko-Nutzen-Abwägung bei Kindern > 1. Lebensmonat möglich (s. Fachinformation). Kontraindiziert im 1. Lebensmonat.

PRISCUS-Liste (PIM): **nein.** Keine altersbedingte Dosisanpassung erforderlich. Nierenfunktion beachten, ggf. Dosisanpassung.

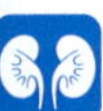

Initial Standarddosis. Dosisanpassung und Verlängerung des Dosierungsintervalls entsprechend Niereninsuffizienz (s. Fachinformation).

Keine Dosisanpassung erforderlich.

Probenecid hemmt renale Ausscheidung von Cefazolin. Die gleichzeitige Anwendung von (D)OAK kann zu einem INR-Anstieg führen. Eventuell verstärkte Nephrotoxizität bei gleichzeitiger Therapie mit Schleifendiuretika und Aminoglykosiden. Wirkungsabschwächung durch ACC.

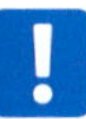

Applikationsarten: i. v.

2.9 Cephalosporine, 2. Generation

Cefaclor

2

Früherer Begriff

–

Wirkmechanismus

β-Laktam-Antibiotika. Bakterizid durch Hemmung der **Zellwandsynthese** durch Blockade der Penicillin-bindenden Proteine (PBPs).

- **Wirkspektrum:** gute Wirksamkeit gegen grampositive Erreger, vermehrt auch Wirksamkeit im gramnegativen Bereich gegen: *Enterobacteriaceae, H. influenzae*, Gonokokken. **Enterokokkenlücke.** Keine Wirksamkeit gegen Listerien. Gute ZNS-Gängigkeit.
- **Gewebegängigkeit:** s. Anhang.

Pharmakokinetik

Orale Bioverfügbarkeit (BV)	Plasmaproteinbindung (PPB)	Halbwertszeit (HWZ)	Elimination
75–92 %	25 %	30–60 min	Renal

Indikationen

Bakterielle Infektionen bei nachgewiesener Empfindlichkeit gegenüber dem Wirkstoff. Infektionen der oberen und unteren Atemwege. Infektionen des Hals-Nasen-Ohren-Bereichs (Otitis media, Sinusitis, Tonsillitis, Pharyngitis). Infektionen der Nieren und ableitenden Harnwege. Infektionen von Haut- und Weichteilgewebe. Gonorrhö.

Unerwünschte Arzneimittelwirkungen (UAW)

Übelkeit/Erbrechen, Appetitlosigkeit, Bauchschmerzen, weiche Stühle, Diarrhö, Juckreiz, Exantheme, reversible Veränderungen von Laborparametern (Transaminasen, Angina pectoris, Neutropenie, Anämie, Agranulozytose).

Kontraindikationen

Anamnestisch schwere Überempfindlichkeit gegen andere β-Laktam-Antibiotika (Penicilline, Monobactame und Carbapeneme; mögliche Kreuzallergie).

Embryotox: **ja** (grün). Cefaclor gehört zu den Antibiotika der Wahl in der Schwangerschaft.

Embryotox: **ja** (grün). Cefaclor gehört zu den Antibiotika der Wahl in der Stillzeit.

Indikationsgerechte Anwendung, Dosierung s. Fachinformation.

PRISCUS-Liste (PIM): **nein.** Keine altersbedingte Dosisanpassung erforderlich.

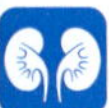

Keine Dosisanpassung erforderlich. Cefaclor ist dialysierbar.

Keine Dosisanpassung erforderlich.

Wirkungsabschwächung durch ACC. Probenecid hemmt renale Ausscheidung von Cefaclor. Die gleichzeitige Anwendung von (D)OAK kann zu einem INR-Anstieg führen.

Applikationsarten: p. o.

Cefuroximaxetil

Früherer Begriff

–

Wirkmechanismus

β-Laktam-Antibiotika. Bakterizid durch Hemmung der **Zellwandsynthese** durch Blockade der Penicillin-bindenden Proteine (PBPs).

- **Wirkspektrum:** gute Wirksamkeit gegen grampositive Erreger, vermehrt auch Wirksamkeit im gramnegativen Bereich gegen: *Enterobacteriaceae*, *H. influenzae*, Gonokokken. **Enterokokkenlücke.** Keine Wirksamkeit gegen Listerien. Gute ZNS-Gängigkeit.
- **Gewebegängigkeit:** s. Anhang.

Pharmakokinetik

Orale Bioverfügbarkeit (BV)	Plasmaproteinbindung (PPB)	Halbwertszeit (HWZ)	Elimination
30–50 %	33–50 %	1–1,5 h	Renal

Indikationen

Bakterielle Infektionen bei nachgewiesener Empfindlichkeit gegenüber dem Wirkstoff bei Erwachsenen und Kindern ab 3 Monaten. Akute bakterielle Sinusitis (Alternative bei Penicillin-Allergie). Akute Otitis media (Alternative bei Penicillin-Allergie). Lyme-Borreliose im Frühstadium (Alternative bei Penicillin-Allergie). Unkomplizierte Urozystitis (Alternative bei Penicillin-Allergie).

Unerwünschte Arzneimittelwirkungen (UAW)

Reversible Veränderungen von Laborparametern (Transaminasen, Angina pectoris, Neutropenie, Anämie, Agranulozytose). Exanthem, Juckreiz, Urtikaria, Schwellungen, Thrombophlebitis, Anstieg der Serumkreatinin- und Harnstoffkonzentration (insbesondere bei Patienten mit vorbestehender CKD).

Kontraindikationen

Anamnestisch schwere Überempfindlichkeit gegen andere β-Laktam-Antibiotika (Penicilline, Monobactame und Carbapeneme; mögliche Kreuzallergie).

Embryotox: **ja** (grün). Cefuroxim gehört zu den Antibiotika der Wahl in der Schwangerschaft.

Embryotox: **ja** (grün). Cefuroxim gehört zu den Antibiotika der Wahl in der Stillzeit.

Indikationsgerechte Anwendung, Dosierung s. Fachinformation. Anwendung bei Kindern < 3. Lebensmonat nicht empfohlen (keine Erfahrungen).

PRISCUS-Liste (PIM): **nein.** Keine altersbedingte Dosisanpassung erforderlich. Nierenfunktion beachten, ggf. Dosisanpassung.

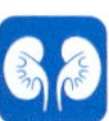

Sicherheit und Wirksamkeit bei Niereninsuffizienz nicht nachgewiesen. Aufgrund renaler Ausscheidung Dosisanpassung bei fortgeschrittener Niereninsuffizienz empfohlen (s. Fachinformation).

Keine Daten vorliegend. Nicht mit Beeinflussung der Pharmakokinetik zu rechnen, da renale Ausscheidung.

Probenecid hemmt renale Ausscheidung von Cefuroxim. Die gleichzeitige Anwendung von (D)OAK kann zu einem INR-Anstieg führen.

Applikationsarten: p. o., i. v., i. m. Aufgrund seiner geringen oralen Bioverfügbarkeit kann oral verabreichtes Cefuroxim den Selektionsdruck auf Bakterien im Magen-Darm-Trakt erhöhen und so Resistenzen fördern und zu *Clostridioides-difficile*-Infektionen (CDI) führen. Cefuroxim ist in keiner aktuellen Leitlinie Mittel der 1. Wahl, lediglich Reserveantibiotikum bei Allergie gegen Penicillin. In der S3-Leitlinie „Pneumonie“ werden Cephalosporine gar nicht erwähnt.

2.10 Cephalosporine, 3. Generation

Cefotaxim

Früherer Begriff

–

Wirkmechanismus

Generation 3a Cephalosporine. **β-Laktam-Antibiotika. Bakterizid** durch Hemmung der **Zellwandsynthese** durch Blockade der Penicillin-bindenden Proteine (PBPs).

- **Wirkspektrum:** erweitertes Spektrum **bei gramnegativen Erregern,** schlecht wirksam im grampositiven Bereich. **Enterokokkenlücke.** Keine Wirksamkeit gegen Listerien. Sehr gute ZNS-Gängigkeit.
- **Gewebegängigkeit:** s. Anhang.

Pharmakokinetik

Orale Bioverfügbarkeit (BV)	Plasmaproteinbindung (PPB)	Halbwertszeit (HWZ)	Elimination
k. A. (nur parenteral)	25–40 %	1 h	Renal

Indikationen

Bakterielle Infektionen bei nachgewiesener Empfindlichkeit gegenüber dem Wirkstoff. Schwere/komplizierte Infektionen, ggf. mit SIRS/Sepsis, von: Lunge, Niere und ableitenden Harnwegen, Haut- und Weichteilgewebe, Geschlechtsorganen (z. B. Gonorrhö), Bauchraum (z. B. Peritonitis), ZNS (z. B. bakterielle Meningitis, fortgeschrittene Borreliose Stadium II und III).

Unerwünschte Arzneimittelwirkungen (UAW)

Reversible Veränderungen von Laborparametern (Transaminasen, Angina pectoris, Neutropenie, Anämie, Agranulozytose). Exanthem, Juckreiz, Urtikaria, Schwellungen, Schmerzen an der Injektionsstelle, Induration bei i. m.-Gabe, Anstieg der Serumkreatinin- und Harnstoffkonzentration (insbesondere bei Patienten mit vorbestehender CKD), gastrointestinale Beschwerden (Diarrhö, Übelkeit/Erbrechen, Bauchschmerzen).

Kontraindikationen

Anamnestisch schwere Überempfindlichkeit gegen andere β-Laktam-Antibiotika (Penicilline, Monobactame und Carbapeneme; mögliche Kreuzallergie).

Embryotox: **nein.** Anwendung in der Schwangerschaft, insbesondere im 1. Trimenon, nur nach strenger Nutzen-Risiko-Abwägung empfohlen (fehlende Daten beim Menschen).

Embryotox: **nein.** Geht in geringen Mengen in die Muttermilch über. Anwendung grundsätzlich nicht empfohlen. Mögliche Störungen der Darmflora beim Säugling mit Folgen einer Sensibilisierung und Diarrhö.

Indikationsgerechte Anwendung, Dosierung s. Fachinformation.

PRISCUS-Liste (PIM): **nein.** Keine altersbedingte Dosisanpassung erforderlich. Nierenfunktion beachten, ggf. Dosisanpassung.

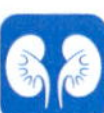

Dosisreduktion bei schwerer Niereninsuffizienz (GFR < 10 ml/min) notwendig (s. Fachinformation).

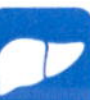

Keine Dosisanpassung erforderlich.

Probenecid hemmt renale Ausscheidung von Cefuroxim. Eventuell verstärkte Nephrotoxizität bei gleichzeitiger Therapie mit Schleifendiuretika und Aminoglykosiden. Keine Kombination mit bakteriostatischen Antibiotika (Tetracycline, Makrolide, Sulfonamide) → antagonistischer Effekt.

Applikationsarten: i. v., i. m.

Ceftazidim

Früherer Begriff

–

Wirkmechanismus

Generation 3b Cephalosporine. **β-Laktam-Antibiotika. Bakterizid** durch Hemmung der **Zellwandsynthese** durch Blockade der Penicillin-bindenden Proteine (PBPs).

- **Wirkspektrum:** sehr geringe Wirksamkeit gegen **grampositive Erreger** und sehr breite Wirksamkeit gegen zahlreiche **gramnegative Erreger** (z. B. *Enterobacteriaceae, E. coli*, Klebsiellen) und gute Wirksamkeit gegen *Pseudomonas aeruginosa*. **Enterokokkenlücke.** Keine Wirksamkeit gegen Listerien. Gute ZNS-Gängigkeit.
- **Gewebegängigkeit:** s. Anhang.

Pharmakokinetik

Orale Bioverfügbarkeit (BV)	Plasmaproteinbindung (PPB)	Halbwertszeit (HWZ)	Elimination
k. A. (nur parenteral)	10 %	1,7 h	Renal (unverändert)

Indikationen

Bakterielle Infektionen bei nachgewiesener Empfindlichkeit (von Geburt an!). Schwere/komplizierte Infektionen, ggf. mit SIRS/Sepsis, von Lunge, Niere und Harnwegen, Haut- und Weichteilgewebe, intraabdominelle Infektionen (z. B. Peritonitis-assoziiert mit Peritonealdialyse), ZNS (z. B. bakterielle Meningitis), Knochen-/Gelenksinfektionen. Chronisch eitrige/maligne Otitis media. Neutropenisches Fieber. Perioperative Prophylaxe von Harnwegsinfekten bei TURP.

Unerwünschte Arzneimittelwirkungen (UAW)

Kopfschmerzen, Schwindel, Phlebitis/Thrombophlebitis bei intravenöser Anwendung, Diarrhö, Kolitis, Bauchschmerzen, Übelkeit/Erbrechen, Exanthem, Pruritus, Schmerz/Entzündung nach intramuskulärer Injektion, Fieber, reversible Laborveränderungen (Transaminasen, Angina pectoris, Neutropenie, Anämie, Agranulozytose), akutes Nierenversagen.

Kontraindikationen

Anamnestisch schwere Überempfindlichkeit gegen andere β-Laktam-Antibiotika (Penicilline, Monobactame und Carbapeneme; Kreuzallergie!).

Embryotox: **nein.** Anwendung in der Schwangerschaft nur nach strenger Nutzen-Risiko-Abwägung empfohlen (fehlende Daten beim Menschen).

Embryotox: **nein.** Anwendung grundsätzlich nicht empfohlen (unzureichende Datenlage). Geringer Übergang in die Muttermilch, laut Fachinformation sind keine UAW beim Säugling zu erwarten.

Indikationsgerechte Anwendung, Dosierung s. Fachinformation. Von Geburt an einsetzbar. Sicherheit und Wirksamkeit für kontinuierliche Infusion für Neugeborene und Kinder < 2. Lebensmonat nicht erwiesen.

PRISCUS-Liste (PIM): **nein.** Keine altersbedingte Dosisanpassung erforderlich. Nierenfunktion beachten, ggf. Dosisanpassung.

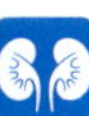
Initial Standarddosis. Dosisanpassung entsprechend Nierenfunktion notwendig (s. Fachinformation). Kann während Dialyse und kontinuierlicher ambulanter Peritonealdialyse (CAPD) verwendet werden.

Keine Dosisanpassung erforderlich.

Eventuell verstärkte Nephrotoxizität bei gleichzeitiger Therapie mit Schleifendiuretika und Aminoglykosiden. Probenecid hemmt renale Ausscheidung von Ceftazidim.

Applikationsarten: i. v., i. m.

Ceftriaxon

Früherer Begriff

–

Wirkmechanismus

β-Laktam-Antibiotika. Bakterizid durch Hemmung der **Zellwandsynthese** durch Blockade der Penicillin-bindenden Proteine (PBPs).

- **Wirkspektrum:** gute Wirksamkeit gegen **grampositive Erreger** und zahlreiche **gramnegative Erreger** (z. B. *Enterobacteriaceae*, *E. coli*, Klebsiellen). **Enterokokkenlücke.** Keine Wirksamkeit gegen Listerien. Sehr gute ZNS-Gängigkeit.
- **Gewebegängigkeit:** s. Anhang.

Pharmakokinetik

Orale Bioverfügbarkeit (BV)	Plasmaproteinbindung (PPB)	Halbwertszeit (HWZ)	Elimination
k. A. (nur parenteral)	85–95 %	8–12 h	Renal (unverändert)

Indikationen

Bakterielle Infektionen bei nachgewiesener Empfindlichkeit gegenüber dem Wirkstoff. Schwere/komplizierte Infektionen, ggf. mit SIRS/Sepsis, von Lunge, Niere und ableitenden Harnwegen, Haut- und Weichteilgewebe, Geschlechtsorganen (z. B. Gonorrhö), Peritonitis, ZNS (z. B. bakterielle Meningitis, Borreliose Stadium II/III), HNO, Knochen und Gelenken. Perioperative Infektionsprophylaxe. Interventionstherapie bei neutropenischen Patienten.

Unerwünschte Arzneimittelwirkungen (UAW)

Fieber/Schüttelfrost, Herxheimer-artige Reaktionen, Kopfschmerzen, Schwindel, Diarrhö, Übelkeit/Erbrechen, Bauchschmerzen. Kinder → Ceftriaxon-Kalzium-Ausfällungen in Gallenblase/Gallengängen. Makulopapulöser/urtikarieller Ausschlag, Pruritus, Thrombophlebitis bei intravenöser Anwendung, reversible Laborwertveränderungen (Transaminasen, Angina pectoris, Neutropenie, Anämie, Agranulozytose, Eosinophilie, Thrombozytopenie), akutes Nierenversagen.

Kontraindikationen

Anamnestisch schwere Überempfindlichkeit gegen andere β-Laktam-Antibiotika (Penicilline, Monobactame und Carbapeneme; Kreuzallergie!).

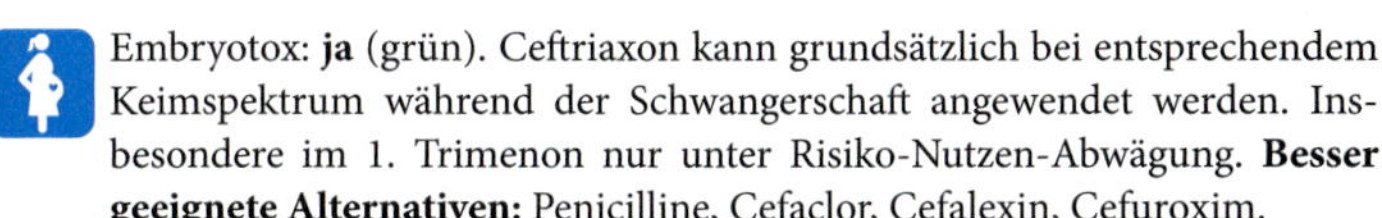

Embryotox: **ja** (grün). Ceftriaxon kann grundsätzlich bei entsprechendem Keimspektrum während der Schwangerschaft angewendet werden. Insbesondere im 1. Trimenon nur unter Risiko-Nutzen-Abwägung. **Besser geeignete Alternativen:** Penicilline, Cefaclor, Cefalexin, Cefuroxim.

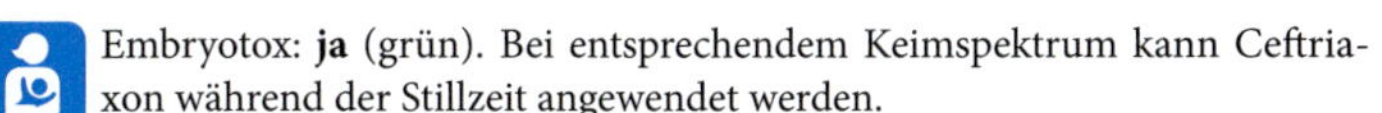

Embryotox: **ja** (grün). Bei entsprechendem Keimspektrum kann Ceftriaxon während der Stillzeit angewendet werden.

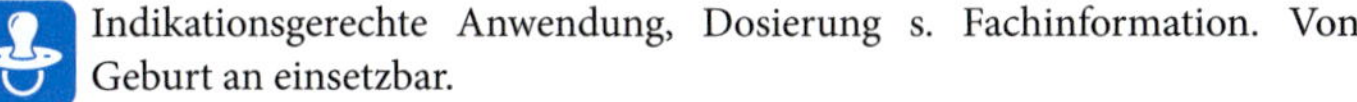

Indikationsgerechte Anwendung, Dosierung s. Fachinformation. Von Geburt an einsetzbar.

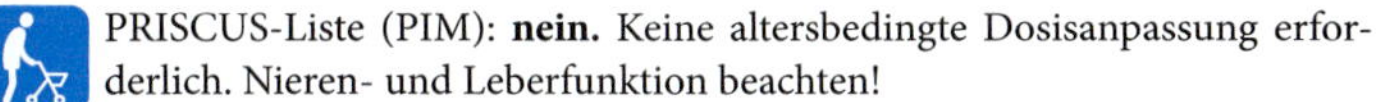

PRISCUS-Liste (PIM): **nein.** Keine altersbedingte Dosisanpassung erforderlich. Nieren- und Leberfunktion beachten!

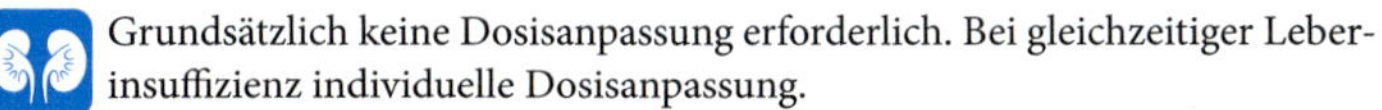

Grundsätzlich keine Dosisanpassung erforderlich. Bei gleichzeitiger Leberinsuffizienz individuelle Dosisanpassung.

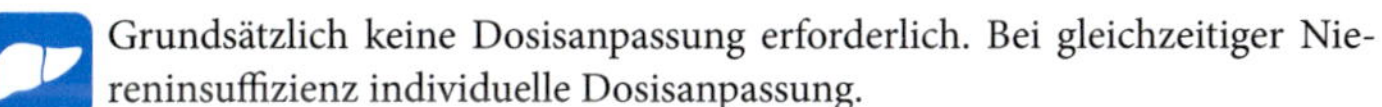

Grundsätzlich keine Dosisanpassung erforderlich. Bei gleichzeitiger Niereninsuffizienz individuelle Dosisanpassung.

Eventuell verstärkte Nephrotoxizität bei gleichzeitiger Therapie mit Schleifendiuretika und Aminoglykosiden. Probenecid hemmt renale Ausscheidung von Ceftriaxon. Die gleichzeitige Anwendung von (D)OAK kann zu einem INR-Anstieg führen.

Applikationsarten: i. v., i. m. Aufgrund langer Plasmahalbwertszeit einmal tägliche Gabe ausreichend.

2.11 Cephalosporine, 4. Generation

Cefepim

Früherer Begriff

–

Wirkmechanismus

β-Laktam-Antibiotika. Bakterizid durch Hemmung der **Zellwandsynthese** durch Blockade der Penicillin-bindenden Proteine (PBPs).

- **Wirkspektrum:** gute Wirksamkeit gegen grampositive Erreger, gute Streptokokken- und Staphylokokkenwirksamkeit (kein MRSA!). Gute Wirksamkeit gegen zahlreiche gramnegative Erreger (z. B. *Pseudomonas aeruginosa*). **Enterokokkenlücke**. Keine Wirksamkeit gegen Listerien. Sehr gute ZNS-Gängigkeit.
- **Gewebegängigkeit:** s. Anhang.

Pharmakokinetik

Orale Bioverfügbarkeit (BV)	Plasmaproteinbindung (PPB)	Halbwertszeit (HWZ)	Elimination
k. A. (nur parenteral)	< 19 %	2 h	Renal

Indikationen

Bakterielle Infektionen bei nachgewiesener Empfindlichkeit. Schwere/komplizierte Infektionen, ggf. mit SIRS/Sepsis, von Lunge, Niere und Harnwegen, Bauchraum (z. B. Gallengänge/Gallenblase, inkl. Peritonitis), ZNS (z. B. bakterielle Meningitis).

Unerwünschte Arzneimittelwirkungen (UAW)

Neurologische Symptome → Kopfschmerzen, Schwindel, Geschmacksveränderungen, Bewusstseinsstörung, Myoklonien, Krampfanfälle, Koma, reversible Enzephalopathie. Phlebitis oder Thrombophlebitis bei intravenöser Anwendung, Diarrhö/Kolitis, Bauchschmerzen, Übelkeit/Erbrechen, makulopapulöser oder urtikarieller Ausschlag, Pruritus, Fieber, reversible Laborwertveränderungen (Transaminasen, Angina pectoris, Neutropenie, Anämie, Agranulozytose), akutes Nierenversagen.

Kontraindikationen

Anamnestisch schwere Überempfindlichkeit gegen andere β-Laktam-Antibiotika (Penicilline, Monobactame und Carbapeneme; Kreuzallergie!).

Embryotox: **nein.** Kontraindiziert (keine hinreichenden Daten)!

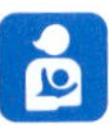

Embryotox: **nein.** Geht in geringen Mengen in die Muttermilch über. Anwendung grundsätzlich nicht empfohlen. Mögliche Störungen der Darmflora beim Säugling mit Folgen einer Sensibilisierung und Diarrhö.

Indikationsgerechte Anwendung, Dosierung s. Fachinformation. Von Geburt an einsetzbar.

PRISCUS-Liste (PIM): **nein.** Keine altersbedingte Dosisreduktion notwendig. Achtung bei bestehender Niereninsuffizienz, dann Dosisreduktion (s. u.).

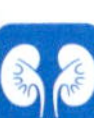

Ausschließlich renale Elimination! Dosisreduktion ab GFR < 50 ml/min, Achtung bei gleichzeitiger Therapie mit potenziell nephrotoxischer Medikation.

Keine Dosisanpassung erforderlich.

Unklar, keine Studien durchgeführt. Engmaschige Kontrolle der Nierenwerte bei gleichzeitiger Therapie mit potenziell nephrotoxischen Medikamenten (Schleifendiuretika und Aminoglykoside) → bei neu aufgetretenen Symptomen (z. B. neurologischen Auffälligkeiten) Cefepim-Plasmaspiegel bestimmen.

Applikationsarten: i. v. Bei Markteinführung Berichte über schwere neurologische UAW (o. g.), v. a. bei Patienten mit eingeschränkter Nierenfunktion (i. d. R. nach Absetzen von Cefepim reversibel, aber auch letale Verläufe!). Auch wenn 2 Monate nach Antibiotikatherapie unklare Diarrhöen auftreten, an *Clostridioides-difficile*-assoziierte Diarrhö (CDAD) denken!

2

2.12 Cephalosporine, 5. Generation

Ceftobiprol

Früherer Begriff

–

Wirkmechanismus

β-Laktam-Antibiotika. Bakterizid durch Hemmung der **Zellwandsynthese** durch Blockade der Penicillin-bindenden Proteine (PBPs).

- **Wirkspektrum:** sehr gute Wirksamkeit gegen **grampositive Erreger, inkl. MRSA!** (Erstes „Anti-MRSA-Breitband-Cephalosporin-Antibiotikum"). Gute Wirksamkeit gegen **gramnegative Erreger** (inkl. *Pseudomonas aeruginosa*). Wirksam gegen Penicillin- und Ceftriaxon-resistente Pneumokokken, Wirksamkeit gegen *Enterococcus faecalis* → **Keine Enterokokkenlücke!**
- Gewebegängigkeit: s. Anhang.

Pharmakokinetik

Orale Bioverfügbarkeit (BV)	Plasmaproteinbindung (PPB)	Halbwertszeit (HWZ)	Elimination
k. A. (nur parenteral)	16 %	3 h	Renal (unverändert)

Indikationen

Bakterielle Infektionen bei nachgewiesener Empfindlichkeit. Nosokomiale Pneumonie, außer beatmungsassoziierte Pneumonie. Ambulant erworbene Pneumonie.

Unerwünschte Arzneimittelwirkungen (UAW)

Pilzinfektionen (vulvovaginal, oral, kutan), *Clostridioides-difficile*-Kolitis, Veränderungen des Blutbildes (Eosinophilie, Leukopenie, Anämie, Thrombozytopenie, Agranulozytose), Hautausschläge (Urtikaria, Exanthem, Pruritus), Hyponatriämie, Hypokaliämie, Schlafstörungen, Unruhe, Angst/Panik, Albträume, Geschmacksstörung, Kopfschmerzen, Schwindel, gastrointestinale Beschwerden (Übelkeit/Erbrechen, Diarrhö, Bauchschmerzen), Anstieg der Leber-/Gallenwerte (Transaminasen, LDH, AP).

Kontraindikationen

Anamnestisch schwere Überempfindlichkeit gegen andere β-Laktam-Antibiotika (Penicilline, Monobactame und Carbapeneme; mögliche Kreuzallergie).

Embryotox: **nein.** Anwendung grundsätzlich nicht empfohlen (keine ausreichende Studienlage). Anwendung nur in Ausnahmefällen nach sorgfältiger Risiko-Nutzen-Abwägung.

Embryotox: **nein.** Unklar, ob Ceftobiprol beim Menschen in die Muttermilch übergeht. Anwendung grundsätzlich nicht empfohlen. Stillen beenden, Therapie abbrechen oder auf Therapie mit Ceftobiprol verzichten.

Kontraindiziert < 18. Lebensjahr (Sicherheit und Wirksamkeit nicht erwiesen).

PRISCUS-Liste (PIM): **nein.** Keine altersbedingte Dosisreduktion notwendig. Achtung bei bestehender Niereninsuffizienz, dann Dosisreduktion (s. u.).

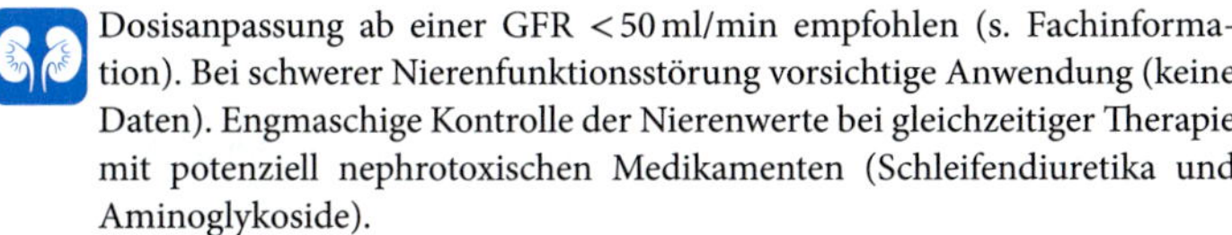

Dosisanpassung ab einer GFR < 50 ml/min empfohlen (s. Fachinformation). Bei schwerer Nierenfunktionsstörung vorsichtige Anwendung (keine Daten). Engmaschige Kontrolle der Nierenwerte bei gleichzeitiger Therapie mit potenziell nephrotoxischen Medikamenten (Schleifendiuretika und Aminoglykoside).

Keine Dosisanpassung erforderlich.

Unklar, keine Studien durchgeführt. Engmaschige Kontrolle der Nierenwerte bei gleichzeitiger Therapie mit potenziell nephrotoxischen Medikamenten (Schleifendiuretika und Aminoglykoside).

Applikationsarten: i. v.; Einordnung in 5. Generation Cephalosporine umstritten (in Literatur auch als „4b“ bezeichnet).

2.13 Dibutanol-Derivate

Ethambutol

Früherer Begriff

–

Wirkmechanismus

Abk. **EMB. Bakteriostatisch** (d.h., nur wachsende Bakterien können gehemmt werden; **alle anderen Tuberkulostatika sind bakterizid!**) durch **Hemmung der Arabinosyltransferase** von Mykobakterien → Störung der Zellwand-/Lipidsynthese (fehlender Einbau des Lipids Arabinogalaktan) → Wirkung auf extrazellulär und intrazellulär in Makrophagen gelegene Mykobakterien.

- **Wirkspektrum:** *M. tuberculosis, M. kansasii, M. avium-intracellulare*
- **Gewebegängigkeit:** s. Anhang.

Pharmakokinetik

Orale Bioverfügbarkeit (BV)	Plasmaproteinbindung (PPB)	Halbwertszeit (HWZ)	Elimination
80 %	4,8–39 %	3 h	Überwiegend renal

Indikationen

Therapie der Tuberkulose (TBC).

Unerwünschte Arzneimittelwirkungen (UAW)

Optikusneuritis bis zur Erblindung. Arthralgien, Hyperurikämie/Gicht, allergische Hautreaktionen, Transaminasenerhöhung, Polyneuropathie.

Kontraindikationen

Vorbestehende Schädigung des N. opticus. Augenschäden, die eine Visuskontrolle behindern. Patienten, bei denen eine regelmäßige Visuskontrolle nicht sichergestellt werden kann. Kinder < 6. LJ.

Embryotox: **ja** (grau). Ethambutol gehört zu den Standardmitteln zur Behandlung einer Tuberkulose in der Schwangerschaft. In Studien kein Nachweis fetotoxischer UAW.

Embryotox: **ja** (grau). Ethambutol gehört zu den Tuberkulostatika der Wahl in der Stillzeit. Selten Durchfall oder dünner Stuhlgang.

Indikationsgerechte Anwendung. Dosierung s. Fachinformation. Kontraindiziert < 6. LJ.

PRISCUS-Liste (PIM): **nein.** Keine altersbedingte Dosisreduktion notwendig. Achtung bei bestehender Niereninsuffizienz, dann Dosisreduktion (s. u.)!

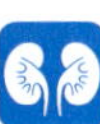
Dosisanpassung entsprechend GFR erforderlich. Dosierung s. Fachinformation. Regelmäßige Serumspiegel-Bestimmungen. Ethambutol ist dialysierbar.

Bei schwerer Leberfunktionsstörung Anwendung mit Vorsicht und Serumspiegel-Bestimmung. Individuelle Dosisanpassung.

Resorption maßgeblich behindert durch gleichzeitige Therapie mit Antazida.

Akronym für Standardantibiotika bei Tuberkulose „**PERI**" (Pyrazinamid, **Ethambutol**, Rifampicin, Isoniazid). Verlaufskontrollen während tuberkulostatischer Therapie (Blutbild, Harnsäure, Leber- und Nierenwerte). Therapieabbruch bei jeder neu aufgetretenen Sehstörung (Frühsymptom: Rot-Grün-Sehschwäche) → **Regelmäßige ophthalmologische Kontrollen** (Visus, Gesichtsfeld, Farbensehen).

2.14 Dihydrofolatreduktase-Inhibitoren

Trimethoprim

Früherer Begriff

–

Wirkmechanismus

Bakteriostatisch durch **kompetitive Hemmung der Dihydrofolatreduktase** → Folsäure-Stoffwechsel grampositiver und gramnegativer Keime ↓ (Affinität zum bakteriellen Enzym ca. 1.000-fach höher als zum humanen).

- **Wirkspektrum:** grampositive und gramnegative Keime.
- **Gewebegängigkeit:** s. Anhang.

Pharmakokinetik

Orale Bioverfügbarkeit (BV)	Plasmaproteinbindung (PPB)	Halbwertszeit (HWZ)	Elimination
k. A.	40–50 %	5–17 h	Renal

Indikationen

Unkomplizierte Harnwegsinfekte. Langzeitprophylaxe rezidivierender Harnwegsinfektionen.

Unerwünschte Arzneimittelwirkungen (UAW)

Appetitlosigkeit, Geschmacksstörungen, Kopfschmerzen, epigastrische Schmerzen, Übelkeit, Erbrechen, Durchfall, Gingivitis, Glossitis, makulopapulöse und morbilliforme Exantheme mit Juckreiz, Fieber, Anstieg verschiedener Laborparameter (Transaminasen, Bilirubin, Kreatinin, Harnstoff), Blutbildveränderungen (Thrombozytopenie, Leukopenie, Granulozytopenie, Methämoglobinämie, megaloblastische Anämie, sehr selten Agranulozytose), Hyperkaliämie, Folsäuremangel, Photodermatose.

Kontraindikationen

Überempfindlichkeit gegenüber Trimethoprim-Analoga (z. B. Tetroxoprim). Pathologische Blutbildveränderungen (Thrombozytopenie, Leukopenie, Granulozytopenie, Methämoglobinämie, megaloblastische Anämie). Schwere Nierenfunktionsstörungen (GFR < 10 ml/min). Früh- und Neugeborene. Fragiles X-Chromosom in Verbindung mit geistiger Retardierung bei Kindern.

Embryotox: **nein.** Anwendung während der Schwangerschaft, insbesondere im 1. Trimenon und bei Frauen im gebärfähigen Alter, die nicht verhüten, wird nicht empfohlen.

Embryotox: **nein.** Geht in geringen Mengen in Muttermilch über. Gemäß Herstellerangaben stellen übertretende Wirkstoffmengen i. d. R. keine Gefahr für den Säugling dar.

Indikationsgerechte Anwendung ab 6. Lebenswoche möglich. Im Alter von 6 Wochen bis 12 Jahren als Saft. Ab 12 Jahren als Tabletten (höher dosiert). Dosierung s. Fachinformation (Infectotrimet®).

PRISCUS-Liste (PIM): **nein.** Keine altersbedingte Dosisreduktion erforderlich. Nierenfunktion beachten, ggf. Dosisreduktion.

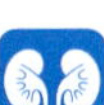
Dosisanpassung erforderlich (s. Fachinformation). Regelmäßige Laborkontrollen. Dialysierbar via Hämodialyse, Peritonealdialyse wirkungslos.

Vorsichtige Anwendung, regelmäßige Laborkontrollen bei Langzeitbehandlung.

Kann über CYP2C8 metabolisierte Arzneistoffe hemmen. Kann Wirkung von Antikoagulanzien verstärken. Erhöhte Gefahr von Folsäuremangelzuständen in Verbindung mit Phenytoin, Primidon, Barbituraten, MTX. Gefahr klinisch relevanter Hyperkaliämie in Verbindung mit ACE-Hemmern, Sartanen, Spironolacton. Vor allem bei älteren Patienten und/oder Niereninsuffizienz. Trimethoprim kann Spiegel von oralen Antidiabetika erhöhen, Gefahr der Hypoglykämie (Weiteres s. Fachinformation).

Als Monotherapie im Erwachsenenalter praktisch keine Relevanz (schnell verlaufende Resistenzentwicklung). Fixkombination mit Sulfamethoxazol (z. B. Cotrim®). Während der Therapie intensive Sonneneinwirkung vermeiden (Patientenhinweis!).

2

2.15 Dihydrofolatreduktase-Inhibitoren und Sulfonamide

Trimethoprim und Sulfamethoxazol

Früherer Begriff

Cotrimoxazol

Wirkmechanismus

Trimethoprim (TMP): bakteriostatisch. Kompetitive Hemmung der Dihydrofolatreduktase.
Sulfamethoxazol (SMX): bakteriostatisch. Kompetitive Hemmung der Dihydropteroinsäuresynthase → Folsäure-Stoffwechsel grampositiver und -negativer Keime ↓ → **synergistisch bakterizid.**

- **Wirkspektrum:** nahezu alle aeroben Bakterien, *Pneumocystis jirovecii*
- **Gewebegängigkeit:** s. Anhang.

Pharmakokinetik

Orale Bioverfügbarkeit (BV)	Plasmaproteinbindung (PPB)	Halbwertszeit (HWZ)	Elimination
TMP/SMX: 100 %	TMP/SMX: 40/65 %	TMP/SMX: 10–11 h/9–11 h	Überwiegend renal

Indikationen

Infektionen von: Nieren/Harnwegen (2. Wahl bei unkomplizierten Harnwegsinfekten), Gastrointestinaltrakt (z. B. Shigellose, Reisediarrhö, Typhus-Dauerausscheider), HNO-Trakt. *Pneumocystis-jirovecii*-Pneumonie. Sekundärprophylaxe spontanbakterielle Peritonitis bei Aszites. Prophylaxe zerebrale Toxoplasmose, *Pneumocystis-jirovecii*-Pneumonie.

Unerwünschte Arzneimittelwirkungen (UAW)

Appetitlosigkeit, Geschmacksstörungen, Kopfschmerzen, Tinnitus, Bauchschmerzen, Übelkeit/Erbrechen, Durchfall, Gingivitis, Glossitis, cholestatische Hepatose, Exanthem, Pruritus, Photosensibilität/Photodermatose, Erythema nodosum. Blutbildveränderungen (Thrombozytopenie, Leukopenie, Granulozytopenie, megaloblastische Anämie, Agranulozytose), Hyperkaliämie, Folsäuremangel.

Kontraindikationen

Pathologische Blutbildveränderungen (Thrombozytopenie, Leukopenie, Granulozytopenie, Methämoglobinämie, megaloblastische Anämie). Schwere Nierenfunktionsstörungen (GFR < 15 ml/min). Früh- und Neugeborene. Säuglinge < 6 Wochen. Osteomyelitis. G6PDH-Mangel. Akute Porphyrie. Schwere Leberfunktionsstörungen/-schäden. Folsäuremangel.

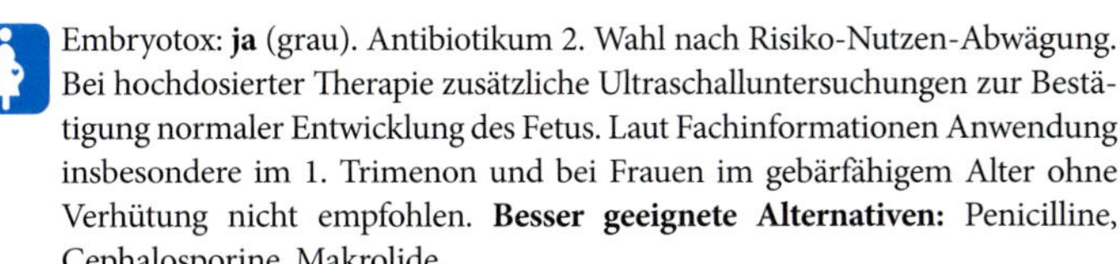

Embryotox: **ja** (grau). Antibiotikum 2. Wahl nach Risiko-Nutzen-Abwägung. Bei hochdosierter Therapie zusätzliche Ultraschalluntersuchungen zur Bestätigung normaler Entwicklung des Fetus. Laut Fachinformationen Anwendung insbesondere im 1. Trimenon und bei Frauen im gebärfähigem Alter ohne Verhütung nicht empfohlen. **Besser geeignete Alternativen:** Penicilline, Cephalosporine, Makrolide.

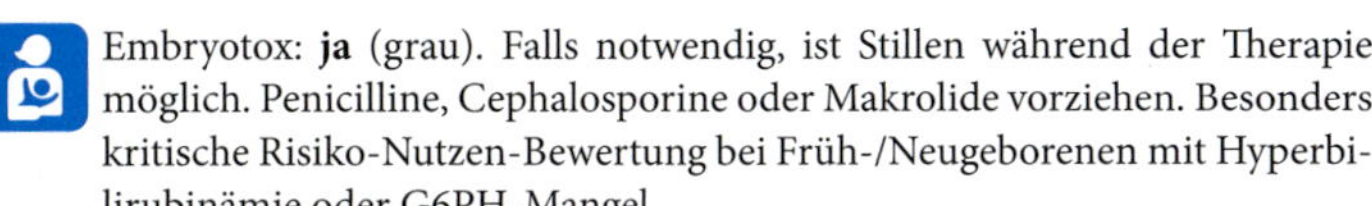

Embryotox: **ja** (grau). Falls notwendig, ist Stillen während der Therapie möglich. Penicilline, Cephalosporine oder Makrolide vorziehen. Besonders kritische Risiko-Nutzen-Bewertung bei Früh-/Neugeborenen mit Hyperbilirubinämie oder G6PH-Mangel.

Indikationsgerechte Anwendung, Dosierung s. Fachinformation < 6. LJ als Saft (geringere Dosierung). < 6. Lebenswoche kontraindiziert!

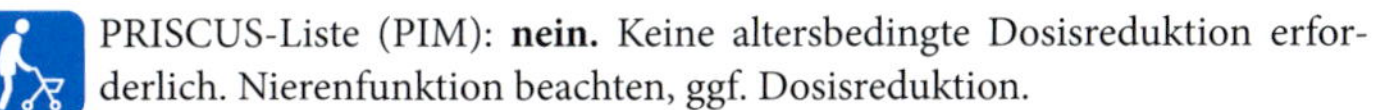

PRISCUS-Liste (PIM): **nein.** Keine altersbedingte Dosisreduktion erforderlich. Nierenfunktion beachten, ggf. Dosisreduktion.

Dosisanpassung ab einer GFR von 30 ml/min notwendig. Bei schwerer Nierenfunktionsstörung (GFR < 15 ml/min) kontraindiziert!

Vorsichtige Anwendung. Kontraindiziert bei schwerer Leberinsuffizienz.

Kann Wirkung von Antikoagulanzien verstärken. Erhöhte Gefahr von Folsäure-Mangelzuständen in Verbindung mit: Phenytoin, Primidon, Barbituraten MTX. Gefahr klinisch relevanter Hyperkaliämie in Verbindung mit: ACE-Hemmern Sartanen, Spironolacton, vor allem bei älteren Patienten und/oder Niereninsuffizienz. Trimethoprim kann Spiegel von oralen Antidiabetika (OAD) erhöhen, Gefahr der Hypoglykämie (Weiteres s. Fachinformation).

Zunehmende Resistenzlage bei Harnwegsinfekten durch *E. coli*.

2.16 Epoxide

Fokus Praxis

Fosfomycin

2

Früherer Begriff

–

Wirkmechanismus

Fosfomycin-Trometamol Bakterizid durch Hemmung der **Phosphoenolpyruvat-Transferase** → Störung der bakteriellen **Zellwandsynthese** (N-Acetylmuraminsäure ↓ → Peptidoglykan ↓)

- **Wirkspektrum:** Staphylokokken, Streptokokken, *E. coli*, *Enterobacter*, *Proteus*, *Pseudomonas aeruginosa*, *Neisseria*, *Haemophilus influenzae*, *Citrobacter*, *Serratia*.
- **Gewebegängigkeit:** s. Anhang.

Pharmakokinetik

Orale Bioverfügbarkeit (BV)	Plasmaproteinbindung (PPB)	Halbwertszeit (HWZ)	Elimination
32–54 %	< 3 %	2 h	Renal (unverändert)

Indikationen

Akute unkomplizierte Harnwegsinfekte durch Fosfomycin-empfindliche Erreger bei Frauen > 12. LJ (Mittel 1. Wahl).

Unerwünschte Arzneimittelwirkungen (UAW)

Vulvovaginitis, Kopfschmerzen, Schwindel, Diarrhö, Nausea, Dyspepsie, Erbrechen, Bauchschmerzen, Transaminaseerhöhung, Pruritus, Urtikaria, Asthenie.

Kontraindikationen

Kinder < 12. LJ. Schwere Nierenfunktionsstörung (GFR < 20 ml/min).

Embryotox: **ja** (grau). Antibiotikum 2. Wahl während gesamter Schwangerschaft nach Risiko-Nutzen-Abwägung. **Besser geeignete Alternativen:** Pivmecillinam, Penicilline, Cephalosporine, Makrolide.

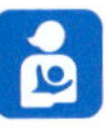

Embryotox: **ja** (grau). Pivmecillinam, Penicilline, Cephalosporine oder Makrolide bevorzugen. Nach oraler Einmalgabe kann grundsätzlich gestillt werden.

2

Indikationsgerechte Anwendung > 12. LJ. und > 50 kg KG.

PRISCUS-Liste (PIM): **nein.** Keine Anwendung bei Patienten > 65. LJ (als kompliziert einzustufen).

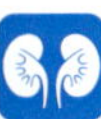

Keine Dosisanpassung notwendig oder möglich bei Einmalgabe. Nicht dialysierbar. Kontraindiziert bei schwerer Niereninsuffizienz (GFR < 20 ml/min).

Keine Dosisanpassung notwendig.

Bisher keine bekannt.

Applikationsarten: p. o., i. v. Auch als Infusionslösung in Form von Fosfomycin Dinatriumsalz mit weiteren Indikationen verfügbar. Nicht als First-Line-Therapie und nur in Kombinationstherapien einzelner Fälle (aufgrund der häufigsten Anwendungsgebiete gehen die Autoren auf „Fosfomycin Dinatriumsalz" nicht ein).

PRAXISTIPPS

- Einmalige Einnahme mit leerer Blase, mind. 2 h vor oder nach einer Mahlzeit (beste BV). Granulat in Wasser auflösen (nicht heiß!), sofort trinken.
- Bei häufig wiederkehrenden Harnwegsinfektionen und geringen Beschwerden zunächst Urinkultur, ggf. gezielte Therapie gemäß Antibio-/Resistogramm
- Nicht Mittel der 1. Wahl bei Patienten mit Diabetes, bei Schwangeren und Patienten > 65. LJ.
- Achtung! Unterschiedliche therapeutische Meinungen bezüglich Erstlinientherapie (DGIM, DGAM, DGU).

2.17 Fluorchinolone

Ciprofloxacin

Früherer Begriff

–

Wirkmechanismus

Gruppe II der Fluorchinolone. **Bakterizid** durch Hemmung der bakteriellen **Topoisomerase II (DNS-Gyrase) und Topoisomerase IV** → bakterielle Replikation, Transkription, Rekombination und Reparatur ↓

- **Wirkspektrum:** breites Spektrum gegen grampositive und gramnegative Erreger. **Hohe Aktivität gegen** *Pseudomonas aeruginosa*. Schwache Aktivität gegen Strepto-, Staphylo-, Entero-, Pneumokokken, Mykoplasmen, Chlamydien, Legionellen.
- **Gewebegängigkeit:** s. Anhang.

Pharmakokinetik

Orale Bioverfügbarkeit (BV)	Plasmaproteinbindung (PPB)	Halbwertszeit (HWZ)	Elimination
70–80 %	20–40 %	3–5 h	Renal > fäkal

Indikationen

Bakterielle Infektionen bei nachgewiesener Empfindlichkeit. Verdacht auf Infektion mit *Pseudomonas aeruginosa* Schwere Infektionen diverser Organsysteme mit oder ohne SIRS/Sepsis. z. B. Urozystitis/Pyelonephritis, Divertikulitis, akute Pankreatitis, Cholangitis, Peritonitis, Adnexitis, Gonorrhö, Prostatitis, Knochen-/Gelenkinfektionen. Postexpositionsprophylaxe bei Milzbrand und bakterieller Meningitis. Soforttherapie des Milzbrandes. Akute *Pseudomonas*-assoziierte Lungeninfektionsschübe bei zystischer Fibrose.

Unerwünschte Arzneimittelwirkungen (UAW)

Übelkeit, Diarrhö, Bauchschmerzen, Dyspepsie, Blähungen, Eosinophilie, allergische Reaktionen, Inappetenz, psychomotorische Hyperaktivität/Agitiertheit, Kopfschmerzen, Benommenheit, Schlafstörungen, Geschmacksstörungen, QT-Zeit ↑, Transaminasen ↑, Rückenschmerzen, Tendinitis und Sehnenruptur (v. a. Achillessehne), Verschlimmerung einer Myasthenia gravis. Nierenfunktionsstörungen.

Kontraindikationen

Überempfindlichkeit gegenüber anderen Chinolonen. Gleichzeitige Therapie mit Tizanidin.

Embryotox: **ja** (grau). Anwendung grundsätzlich nicht empfohlen. **Besser geeignete Alternativen:** Penicilline, Cephalosporine oder Makrolide.

Embryotox: **ja** (grau). Anwendung grundsätzlich nicht empfohlen. Falls es das Keimspektrum erfordert, ist Stillen während der Therapie möglich. Penicilline, Cephalosporine oder Makrolide vorziehen.

Ab 1 Jahr Therapie komplizierter Harnwegsinfekte. Ab 5 Jahren bronchopulmonale *Pseudomonas*-Infekte bei zystischer Fibrose. In Wachstumsphase nur nach strenger Indikationsstellung und Risiko-Nutzen-Abwägung (mögliche medikamenteninduzierte Arthropathie!).

PRISCUS-Liste (PIM): **nein.** Keine altersbedingte Dosisreduktion. Dosierung entsprechend der Schwere der Erkrankung unter Beachtung der Nierenfunktion.

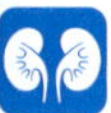

Dosisanpassung und/oder Verlängerung des Dosierungsintervalls ab GFR < 60 ml/min notwendig (s. Fachinformation).

Keine Dosisanpassung erforderlich.

Moderater CYP1A2-Inhibitor → erhöhte Serumkonzentrationen möglich von: Theophyllin, Clozapin, Olanzapin, Ropinirol, Tizanidin, Duloxetin, Agomelatin. Erhöhtes Risiko einer Sehnenruptur in Kombination mit Kortikosteroiden. Kalzium (Milch/Joghurt), Magnesium, Aluminium vermindern Resorption. Erhöht sedierenden/hypotensiven Effekt von Tizanidin. Verstärkt antikoagulative Wirkung von Vitamin-K-Antagonisten.

Applikationsarten: p.o., i.v.; **Rote-Hand-Brief 2019!** Gemäß AWMF-Leitlinien Fluorchinolone und Cephalosporine nicht Mittel 1. Wahl bei unkomplizierten Harnwegsinfekten (Empfehlungsgrad A)! Auf Photosensibilität (Sonnenschutz) und Sportverzicht hinweisen.

2.17.2 Levofloxacin

Früherer Begriff

–

Wirkmechanismus

2

Gruppe III der Fluorchinolone. **Bakterizid** durch Hemmung der bakteriellen **Topoisomerase II (DNS-Gyrase) und Topoisomerase IV** → bakterielle Replikation, Transkription, Rekombination und Reparatur ↓.

- **Wirkspektrum:** breites Spektrum grampositiver und gramnegativer Erreger. Im Vergleich zu Gruppe II bessere Wirksamkeit gegen grampositive Kokken und atypische Erreger der Pneumonie (Mykoplasmen, Chlamydien, Legionellen). Schwächer wirksam gegen *Pseudomonas*.
- **Gewebegängigkeit:** s. Anhang.

Pharmakokinetik

Orale Bioverfügbarkeit (BV)	Plasmaproteinbindung (PPB)	Halbwertszeit (HWZ)	Elimination
100 %	30–40 %	6–8 h	Renal

Indikationen

Akute Pyelonephritis und komplizierte Harnwegsinfekte. Chronische bakterielle Prostatitis. Lungenmilzbrand (Postexpositionsprophylaxe und sofort). Diverse Erkrankungen als Second-Line-Therapie (akute bakterielle Sinusitis, AECOPD/Bronchitis, ambulant erworbene Pneumonie, komplizierte Haut- und Weichteilinfektionen, unkomplizierte Zystitis).

Unerwünschte Arzneimittelwirkungen (UAW)

Schlaflosigkeit, Kopfschmerzen, Benommenheit, Schwindel, Phlebitis nach i. v.-Injektion, Diarrhö, Übelkeit/Erbrechen, Leberwerterhöhung, Lokalreaktionen an der Einstichstelle, Blutbildveränderungen (Leukopenie, Eosinophilie), Anorexie, Hypoglykämie, Tremor, Geschmacksstörungen, Dyspnoe, akutes Leberversagen, Seh- und Hörverlust, QT-Zeit-Verlängerung, psychotische Reaktionen (teilw. Suizidgedanken berichtet).

Kontraindikationen

Überempfindlichkeit gegen Chinolone. Sehnenbeschwerden nach früherer Anwendung von Fluorchinolonen. Kinder und Jugendliche in der Wachstumsphase. Epilepsie, Schwangerschaft, Stillzeit.

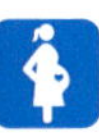

Embryotox: **ja** (grau). Kontraindiziert!

Embryotox: **ja** (grau). Kontraindiziert!

Kontraindiziert < 18. LJ!

PRISCUS-Liste (PIM): **nein.** Keine altersbedingte Dosisanpassung nötig. Nierenfunktion beachten, ggf. Dosisanpassung. Erhöhte Gefahr für Nierenversagen, insbesondere bei unzureichender Flüssigkeitszufuhr.

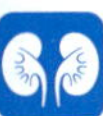

Dosisanpassung erforderlich, Dosierung s. Fachinformation.

Keine Dosisanpassung erforderlich.

Bioverfügbarkeit bei gleichzeitiger Anwendung mit Sucralfat deutlich herabgesetzt. Durch Probenecid und Cimetidin verminderte Ausscheidung von Levofloxacin. In Kombination mit (D)OAK starke lebensbedrohende Blutungen möglich. Gefahr bei Kombination mit Medikamenten, die die potenzielle QT-Zeit verlängern.

Applikationsarten: p. o., i. v. **Rote-Hand-Brief 2012 und 2019!** Schwerwiegende UAW beschrieben → hypoglykämisches Koma. Ventrikuläre Tachykardie und Torsades de Pointes. Akutes Leberversagen mit Todesfolge. Pankreatitis. Bänder- und Muskelrisse. Hörverlust. → Indikationsbeschränkungen (s. o.).

Moxifloxacin

Früherer Begriff

–

Wirkmechanismus

Gruppe IV der Fluorchinolone. **Bakterizid** durch Hemmung der bakteriellen **Topoisomerase II (DNS-Gyrase) und Topoisomerase IV** → bakterielle Replikation, Transkription, Rekombination und Reparatur ↓.

- **Wirkspektrum:** breites Spektrum grampositiver und gramnegativer Erreger. Im Vergleich zu Gruppe III bessere Wirksamkeit gegen grampositive Kokken, atypische Erreger der Pneumonie (Mykoplasmen, Chlamydien, Legionellen) und **Anaerobier. Keine** Wirksamkeit gegen *Pseudomonas.*
- **Gewebegängigkeit:** s. Anhang.

Pharmakokinetik

Orale Bioverfügbarkeit (BV)	Plasmaproteinbindung (PPB)	Halbwertszeit (HWZ)	Elimination
> 90 %	40–50 %	12 h	Renal

Indikationen

Ambulant erworbene Pneumonie. Komplizierte Haut- und Weichteilinfektionen.

Unerwünschte Arzneimittelwirkungen (UAW)

Superinfektion durch resistente Bakterien oder Pilze. Kopfschmerzen, Schwindel, Benommenheit. QT-Zeit ↑ bei gleichzeitiger Hypokaliämie. Übelkeit/Erbrechen, Bauchschmerzen, Diarrhö. Transaminaseanstieg, Hyperlipidämie, Leberfunktionsstörungen. Urtikaria, Pruritus, allergische Reaktionen. INR ↑, Zytopenien. Angst, Agitiertheit, Schlafstörungen, Geschmacksstörungen, Verwirrtheit.

Kontraindikationen

Überempfindlichkeit gegenüber anderen Chinolonen. Schwangerschaft und Stillzeit, Patienten unter 18 Jahren, Sehnenbeschwerden nach früherer Anwendung von Fluorchinolonen, Long-QT-Syndrom, Hypokaliämie, klinisch relevante Bradykardie, Herzinsuffizienz mit verminderter LV-Funktion. Gleichzeitige Einnahme von Medikamenten mit potenzieller QT-Zeit-Verlängerung. Schwere Leberfunktionsstörungen (Child-Pugh C). Transaminaseanstieg > 5-fach des Normwerts.

Embryotox: **ja** (grau). Kontraindiziert!

Embryotox: **ja** (grau). Kontraindiziert!

Kontraindiziert < 18. LJ!

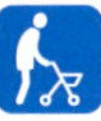
PRISCUS-Liste (PIM): **nein.** Keine altersbedingte Dosisanpassung nötig. Nierenfunktion beachten, ggf. Dosisanpassung. Erhöhte Gefahr für Nierenversagen, insbesondere bei unzureichender Flüssigkeitszufuhr.

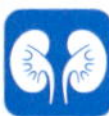
Keine Dosisanpassung erforderlich.

Keine Dosisanpassung erforderlich.

Erhöhtes Risiko einer QT-Zeit-Verlängerung in Kombination mit folgenden Medikamenten: Antiarrhythmika Klasse IA (Chinidin, Hydrochinidin), Antiarrhythmika Klasse III (Amiodaron, Sotalol), Antipsychotika (Phenotiazin, Haloperidol), trizyklische Antidepressiva, Erythromycin (i. v.), Anti-Malariamittel. Hypokaliämiegefahr in Kombination mit Schleifendiuretika, Laxanzien, Kortikosteroiden. Erhöht Plasmaspiegel von Digoxin (um ca. 30 %). Gesteigerte Wirkung von (D)OAK..

Applikationsarten: p. o., i. v. **Rote-Hand-Brief 2019!**

2.18 Glycylcycline

Tigecyclin

Früherer Begriff

–

Wirkmechanismus

Bakteriostatisch durch Bindung an 30S-Untereinheit der Ribosomen → Anlagerung von Aminoacyl-tRNA-Molekülen an ribosomale Akzeptorstelle (A-Site) ↓ → **Hemmung der Translation bei bakterieller Proteinbiosynthese**.

- **Wirkspektrum:** zahlreiche grampositive und gramnegative Bakterien inklusive Anaerobier. Spezielle Wirksamkeit gegen **„Problemkeine"** wie z. B. MRSA, VRE (*E. faecalis*, *E. faecium*), ESBL, Chinolon-resistente *E. coli*, multiresistente *Enterobacter* und *Acinetobacter*. **Wirkungslücke:** Proteus und *Pseudomonas aeruginosa*!
- **Gewebegängigkeit:** s. Anhang.

Pharmakokinetik

Orale Bioverfügbarkeit (BV)	Plasmaproteinbindung (PPB)	Halbwertszeit (HWZ)	Elimination
k. A. (nur parenteral)	71–89 %	42 h	Überwiegend biliär

Indikationen

Komplizierte Haut- und Weichteilinfektionen (außer Infektionen des diabetischen Fußes). Komplizierte intraabdominelle Infektionen.

Unerwünschte Arzneimittelwirkungen (UAW)

Übelkeit/Erbrechen, Diarrhö, Infektionen und parasitäre Erkrankungen (SIRS/Sepsis, Pneumonie, Abszess), verlängerte aPTT und Prothrombinzeit, Hypoglykämie, Schwindel, Phlebitis, Bauchschmerzen, Dyspepsie, Anorexie, Transaminasen ↑, Bilirubinämie, Pruritus, Exanthem, Kopfschmerzen, Amylase und Harnstoff ↑, Zahnverfärbung.

Kontraindikationen

Bekannte Überempfindlichkeit gegenüber Antibiotika der Tetracyclin-Gruppe. Kinder < 8. LJ.

Embryotox: **nein.** Sollte in der Schwangerschaft nicht angewendet werden.

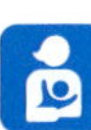
Embryotox: **nein.** Sollte in der Stillzeit nicht angewendet werden.

Dosisanpassung erforderlich, Dosierung s. Fachinformation. Kontraindiziert bei Kindern < 8. LJ.

PRISCUS-Liste (PIM): **nein.** Keine altersbedingte Dosisanpassung erforderlich.

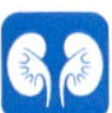
Keine Dosisanpassung erforderlich.

Dosishalbierung und vorsichtige Anwendung bei schwerer Leberinsuffizienz (Child-Pugh C).

Bei gleichzeitiger Anwendung mit Warfarin erhöhte Blutungsgefahr aufgrund verminderter Warfarin-Clearance.

Applikationsarten: i. v.; **Rote-Hand-Brief 2011!** Anwendung ausschließlich nach strenger Indikationsstellung (erhöhte Gesamtmortalität). Nur anwenden, wenn andere Antibiotika ungeeignet sind. Zulassungsbeschränkung auf o. g. Indikationen. Infusionsdauer 30–60 min!

2.19 Glykopeptide

Teicoplanin

Früherer Begriff

–

Wirkmechanismus

Bakterizid durch Hemmung der **Zellwandsynthese** (andere Angriffsstelle als β-Laktame) → spezifische Bindung an D-Alanyl-D-Alanin-Reste → Peptidoglykan-Synthese ↓

- **Wirkspektrum:** begrenzt auf an-/aerobe grampositive Bakterien, MRSA.
  Resistenzen: gramnegative Bakterien, Mykoplasmen, Chlamydien, Enterobakterien.
- **Gewebegängigkeit:** s. Anhang.

Pharmakokinetik

Orale Bioverfügbarkeit (BV)	Plasmaproteinbindung (PPB)	Halbwertszeit (HWZ)	Elimination
90 %	90 %	70–100 h	Überwiegend renal

Indikationen

Parenterale Behandlung schwerer, komplizierter bakterieller Infektionen (ausschließlich grampositive Erreger) bei nachgewiesener Empfindlichkeit gegenüber dem Wirkstoff in Kombination mit anderen Antibiotika (u. a. Reserveantibiotikum MRSA). Haut-/Weichteilinfektionen. Knochen-/Gelenkinfektionen. Nosokomiale und ambulant erworbene Pneumonie. Harnwegsinfektionen. Infektiöse Endokarditis. Peritonitis, assoziiert mit CAPD. SIRS/Sepsis. Orale Alternativbehandlung bei *Clostridioides-difficile*-assoziierter Diarrhö/Kolitis.

Unerwünschte Arzneimittelwirkungen (UAW)

Exanthem, Erythem, Juckreiz, Schmerzen, Fieber. „Red-Man-Syndrom" bei i. v.-Gabe (Symptomkomplex: Pruritus, Urtikaria, Hautrötung, Angioödem, Tachykardie, RR-Abfall, Dyspnoe), **Ototoxizität** (Hörstörungen, Hypakusis), **Nephrotoxizität** (Verschlechterung der Nierenfunktion, akutes Nierenversagen.

Kontraindikationen

Keine weiteren KI genannt.

Embryotox: **nein.** Sollte in der Schwangerschaft grundsätzlich nicht verwendet werden.

Embryotox: **nein.** Sollte in der Stillzeit grundsätzlich nicht angewendet werden.

Indikationsgerecht ab Geburt. Dosierung s. Fachinformation. Kinder ab 12 Jahren Empfehlungen analog zu Erwachsenen. Bei Kindern höhere Clearance und geringere Eliminationshalbwertszeit.

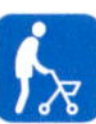
PRISCUS-Liste (PIM): **nein.** Altersbedingte Dosisanpassung nicht erforderlich. Nierenfunktion beachten, dann ggf. Dosisanpassung.

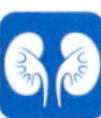
Bis zum 4. Behandlungstag keine Dosisanpassung, ab 5. Tag Dosisanpassung gemäß Serumtalspiegel. Teicoplanin wird durch Hämodialyse nicht eliminiert.

Leichte bis mittelgradige Insuffizienz (Child-Pugh A–B), keine Dosisanpassung erforderlich. Bei schwerer Insuffizienz (Child-Pugh C) vorsichtige Anwendung.

Keine Studien zur Erfassung von Wechselwirkungen durchgeführt. Aufgrund Oto- und Nephrotoxizität mit folgenden Medikamenten vorsichtig anwenden: Aminoglykoside, Colistin, Amphotericin B, Ciclosporin, Cisplatin, Furosemid.

Applikationsarten: i.v., i.m., p.o. I.d.R. keine kalkulierte/empirische Anwendung, sondern nur resistogrammgerecht nach Antibiogramm.

2

Vancomycin

Früherer Begriff

–

Wirkmechanismus

Bakterizid durch Hemmung der **Zellwandsynthese** (andere Angriffsstelle als Betalaktame) → spezifische Bindung an D-Alanyl-D-Alanin-Reste → Peptidoglykan-Synthese ↓

- **Wirkspektrum:** begrenzt auf an-/aerobe grampositive Bakterien, MRSA. **Resistenzen:** gramnegative Bakterien, Mykoplasmen, Chlamydien, Enterobakterien.
- **Gewebegängigkeit:** s. Anhang.

Pharmakokinetik

Orale Bioverfügbarkeit (BV)	Plasmaproteinbindung (PPB)	Halbwertszeit (HWZ)	Elimination
Minimal	10–55 %	4–6 h (Metaboliten 15 h)	

Indikationen

Parenterale Behandlung bakterieller Infektionen (ausschließlich grampositive Erreger) bei nachgewiesener Empfindlichkeit gegenüber dem Wirkstoff (Reserveantibiotikum, v. a. bei Mitbeteiligung resistenter Erreger, z. B. MRSA, Enterokokken). Komplizierte Haut-/Weichteilinfektionen. Infektionen von Knochen und Gelenken. Ambulant erworbene Pneumonie. Nosokomial erworbene und Respirator-assoziierte Pneumonie. Infektiöse Endokarditis und perioperative Prophylaxe bei großen chirurgischen Eingriffen. SIRS/Sepsis. Orale Therapie einer schwer verlaufenden *Clostridioides-difficile*-assoziierten Diarrhö/Kolitis oder eines Rezidivs.

Unerwünschte Arzneimittelwirkungen (UAW)

Exanthem, Erythem, Juckreiz, Schmerzen, Fieber. „Red-Man-Syndrom" bei i. v.-Gabe (Symptomkomplex: Pruritus, Urtikaria, Hautrötung, Angioödem, Tachykardie, RR-Abfall, Dyspnoe), **Ototoxizität** (Hörstörungen, Hypakusis), **Nephrotoxizität** (Verschlechterung der Nierenfunktion, akutes Nierenversagen).

Kontraindikationen

Akute Anurie und Vorschädigung des Cochlea-Apparats (nur bei vitaler Indikation). Intramuskuläre Gabe (Nekrosegefahr!).

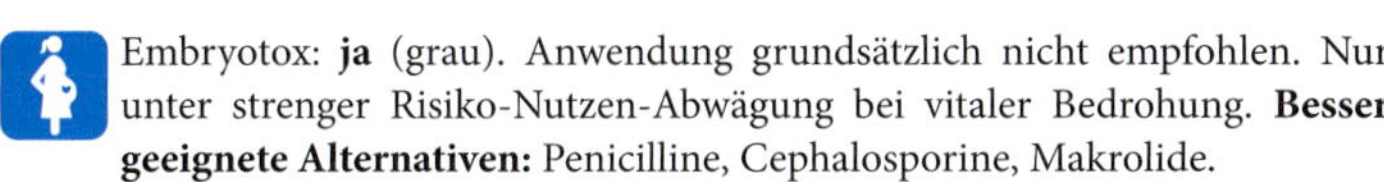

Embryotox: **ja** (grau). Anwendung grundsätzlich nicht empfohlen. Nur unter strenger Risiko-Nutzen-Abwägung bei vitaler Bedrohung. **Besser geeignete Alternativen:** Penicilline, Cephalosporine, Makrolide.

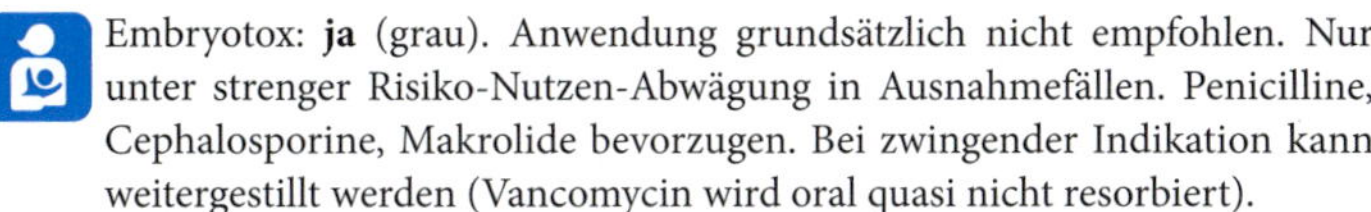

Embryotox: **ja** (grau). Anwendung grundsätzlich nicht empfohlen. Nur unter strenger Risiko-Nutzen-Abwägung in Ausnahmefällen. Penicilline, Cephalosporine, Makrolide bevorzugen. Bei zwingender Indikation kann weitergestillt werden (Vancomycin wird oral quasi nicht resorbiert).

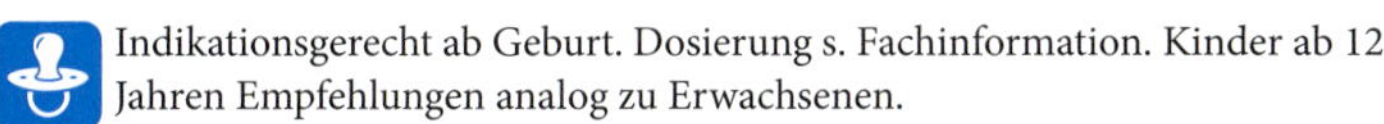

Indikationsgerecht ab Geburt. Dosierung s. Fachinformation. Kinder ab 12 Jahren Empfehlungen analog zu Erwachsenen.

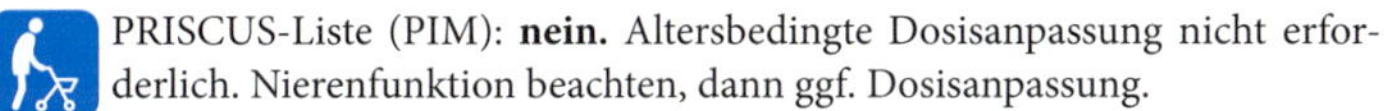

PRISCUS-Liste (PIM): **nein.** Altersbedingte Dosisanpassung nicht erforderlich. Nierenfunktion beachten, dann ggf. Dosisanpassung.

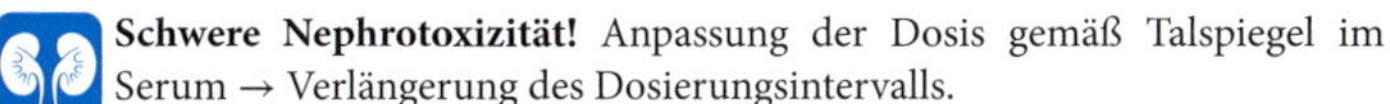

Schwere Nephrotoxizität! Anpassung der Dosis gemäß Talspiegel im Serum → Verlängerung des Dosierungsintervalls.

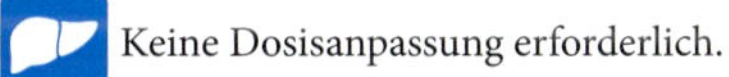

Keine Dosisanpassung erforderlich.

Zunahme der Häufigkeit infusionsbedingter Reaktionen in Verbindung mit Narkosemitteln beobachtet. Aufgrund Oto- und Nephrotoxizität mit folgenden Medikamenten vorsichtig anwenden: Aminoglykoside, Colistin, Amphotericin B, Ciclosporin, Cisplatin, Furosemid.

Die einzige Indikation zur oralen Therapie mit Vancomycin ist die *Clostridioides-difficile*-Kolitis. Wird enteral nicht resorbiert (keine systemische Wirkung bei oraler Einnahme)! → topisch enterale Wirkung.

2.20 Isoxazolyl-Penicilline

Flucloxacillin

Früherer Begriff

–

Wirkmechanismus

β-Laktam-Antibiotika. Bakterizid durch Hemmung der **Zellwandsynthese** (in der Wachstumsphase) durch Blockade der Penicillin-bindenden Proteine (PBPs).

- **Wirkspektrum:** gute Aktivität gegen β-Laktamase-bildende Staphylokokken. Im Vergleich zu Penicillin G schwächere Aktivität bei übrigen grampositiven Bakterien.
- **Gewebegängigkeit:** s. Anhang.

Pharmakokinetik

Orale Bioverfügbarkeit (BV)	Plasmaproteinbindung (PPB)	Halbwertszeit (HWZ)	Elimination
50 %	94 %	0,7–1 h	Überwiegend renal

Indikationen

Behandlung von Infektionen mit Flucloxacillin-empfindlichen grampositiven Bakterien (einschließlich β-Laktamase-produzierenden Staphylokokken und Streptokokken) bei Erwachsenen und Kindern > 10 Jahre.

Infektionen von Haut und Weichteilen (z. B. Abszess, Furunkel/Karbunkel). Infektionen der Atemwege. Endokarditis (empirisch).

Unerwünschte Arzneimittelwirkungen (UAW)

Übelkeit/Erbrechen, Durchfall. (Thrombo-)Phlebitis nach i. v.-Injektion. Appetitlosigkeit, Kopfschmerzen, Schwindel, Bauchschmerzen, Exanthem, Urtikaria, Pruritus, Purpura.

Kontraindikationen

Überempfindlichkeit gegenüber Penicillinen (Kreuzallergie!). Infektiöse Mononukleose (Arzneimittelexanthem). Lymphatische Leukämien (Arzneimittelexanthem). Ikterus oder Leberfunktionsstörung in Verbindung mit vorheriger Flucloxacillin-Therapie. Intraarterielle, intrathekale, subkonjunktivale Anwendung.

Embryotox: **ja** (grün). Flucloxacillin gehört zu den Antibiotika der Wahl während der Schwangerschaft.

Embryotox: **ja** (grün). Flucloxacillin gehört zu den Antibiotika der Wahl in der Stillzeit.

Dosisanpassung erforderlich (abhängig von Alter, Gewicht, Nierenfunktion, Schwere der Infektion). Kontraindiziert < 10 Jahren.

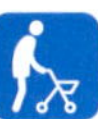
PRISCUS-Liste (PIM): **nein.** Erhöhte Gefahr einer Leberschädigung (> 50. LJ), deshalb vorsichtige Anwendung.

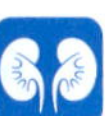
Bei schwerer Niereninsuffizienz (GFR < 10 ml/min) Dosisreduktion oder Verlängerung des Dosierungsintervalls. Flucloxacillin ist nicht dialysierbar.

Grundsätzlich keine Dosisanpassung erforderlich. Vorsichtige Anwendung.

Probenacid verzögert renale Ausscheidung. Verminderte Wirkung von Kontrazeptiva (Darmflorabeeinflussung möglich). Bakteriostatische Antibiotika können bakterizide Wirkung von Flucloxacillin aufheben.

Applikationsarten: i. v., i. m., p. o. Flucloxacillin-induzierte Leberschädigungen beobachtet. **Cave:** Patienten mit hepatischer Insuffizienz, Patienten > 50 Jahre, Patienten mit schwerwiegender Grunderkrankung!

2.21 Lincosamide

Clindamycin

2

Früherer Begriff

–

Wirkmechanismus

Bakteriostatisch durch Bindung an die **50S-Untereinheit der bakteriellen Ribosomen** → Proteinbiosynthese ↓

- **Wirkspektrum:** Pneumokokken, Staphylokokken, Streptokokken, *Corynebacterium diphtheriae*, Anaerobier, *Bacteroides fragilis*, *Clostridium perfringens*.
- **Gewebegängigkeit:** s. Anhang.

Pharmakokinetik

Orale Bioverfügbarkeit (BV)	Plasmaproteinbindung (PPB)	Halbwertszeit (HWZ)	Elimination
> 90 %	60–90 %	2–3 h	Biliär (zwei Drittel) > renal (ein Drittel)

Indikationen

Behandlung bakterieller Infektionen, die durch Clindamycin-empfindliche Erreger hervorgerufen werden. Knochen → Osteomyelitis, Spondylodiszitis. Haut und Weichteile → z. B. Erysipel (nosokomiale Wundinfektion). (Misch-)Infektionen mit anaeroben Bakterien.

Unerwünschte Arzneimittelwirkungen (UAW)

Pseudomembranöse Kolitis. **Hohes Risiko für** *Clostridioides-difficile*-**Enterokolitis!** Blutbildveränderungen (Agranulozytose, Neutropenie, Thrombozytopenie, Leukopenie, Eosinophilie). Gastrointestinale Beschwerden (Bauchschmerzen, Speiseröhrenreizung, Ösophagitis, Stomatitis, Diarrhö, Übelkeit/Erbrechen). Hautveränderungen (makulopapulöses Exanthem, Urtikaria, masernähnliches Exanthem).

Kontraindikationen

Anwendungsbeschränkung bei Myasthenia gravis (Störungen der neuromuskulären Übertragung möglich).

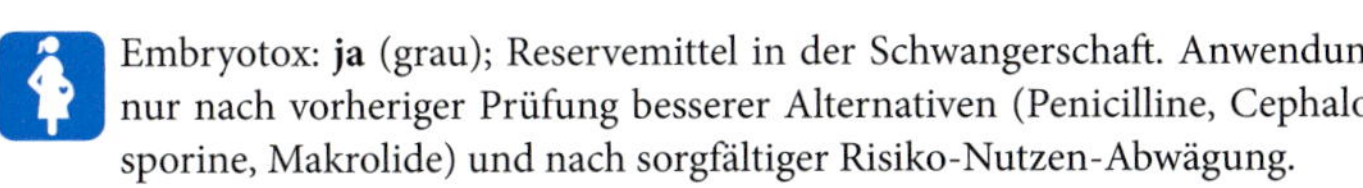

Embryotox: **ja** (grau); Reservemittel in der Schwangerschaft. Anwendung nur nach vorheriger Prüfung besserer Alternativen (Penicilline, Cephalosporine, Makrolide) und nach sorgfältiger Risiko-Nutzen-Abwägung.

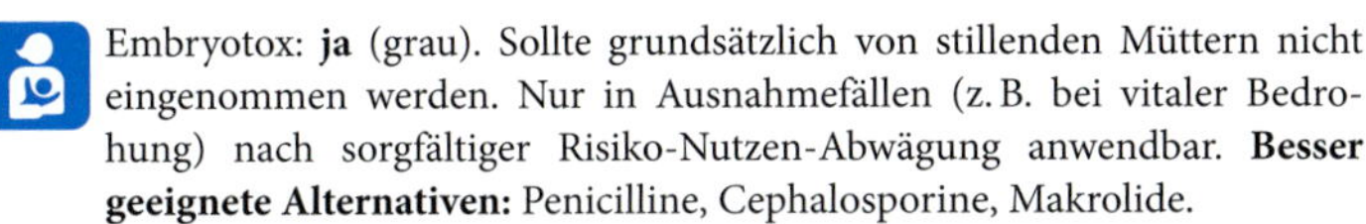

Embryotox: **ja** (grau). Sollte grundsätzlich von stillenden Müttern nicht eingenommen werden. Nur in Ausnahmefällen (z. B. bei vitaler Bedrohung) nach sorgfältiger Risiko-Nutzen-Abwägung anwendbar. **Besser geeignete Alternativen:** Penicilline, Cephalosporine, Makrolide.

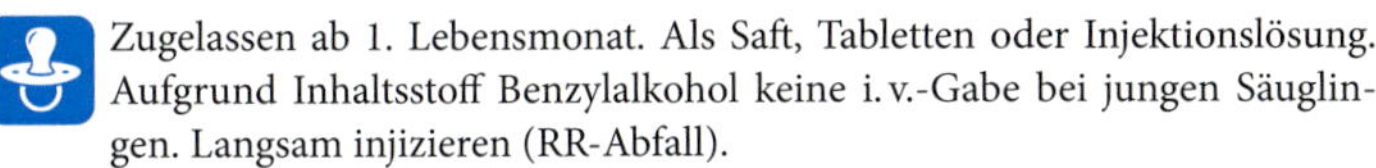

Zugelassen ab 1. Lebensmonat. Als Saft, Tabletten oder Injektionslösung. Aufgrund Inhaltsstoff Benzylalkohol keine i. v.-Gabe bei jungen Säuglingen. Langsam injizieren (RR-Abfall).

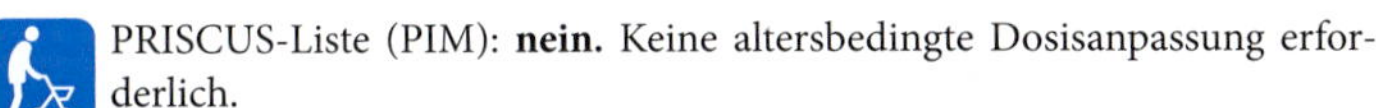

PRISCUS-Liste (PIM): **nein.** Keine altersbedingte Dosisanpassung erforderlich.

Bei geringer bis mäßiger Niereninsuffizienz keine Dosisanpassung erforderlich. Bei schwerer Niereninsuffizienz oder Anurie Therapie gemäß Plasmaspiegel anpassen (Dosisreduktion oder Verlängerung des Dosierungsintervalls). Nicht hämodialysierbar.

Grundsätzlich Verlängerung der Eliminationshalbwertszeit. Bei mäßiger bis schwerer Insuffizienz keine Anpassung nötig. Bei schwerer Leberinsuffizienz Therapie gemäß Plasmaspiegel anpassen.

Antagonistischer Effekt bei gleichzeitiger Therapie mit Erythromycin.

Applikationsarten: i. v., p. o.

2.22 Lipopeptide

Daptomycin

Früherer Begriff

–

Wirkmechanismus

Bakterizid durch Bindung an die Bakterienmembran von Zellen in der Wachstums- und stationären Phase (in Gegenwart von Kalziumionen) → Protein-, RNA- und DNA-Synthese ↓.

- **Wirkspektrum:** *S. aureus*, alle anderen grampositiven Keime inklusive multiresistenter Keime.
  Resistenzen: gramnegative Keime.
- **Gewebegängigkeit:** s. Anhang.

Pharmakokinetik

Orale Bioverfügbarkeit (BV)	Plasmaproteinbindung (PPB)	Halbwertszeit (HWZ)	Elimination
k. A. (nur parenteral)	90 %	8–9 h	Renal

Indikationen

Parenterale Behandlung bakterieller Infektionen (ausschließlich grampositiver Erreger) bei nachgewiesener Empfindlichkeit gegenüber dem Wirkstoff (Reserveantibiotikum, v. a. bei Mitbeteiligung resistenter Erreger, z. B. MRSA, Enterokokken). SIRS/Sepsis. Haut- und Weichteilinfektionen. Infektiöse Endokarditis.

Unerwünschte Arzneimittelwirkungen (UAW)

Pilzinfektionen, Kopfschmerzen, Übelkeit/Erbrechen, Durchfall, Exanthem, Leberenzyme ↑, CK ↑, Myoglobin ↑, LDH ↑, Geschmacksstörungen, SVT, Extrasystolie, Flush, RR ↑/↓, Obstipation, Bauchschmerzen, Dyspepsie, Glossitis, Ikterus, Pruritus, Urtikaria, Myositis, Muskelschwäche/-schmerzen, Arthralgie, Vaginitis, Schmerzen, Elektrolytstörungen, Verschlechterung der Nierenfunktion.

Kontraindikationen

Keine weiteren KI genannt.

Embryotox: **nein.** Kontraindikation!

Embryotox: **nein.** Kontraindikation!

Kontraindiziert < 1 Jahr. Dosierung s. Fachinformation.

PRISCUS-Liste (PIM): **nein.** Keine altersbedingte Dosisanpassung erforderlich. Nierenfunktion beachten, dann ggf. Anpassung.

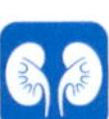
Dosisanpassung erforderlich, Dosierung s. Fachinformation.

Leichte bis mittelschwere Leberinsuffizienz (Child-Pugh A + B) keine Dosisanpassung erforderlich. Schwere Leberinsuffizienz (Child-Pugh C) vorsichtige Anwendung.

NSAR und COX-2-Inhibitoren können renale Filtration vermindern und so den Plasmaspiegel von Daptomycin erhöhen.

Applikationsarten: i. v. Wird in den Lungen vom Surfactant der Alveolen inaktiviert → bei Pneumonie nicht anwendbar.

2.23 Makrolide

Azithromycin

Früherer Begriff

–

Wirkmechanismus

Bakteriostatisch durch Bindung an die **50S-Untereinheit der bakteriellen Ribosomen** → Proteinbiosynthese ↓.

- **Wirkspektrum:** breites Spektrum von aeroben und anaeroben grampositiven und gramnegativen Erregern. Strepto-, Pneumokokken, Chlamydien, Legionellen, *Mycoplasma pneumoniae*, Listerien, Aktinomyzeten, *Campylobacter*, *Helicobacter*, *Mycobacterium avium intracellulare* (MAC).
- **Gewebegängigkeit:** s. Anhang.

Pharmakokinetik

Orale Bioverfügbarkeit (BV)	Plasmaproteinbindung (PPB)	Halbwertszeit (HWZ)	Elimination
37 %	15–52 %	2–4 Tage	Überwiegend renal

Indikationen

Behandlung bakterieller Infektionen bei nachgewiesener Empfindlichkeit gegenüber dem Wirkstoff. Obere Atemwege (HNO): Sinusitis, Tonsillitis, Pharyngitis, Otitis media, Diphtherie. Untere Atemwege: ambulant erworbene Pneumonie, Legionellose. Haut- und Weichteilinfektionen. Niere und ableitende Harnwege: *Chlamydia-trachomatis*-Urethritis, Gonorrhö. HIV: Prophylaxe atypischer Mykobakteriose bei CD4-Count < 100/µl (Langzeittherapie). Augen: eitrige bakterielle und trachomatöse Konjunktivitis bei Kindern.

Unerwünschte Arzneimittelwirkungen (UAW)

Diarrhö, Übelkeit/Erbrechen, Blähungen, Dyspepsie, Arthralgien, Pruritus, Exanthem, Taubheit, Sehstörungen, Benommenheit, Kopfschmerzen, Parästhesien, Störungen des Geruchs- und Geschmackssinns, Lymphopenie, Eosinophilie, Bikarbonat ↓, erhöhtes Risiko für Herzrhythmusstörungen (QT-Verlängerung, Torsades de Pointes).

Kontraindikationen

Angeborene oder erworbene QT-Zeit-Verlängerungen.

Embryotox: **ja** (grün). Azithromycin kann in der Schwangerschaft indikationsgerecht eingesetzt werden. **Besser geeignete Alternativen:** Penicilline, Cephalosporine.

Embryotox: **ja** (grün). Azithromycin kann in der Stillzeit indikationsgerecht eingesetzt werden.

Bei Kindern mit > 45 kg KG normale Erwachsenendosis anwendbar (s. Fachinformation). < 45 kg KG geringere Dosis und ggf. Suspension als Darreichungsform. < 1 Jahr begrenzte Datenlage. Lokaltherapie bei Konjunktivitis (s. o.).

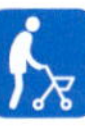
PRISCUS-Liste (PIM): **nein.** Keine altersbedingte Dosisanpassung erforderlich. Vorsicht bei der Anwendung, erhöhtes Risiko für Arrhythmien und Torsades de Pointes.

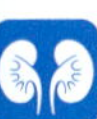
Bei geringer bis mittelschwerer (GFR 10–80 ml/min) Niereninsuffizienz keine Dosisanpassung erforderlich. Bei terminaler Niereninsuffizienz vorsichtige Anwendung.

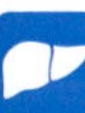
Bei geringer bis mittelschwerer (Child-Pugh A–B) Leberinsuffizienz keine Dosisanpassung erforderlich. Bei schwerer Leberinsuffizienz vorsichtige Anwendung.

Im Vergleich mit Erythromycin kaum CYP450-Interaktionen.

Applikationsarten: p. o., i. v.; topisch (Augentropfen). Lange HWZ ergibt sich aus hoher Gewebeaffinität mit Gewebekonzentration 50-fach höher als im Serum. Mittel der 1. Wahl als Alternativantibiotikum bei Penicillinallergie.

2

Clarithromycin

Früherer Begriff

–

Wirkmechanismus

Semisynthetisches Derivat von Erythromycin A. **Bakteriostatisch** durch Bindung an die **50S-Untereinheit der bakteriellen Ribosomen** → Proteinbiosynthese ↓.

- **Wirkspektrum:** breites Spektrum von aeroben und anaeroben grampositiven und gramnegativen Erregern. Strepto-, Pneumokokken, Chlamydien, Legionellen, *Mycoplasma pneumoniae*, Listerien, Aktinomyzeten, *Campylobacter*, *Helicobacter*, *Mycobacterium avium intracellulare* (MAC).
- **Gewebegängigkeit:** s. Anhang.

Pharmakokinetik

Orale Bioverfügbarkeit (BV)	Plasmaproteinbindung (PPB)	Halbwertszeit (HWZ)	Elimination
Ca. 50 % (First-Pass-Effekt)	40–70 %	2–6 h (dosisabhängig)	Biliär (70 %) > renal (30 %)

Indikationen

Behandlung bakterieller Infektionen bei nachgewiesener Empfindlichkeit. Leichte bis mittelschwere ambulant erworbene Pneumonie (einschließlich atypischer Keime: *Chlamydia*, *Mycoplasma*, Legionellen). Pharyngitis, akute bakterielle Sinusitis. Leichte bis mäßig schwere Haut-/Weichteilinfektionen: Impetigo, Erysipel, Follikulitis, Furunkulose, Wundinfektion. Eradikationstherapie *Helicobacter pylori* (französische und italienische Triple-Therapie). HIV: Prophylaxe atypischer Mykobakteriose (Langzeittherapie).

Unerwünschte Arzneimittelwirkungen (UAW)

Übelkeit/Erbrechen, epigastrisches Druckgefühl, Bauchschmerzen, Diarrhö, Geruchsstörungen, Dyspepsie, Stomatitis, Glossitis, Zahn- und Zungenverfärbungen, orale Candidose, Kopfschmerzen.

Kontraindikationen

Überempfindlichkeit gegenüber Makroliden. Gleichzeitige Anwendung von Cisaprid, Pimozid, Terfenadin, Astemizol, Dihydroergotamin, Ergotamin, Statinen.

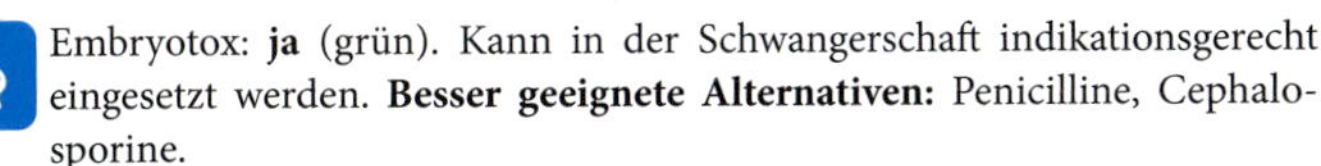

Embryotox: **ja** (grün). Kann in der Schwangerschaft indikationsgerecht eingesetzt werden. **Besser geeignete Alternativen:** Penicilline, Cephalosporine.

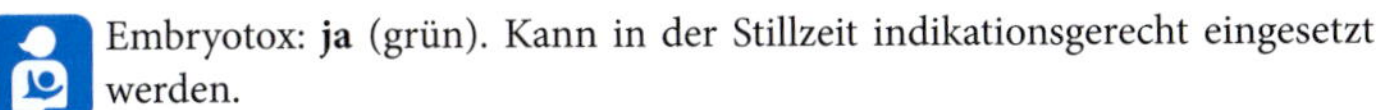

Embryotox: **ja** (grün). Kann in der Stillzeit indikationsgerecht eingesetzt werden.

Kinder < 12 Jahren als Saft und Dosierung nach kg KG (s. Fachinformation). Erwachsene und Jugendliche > 12 Jahre gleiche Dosierung.

PRISCUS-Liste (PIM): **nein.** Keine altersbedinge Dosisanpassung erforderlich. Auf Nierenfunktion achten, ggf. Dosisanpassung.

Vorsicht bei der Anwendung bei Patienten mit eingeschränkter Nierenfunktion. Halbierung der Dosis ab GFR < 30 ml/min, Behandlungsdauer maximal 14 Tage.

Vorsichtige Anwendung bei mäßiger bis schwerer Leberfunktionsstörung.

Hepatische Metabolisierung via CYP3A4. Außerdem Inhibitor CYP3A4! Bei gleichzeitiger Therapie mit Colchicin (Substrat CYP3A4), v. a. bei älteren Patienten, Gefahr der Colchicinintoxikation. Kombination mit anderen potenziellen ototoxischen Medikamenten meiden (z. B. Aminoglykoside, Schleifendiuretika). Gefahr Rhythmusstörungen (VT, VF, Torsades de Pointes): Cisaprid, Piozid, Terfenadin. Gleichzeitige Anwendung mit Statinen (Lovastatin, Simvastatin) → Risiko Myopathie, Rhabdomyolyse. Digoxinspiegel kann erhöht sein. (Auswahl s. Fachinformation)

Applikationsarten: p. o., i. v. Zunehmende Clarithromycin-Resistenz bei Eradikationstherapie. Zu erwarten, wenn: vorherige erfolglose Eradikation, Migrationshintergrund Süd- oder Osteuropa, junge Patienten. Dann gemäß DGVS Bismuth-Quadruple-Therapie oder kombinierte Vierfachtherapie (S2k-Leitlinie Helicobacter pylori und gastroduodenale Ulkuskrankheit, 2016).

2.24 Nikotinamid-Derivate

Pyrazinamid

Früherer Begriff

–

Wirkmechanismus

Abk. „**PZA**". **Bakterizid** bevorzugt gegen langsam wachsende Tuberkuloseerreger. Genauer Wirkmechanismus nicht bekannt. Pyrazinamid wird intrazellulär (im Bakterium) aufgrund seiner Ähnlichkeit mit Nicotinamid durch die Nikotinsäureamidase in Pyrazincarbonsäure überführt.

- **Wirkspektrum:** *M. tuberculosis*. Geringe bis keine Wirkung gegen *M. bovis* und atypische Mykobakterien.
- **Gewebegängigkeit:** s. Anhang.

Pharmakokinetik

Orale Bioverfügbarkeit (BV)	Plasmaproteinbindung (PPB)	Halbwertszeit (HWZ)	Elimination
100 %	50 %	4–17 h	Renal

Indikationen

Chemotherapie der Tuberkulose (*M. tuberculosis*) im Rahmen einer antituberkulotischen Kombinationstherapie (PERI, s. u.).

Unerwünschte Arzneimittelwirkungen (UAW)

Hepatotoxizität (v. a. Transaminaseerhöhung, seltener toxische Hepatitis und Leberinsuffizienz), Übelkeit/Erbrechen, Appetitlosigkeit, Gewichtsabnahme, Flush-Syndrom, Myopathie, Arthralgien, Hyperurikämie/Gichtanfall, allergische Reaktionen, Photosensibilisierung, sideroblastische Anämie.

Kontraindikationen

Schwere Leberfunktionsstörung (Child-Pugh C). Akute Lebererkrankungen (z. B. Hepatitis). Bis 6 Monate nach überstandener Hepatitis. Porphyrie.

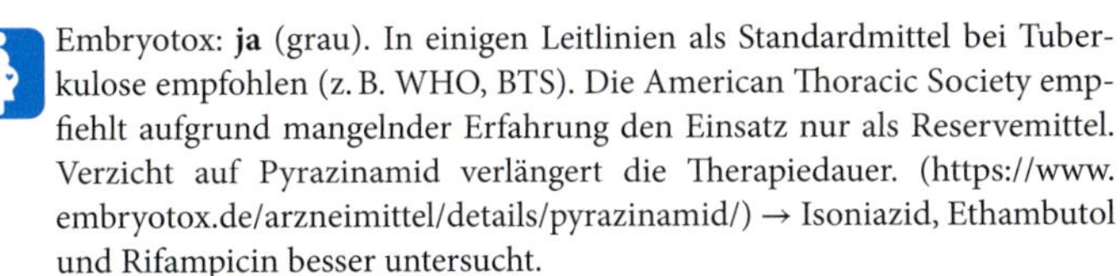

Embryotox: **ja** (grau). In einigen Leitlinien als Standardmittel bei Tuberkulose empfohlen (z. B. WHO, BTS). Die American Thoracic Society empfiehlt aufgrund mangelnder Erfahrung den Einsatz nur als Reservemittel. Verzicht auf Pyrazinamid verlängert die Therapiedauer. (https://www.embryotox.de/arzneimittel/details/pyrazinamid/) → Isoniazid, Ethambutol und Rifampicin besser untersucht.

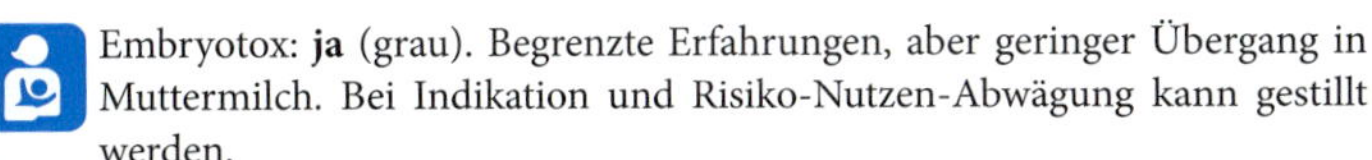

Embryotox: **ja** (grau). Begrenzte Erfahrungen, aber geringer Übergang in Muttermilch. Bei Indikation und Risiko-Nutzen-Abwägung kann gestillt werden.

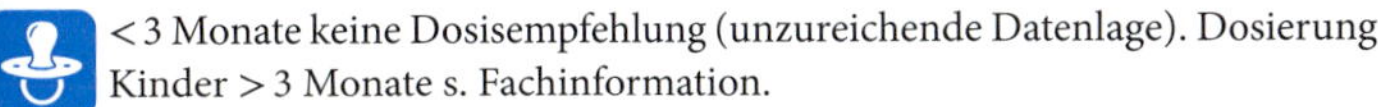

< 3 Monate keine Dosisempfehlung (unzureichende Datenlage). Dosierung Kinder > 3 Monate s. Fachinformation.

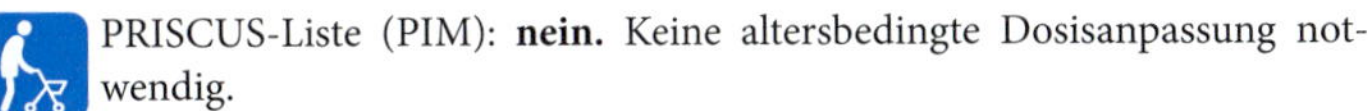

PRISCUS-Liste (PIM): **nein.** Keine altersbedingte Dosisanpassung notwendig.

Dosisanpassung bei fortgeschrittener Nierenfunktionsstörung mit GFR < 30 ml/min → intermittierende Einnahme. Hämodialysierbar.

Bei hepatischen Erkrankung (z. B. akute Hepatitis, Hepatitis B oder C, Alkoholabusus) normale Dosierung, start low/go slow (genaue Dosierung s. Fachinformation).

Wechselwirkungen mit: ASS, Ascorbinsäure, iodhaltigen Kontrastmitteln. Probenecid (Harnsäureausscheidung ↓, Ausscheidung von Probenecid verzögert). Antidiabetika (BZ ↓). Ciclosporinspiegel ↑.

Applikationsarten: p. o.; Akronym für Standardantibiotika bei Tuberkulose **„PERI"** (**Pyrazinamid**, Ethambutol, Rifampicin, Isoniazid). Verlaufskontrollen: Blutbild, Harnsäure, Leber- und Nierenwerte. Sonnenschutz, Einschleichen und Antihistaminika mildern initiale Symptomatik. Engmaschige Überwachung von Patienten mit antidiabetischer und harnsäuresenkender Therapie.

2.25 Nikotinsäure-Derivate

Isoniazid

2

Früherer Begriff

–

Wirkmechanismus

Abk. **„INH"**. Isoniazid beeinträchtigt in vitro den Zellwandstoffwechsel und vermutlich auch den Nukleinsäurestoffwechsel sensibler Mykobakterien. Genauer Wirkmechanismus nicht geklärt.

- **Wirkspektrum:** *M. tuberculosis, M. bovis.* Geringe Wirkung gegen atypische Mykobakterien.
- **Gewebegängigkeit:** s. Anhang.

Pharmakokinetik

Orale Bioverfügbarkeit (BV)	Plasmaproteinbindung (PPB)	Halbwertszeit (HWZ)	Elimination
100 %	> 10 %	1,3–3,3 h	Überwiegend renal

Indikationen

Chemotherapie der Tuberkulose (*M. tuberculosis*) im Rahmen einer antituberkulotischen Kombinationstherapie (PERI, s. u.).

Unerwünschte Arzneimittelwirkungen (UAW)

Hepatotoxizität (Transaminasen ↑, intrahepatische Cholestase, Hepatitis). Akne, Neurotoxizität durch funktionellen Vitamin-B_6-Mangel → Polyneuropathie. Allergische Hautreaktionen/Anaphylaxie, Übelkeit/Erbrechen, Fieber und grippeähnliche Symptome, Vertigo, Optikusneuritis, Bewusstseinsstörungen, Blutbildveränderungen (hämolytische oder aplastische Anämie, Agranulozytose), Arthralgien, Gynäkomastie.

Kontraindikationen

Vorausgegangene Isoniazid-induzierte Hepatitis. Schwere Leberfunktionsstörungen (Verschlussikterus, akute Hepatitis, schwere Leberzirrhose). Polyneuropathien, Störungen der Hämostase und Hämatopoese.

Embryotox: **ja** (grau). Standardmittel zur Behandlung der Tuberkulose während der Schwangerschaft. Zusammen mit Pyridoxin (Vitamin B_6), um Vitamin-B_6-Mangel vorzubeugen. Anwendung unter sorgfältiger Risiko-Nutzen-Abwägung.

Embryotox: **ja** (grau). Standardmittel zur Behandlung der Tuberkulose in der Stillzeit. Anwendung unter sorgfältiger Risiko-Nutzen-Abwägung. Diskussionen, ob Vitamin B_6 auch bei gestilltem Säugling substituiert werden sollte.

Indikationsgerechte Anwendung. Dosierung s. Fachinformation. Für Kinder < 3 Jahren aufgrund fehlender Daten keine Dosisempfehlungen.

PRISCUS-Liste (PIM): **nein.** Keine altersbedingte Dosisreduktion erforderlich. Nieren- und Leberfunktion beachten, ggf. Dosisanpassung.

Auch bei alleiniger schwerer Niereninsuffizienz mit normaler Leberfunktion i. d. R. keine Dosisreduktion erforderlich. Eventuell Talspiegelbestimmungen und Dosisanpassung (**Cave:** Langsam-Acetylierer!). Gabe von INH nach der Dialyse.

Anwendung in normaler Dosierung. Einschleichend beginnen. Wöchentliche Leberwertkontrollen. Wenn Serum-Transaminasen vor Therapiebeginn > 3-fach der Norm, Therapie mit nur zwei oder einem hepatotoxischen Antituberkulotikum erwägen. Kontraindiziert bei schwerer Leberinsuffizienz (Child-Pugh C), Leberzirrhose, akuter Hepatitis oder Verschlussikterus.

Steigert Serumspiegel von Phenytoin, Carbamazepin, Phenprocoumon, Diazepam, Protionamid. Senkt Serumspiegel von Azol-Antimykotika.

Applikationsarten: p. o., i. v. Akronym für Standardantibiotika bei Tuberkulose „**PERI**“ (Pyrazinamid, Ethambutol, Rifampicin, **Isoniazid**). Verlaufskontrollen während tuberkulostatischer Therapie (Blutbild, Harnsäure, Leber- und Nierenwerte). Durch additive Vitamin-B_6-Gabe Verminderung der UAW (s. o.).

2.26 Nitrofuran-Derivate

Nitrofurantoin

Früherer Begriff

2

–

Wirkmechanismus

Keine eigene antimikrobielle Aktivität → von bakteriellen Nitroreduktasen zur aktiven Verbindung metabolisiert → Reduktionsmetaboliten führen durch Adduktbildung mit der DNS zu teilweise deletären Strangbrüchen/hemmen zahlreiche Stoffwechselaktivitäten durch Elektronenentzug.

- **Wirkspektrum:** *Enterococcus faecalis, S. saprophyticus, E. coli.* **Resistenzen:** *Proteus, Pseudomonas.*
- **Gewebegängigkeit:** s. Anhang.

Pharmakokinetik

Orale Bioverfügbarkeit (BV)	Plasmaproteinbindung (PPB)	Halbwertszeit (HWZ)	Elimination
94 %	50–90 %	20–90 min	Renal

Indikationen

Mittel 2. Wahl zur Therapie des unkomplizierten Harnwegsinfekts der Frau.

Unerwünschte Arzneimittelwirkungen (UAW)

Schwindel, Ataxie, Nystagmus, Arzneimittelfieber, Pruritus, Urtikaria, angioneurotisches Ödem, Kopfschmerzen, allergisches Lungenödem, interstitielle Pneumonie, Pleuritis, Atemnot, Husten, Thoraxschmerz. Appetitlosigkeit, Übelkeit/Erbrechen (v. a. zu Therapiebeginn). Harmlose Gelb- oder Braunfärbung des Urins.

Kontraindikationen

Niereninsuffizienz jeden Grades. Oligurie oder Anurie, pathologische Leberenzymwerte, Glukose-6-phosphat-Dehydrogenase-Mangel (G6PDH), Polyneuropathien, Frühgeborene und Säuglinge bis zum 3. Lebensmonat. Schwangerschaft (3. Trimenon).

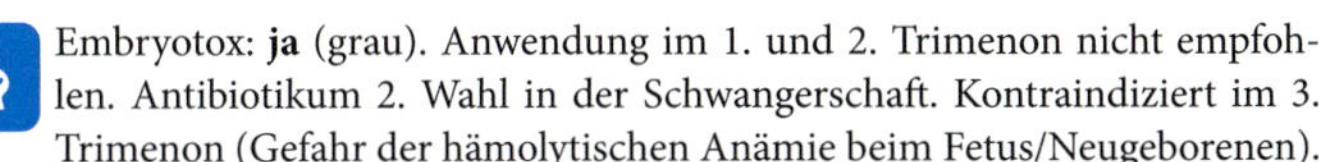
Embryotox: **ja** (grau). Anwendung im 1. und 2. Trimenon nicht empfohlen. Antibiotikum 2. Wahl in der Schwangerschaft. Kontraindiziert im 3. Trimenon (Gefahr der hämolytischen Anämie beim Fetus/Neugeborenen).

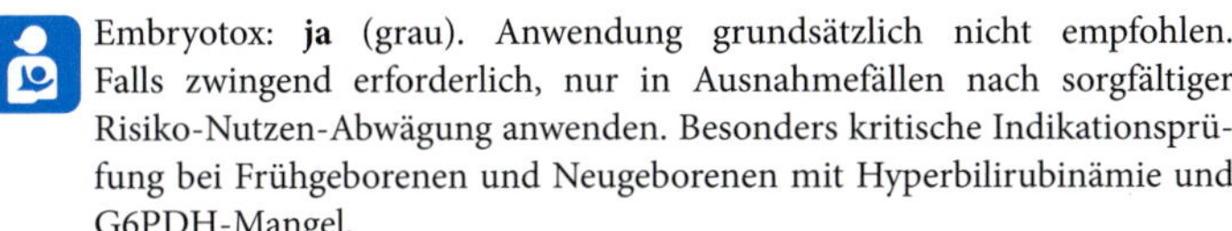
Embryotox: **ja** (grau). Anwendung grundsätzlich nicht empfohlen. Falls zwingend erforderlich, nur in Ausnahmefällen nach sorgfältiger Risiko-Nutzen-Abwägung anwenden. Besonders kritische Indikationsprüfung bei Frühgeborenen und Neugeborenen mit Hyperbilirubinämie und G6PDH-Mangel.

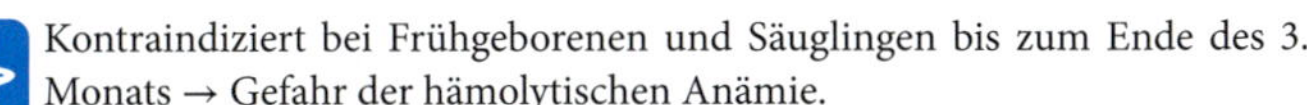
Kontraindiziert bei Frühgeborenen und Säuglingen bis zum Ende des 3. Monats → Gefahr der hämolytischen Anämie.

PRISCUS-Liste (PIM): **ja.** Anwendung bei geriatrischen Patienten nicht empfohlen, da von eingeschränkter Nierenfunktion ausgegangen werden muss. Risiko für pulmonale UAW und Leberschäden steigt mit Therapiedauer und Alter. **Cave:** DEGAM-Leitlinie „Brennen beim Wasserlassen" empfiehlt Therapie bei unkomplizierten Harnwegsinfekt! **Besser geeignete Alternativen verfügbar:** Pivmecillinam, Cotrimoxacol.

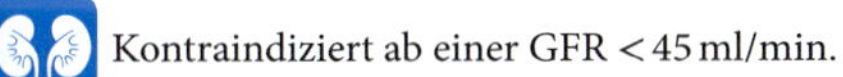
Kontraindiziert ab einer GFR < 45 ml/min.

Bereits bei pathologischen Leberenzymwerten kontraindiziert.

Antazida und MCP mindern Resorption. Probenacid verhindert Ausscheidung und fördert Akkumulation. Vermutlich Interaktion mit Phenytoin → Phenytoin-Spiegel-Kontrollen.

Applikationsarten: p. o. Eine asymptomatische Bakteriurie sollte nicht antibiotisch behandelt werden (https://www.klug-entscheiden.com/empfehlungen/infektiologie/). Ausgeprägte Bakteriurie und Leukozyturie mit negativem Nitrit kann Zeichen für Infektion durch Enterokokken oder *Pseudomonas* sein. Nitrit-positiver Befund deutet auf *E. coli* als Ursache hin. **Cave:** Hohe Resistenzlage! → Aminopenicilline nicht mehr empfohlen!

2.27 Nitroimidazole

Metronidazol

Früherer Begriff

–

Wirkmechanismus

Metronidazol selbst ist antimikrobiell unwirksam. Es stellt die stabile und penetrationsfähige Ausgangsverbindung dar, aus der unter anaeroben Bedingungen durch die mikrobielle Pyruvat-Ferredoxin-Oxidoreduktase unter Oxidation von Ferredoxin und Flavodoxin Nitroso-Radikale gebildet werden, die an der DNS angreifen. Nitroso-Radikale bilden Addukte mit Basenpaaren in der DNS, wodurch es zu DNS-Strangbrüchen und nachfolgend zum Zelltod kommt.

- **Wirkspektrum:** obligat anaerobe Bakterien (u. a. *Bacteriodes*, *Clostridien*), *Campylobacter*, *Helicobacter*, *Gardnerella vaginalis*. Protozoen: *Trichomonas vaginalis*, *Giardia lamblia*, *Entamoeba histolytica*.
- **Gewebegängigkeit:** s.Anhang.

Pharmakokinetik

Orale Bioverfügbarkeit (BV)	Plasmaproteinbindung (PPB)	Halbwertszeit (HWZ)	Elimination
100 %	< 20 %	6–10 h	Überwiegend renal

Indikationen

Infektionen mit Beteiligung von Anaerobiern: z. B. bakterielle Vaginose, Trichomonaden-Kolpitis, Divertikulitis, Cholezystitis, Appendizitis, Peritonitis. SIRS/Sepsis (insbesondere mit abdominellem Fokus). HP-Eradikation (italienische Triple-Therapie/Bismuth-Quadruple-Therapie). Amöbiasis, Lambliasis. Abszesse (empirisch).

Unerwünschte Arzneimittelwirkungen (UAW)

Metallischer Geschmack, bitteres Aufstoßen, harmlose Dunkelverfärbung des Urins, Zungenbelag, Glossitis, Stomatitis, Magenschmerzen, Übelkeit/Erbrechen, Appetitlosigkeit, Diarrhö, allergische Hautreaktionen, Photodermatose, Erythema nodosum.

Kontraindikationen

Cockayne-Syndrom. Sorgfältige Risiko-Nutzen-Abwägung bei: schweren Leberschäden, Störung der Hämatopoese und des ZNS/PNS.

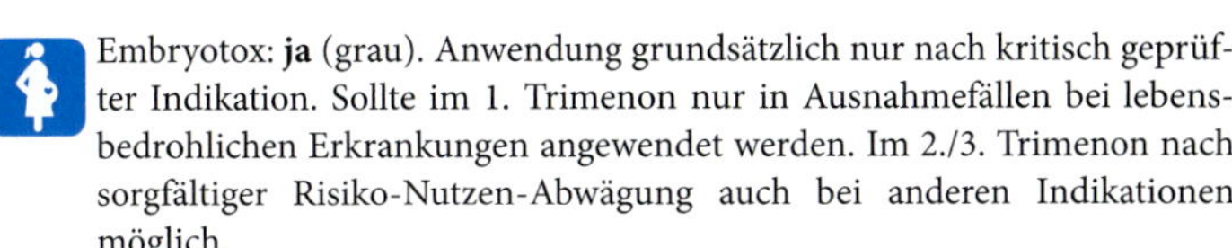

Embryotox: **ja** (grau). Anwendung grundsätzlich nur nach kritisch geprüfter Indikation. Sollte im 1. Trimenon nur in Ausnahmefällen bei lebensbedrohlichen Erkrankungen angewendet werden. Im 2./3. Trimenon nach sorgfältiger Risiko-Nutzen-Abwägung auch bei anderen Indikationen möglich.

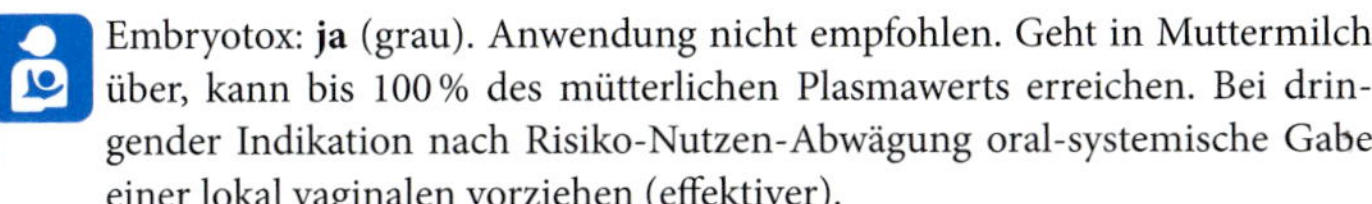

Embryotox: **ja** (grau). Anwendung nicht empfohlen. Geht in Muttermilch über, kann bis 100 % des mütterlichen Plasmawerts erreichen. Bei dringender Indikation nach Risiko-Nutzen-Abwägung oral-systemische Gabe einer lokal vaginalen vorziehen (effektiver).

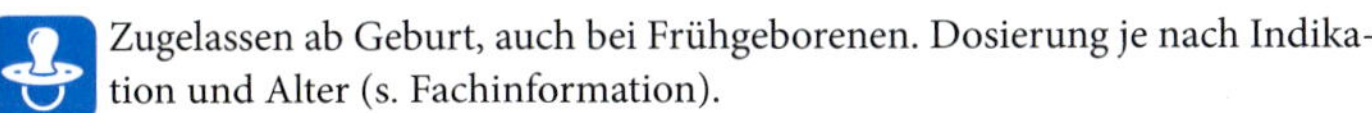

Zugelassen ab Geburt, auch bei Frühgeborenen. Dosierung je nach Indikation und Alter (s. Fachinformation).

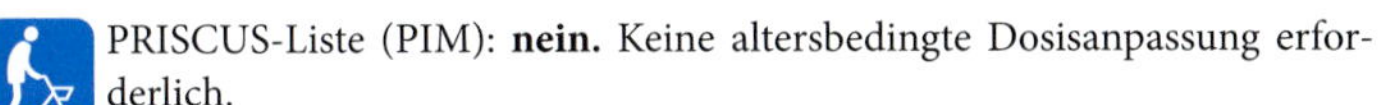

PRISCUS-Liste (PIM): **nein.** Keine altersbedingte Dosisanpassung erforderlich.

Keine Dosisanpassung erforderlich. Bei präterminaler Niereninsuffizienz Verlängerung des Dosierungsintervalls. Hämodialysierbar.

Bei schwerer Leberinsuffizienz (Child-Pugh C) vorsichtige Anwendung und individuelle Dosisanpassung gemäß Plasmaspiegel.

„Antabus-Effekt" bei gleichzeitigem Alkoholkonsum. Potenzierung gerinnungshemmender Wirkung oraler Antikoagulanzien vom Warfarin-Typ. Bei Therapie mit Lithium Lithiumretention und Nierenschädigung. Barbiturate beschleunigen die Elimination und verringern die HWZ. Mit Amiodaron Gefahr einer QT-Zeit-Verlängerung und Torsades de Pointes (Auszug, Weiteres s. Fachinformation).

Applikationsarten: p. o., i. v., Supp. Metronidazol kann durch Dezimierung der residenten anaeroben Darmbakterien die Selektion von Enterokokken fördern. Bei abdominellen Infektionen i. d. R. in Kombination mit Ciprofloxacin oder Ceftriaxon.

2.28 Oralpenicilline

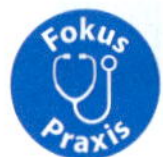

Penicillin V

2

Früherer Begriff

–

Wirkmechanismus

β-Laktam-Antibiotika (β-Laktamase-sensitiv). **Bakterizid** durch Hemmung der **Zellwandsynthese** (in der Wachstumsphase) durch Blockade der Penicillin-bindenden Proteine (PBPs).

- **Wirkspektrum:** Pneumo-, Strepto-, Meningo-, Staphylokokken (wenige Stämme), Aktinomyzeten, Leptospiren, *C. diphtheriae*, Treponemen, Borrelien, *Pasteurella multocida*, Fusobakterien, Peptokokken, Clostridien.
- **Resistenzen:** Enterobakterien, *Pseudomonas*, *B. fragilis*, *E. faecium*, *Nocardia*, Mykoplasmen, Chlamydien, β-Laktamase-Bildner.
- **Gewebegängigkeit:** s. Anhang.

Pharmakokinetik

Orale Bioverfügbarkeit (BV)	Plasmaproteinbindung (PPB)	Halbwertszeit (HWZ)	Elimination
Ca. 60 %	> 80 %	30–60 min	Renal

Indikationen

Leichte bis mittelschwere Infektionen, die durch Phenoxymethylpenicillin-sensible Erreger bedingt und einer oralen Penicillin-Therapie zugänglich sind. HNO-Bereich: Pharyngitis, Tonsillitis, Laryngitis, Sinusitis, Otitis media. Infektionen durch β-hämolysierende Streptokokken der Gruppe A (z. B. Scharlach, Erysipel, Rezidivprophylaxe rheumatisches Fieber). Infektionen der Haut: Pyodermie, Furunkulose, Phlegmone. Untere Atemwege: Bronchitis, Pneumonie, Bronchopneumonie.

Unerwünschte Arzneimittelwirkungen (UAW)

Übelkeit/Erbrechen, Appetitlosigkeit, Magenschmerzen, Bauchschmerzen, Flatulenz, weiche Stühle, Diarrhö, Exanthem, Urtikaria, Juckreiz, Schleimhautentzündungen (Glossitis, Stomatitis).

Kontraindikationen

Überempfindlichkeit oder allergische Reaktion auf ein anderes β-Laktam-Antibiotikum (Kreuzallergie).

Embryotox: **ja** (grün). Penicillin V gehört zu den Antibiotika der Wahl in der Schwangerschaft.

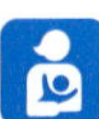

Embryotox: **ja** (grün). Penicillin V gehört zu den Antibiotika der Wahl in der Stillzeit.

Indikationsgerechte Anwendung. Dosierung s. Fachinformation.

PRISCUS-Liste (PIM): **nein.** Keine altersbedingte Dosisanpassung erforderlich.

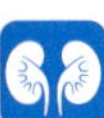

Bei leichter bis mittlerer Niereninsuffizienz keine Dosisanpassung erforderlich. Bei schwerer Funktionsstörung evtl. individuelle Dosisanpassung.

Bei leichter bis mittlerer Leberinsuffizienz keine Dosisanpassung erforderlich. Bei schwerer Funktionsstörung evtl. individuelle Dosisanpassung.

Nicht mit bakteriostatischen Antibiotika kombinieren, antagonistischer Effekt. Probenecid verzögert Ausscheidung und fördert Kumulation.

Applikationsarten: p. o.

PRAXISTIPPS

- Einnahmeempfehlungen: 30–60 min vor der Mahlzeit
- Penicillin V ist Mittel der 1. Wahl bei Tonsillopharyngitis, bedingt durch β-hämolysierende A-Streptokokken.
- Nicht Mittel der Wahl bei Otitis media, AECOPD, ambulant erworbene Pneumonie oder Pyodermie! → Häufig verursacht durch Penicillin-resistente Keime (*S. aureus*, *Moxarella*, Chlamydien, Mykoplasmen, Legionellen) → Erregernachweis vor Therapiebeginn!
- Immer vollständige Allergieanamnese! Nach Kreuzallergien mit anderen β-Laktam-Antibiotika fragen.
- Zusätzliche Empfängnisverhütung empfehlen, Wirksamkeitsminderung oraler Kontrazeptiva möglich.

2

2.29 Tetrazykline

2.29.1 Doxycyclin

Früherer Begriff

–

Wirkmechanismus

Bakteriostatisch durch reversible Blockade der Bindungsstelle der **Aminoacyl-t-RNS an der 30S-Untereinheit** des Ribosoms → Proteinbiosynthese ↓ (fehlende Elongation der Peptidkette).

- **Wirkspektrum:** zahlreiche grampositive und gramnegative Bakterien, u. a. Chlamydien, Mykoplasmen, Rickettsien, Yersinien, Borrelien, Leptospiren, Treponemen, Aktinomyzeten.
  Resistenzen: *Pseudomonas aeruginosa*, *Providencia*, *Serratia*, *Proteus*, *Morganella*.
- **Gewebegängigkeit:** s. Anhang.

Pharmakokinetik

Orale Bioverfügbarkeit (BV)	Plasmaproteinbindung (PPB)	Halbwertszeit (HWZ)	Elimination
> 90 %	> 80 %	10–23 h	Überwiegend biliär

Indikationen

Bakterielle Infektionen mit nachgewiesener Empfindlichkeit zahlreicher Organsysteme: z. B. ambulant erworbene Pneumonie, Psittakose, Sinusitis, Tonsillitis, Pharyngitis, Otitis media, Diphtherie, urogenitale Chlamydien, aufsteigende Infektionen bei Gonorrhö, Syphilis, Urethritis, Urozystitis, Impetigo, Furunkulose, Phlegmone, Abszess. Borreliose Stadium I, Leptospirose. Brucellose.

Unerwünschte Arzneimittelwirkungen (UAW)

Allergische Hautreaktionen, phototoxische Reaktionen. Reversible Knochenwachstumsverzögerung (Kinder < 8. LJ). Irreversible Zahnverfärbung und Zahnschmelzschädigung (Kinder < 8. LJ). Intrakranieller Druck ↑, Blutbildveränderungen, Superinfektion durch Bakterien und Sprosspilze.

Kontraindikationen

Schwere Leberfunktionsstörungen, Schwangerschaft und Stillzeit, Kinder < 8 Jahren, Jugendliche und Erwachsene < 50 kg.

Embryotox: **ja** (grau). <16. SSW nur in Ausnahmefällen nach Risiko-Nutzen-Abwägung. Kontraindiziert ab 16. SSW. Nicht Mittel der ersten Wahl in der Schwangerschaft. Penicilline, Cephalosporine und Makrolide bevorzugen.

Embryotox: **ja** (grau). Nur unter strenger Risiko-Nutzen-Abwägung in Ausnahmefällen anwendbar. Penicilline, Cephalosporine und Makrolide bevorzugen.

Kontraindiziert bei Kindern <8. LJ und/oder <50 kg KG.

PRISCUS-Liste (PIM): **nein.** Keine altersbedingte Dosisreduktion erforderlich.

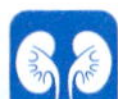
Keine Dosisanpassung erforderlich.

Kontraindiziert bei schwerer Leberinsuffizienz (Child-Pugh C).

Abschwächung Doxycyclin-Wirkung: Aluminium, Kalzium, Magnesium, Eisen, Colestyramin, Rifampicin, Barbiturate, chronischer Alkoholabusus, Carbamazepin. Verstärkung gerinnungshemmender (Cumarine) und blutzuckersenkender (Sulfonylharnstoffe) Wirkung. Sicherheit Antikonzeptiva beeinträchtigt.

Applikationsarten: p. o., i. v. Reduzierte Bioverfügbarkeit bei gleichzeitiger Einnahme mit Milch.

3 Antimykotische Wirkung

Hermann C. Römer

3.1 Allylamine

Terbinafin

Früherer Begriff

–

Wirkmechanismus

Selektive und spezifische Hemmung der Squalen-Epoxidase in der Pilzzelle. Dadurch Blockierung von Ergosterol, einer Zellmembrankomponente.

Pharmakokinetik

Orale Bioverfügbarkeit (BV)	Plasmaprotein-bindung (PPB)	Halbwertszeit (HWZ)	Elimination
Hoher First-Pass-Effekt Ca. 40–50 %	99 %	17–30 h	Überwiegend renal

Indikationen

Finger-, Zehennagelmykosen, Tinea capitis (orale Verabreichung), lokal bei verschiedenen Hautmykosen (Tinea corporis, Tinea pedis).

Unerwünschte Arzneimittelwirkungen (UAW)

Gastrointestinale Beschwerden, Diarrhö, Dyspepsie, Transaminasenerhöhung, Urtikaria.

Kontraindikationen

Aktive Lebererkrankungen, Nierenfunktionsstörungen.

Embryotox: **ja** (grau). Ungefährlichkeit nicht gesichert, vermeiden.

Embryotox: **ja** (grau). Wird in kleinen Mengen mit der Muttermilch ausgeschieden, daher kontraindiziert bei oraler Therapie.

Systemische Verabreichung selten indiziert, < 2. Lebensjahr vermeiden.

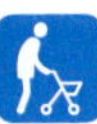
PRISCUS-Liste (PIM): **nein.** An mögliche verminderte Leber- und Nierenfunktion denken.

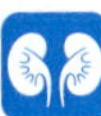
Bei Kreatinin-Clearance < 50 ml/min nicht verwenden.

Bei bekannter Lebererkrankung oder starkem Anstieg der Leberparameter unter Therapie kontraindiziert.

Trizyklische Antidepressiva (TCA), β-Rezeptorenblocker, selektive Serotonin-Wiederaufnahme-Hemmstoffe (SSRI), Antiarrhythmika (einschließlich der Klassen 1A, 1B und 1C) und Monoaminoxidase-Inhibitoren (MAO-I) vom Typ B. Substrat von CYP1A2, Cyp2C9, CYP3A4, CYP2C8, CYP2C19, hemmt CYP2D6-vermittelten Metabolismus.

Vor und während der Therapie Kontrolle der Leberenzyme.

3.2 Echinocandine

Caspofungin

Früherer Begriff

–

Wirkmechanismus

Hemmt β-(1,3)-D-Glucan, damit Zellwand- und Zellmembransynthese.

Pharmakokinetik

Orale Bioverfügbarkeit (BV)	Plasmaproteinbindung (PPB)	Halbwertszeit (HWZ)	Elimination
k. A. (nur parenteral)	Bindet weitgehend an Albumin 93–95 %	9–11 h	Urin Faeces

Indikationen

Behandlung systemischer und invasiver Infektionen mit *Candida* und *Aspergillus*.

Unerwünschte Arzneimittelwirkungen (UAW)

Fieber, Schüttelfrost, Blutbildveränderungen, Anämie, Lungenödem bis zum Lungenversagen, Leukopenie, gastrointestinale Beschwerden, Transaminasenanstieg, Überempfindlichkeitsreaktion, Juckreiz, Schwitzen.

Kontraindikationen

Leber- und Niereninsuffizienz.

Embryotox: **nein.** Nur eingeschränkte Datenlage, nicht empfohlen.

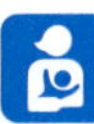

Embryotox: **nein.** Geht in Muttermilch über, nicht empfohlen.

Kinder zwischen 1.–17. LJ Dosisanpassung.

PRISCUS-Liste (PIM): **nein.** Begrenzte Therapieerfahrung bei Pat. > 65 LJ.

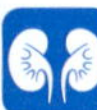

Keine Dosisanpassung erforderlich.

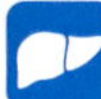

Kinder 7–9: Tag 1 70 mg, dann 1 × 35 mg/d.

Bei Einnahme von Diuretika und nephrotoxischen Substanzen erhöhte Toxizität, Ciclosporin (Konzentrationsanstieg), Carbamazepin, Dexamethason Rifampicin (Area under the curve [AUC] von Caspofungin sinkt). Kein Einfluss auf Cytochrom-P450-Metabolismus.

Keine Resorption im Darm, nur intravenöse Verabreichung (langsame Infusion, ca. 1 h), ausschließlich stationär unter Aufsicht.

3.3 Polyene

Amphotericin B

Früherer Begriff

–

Wirkmechanismus

Wechselwirkung mit Zellmembran-Baustein Ergosterin; Membranpermeabilität erhöht.

Pharmakokinetik

Orale Bioverfügbarkeit (BV)	Plasmaproteinbindung (PPB)	Halbwertszeit (HWZ)	Elimination
< 10 %	> 90 %	15 Tage	Nicht durch glomeruläre Filtration, keine renale Ausscheidung

Indikationen

Cryptococcus-Infektionen, Zygomykose, Histoplasmosen, Blastomykosen, Protozoen (*Trichomonas*, *Leishmania*, *Trypanosoma*, *Entamoeba*).

Unerwünschte Arzneimittelwirkungen (UAW)

Hautausschläge, gastrointestinale Symptome, bei i. v.-Anwendung Fieber, Schüttelfrost, Blutbildveränderungen, Hörverlust, Leber- und Nierenschädigung.

Kontraindikationen

Entzündung der Zunge, Übelkeit, Erbrechen, Durchfall und Hautausschläge.

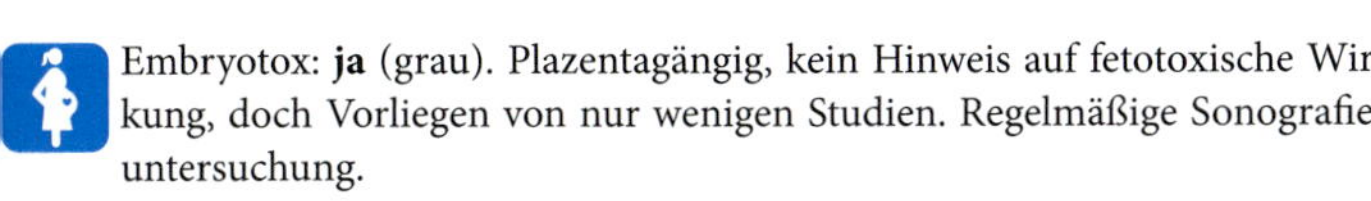

Embryotox: **ja** (grau). Plazentagängig, kein Hinweis auf fetotoxische Wirkung, doch Vorliegen von nur wenigen Studien. Regelmäßige Sonografieuntersuchung.

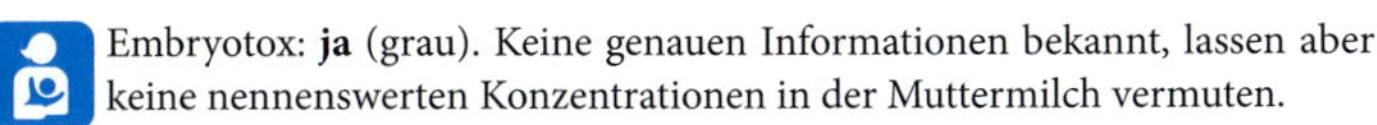

Embryotox: **ja** (grau). Keine genauen Informationen bekannt, lassen aber keine nennenswerten Konzentrationen in der Muttermilch vermuten.

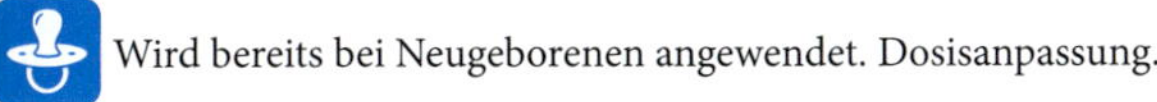

Wird bereits bei Neugeborenen angewendet. Dosisanpassung.

PRISCUS-Liste (PIM): **nein.** Leber- und Nierenfunktion sowie Elektrolyte berücksichtigen.

Kontraindikation.

Regelmäßige Kontrolle der Transaminasen. Kontraindiziert bei schwerer Leberinsuffizienz.

Gleichzeitige Verabreichung nephrotoxischer Medikation (Ciclosporin), Gefahr der Hypokaliämie durch Kortikosteroide und Schleifendiuretika. Flucytosin (Toxizitätssteigerung von Flucytosin). Leukozytentransfusion: Lungentoxizität.

Topische, orale und systemische Anwendung, keine gastrointestinale Resorption. Zur Reduzierung unerwünschter Nebenwirkungen Promethazin, Glukokortikoide, Pethidin.

3

3.4 Triazole

Fluconazol

Früherer Begriff

–

Wirkmechanismus

14-α-Demethylase, dadurch Ergosterol-Synthese ↓, Membrandefekte.

Pharmakokinetik

Orale Bioverfügbarkeit (BV)	Plasmaproteinbindung (PPB)	Halbwertszeit (HWZ)	Elimination
90 %	11–12 %	30 h	Vorwiegend renal (80 % der verabreichten Dosis unveränderte Substanz)

Indikationen

Candida, *Cryptococcus neoformans*, *Epidermophyton microsporum*, *Histoplasma capsulatum*.

Unerwünschte Arzneimittelwirkungen (UAW)

Gastrointestinale Symptome, Leberenzymerhöhung.

Kontraindikationen

Bauchschmerzen, Durchfall, Übelkeit, Erbrechen, erhöhte Leberwerte, Hautausschläge und Kopfschmerzen. Verlängerung des QT-Intervalls, Leberschädigungen und schwere Hautschädigungen.

Embryotox: **ja** (grau). 1. Trimenon: unter Tagesdosen von 150 mg/d geringes Fehlbildungsrisiko, nur bei zwingender Indikation, 2.–3. Trimenon: kein fetotoxisches Risiko bekannt.

Embryotox: **ja** (grau). Bei zwingender Therapie kann weitergestillt werden.

Therapeutische Behandlung schon ab Säuglingsalter möglich.

PRISCUS-Liste (PIM): **nein.** Leber- und Nierenfunktion berücksichtigen.

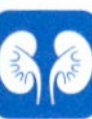
Bei Kreatinin-Clearance < 50 ml/min Dosisreduktion.

Bei schwerer Insuffizienz kontraindiziert.

Starker Inhibitor CYP2C19, schwacher Inhibitor CYP3A4, CYP2C9. Große Vorsicht geboten bei gleichzeitiger Verordnung von: Ciclosporin, Phenytoin, Carbamazepin, Vitamin-K-Antagonisten, Simvastatin, Losartan, Clopidogrel (Wirkverminderung!). Keine Kombination mit SSRIs wie Citalopram oder Escitalopram, Erythromycin, Amiodaron.

Topisch und systemisch. Die lokale Therapie mit Clotrimazol, Miconazol oder Nystatin ist bei einer Vaginalmykose zu bevorzugen.

Voriconazol

Früherer Begriff

–

Wirkmechanismus

Hemmung der Ergosterin-Biosynthese.

Pharmakokinetik

Orale Bioverfügbarkeit (BV)	Plasmaproteinbindung (PPB)	Halbwertszeit (HWZ)	Elimination
96 %	58 %	6 h	Über Leber eliminiert (2 % über Harn)

Indikationen

Schimmelpilz: *Aspergillus*, *Scedosporium spp.*, *Fusarium spp.*

Unerwünschte Arzneimittelwirkungen (UAW)

Verlängerung QT-Zeit-Intervall. Leberfunktionsstörung, Sehstörungen, Optikusneuritis, Papillenödem, Nierenfunktionsstörung, Pankreasfunktionsstörung (v. a. bei Vorschädigung), arzneimittelinduzierte Hautreaktion, phototoxische Reaktionen, nichtinfektiöse Periostitis.

Kontraindikationen

Gleichzeitige Anwendung der CYP3A4-Substrate Terfenadin, Astemizol, Cisaprid, Pimozid oder Chinidin, da deren erhöhte Plasmakonzentrationen zu QTc-Verlängerung und selten zu Torsade de Pointes führen können. Rifampicin, Carbamazepin und Phenobarbital, da diese die Plasmakonzentration von Voriconazol signifikant verringern können. Voriconazol in Standarddosen zusammen mit Efavirenz in einer Dosierung von 1 × tgl. 400 mg oder höher kontraindiziert, da Efavirenz in diesen Dosen bei gesunden Menschen die Plasmakonzentration von Voriconazol signifikant verringert. Voriconazol erhöht Efavirenz-Plasmakonzentration signifikant. Hochdosiertes Ritonavir (2 × täglich 400 mg oder mehr), da es bei gesunden Menschen die Plasmakonzentration von Voriconazol signifikant verringert. Ergot-Alkaloide (Ergotamin, Dihydroergotamin), die CYP3A4-Substrate sind, da es durch deren erhöhte Plasmakonzentrationen zu Ergotismus kommen kann. Sirolimus, da Voriconazol evtl. die Plasmakonzentration von Sirolimus signifikant erhöht. Gleichzeitige Anwendung mit Johanniskraut.

 Embryotox: **nein.** Sollte vermieden werden.

 Embryotox: **nein.** Sollte vermieden werden.

 > 2. LJ, **Cave:** Phototoxizität! Strengste Lichtschutzmaßnahmen.

 PRISCUS-Liste (PIM): **nein.** Leber- und Nierenfunktion berücksichtigen.

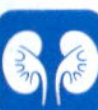 Orale Verabreichung möglich, i. v.-Verabreichung kontraindiziert.

 Bei leichter Leberinsuffizienz Dosisreduktion, bei schwerer Insuffizienz kontraindiziert.

 CYP2C19, CYP2C9, CYP3A4. Starke Beeinflussung der Cytochrome 2C19, 2C9, 3A4. Große Vorsicht geboten bei gleichzeitiger Verordnung von: Ciclosporin, Phenytoin, Carbamazepin, Barbituraten, Benzodiazepinen Omeprazol, Vitamin-K-Antagonisten, Simvastatin, Losartan, Clopidogrel (Wirkminderung!).

 Regelmäßige Leberwertkontrolle, QT-Zeit-Verlängerungen, temporäre Farbsehstörungen.

4 Antiparasitäre Wirkung

Hermann C. Römer

4.1 Dihydrofolsäurereduktase-Inhibitoren

Proguanil

Früherer Begriff

–

Wirkmechanismus

Hemmung der Dihydrofolatreduktase des *Plasmodium falciparum*. Im Leberzyklus insbesondere wirksam gegen Leberschizonten.

Pharmakokinetik

Orale Bioverfügbarkeit (BV)	Plasmaproteinbindung (PPB)	Halbwertszeit (HWZ)	Elimination
Gut	75 %	20 h	Renal

Indikationen

Malariaprophylaxe und Therapie (als Kombinationspräparat).

Unerwünschte Arzneimittelwirkungen (UAW)

Leichte gastrointestinale Symptome, allergische Reaktionen, Kopfschmerzen, Husten.

Kontraindikationen

Übelkeit, Durchfall, Erbrechen, Hautausschlag, Blutarmut, Neutropenie, Fieber, Hyponatriämie, Kopfschmerzen, Schlaflosigkeit, erhöhte Leberenzymspiegel.

Embryotox: **ja** (grau). Kein Hinweis auf fetotoxisches Risiko, 1. Trimenon nur nach Risikoabwägung.

Embryotox: **ja** (grau). Bei kurzzeitiger Therapie akzeptabel.

Therapie ab 5 kg KG zugelassen.

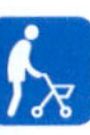
PRISCUS-Liste (PIM): **nein.** Leber- und Nierenfunktion berücksichtigen.

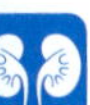
Bei akuter Niereninsuffizienz mit Vorsicht einsetzen.

Nicht bekannt.

Warfarin (Verstärken gerinnungshemmender Wirkung), Substrate oder Inhibitoren von CYP2C19 (z. B. Moclobemid, Fluvoxamid), Induktoren von CAP2C19 (z. B. Artemisinin, Carbamazepin).

In Verbindung mit Atovaquon zur Prophylaxe und Behandlung der Malaria zugelassen. Verkehrstüchtigkeit und Führen von Maschinen können beeinflusst sein.

4.2 $GABA_A$-Rezeptor-Aktivatoren

($GABA_A$R-Aktivatoren)

Ivermectin

Früherer Begriff

–

Wirkmechanismus

Bindet an Chloridkanäle (Glutamat-aktiviert). Einstrom von Chlorid-Ionen, Hyperpolarisation der Zellmembran, neuromuskuläre Paralyse der Parasiten durch Hyperpolarisation, Tod.

4

Pharmakokinetik

Orale Bioverfügbarkeit (BV)	Plasmaproteinbindung (PPB)	Halbwertszeit (HWZ)	Elimination
k. A.	k. A.	12 h Metaboliten (3 d)	Fäkal

Indikationen

Ektoparasiten, Fadenwürmer, Onchozerkose, Läuse, Skabies, Milben, Kaninchenflöhe, Dasselfliege, Schaflausfliege, Mikrofilarien. Rosacea: topische Anwendung.

Unerwünschte Arzneimittelwirkungen (UAW)

Neurologische Symptome wie Dämpfung, Müdigkeit, Schwäche, Schwindel, Schläfrigkeit, Tremor, Bauchschmerzen, Appetitmangel, Verstopfung, Durchfall, Übelkeit, Erbrechen, Juckreiz, Urtikaria, akute Hepatitis, Leberfunktionsstörungen, Hyperbilirubinämie, Hämaturie, Hautreaktionen (SJS, Stevens-Johnson-Syndrom), Enzephalopathie, Myalgien, Arthralgien, diffuse Schmerzen, urtikarielles Exanthem (infolge abgestorbener Mikrofilarien).

Kontraindikationen

Schwangerschaft und Stillzeit, Erkrankungen mit Störung der Blut-Hirn-Schranke.

Embryotox: **nein.** Kontraindiziert.

Embryotox: **nein.** Kontraindiziert.

Unter 5 Jahren (< 15 kg KG) kontraindiziert.

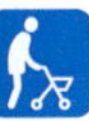
PRISCUS-Liste (PIM): **nein.** Leber- und Nierenfunktion berücksichtigen. Nutzen-Risiko-Abwägung. Begrenzte Studienlage.

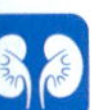
Begrenzte Studienlage.

Nutzen-Risiko-Abwägung. Leberwertkontrolle.

Cytochrom-P450 3A4 Hauptisoenzym des hepatischen Metabolismus. Substrate oder Inhibitoren und Induktoren von CYP3A4 (z. B. Carbamazepin). Warfarin (regelmäßige INR-Kontrolle), Erythromycin, Fluconazol, Ritonavir.

Viele Nebenwirkungen durch massenhaftes Absterben von Mikrofilarien.

4

4.3 Inhibitoren des Hämin-Abbaus

Lumefantrin

Früherer Begriff

–

Wirkmechanismus

Interferiert vermutlich in Plasmodien mit dem Abbau des für Parasiten toxischen Hämins zu Hämozoin.

Pharmakokinetik

Orale Bioverfügbarkeit (BV)	Plasmaproteinbindung (PPB)	Halbwertszeit (HWZ)	Elimination
k. A.	k. A.	2–6 Tage	Fäkal

Indikationen

Behandlung von Malaria durch *Plasmodium falciparum* (in Fixkombination mit Artemether).

Unerwünschte Arzneimittelwirkungen (UAW)

Inappetenz, Schlafstörungen, Insomnie, Kopfschmerz, Parästhesie, Schwindel, Palpitation, gastrointestinale Symptome, QT-Zeit-Verlängerung, Arthralgien, Myalgien.

Kontraindikationen

Komplizierte Malaria, Herzerkrankungen, QT-Zeit-Verlängerung, Stillzeit.

Embryotox: **nein.** 1. Trimenon: bei Resistenzen gegen andere Malariamedikamente. 2.–3. Trimenon: kein fetotoxisches Risiko bekannt.

Embryotox: **nein.** Kontraindiziert! 1 Woche pausieren zwischen Medikamenteneinnahme und erneutem Stillen.

Ab 5 kg KG.

PRISCUS-Liste (PIM): **nein.** Leber- und Nierenfunktion sowie Elektrolyte berücksichtigen.

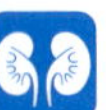
Geringe Datenlage.

Geringe Datenlage. Bei schwerer Leberinsuffizienz Vorsicht geboten.

Hepatisch metabolisiert via CYP3A4. Induktor von CYP3A4, CYP2C19. Inhibitor von CYP2D6, CYP1A2 (Fixkombination). Interaktionen mit folgenden Medikamenten: Flecainid, Metoprolol, Imipramid, Amitriptylin, Clomipramin, Rifampicin, Makrolide, Fluorochinolone, Imidazole, Triazole, Terfenadin, Astemizol, Cisaprid, Carbamazepin, Phenytoin.

Nur als Kombinationspräparat mit Artemether (Riamet®, Coartem®). Orale Gabe bei gleichzeitig fettreicher Mahlzeit, da Resorption erhöht.

4.4 Mikrotubuli-Inhibitoren

Mebendazol

Früherer Begriff

–

Wirkmechanismus

Hemmt Polymerisierung von Tubulin und damit die Mikrotubuli-abhängige Glukoseaufnahme selektiv und irreversibel.

Pharmakokinetik

4

Orale Bioverfügbarkeit (BV)	Plasmaproteinbindung (PPB)	Halbwertszeit (HWZ)	Elimination
Hoher First-Pass-Effekt 2–10 %	> 90 %	2,8–9 h	Renal Biliär

Indikationen

Ascaris lumbricoides, *Trichuris trichiura*, *Enterobius vermicularis*, *Ancylostoma duodenale* (*Echinococcus* hochdosiert, langfristig).

Unerwünschte Arzneimittelwirkungen (UAW)

Gastrointestinale Symptome, Diarrhö, allergische Reaktionen, hämatologische Komplikationen, Agranulozytose, Eosinophilie, Thrombozytopenie, Transaminasenerhöhung, Haarausfall.

Kontraindikationen

Schwangerschaft, Stillzeit, Leberinsuffizienz.

Embryotox: **ja** (grau). Kontraindikation.

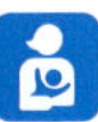
Embryotox: **ja** (grau). Kann in geringen Mengen in Muttermilch nachgewiesen werden, in Stillzeit kontraindiziert.

Ab 2. Lebensjahr empfohlen.

PRISCUS-Liste (PIM): **nein.** Leber- und Nierenfunktion sowie Elektrolyte berücksichtigen, kann in üblichen Dosen verabreicht werden.

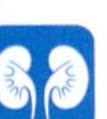
Keine Dosisanpassung erforderlich.

Bei Leber-Echinokokkose auf unerwünschte Wirkungen achten.

CYP3A4 hemmend, Mebendazol-Tabletten werden nur zu 5–10 % resorbiert. In der Leber extensiv in Hauptmetaboliten metabolisiert. Dazu besteht ein First-Pass-Effekt von etwa 80 %. Elimination vorwiegend extrarenal.

Allround-Anthelminthikum, bei speziellen Parasitosen (Auslandsaufenthalt) wenig Bedeutung.

4.5 Natriumkanal-Aktivatoren

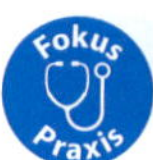

Permethrin

Früherer Begriff

–

Wirkmechanismus

Natriumkanalblocker, Kanäle können nicht mehr schließen, ungehinderter Natriumeinstrom, Lähmung, Tod. Systemische Resorption bei lokaler Anwendung von 2 %.

Pharmakokinetik

Orale Bioverfügbarkeit (BV)	Plasmaproteinbindung (PPB)	Halbwertszeit (HWZ)	Elimination
k. A.	k. A.	k. A.	k. A.

Indikationen

Kopfläuse, Krätze, topische Therapie von Rosacea.

Unerwünschte Arzneimittelwirkungen (UAW)

Hautirritationen, Brennen, Pruritus.

Kontraindikationen

Kinder < 2. LM.

Embryotox: **ja** (grau). Kein teratogenes oder fetotoxisches Risiko nachgewiesen. Darf in der Schwangerschaft bei Skabies angewandt werden, bei Läusebefall Reservemittel.

Embryotox: **ja** (grau). Exposition über Muttermilch nicht zu erwarten. Kann weitergestillt werden.

Säuglinge > 2. Lebensmonat bis 3 Jahre Maximaldosis pro Anwendung.

PRISCUS-Liste (PIM): **nein**. Keine altersbedingte Dosisanpassung erforderlich.

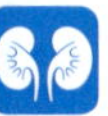
Nicht relevant, da topische Anwendung.

Nicht relevant, da topische Anwendung.

Mit Synergisten Piperonylbutoxid, Abbauhemmung.

Als Monopräparate (InfectoPedicul®, InfectoScab®, No Bite®) und Kombinationspräparate im Handel.

PRAXISTIPPS

- Mittel der Wahl bei Skabies. In der Therapie der Pedikulose keine Relevanz mehr.
- Einmalige Anwendung i. d. R. ausreichend (Erfolgsrate ca. 75 %). Aufgrund von Resistenzgefahr auf Einmalanwendung und ggf. notwendige Wiederholungsbehandlung beschränken.
- Unnötigen Hautkontakt vermeiden und Einmalhandschuhe beim Auftragen verwenden.
- Creme lückenlos auf gesamten Körper auftragen. Mund, Augen und Schleimhäute aussparen. Einwirkzeit mindestens 8–12 h, anschließend gründlich lauwarm mit Duschgel abduschen. Schwangere sollen Brustpartie aussparen und 5 Tage Stillpause einlegen.
- Getragene Kleidung und Wäsche für 72 h luftdicht verpacken, im Anschluss bei > 50 °C waschen.

4.6 Radikalbildner

Artemether

Früherer Begriff

–

Wirkmechanismus

Inhibitor auf Ebene der Nahrungsvakuole, toxische Radikalbildner, Nukleinsäure- und Proteinsynthese-Hemmung (Endoperoxid ist relevantes Strukturelement).

Pharmakokinetik

Orale Bioverfügbarkeit (BV)	Plasmaproteinbindung (PPB)	Halbwertszeit (HWZ)	Elimination
k. A.	95 %	2 h	Fäkal

Indikationen

Akute unkomplizierte Malaria bei *Plasmodium falciparum* (Chloroquin-resistente Regionen).

Unerwünschte Arzneimittelwirkungen (UAW)

Bradykardie, QT-Zeit-Veränderungen, zentralnervöse Symptome, Kopfschmerzen, Appetitmangel, Schwindel, Schwäche, Muskel- und Gelenkschmerzen.

Kontraindikationen

Nicht in Verbindung mit Grapefruitsaft, Malaria mit schwerer Verlaufsform, QT-Zeit-Verlängerung, Herzinsuffizienz, Bradykardie, Elektrolytstörungen, symptomatische Herzrhythmusstörungen.

Embryotox: **ja** (grau). Im 1. Trimenon andere Medikamente vorziehen, 2.–3. Trimenon: kein fetotoxisches Risiko nachgewiesen, Mittel der 1. Wahl. Bei Anwendung im 1. Trimenon weiterführende Ultraschalldiagnostik im Verlauf.

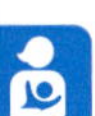

Embryotox: **ja** (grau). Bei kurzzeitiger Therapie akzeptabel.

Ab 5 kg KG zugelassen, darunter keine Datenlage und keine Dosisempfehlung

PRISCUS-Liste (PIM): **nein.** Keine Studien über 65 LJ, regelmäßige Kaliumspiegelkontrolle und EKG zur Beurteilung QT-Intervall.

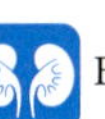

Bei schwerer Niereninsuffizienz nicht empfohlen.

Bei schwerer Leberinsuffizienz nicht empfohlen.

Substrat von CYP3A4 (Induktion von CYP3A4, CYP2C19, Hemmung CYP2D6, CYP1A2 [Fixkombination]). Flecainid, Metoprolol, Imipramid, Amitriptylin, Clomipramin, Rifampicin, Makrolide, Fluorochinolone, Imidazole, Triazole, Terfenadin, Astemizol, Cisaprid, Carbamazepin, Phenytoin, Ritonavir, Lopinavir, Efavirenz, Nevirapin, Johanniskraut. Hormonelle Kontrazeptiva können Effektivität verlieren.

Nur als Kombinationspräparat mit Lumefantrin (Riamet®, Coartem®).

4.7 Reduktoren der Oberflächenspannung

Dimeticon

Früherer Begriff

–

Wirkmechanismus

Dringt in Atemsystem der Läuse und Larven ein, verschließt sie. Die Laus erstickt. Nur topische Anwendung, wird nach vorgegebener Einwirkzeit wieder ausgewaschen.

Pharmakokinetik

Orale Bioverfügbarkeit (BV)	Plasmaproteinbindung (PPB)	Halbwertszeit (HWZ)	Elimination
k. A.	k. A.	k. A.	k. A.

Indikationen

Topische Anwendung bei Kopfläusen, Filzläusen.

Unerwünschte Arzneimittelwirkungen (UAW)

Allergische Reaktionen.

Kontraindikationen

Hautreizung, keine weiteren bekannt.

Embryotox: **ja** (grün). In gesamter Schwangerschaft als gut verträglich beschrieben. Darf während der Schwangerschaft angewendet werden.

Embryotox: **ja** (grün). Unter oraler oder lokaler mütterlicher Therapie darf gestillt werden.

Keine Einschränkung.

PRISCUS-Liste (PIM): **nein.** Keine altersbedingte Dosisanpassung notwendig.

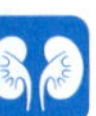
Nicht relevant, da topische Anwendung.

Nicht relevant, da topische Anwendung.

Keine bekannt.

Keine.

4.8 Ubichinon-Analoga

Atovaquon

Früherer Begriff

–

Wirkmechanismus

Hemmung des mitochondrialen Elektronentransports, was zu einer Blockierung der Nukleinsäure- und ATP-Synthese führt.

Pharmakokinetik

Orale Bioverfügbarkeit (BV)	Plasmaproteinbindung (PPB)	Halbwertszeit (HWZ)	Elimination
23–47 %	> 99 %	2–3 Tage	Fäkal (> 90 %)

Indikationen

Vorbeugung und Behandlung von Malaria (auch gegen Babesien wirksam), *Pneumocystis*-Pneumonie, Toxoplasmose.

Unerwünschte Arzneimittelwirkungen (UAW)

Gastrointestinale Symptome, Hautekzeme, Kopfschmerzen, Anämie. Neutropenie, Fieber, Hyponatriämie, Schlafstörungen, Transaminasenanstieg, Angioödem, Bronchospasmus.

Kontraindikationen

Schwere Niereninsuffizienz.

Embryotox: **ja** (grau). Begrenztes Reservemittel aufgrund begrenzter Erfahrungen. Risiko-Nutzen-Abwägung. Regionale Resistenzlage bei Malaria beachten. **Besser geeignete Alterative bei** *Pneumocystis*-**Pneumonie:** Cotrimoxazol.

Embryotox: **ja** (grau). Stillen erscheint bei kurzzeitiger Therapie akzeptabel.

Ab 5 kg KG zugelassen.

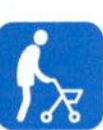
PRISCUS-Liste (PIM): **nein.** Kontrolle von Leber- und Nierenparametern sowie Elektrolyten.

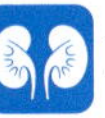
Bei schwerer Niereninsuffizienz kontraindiziert.

Keine Datenlage, keine Dosisanpassung vorgesehen.

Warfarin, Rifabutin, Rifampicin, Tetrazykline, Metoclopramid, Etoposid.

Als Fixkombination mit Proguanil (Malarone®).

5 Antivirale Wirkung

Hermann C. Römer

5.1 DNA-Polymerase-Inhibitoren

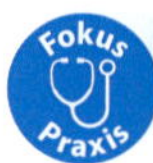

Aciclovir

Früherer Begriff

–

Wirkmechanismus

Hemmt DNS-Polymerase, somit Synthese von viraler DNS. Intrazelluläre Phosphorylierung zur Aktivierung erforderlich.

Pharmakokinetik

Orale Bioverfügbarkeit (BV)	Plasmaproteinbindung (PPB)	Halbwertszeit (HWZ)	Elimination
10–30 % (dosisabhängig)	9–33 %	2–4 h	Renal

5

Indikationen

Genitaler Herpes simplex, Herpes Zoster, topischer Herpes labiales.

Unerwünschte Arzneimittelwirkungen (UAW)

Gastrointestinale Symptome, Kopfschmerz, allergische Reaktionen, Anstieg Leberenzyme, Haarausfall.

Kontraindikationen

Kopfschmerzen, Schwindel, gastrointestinale Störungen (Übelkeit, Erbrechen, Durchfall, Bauchschmerzen), Hautreaktionen: Hautausschlag, Juckreiz. Selten Störung der Nierenfunktion, Nierenschmerzen und Nierenversagen.

Embryotox: **ja** (grün). Lokale Anwendung unbedenklich. Bei schwerer mütterlicher Erkrankung oder zum Schutz vor intrauteriner Infektion systemisch vertretbar.

Embryotox: **ja** (grün). Bei einer lokalen oder systemischen Therapie kann uneingeschränkt weitergestillt werden.

Dosisanpassung erforderlich, Dosierung s. Fachinformation.

PRISCUS-Liste (PIM): **nein.** Dosisanpassung, Flüssigkeitszufuhr bei i.v.-Gabe. Regelmäßige Nierenwertkontrolle.

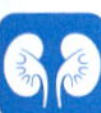
Dosisanpassung, bei fortgeschrittener Niereninsuffizienz oder Anurie keine Datenlage, daher vermeiden.

Keine Dosisanpassung erforderlich.

Aminoglykoside, Theophyllin, Cimetidin, Probenecid.

Bei EBV, ZMV und Varizellen nur bedingt wirksam. Bei paravenöser Injektion schwere Lokalreaktionen bis Gewebsnekrose möglich. Bei Herpes-simplex-Enzephalitis und Herpes simplex bei Neugeborenen i.v.-Behandlung. Stets ausreichende Flüssigkeitszufuhr während Therapie.

PRAXISTIPPS

- Bei peroraler Gabe im Falle einer Herpes-Zoster-Infektion ist eine 5 × tägliche Gabe nötig. Bei Bedenken bezüglich therapeutischer Compliance (z.B. geriatrische Patienten), eingeschränkter häuslicher Versorgung (Pflegedienst kommt nur morgens und abends) oder Pflegeheimversorgung, besser auf Brivudin zurückgreifen → 1 × tägliche Gabe ausreichend.
- Bei Therapie eines Herpes labialis ist ebenfalls eine 5 × tägliche Auftragung der Salbe notwendig. Aciclovir zur Behandlung eines Lippenherpes ist apothekenpflichtig (OTC = Over the counter).
- Bei intravenöser Therapie korrekte Lage der Venenverweilkanüle prüfen. Paravasat kann Hautnekrosen hervorrufen!

Ganciclovir

Früherer Begriff

–

Wirkmechanismus

Nukleosid-Analogon. Wird in Zellen zu Ganciclovirtriphosphat phosphoryliert, hemmt virale DNS-Synthese.

Pharmakokinetik

Orale Bioverfügbarkeit (BV)	Plasmaproteinbindung (PPB)	Halbwertszeit (HWZ)	Elimination
Ca. 5 %	1–2 %	1,7–5,8 h	Renal

Indikationen

Schwere CMV-Infektion bei immunsupprimierten Patienten, Herpes-simplex-Keratokonjunktivitis (topische Anwendung).

Unerwünschte Arzneimittelwirkungen (UAW)

Gastrointestinale Symptome, Fieber, Myelosuppression wie Neuropenie, Thrombozytopenie, Anämie, Hautveränderungen, zentralnervöse Begleiterscheinungen.

Kontraindikationen

Gleichzeitige Einnahme von Imipenem-Cilastatin, Neutropenie, Thrombopenie, Schwangerschaft und Stillzeit.

Embryotox: **ja** (grau). Nur in Ausnahmefällen nach sorgfältiger Risiko-Nutzen-Abwägung. Insbesondere im 1. Trimenon sehr kritisch prüfen. **Besser geeignete Alternative bei Herpes-simplex-Keratokonjunktivitis:** Aciclovir.

Embryotox: **ja** (grau). Kontraindiziert.

Dosisanpassung erforderlich, Dosierung s. Fachinformation.

PRISCUS-Liste (PIM): **nein.** Keine Studien zur Sicherheit und Wirksamkeit durchgeführt. Nierenfunktion beachten, ggf. Dosisreduktion.

Dosisanpassung erforderlich (s. Fachinformation).

Vorsichtige Anwendung und regelmäßige Kontrolle Transaminasen.

Keine Cytochom-P450-Isoenzym-Beeinflussung. Probenecid, Didanosin, Zidovudin.

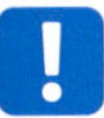

Kreuzallergie mit Aciclovir, Penciclovir möglich. Bei Einnahme von Medikamenten mit myelosuppressiven Eigenschaften engmaschige Überwachung. Für Männer bei Kinderwunsch Kontrazeption während und 90 Tage nach Therapie.

5.2 Integrase-Inhibitoren

Elvitegravir

Früherer Begriff

–

Wirkmechanismus

Integrasehemmer. Integrase verantwortlich für DNS- und RNS-Einbringung in Wirts-DNA. Hemmung der Virusvermehrung.

Pharmakokinetik

Orale Bioverfügbarkeit (BV)	Plasmaproteinbindung (PPB)	Halbwertszeit (HWZ)	Elimination
Abhängig von Mahlzeit	> 98 %	12,9 h	Renal

Indikationen

5

HIV-1.

Unerwünschte Arzneimittelwirkungen (UAW)

Gastrointestinale Symptome, Diarrhö, Kopfschmerz, Hautausschläge, Müdigkeit.

Kontraindikationen

Schwangerschaft. Gleichzeitige Therapie mit Tenofoviralafenamid, Tenofovirdisoproxil, Lamivudin, Adefovirdipivoxil.

Embryotox: **nein.** Kontrazeption unter Therapie, bei Schwangerschaft Alternativpräparat.

Embryotox: **nein.** Kontraindiziert (HIV-positive Mütter sollten generell nicht stillen wegen HIV-Übertragungsgefahr).

> 12. LJ. > 35 kg KG, in Ausnahmefällen > 6. LJ, > 25 kg KG; < 6. LJ und < 25 kg KG keine Datenlage.

PRISCUS-Liste (PIM): **nein.** Keine altersbedingte Dosisanpassung erforderlich.

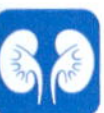
Bei GFR < 30 ml/min vermeiden, bei Dialysepatienten während Hämodialyse-Therapie möglich.

Ab Child-Pugh-Klasse C nicht empfohlen, da fehlende Datenlage. Bei Patienten mit vorbestehender Leberfunktionsstörung, einschließlich einer chronischen aktiven Hepatitis, kommt es unter einer antiretroviralen Kombinationstherapie (ART) häufiger zu Veränderungen der Leberfunktion.

5

Substrat von CYP3A, UGT1A1, UGT1A3. Rifampicin, Carbamazepin, Phenobarbital, Phenytoin, Hypericin (*Hypericum perforatum, Johanniskraut*), Alfuzosin, Amiodaron, Chinidin, Ergotamin, Ergometrin, Cisaprid, Simvastatin, Lovastatin, Primozid, Lurasidon, Sildenafil, Midazolam, Triazolam.

Nur in Fixkombination mit Cobicistat und Emtricitabin. Patienten mit chronischer Hepatitis B oder C, die eine antiretrovirale Therapie erhalten, weisen ein erhöhtes Risiko für das Auftreten schwerwiegender, möglicherweise letal verlaufender hepatischer Nebenwirkungen auf. Bei Erbrechen bis 1 h nach Medikamenteneinnahme erneute Einnahme erforderlich. Bei der Mahlzeit einzunehmen, fettreiche Mahlzeiten erhöhen die Resorption.

Raltegravir

Früherer Begriff

–

Wirkmechanismus

Integrasehemmer. Integrase verantwortlich für DNS- und RNS-Einbringung in Wirts-DNA. Hemmung der Virusvermehrung.

Pharmakokinetik

Orale Bioverfügbarkeit (BV)	Plasmaproteinbindung (PPB)	Halbwertszeit (HWZ)	Elimination
k. A. (individuell)	83 %	9 h	Renal

Indikationen

HIV-1.

Unerwünschte Arzneimittelwirkungen (UAW)

5

Gastrointestinale Symptome, Kopfschmerz, Pruritus, Lipodystrophie, Hyperhidrose, Arthralgien, Fieber, Infektionen oberer Atemwege, Erschöpfung, Myopathie, Rhabdomyolyse, Haut- und Überempfindlichkeitssyndrome.

Kontraindikationen

Bei antiviraler Kombinationstherapie in Abhängigkeit von den weiteren Substanzen.

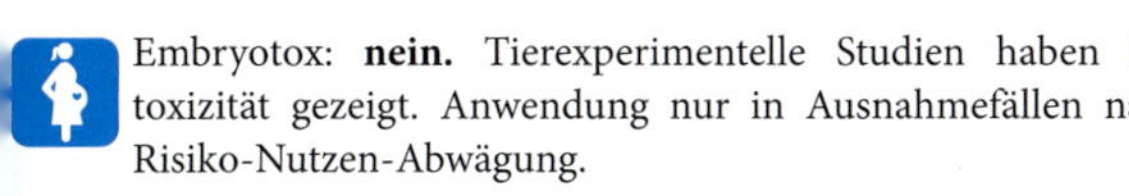

Embryotox: **nein.** Tierexperimentelle Studien haben Reproduktionstoxizität gezeigt. Anwendung nur in Ausnahmefällen nach sorgfältiger Risiko-Nutzen-Abwägung.

Embryotox: **nein.** Nicht empfohlen (HIV-positive Mütter sollten generell nicht stillen wegen HIV-Übertragungsgefahr).

Kontraindiziert <4 Wochen (Sicherheit und Wirksamkeit nicht untersucht).

PRISCUS-Liste (PIM): **nein.** Datenlage begrenzt, daher mit Vorsicht einzusetzen.

Keine Dosisanpassung erforderlich.

Bei schwerer Leberinsuffizienz mit Vorsicht anwenden.

Substrat von UGT1A1. Rifampicin, Johanniskraut, Efavirenz, Neviparin, Etavirin, Rifabutin, Atazanavir, H^+-Blocker, aluminium- und magnesiumhaltige Antazida.

Bei Patienten mit Depression oder psychischen Erkrankungen ist Vorsicht geboten. Patienten mit chronischer Hepatitis B oder C haben ein erhöhtes Risiko für schwerwiegende und potenziell tödliche hepatische Nebenwirkungen. Interagiert nicht mit Cytochrom P450.

5.3 Neuraminidase-Inhibitoren

Oseltamivir

Früherer Begriff

–

Wirkmechanismus

Neuraminidasehemmer Oseltamivirphosphat als Prodrug, rasch resorbiert und überwiegend durch hepatische Esterasen nahezu vollständig zu aktivem Metaboliten „**Oseltamivircarboxylat**". Hemmung im Replikationszyklus, **virostatisch.** Inhibition des Enzyms Neuraminidase auf der Oberfläche der Viren. Verkürzung von Dauer und Schweregrad der Erkrankung.

Pharmakokinetik

Orale Bioverfügbarkeit (BV)	Plasmaproteinbindung (PPB)	Halbwertszeit (HWZ)	Elimination
Prodrug <5 % Metabolit >75 %	42 %	1–3 h/6–10 h (Oseltamivircarboxylat)	Renal

5

Indikationen

Vorbeugung und Behandlung der Influenza A und B.

Unerwünschte Arzneimittelwirkungen (UAW)

Gastrointestinale Symptome, allergische Reaktionen, Verschlechterung bestehender Atemwegserkrankungen, Kopfschmerzen, neuropsychiatrische Erkrankungen, fulminante Hepatitis, Transaminasenanstieg, angioneurotisches Ödem, Stevens-Johnson-Syndrom mit toxisch epidermaler Nekrolyse, gastrointestinale Blutungen. Bronchitis, Fieberbläschen (Infektion durch Herpesviren), Husten, Benommenheit, Fieber, Schmerzen, Schmerzen in den Gliedmaßen, laufende Nase, Schlafstörungen, Halsschmerzen, Bauchschmerzen, Müdigkeit, Völlegefühl im Oberbauch, Infektionen der oberen Atemwege (Entzündung von Nase, Rachen und Nasennebenhöhlen).

Kontraindikationen

Keine weiteren KI genannt.

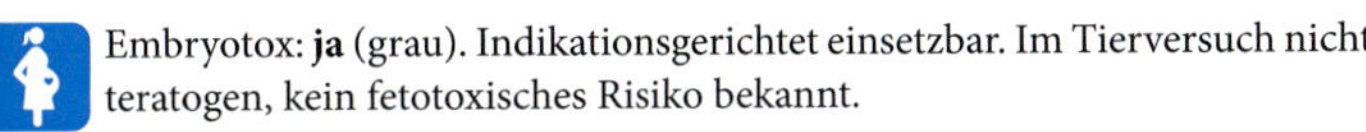

Embryotox: **ja** (grau). Indikationsgerichtet einsetzbar. Im Tierversuch nicht teratogen, kein fetotoxisches Risiko bekannt.

Embryotox: **ja** (grau). Bei indikationsgerechter Anwendung Stillen möglich. Symptome bei gestillten Kindern bisher nicht beschrieben.

> 1. LJ Dosis gewichtsadaptiert, keine Dosierungsempfehlung für frühgeborene Kinder < 36 Wochen postkonzeptionelles Alter.

PRISCUS-Liste (PIM): **nein.** Keine Dosisanpassung erforderlich.

Dosisanpassung erforderlich, Dosierung s. Fachinformation.

Keine Dosisanpassung erforderlich.

Gering, da Cytochrom P450 und Glukuronidasesystem unabhängige Metabolisierung. Gegebenenfalls leichte Konkurrenz um renale tubuläre Sekretion.

Vorsicht bei chronischen Erkrankungen von Herz und Lunge und geschwächtem Immunsystem! Neuropsychiatrische Ereignisse als Möglichkeit schwerwiegender Nebenwirkungen vor allem bei Kindern und Jugendlichen. Bei Patienten mit schwachem Immunsystem Therapie mindestens für 10 Tage für die Behandlung und 6–12 Wochen für die Prophylaxe.

5.4 Nichtnukleosidische Reverse-Transkriptase-Inhibitoren

(NNRTIs)

Efavirenz

Früherer Begriff

–

Wirkmechanismus

Nichtnukleosidischer Reverse-Transkriptase-Inhibitor (NNRTI). Nicht-kompetitive Bindung an die Reverse Transkriptase (ein Enzym, das die virale RNA in DNA überführt und bei der Virusvermehrung von Bedeutung ist) von HIV-1 nahe der Substratbindungsstelle für Nukleoside → Blockade der katalytisch aktiven Bindungsstelle → Verlangsamung der viralen Polymerisation.

Pharmakokinetik

Orale Bioverfügbarkeit (BV)	Plasmaproteinbindung (PPB)	Halbwertszeit (HWZ)	Elimination
k. A.	99 %	40–55 h	Fäkal (16–61 %) > renal (14–34 %)

Indikationen

HIV.

Unerwünschte Arzneimittelwirkungen (UAW)

Schwindel, Schläfrigkeit, Albträume, Depression, Psychose (Suizidalität steigernd), Exanthem.

Kontraindikationen

Kinderwunsch, psychiatrische Vorerkrankungen. Johanniskraut, schwere Leberinsuffizienz, Terfenadin, Astemizol, Cisaprid, Midazolam, Triazolam, Pimozid, Bepridil oder Mutterkorn-Alkaloide (z. B. Ergotamin, Dihydroergotamin, Ergometrin und Methylergometrin), Elbasvir/Grazoprevir, Herzrhythmusstörungen mit QT-Zeit-Verlängerung, Bradykardie, dekompensierte Herzinsuffizienz, schwere Elektrolytverschiebungen; Arzneimittel, die die QT-Zeit verlängern: Antiarrhythmika der Klassen IA und III, Neuroleptika, Antidepressiva, bestimmte Antibiotika, darunter einige Vertreter der folgenden Klassen: Makrolide, Fluorochinolone, Imidazol und Triazol-Antimykotika; bestimmte nicht sedierende Antihistaminika (Terfenadin, Astemizol), Cisaprid, Flecainid, bestimmte Antimalariamittel, Methadon.

 Embryotox: **nein.** Kontraindiziert. Schwangerschaftsverhütung bis 12 Wochen nach Therapie (ggf. vorher Schwangerschaft).

 Embryotox: **nein.** Unterbrechen unter Therapie.

 > 3. LJ.

 PRISCUS-Liste (PIM): **nein.** Keine Studienlage.

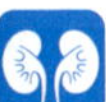 Keine Studienlage. Weniger als 1 % der Efavirenzdosis wird unverändert im Urin ausgeschieden, daher geringe Auswirkung angenommen.

 Kontraindiziert bei schwerer Leberinsuffizienz (Child-Pugh C).

 CYP3A4, CYP2C9, CYP2C19, CYP2B6. Ritonavir, Voriconazol, Grapefruitsaft (verstärkt), Ginkgo, Johanniskraut (vermindert). Terfenadin, Astemizol, Cisaprid, Midazolam, Thiazolam, Pinozid, Bepridil, Mutterkornalkaloide (Ergotamin, Ergometrin). Efavirenz induziert CYP3A4 und CYP2B6 und hemmt CYP2C9, Cyp2C19.

 Fettreiche Mahlzeit bei Einnahme erhöht Resorption. Zur Verbesserung der Verträglichkeit hinsichtlich ZNS-Nebenwirkungen wird die Einnahme der Dosis vor dem Schlafengehen empfohlen. Darf nicht mit CYP3A4-Substraten mit einer engen therapeutischen Breite kombiniert werden.

Nevirapin

Früherer Begriff

–

Wirkmechanismus

Bindet nicht kompetitiv an Reverse Transkriptase von HIV-Blockierung der katalytisch aktiven Bindungsstelle nahe der Substratbindestelle für Nukleoside, Verlangsamung der Polymerisation.

Pharmakokinetik

Orale Bioverfügbarkeit (BV)	Plasmaproteinbindung (PPB)	Halbwertszeit (HWZ)	Elimination
Als Kombination, keine Daten für Einzelsubstanz	60 %	22–84 h	Als Kombination, keine Daten für Einzelsubstanz

Indikationen

HIV-1 (antiretrovirale Kombinationstherapie), Verringerung der postnatalen Virustransmission in der Stillphase.

Unerwünschte Arzneimittelwirkungen (UAW)

Toxische Hepatitis, Transaminasen ↑, Exanthem, Übelkeit, Erbrechen, Müdigkeit, Kopf-/Muskelschmerzen, Fieber, Stevens-Johnson-Syndrom.

Kontraindikationen

Schwangerschaft, Stillzeit, Leberinsuffizienz, Johanniskraut, Rifampicin.

Embryotox: **nein.** Kontraindiziert.

Embryotox: **nein.** Kontraindiziert.

> 3. LJ. Dosisanpassung. Zugelassen für Säuglinge zur Verringerung der postnatalen Virustransmission beim Stillen.

PRISCUS-Liste (PIM): **nein.** Keine Studienlage.

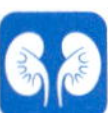
Dosisanpassung bei Dialysepatienten.

Kontraindiziert bei schwerer Leberinsuffizienz (Child-Pugh C).

Hepatische Metabolisierung via CYP3A4 (Induktor von CYP3A und möglicherweise CYP 2B6). Fluconazol, Makrolidantibiotika, Johanniskraut, Methadon, Kontrazeptiva, Warfarin, Cimetidin, Virostatika, Antimykotika, Integrase-Inhibitoren, Entry-Inhibitoren, Proteasehemmer, NNRTIs, NRTIs.

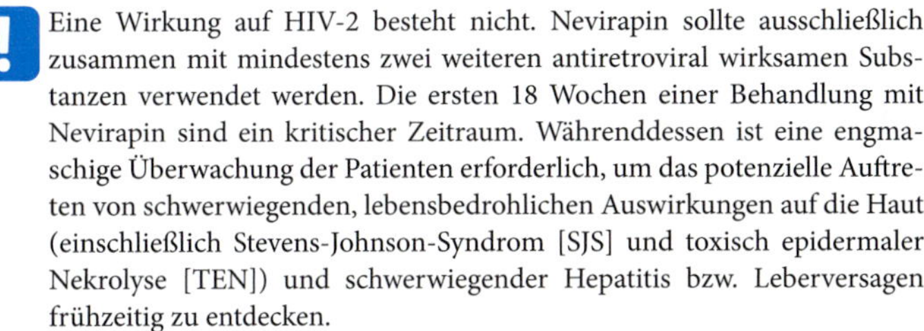
Eine Wirkung auf HIV-2 besteht nicht. Nevirapin sollte ausschließlich zusammen mit mindestens zwei weiteren antiretroviral wirksamen Substanzen verwendet werden. Die ersten 18 Wochen einer Behandlung mit Nevirapin sind ein kritischer Zeitraum. Währenddessen ist eine engmaschige Überwachung der Patienten erforderlich, um das potenzielle Auftreten von schwerwiegenden, lebensbedrohlichen Auswirkungen auf die Haut (einschließlich Stevens-Johnson-Syndrom [SJS] und toxisch epidermaler Nekrolyse [TEN]) und schwerwiegender Hepatitis bzw. Leberversagen frühzeitig zu entdecken.

5.5 Nukleosidische/nukleotidische Reverse-Transkriptase-Inhibitoren

(NRTIs)

Emtricitabin

Früherer Begriff

–

Wirkmechanismus

Nukleosidische Reverse-Transkriptase-Inhibitoren (NRTI). Analogon dem Nukleosid Cytidin. Wird in der Zelle zum Nukleotid phosphoryliert. In Konkurrenz mit dem natürlichen Nukleotid Desoxycytosintriphosphat (dCTP) wird Emtricitabintriphosphat in die DNA eingebaut. Der Einbau des „falschen Nukleosids" führt zum Kettenabbruch und zur Hemmung der viralen Reversen Transkriptase.

Pharmakokinetik

Orale Bioverfügbarkeit (BV)	Plasmaproteinbindung (PPB)	Halbwertszeit (HWZ)	Elimination
Als Kombination, keine Daten für Einzelsubstanz	< 4 %	10 h	Als Kombination, keine Daten für Einzelsubstanz

Indikationen

HIV-1 + 2.

Unerwünschte Arzneimittelwirkungen (UAW)

Anämie bei Kindern, Hyperpigmentierung der Haut, Schwindel, gastrointestinale Symptome, Hyperlipidämie, Schlafstörungen, Juckreiz, Rhabdomyolyse.

Kontraindikationen

Kopfschmerzen, Durchfall, Übelkeit, Müdigkeit, Schwindel, Depression, Schlafstörungen, Hautausschlag, Bauchschmerzen, Schwäche, Husten, Rhinitis und eine verstärkte Hautpigmentierung bei Kindern. Laktatazidose und schwere Lebervergrößerung.

Embryotox: **nein.** Kontraindiziert. Empfehlung einer wirksamen Empfängnisverhütung.

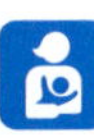
Embryotox: **nein.** Kontraindiziert.

> 4. LJ. Als Kombinationspräparat ab 12. LJ bzw. > 35 kg KG.

PRISCUS-Liste (PIM): **nein.** Keine Studienlage.

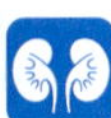
Dosisanpassung, ggf. Einzelpräparat.

Bei hepatischen Vorerkrankungen Gefahr der toxischen Hepatitis. Kontraindiziert bei schwerer Leberinsuffizienz (Child-Pugh C).

Interagiert nicht mit CYP450.

Nur in Fixkombination mit Cobicistat und Elvitegravir.

Tenofovir

Früherer Begriff

–

Wirkmechanismus

Hemmung des Enzyms Reverse Transkriptase. Das Arzneimittel in Form der Prodrugs Tenofovirdisoproxil wird intrazellulär zu Tenofovirphosphat metabolisiert (ein Analog zu Adenosin-5-monophosphat).

Pharmakokinetik

Orale Bioverfügbarkeit (BV)	Plasmaproteinbindung (PPB)	Halbwertszeit (HWZ)	Elimination
25 % (mit Nahrung 40 %)	< 0,7 %	12–18 h	Renal

Indikationen

HIV-Behandlung, HIV-Prophylaxe, chronische Hepatitis B.

Unerwünschte Arzneimittelwirkungen (UAW)

Hautausschlag, Diarrhö, Kopfschmerzen, Schmerzen, Depression, Schwäche, Übelkeit.

Kontraindikationen

Keine weiteren KI genannt.

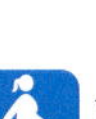 Embryotox: **nein.** Keine Datenlage, Nutzen-Risiko-Abwägung.

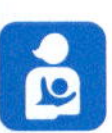 Embryotox: **nein.** Keine Datenlage, Vermeiden, generell kein Stillen bei HIV- und Hepatitis-Infektionen.

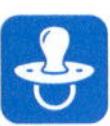 Keine Datenlage.

 PRISCUS-Liste (PIM): **nein.** Keine Datenlage bei Patienten > 65 LJ.

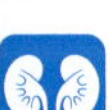 Vorsichtige Anwendung. Regelmäßige Kontrolle der Nierenwerte.

 Nicht erforderlich.

 Interaktion mit CYP3A4.

 Einnahme mit den Mahlzeiten erhöht Bioverfügbarkeit. Zusatznutzen als Mittel in Kombinationspräparat.

5.6 NSSA-Inhibitoren

Ledipasvir

Früherer Begriff

–

Wirkmechanismus

Blockade des viralen Nichtstrukturproteins NS5A (Non-Structural Protein 5A) = Target Phosphoprotein, welches in RNA-Replikation eine Rolle spielt → virale RNA-Replikation, Assemblierung und Freisetzung ↓

Pharmakokinetik

Orale Bioverfügbarkeit (BV)	Plasmaproteinbindung (PPB)	Halbwertszeit (HWZ)	Elimination
Als Kombination, keine Daten für Einzelsubstanz	Als Kombination, keine Daten für Einzelsubstanz	Als Kombination, keine Daten für Einzelsubstanz	Als Kombination, keine Daten für Einzelsubstanz

5

Indikationen

Hepatitis C.

Unerwünschte Arzneimittelwirkungen (UAW)

Kopfschmerzen, Erschöpfung.

Kontraindikationen

Gleichzeitige Therapie mit Rosuvastatin, Johanniskraut.

Embryotox: **nein.** Keine Datenlage, daher vermeiden.

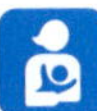
Embryotox: **nein.** Keine Datenlage, daher vermeiden.

Die Sicherheit und Wirksamkeit von Harvoni® (Kombipräparat) bei pädiatrischen Patienten im Alter von < 12 Jahren ist nicht erwiesen. Es liegen keine Daten vor.

PRISCUS-Liste (PIM): **nein.** Keine altersbedingte Dosisanpassung erforderlich.

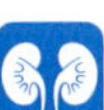
Bei Patienten mit schwerer Nierenfunktionsstörung und bei dialysepflichtigen Patienten mit einer terminalen Niereninsuffizienz liegen begrenzte Sicherheitsdaten vor. Kann ohne Dosisanpassung angewendet werden, wenn keine anderen relevanten Behandlungsoptionen verfügbar sind.

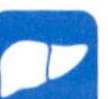
Keine Dosisanpassung erforderlich, auch nach Lebertransplantation zugelassen.

Substrat von P-Glykoprotein und BCRP. Carbamazepin, Phenobarbital, Phenytoin, Rifampicin, Rifabutin, Ledipasvir, Sofosbuvir, Amiodaron, Oxcarbazepin.

Als Fixkombination mit anderen Virustatika (z. B. mit Sofosbuvir [Harvoni®]). Blutzuckerspiegel diabetischer Patienten engmaschig überwachen, kann BZ senken, engmaschige Kontrolle der INR-Werte bei Patienten unter Vitamin-K-Antagonisten-Therapie.

5.7 NSSB-Inhibitoren

Sofosbuvir

Früherer Begriff

–

Wirkmechanismus

Hemmung des viralen Enzyms RNA-abhängige RNA-Polymerase NS5B, in RNA integriert, führt zu einem Kettenabbruch. Prodrug und Nukleotid-Analogon, in der Zelle phosphoryliert und aktiviert.

Pharmakokinetik

Orale Bioverfügbarkeit (BV)	Plasmaproteinbindung (PPB)	Halbwertszeit (HWZ)	Elimination
> 90 %	85 %	0,4 (27) h	Überwiegend renal

Indikationen

In Kombination mit anderen Arzneimitteln zur Behandlung der chronischen Hepatitis C (CHC) beim Erwachsenen und Jugendlichen > 12 Jahre.

Unerwünschte Arzneimittelwirkungen (UAW)

Müdigkeit, Kopfschmerzen, Übelkeit, Schlafstörungen, Anämie.

Kontraindikationen

Anwendung mit starken P-Glykoprotein-Induktoren (Rifampicin, Johanniskraut, Carbamazepin, Phenobarbital, Phenytoin), Schwangerschaft.

Embryotox: **nein**. Kontraindiziert. Anwendung sollte vorsichtshalber vermieden werden.

Embryotox: **nein**. Soll während der Stillzeit nicht angewendet werden.

< 12. LJ kontraindiziert (Sicherheit und Wirksamkeit nicht erwiesen).

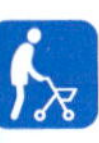

PRISCUS-Liste (PIM): **nein.**

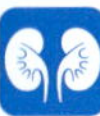

Bei schwerer Nierenfunktionsstörung oder bei hämodialysepflichtigen Patienten mit einer terminalen Niereninsuffizienz wurden weder die Sicherheit noch eine geeignete Dosis bestimmt.

Keine Dosisanpassung erforderlich. Sicherheit und Wirksamkeit bei dekompensierter Leberzirrhose nicht erwiesen.

Substrat von P-Glykoprotein und BCRP (Breast Cancer Resistance Protein).

Kann zu einer dauerhaften Heilung von der Krankheit führen. Wird in Kombination mit anderen Virustatika gegeben, z. B. Ledipasvir (Harvoni®).

5.8 Protease-Inhibitoren

Atazanavir

Früherer Begriff

–

Wirkmechanismus

Bindet an virale Protease, Hemmung der Vermehrung, Senkung der Viruslast.

Pharmakokinetik

Orale Bioverfügbarkeit (BV)	Plasmaproteinbindung (PPB)	Halbwertszeit (HWZ)	Elimination
Als Kombination, keine Daten für Einzelsubstanz	86 %	12 h	Als Kombination, keine Daten für Einzelsubstanz

Indikationen

5 HIV.

Unerwünschte Arzneimittelwirkungen (UAW)

Bilirubinanstieg, Ikterus, gastrointestinale Störungen, Bauchschmerzen, Übelkeit, Diarrhö, erhöhte Cholesterinwerte, Hyperlipidämie, Lipodystrophie, periphere neurologische Symptome, Schwindel, Muskelschmerz, Depression, Fieber, QT-Intervall-Verlängerung.

Kontraindikationen

Gleichzeitige Anwendung von: Rifampicin, Simvastatin, Lovastatin, PDE5-Inhibitoren, Arzneistoffe, die Grazoprevir enthalten; Johanniskraut. Arzneistoffe, die Substrate von CYP3A4 sind und eine geringe therapeutische Breite haben: Midazolam, Triazolam, Quetiapin, Lurasidon, Pimozid, Stavudin, Efavirenz, Didanosin, Clarithromycin, Glecaprevir, Atazanavir, Carbamazepin, Chinidin, Bepridil. Leberinsuffizienz.

Embryotox: **nein.** Keine Datenlage. Wenn möglich, vermeiden.

Embryotox: **nein.** Keine Datenlage. Wenn möglich, vermeiden.

Nicht empfohlen < 3 Monate (hohes Risiko für Kernikterus).

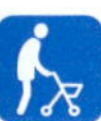
PRISCUS-Liste (PIM): **nein.** Keine altersbedingte Dosisanpassung erforderlich.

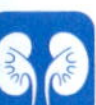
Nicht erforderlich.

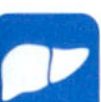
Nicht untersucht. **Leicht:** vorsichtige Anwendung in Kombination mit Ritonavir. **Mäßig:** kontraindiziert in Kombination mit Ritonavir. **Schwer:** als Monotherapie ebenfalls kontraindiziert.

Hepatische Metabolisierung via CYP3A4. Siehe Kontraindikationen.

Wird mit einem pharmakokinetischen Booster wie Ritonavir oder Cobicistat kombiniert. Als generelle Regel gilt die Empfehlung, dass zur Vermeidung der HIV-Übertragung HIV-infizierte Frauen ihre Kinder nicht stillen dürfen.

5.9 RNA-Polymerase-Inhibitoren

Ribavirin

Früherer Begriff

–

Wirkmechanismus

Intrazellulär phosphoryliert kann es als Monophosphat die Inosinmonophosphat-Dehydrogenase inhibieren, wodurch die Bildung des Guanosinmonophosphats gestoppt wird. Guanosinanalogon, Hemmung der Polymerase, Hemmung der DNA- und RNA-Replikation.

Pharmakokinetik

Orale Bioverfügbarkeit (BV)	Plasmaproteinbindung (PPB)	Halbwertszeit (HWZ)	Elimination
45–65 %	Gering, bindet an feste Blutbestandteile und nur in ca. 1 % an Plasma	9,5 h (inhalativ) 79 h (p. o.)	Überwiegend renal

Indikationen

Chronische Hepatitis C, Infektionen mit Arenaviren, Adenoviren, Respiratory-Syncytial-Virus Aerosol (Herpesvirus, Influenzavirus).

Unerwünschte Arzneimittelwirkungen (UAW)

Müdigkeit, Schwäche, Kopfschmerzen, Muskelsteifheit, Muskelschmerzen, Übelkeit, psychiatrische Störungen, Verdauungsstörungen, hämolytische Anämie, kardiotoxisch, teratogen.

Kontraindikationen

Schwangerschaft/Stillzeit: schwere Herzkrankheit, Hämoglobinopathien, chronische Niereninsuffizienz, schwere Leberfunktionsstörung (Child-Pugh C), Leberzirrhose, schwere psychische Störungen, Depressionen, Suizidgedanken.

Embryotox: **nein.** Kontraindiziert. Teratogenes, embryotoxisches, genotoxisches Potenzial.

Embryotox: **nein.** Kontraindiziert. Vor Behandlungsbeginn abstillen.

Um Risiko der Wachstumshemmung möglichst gering zu halten, Gabe erst ab pubertärem Wachstumsschub.

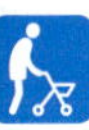
Priscus-Liste (PIM): **nein.** Keine Dosisanpassung, Kontrolle der Leber- und Nierenparameter.

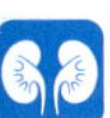
Kontraindiziert bei einer Kreatinin-Clearance < 50 ml/min.

Kontraindiziert bei schwerer Leberinsuffizienz (Child-Pugh B) und Leberzirrhose.

Interagiert nicht mit Cytochrom P450. Antazida, Nukleosid-Analoga, Didanosin, Azathioprin.

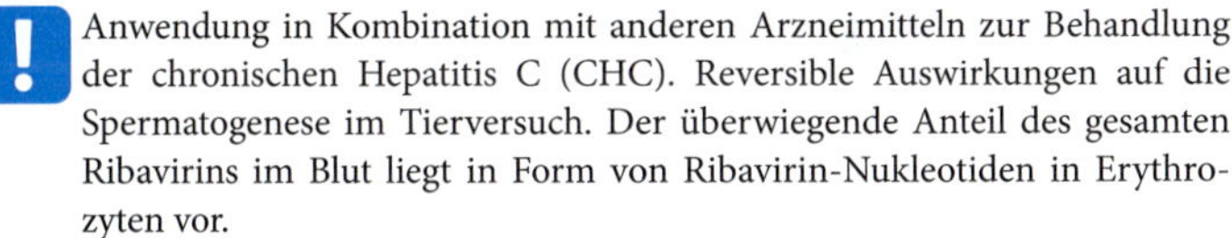
Anwendung in Kombination mit anderen Arzneimitteln zur Behandlung der chronischen Hepatitis C (CHC). Reversible Auswirkungen auf die Spermatogenese im Tierversuch. Der überwiegende Anteil des gesamten Ribavirins im Blut liegt in Form von Ribavirin-Nukleotiden in Erythrozyten vor.

6 Blutgerinnung

Andreas Fidrich

6.1 Faktor-Xa-Inhibitoren

Fokus Praxis

Rivaroxaban

Früherer Begriff

–

Wirkmechanismus

Direkte (DOAK = direkte orale Antikoagulanzien), reversible und selektive Hemmung des Faktors Xa der Gerinnungskaskade.

Pharmakokinetik

Orale Bioverfügbarkeit (BV)	Plasmaproteinbindung (PPB)	Halbwertszeit (HWZ)	Elimination
80–100 %		7–11 h	Überwiegend renal (36 % unverändert)

Indikationen

Therapeutische Antikoagulation → Phlebothrombose, Lungenarterienembolie, Vorhofflimmern. Medikamentöse Thromboseprophylaxe nach elektiver Hüft- oder Knie-OP.

Unerwünschte Arzneimittelwirkungen (UAW)

Blutungen, Fieber, periphere Ödeme, Schwäche, Müdigkeit, gastrointestinale Beschwerden (Übelkeit/Erbrechen, Bauchschmerzen), Hautausschlag, Juckreiz, Schwindel, Kopfschmerzen, Anämie, Erhöhung der Transaminasen.

Kontraindikationen

Aktive Blutungen. Blutungsneigung, z. B. bei Leberzirrhose und schwerer Leberinsuffizienz (Child-Pugh C), Ösophagusvarizen, Ulzerationen, Hämophilien, Thrombozytopenien, bakterielle Endokarditis, postoperativ. Schwere Niereninsuffizienz (GFR < 15 ml/min).

Embryotox: **nein.** Kontraindiziert!

Embryotox: **nein.** Kontraindiziert!

Bei Kindern im Alter von 0–18 Jahren keine Anwendung empfohlen. (Unzureichende Datenlage bezüglich Sicherheit und Wirksamkeit.)

PRISCUS-Liste (PIM): **nein**. Keine Dosisanpassung. Risiko-Nutzen-Abwägung bei erhöhter Sturzgefahr mit möglichen Blutungskomplikationen. Achtung bei fortgeschrittener Niereninsuffizienz, erhöhte Blutungsgefahr.

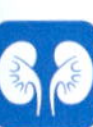

Bei schwerer Niereninsuffizienz (GFR < 15 ml/min) kontraindiziert. Dosisanpassung gemäß Fachinformationen bei mittelschwerer Niereninsuffizienz (GFR < 50 ml/min) erforderlich.

Bei schwerer Leberinsuffizienz (Child-Pugh C) kontraindiziert.

Metabolisiert u. a. über CYP3A4, CYP2J2, P-Glykoprotein und BCRP (Breast Cancer Resistance Protein). CYP-Hemmer können Blutungsrisiko erhöhen, CYP-Induktoren können den Effekt verringern. In Kombination mit anderen Gerinnungshemmern erhöhte Blutungsgefahr.

6

Kein Monitoring möglich! Antidot Andexanet alfa (→ Kap. 6.5). Aufgrund kurzer HWZ i. d. R. kein Bridging bei Operationen nötig (Pause 24–48 h vor OP).

PRAXISTIPPS

- Dosisabhängige Einnahme sinnvoll! Tabletten zu 2,5 und 10 mg unabhängig von den Mahlzeiten einnehmen. 15 und 20 mg allerdings mit dem Essen → deutlich bessere Bioverfügbarkeit.
- Therapie immer individuell unter Risiko-Nutzen-Abwägung (Alter, Lebensumstände, Sturzgefahr)
- Vor operativen Eingriffen i. d. R. Pause von mind. 48 h notwendig. Individuelle Entscheidung in Rücksprache mit Operateur.

6.2 Gewebeplasminogen-Aktivatoren

Alteplase

Früherer Begriff

–

Wirkmechanismus

Entspricht dem künstlich hergestellten Enzym rt-PA (rekombinanter gewebsspezifischer Plasminogenaktivator). Es handelt sich um eine Serinprotease. Alteplase entfaltet seine fibrinolytische und thrombolytische Wirkung durch Umwandlung von Plasminogen zu Plasmin.

Pharmakokinetik

Orale Bioverfügbarkeit (BV)	Plasmaproteinbindung (PPB)	Halbwertszeit (HWZ)	Elimination
k. A. (nur parenteral)	k. A.	5 min	k. A.

Indikationen

Akuter Herzinfarkt (wenn kein Herzkatheter innerhalb 12 h verfügbar). Akute, massive Lungenarterienembolie mit hämodynamischer Instabilität. Akuter ischämischer Schlaganfall (innerhalb von 4,5 h).

Unerwünschte Arzneimittelwirkungen (UAW)

Blutungen aller Art (insbesondere intrazerebrale Blutungen), Reperfusionsarrhythmie nach Myokardinfarkt, anaphylaktische Reaktionen.

Kontraindikationen

Überempfindlichkeit gegenüber Gentamicin (Spurenrückstand aus Herstellungsprozess). Fälle mit erhöhtem Blutungsrisiko (vollständige Vorsichtsmaßnahmen s. Fachinformation und Anhang).

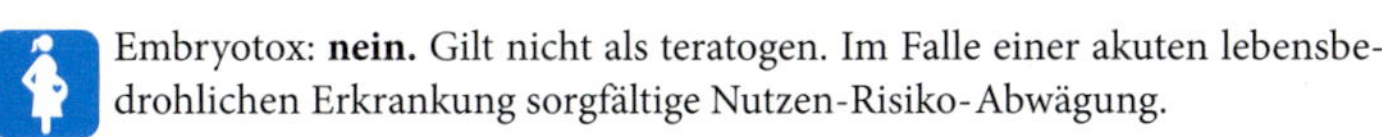

Embryotox: **nein.** Gilt nicht als teratogen. Im Falle einer akuten lebensbedrohlichen Erkrankung sorgfältige Nutzen-Risiko-Abwägung.

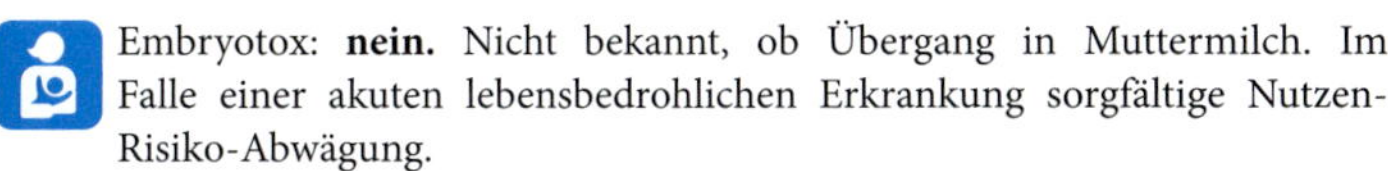

Embryotox: **nein.** Nicht bekannt, ob Übergang in Muttermilch. Im Falle einer akuten lebensbedrohlichen Erkrankung sorgfältige Nutzen-Risiko-Abwägung.

Begrenzte Erfahrungen über Anwendung bei Kindern und Jugendlichen. Wenn Anwendung bei Kindern > 16 Jahre, dann nur nach sorgfältiger Nutzen-Risiko-Abwägung.

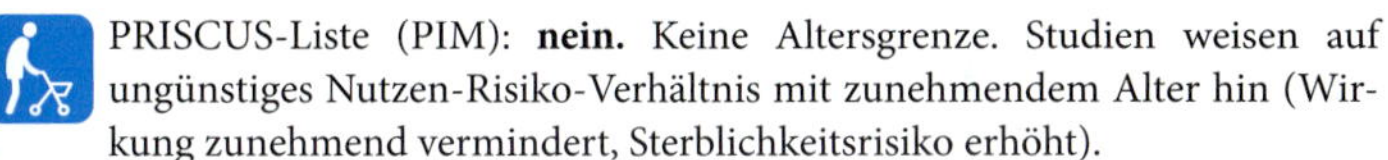

PRISCUS-Liste (PIM): **nein.** Keine Altersgrenze. Studien weisen auf ungünstiges Nutzen-Risiko-Verhältnis mit zunehmendem Alter hin (Wirkung zunehmend vermindert, Sterblichkeitsrisiko erhöht).

Keine Dosisanpassung erforderlich.

Kontraindiziert bei schwerer Leberinsuffizienz.

ACE-Hemmer erhöhen möglicherweise Risiko einer Unverträglichkeitsreaktion auf Alteplase. Gleichzeitige Therapie mit blutgerinnungshemmenden Medikamenten kann Blutungsgefahr stark erhöhen.

Bei Indikation zur kardiopulmonalen Reanimation gibt es keine Kontraindikation für eine systemische Lysetherapie (s. Anhang).

6.3 Heparin-Neutralisatoren

Protamin

Früherer Begriff

–

Wirkmechanismus

Heparin-Antidot. In Form von Protaminhydrochlorid, bestehend aus Hydrochloriden basischer Peptide, Bindung an das saure Heparin und Bildung inaktiver Komplexe → Aufhebung der Heparinwirkung.

Pharmakokinetik

Orale Bioverfügbarkeit (BV)	Plasmaproteinbindung (PPB)	Halbwertszeit (HWZ)	Elimination
k. A. (nur parenteral)	Ca. 25 % (Protein-Heparin-Komplex)	24 min	k. A. (unbekannt)

Indikationen

Antagonisierung von unfraktioniertem Heparin bei extrakorporaler Zirkulation, interventionellen und operativen gefäßchirurgischen Maßnahmen, Heparin-induzierten Blutungen im Rahmen einer Nierenersatztherapie oder extrakorporalen Membranoxygenierung (ECMO).

Unerwünschte Arzneimittelwirkungen (UAW)

Wärmegefühl (Flush), Hypotonie, Übelkeit/Erbrechen, Atemnot, allergische Reaktionen, Anaphylaxie.

Kontraindikationen

Keine weiteren KI genannt.

Embryotox: **nein.** Keine ausreichende Daten- und Studienlage. Grundsätzlich sorgfältige Nutzen-Risiko-Abwägung.

Embryotox: **nein.** Übergang in Muttermilch unbekannt, schädliche Wirkung für den gestillten Säugling nicht ausgeschlossen. Stillen während der Behandlung nicht empfohlen. Grundsätzlich sorgfältige Nutzen-Risiko-Abwägung.

Sicherheit und Wirksamkeit nicht erwiesen. Keine Daten vorliegend.

PRISCUS-Liste (PIM): **nein.** Keine Dosisanpassung erforderlich.

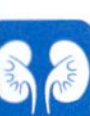
Keine Daten zur Anwendung vorliegend.

Keine Daten zur Anwendung vorliegend.

Inkompatibilitäten mit diversen Antibiotika beschrieben (z. B. Cephalosporine, Penicilline). Deshalb keine gleichzeitige Gabe über selben Zugang! (Bei Cefazolin Ausfällungsreaktion beschrieben!)

Risikofaktoren für Überempfindlichkeitsreaktion → Allergie gegen Fisch, vorausgegangene Therapie mit Protamin, Unfruchtbarkeit bei Männern, Vasektomie in der Anamnese.

6.4 Heparinoide

Fondaparinux

Früherer Begriff

–

Wirkmechanismus

Synthetischer, selektiver Inhibitor des aktivierten Faktors X (Xa). Durch selektive Bindung an Antithrombin III (AT III) ca. 300-fach verstärkte AT-III-vermittelte Hemmung des Faktors Xa (Monitoring über Anti-Xa). Dadurch Unterbrechung der Gerinnungskaskade und antithrombotische Wirkung.

Pharmakokinetik

Orale Bioverfügbarkeit (BV)	Plasmaproteinbindung (PPB)	Halbwertszeit (HWZ)	Elimination
k. A. (nur parenteral)	k. A.	17–21 h (altersabhängig)	Renal (unverändert)

Indikationen

Therapeutische Antikoagulation (z. B. Phlebothrombose, Lungenarterienembolie). Medikamentöse Thromboseprophylaxe (Prophylaxe venöser thromboembolischer Ereignisse).

Unerwünschte Arzneimittelwirkungen (UAW)

Blutungskomplikationen, Anämie, Thrombopenie, Gerinnungsstörungen, Ödeme, Kopfschmerzen, Dyspnoe, Übelkeit/Erbrechen, erhöhte Leberenzyme, Leberfunktionsstörungen, Pruritus.

Kontraindikationen

Aktive, starke Blutungen. Bakterielle Endokarditis. Schwere Niereninsuffizienz.

Embryotox: **ja** (grau). Keine ausreichenden Erfahrungen. Einsatz nur nach sorgfältiger Nutzen-Risiko-Abwägung und bei Heparin-Unverträglichkeit. Besser untersuchte Alternative: **Danaparoid.**

Embryotox: **ja** (grau). Keine Kenntnisse darüber, ob ein Übertritt in die Muttermilch beim Menschen erfolgt. Resorption nach oraler Aufnahme durch den Säugling jedoch unwahrscheinlich (fehlende orale Bioverfügbarkeit). Laut Fachinformationen Anwendung während der Stillzeit nicht empfohlen. Gemäß Embryotox Anwendung bei Patientin mit Heparin-Unverträglichkeit indikationsgerecht möglich.

Anwendung aufgrund fehlender Daten nicht empfohlen.

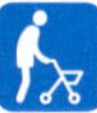
PRISCUS-Liste (PIM): **nein.** Nur mit Vorsicht anwenden. In der Regel mit zunehmendem Alter reduzierte Nierenfunktion, dadurch reduzierte Elimination und folglich Akkumulation möglich. Erhöhtes Blutungsrisiko.

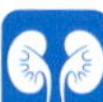
Dosisanpassung bei zunehmender Niereninsuffizienz zwingend notwendig. Unterschiedlich je nach Indikation/Dosis. Siehe Fachinformation.

Bei fortgeschrittener Leberinsuffizienz grundsätzlich vorsichtige Anwendung aufgrund eines erhöhten Blutungsrisikos durch einen Mangel an Gerinnungsfaktoren.

Erhöhtes Blutungsrisiko bei gleichzeitiger Anwendung von Wirkstoffen, die zu einer verstärkten Blutungsneigung führen können.

Selektive Faktor-Xa-Hemmung → weniger UAW als bei UFH/NMH. Da keine Bindung an Plättchenfaktor 4 (PF4), keine Heparin-induzierte Thrombozytopenie (HIT). Deshalb Alternative zur Thromboseprophylaxe und Antikoagulation bei HIT Typ 2. Kein Antidot vorhanden.

6.5 Neutralisatoren von Faktor-Xa-Inhibitoren

Andexanet

Früherer Begriff

–

Wirkmechanismus

Antidot für direkte Faktor-Xa-Inhibitoren. Rekombinante und modifizierte Version des menschlichen, aktivierten Gerinnungsfaktors X (FXa). Bindung an Faktor-Xa-Inhibitoren mit gleicher Affinität wie natürlicher FXa.

Pharmakokinetik

Orale Bioverfügbarkeit (BV)	Plasmaproteinbindung (PPB)	Halbwertszeit (HWZ)	Elimination
k. A. (nur parenteral)	k. A.	5–7 h	k. A.

Indikationen

Bei Patienten, die mit einem direkten Faktor Xa (FXa)-Inhibitor (Rivaroxaban, Apixaban) behandelt werden, wenn aufgrund lebensbedrohlicher oder nicht kontrollierbarer Blutungen eine Aufhebung der Antikoagulation erforderlich ist.

Unerwünschte Arzneimittelwirkungen (UAW)

Pneumonie, Harnwegsinfektionen, venöse und arterielle Thrombosen, Lungenarterienembolien, ischämischer Schlaganfall.

Kontraindikationen

Jeweilige Fachinformation des Herstellers beachten. Bekannte allergische Reaktion gegen Hamsterproteine.

Embryotox: **nein.** Unzureichende Erfahrungen und Studienlage. Anwendung während der Schwangerschaft und bei Frauen im gebärfähigen Alter, die nicht verhüten, nicht empfohlen.

Embryotox: **nein.** Nicht bekannt, ob Übergang in Muttermilch stattfindet. Risiko für Neugeborenes/Säugling nicht auszuschließen. Stillen sollte während Behandlung mit Andexanet unterbrochen werden.

Sicherheit und Wirksamkeit nicht erwiesen. Keine Daten vorhanden.

PRISCUS-Liste (PIM): **nein.** Keine Dosisanpassung erforderlich.

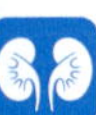
Keine Dosisanpassung erforderlich.

Keine Dosisanpassung erforderlich.

Keine Studien durchgeführt. Unklar.

Als Antidot unwirksam bei Faktor-IIa-Inhibitoren (Dabigatran).

6.6 Neutralisatoren von Thrombin-Inhibitoren

Idarucizumab

Früherer Begriff

–

Wirkmechanismus

Spezifisches Antidot für Dabigatran. Gruppe der Fab-Antikörper-Fragmente. Humanisiertes Fab-Fragment eines monoklonalen IgG1-Antikörpers. Bindet an freies und an Thrombin gebundenes Dabigatran im Verhältnis 1:1. Innerhalb weniger Minuten Inaktivierung der Wirkung von Dabigatran.

Pharmakokinetik

Orale Bioverfügbarkeit (BV)	Plasmaproteinbindung (PPB)	Halbwertszeit (HWZ)	Elimination
k. A. (nur parenteral)	k. A.	10 h	k. A.

Indikationen

Spezifisches Antidot für Dabigatran bei mit Dabigatranetexilat behandelten erwachsenen Patienten, wenn eine rasche Aufhebung der antikoagulatorischen Wirkung erforderlich ist (Notfall-OP, lebensbedrohliche, schwer beherrschbare Blutungen).

Unerwünschte Arzneimittelwirkungen (UAW)

Kopfschmerzen, Hypokaliämie, Delir, Verstopfung, Fieber, Lungenentzündung.

Kontraindikationen

Keine weiteren KI genannt.

 Embryotox: **nein.** Kann grundsätzlich nach sorgfältiger Nutzen-Risiko-Abwägung erfolgen.

 Embryotox: **nein.** Es ist nicht bekannt, ob Idarucizumab in die Muttermilch übergeht. Anwendung nicht empfohlen.

 Sicherheit und Wirksamkeit noch nicht erwiesen.

 PRISCUS-Liste (PIM): **nein.** Keine Dosisanpassung erforderlich.

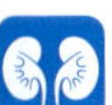 Keine Dosisanpassung erforderlich.

 Keine Dosisanpassung erforderlich.

 Keine bekannt.

 Keine bekannt.

6.7 Niedermolekulare Heparine

(NMHs)

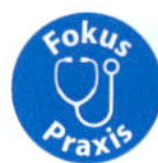

Enoxaparin

Früherer Begriff

–

Wirkmechanismus

Antithrombotische und thrombolytische Wirkung durch Bindung und Aktivierung von Antithrombin III (AT III). Durch AT III in Folge Inaktivierung des „Prothrombinase-Komplexes" ≙ Faktor Xa (Stuart-Prower-Faktor) + Faktor Va (Proakzelerin) + Kalziumionen + Phospholipide. (Zudem Inaktivierung von Faktor IX, XI, XII und Aktivierung von Kallikrein.)

Pharmakokinetik

Orale Bioverfügbarkeit (BV)	Plasmaproteinbindung (PPB)	Halbwertszeit (HWZ)	Elimination
k. A. (nur parenteral)	k. A.	4,5 h	Überwiegend renal

Indikationen

6

Therapeutische Antikoagulation: Phlebothrombose, Lungenarterienembolie, Thromboembolieprophylaxe bei Vorhofflimmern. Medikamentöse Thromboseprophylaxe bei operierten Patienten und bei Immobilität.

Unerwünschte Arzneimittelwirkungen (UAW)

Blutungen, Thrombozytose, Thrombopenie, Anstieg der Transaminasen, allergische Reaktionen, Urtikaria, Pruritus, Erythem, Hämatom/Schmerzen an der Injektionsstelle.

Kontraindikationen

Vorgeschichte einer Heparin-induzierten Thrombozytopenie (HIT) innerhalb der letzten 100 Tage oder Nachweis zirkulierender Antikörper. Akute Blutungen. Blutungsneigung (Magen-Darm-Ulzera, kürzlich stattgehabte Hirnblutung, Ösophagusvarizen, Leberzirrhose, Thrombozytopenie, Hämophilie). Schwere Nieren- und Leberinsuffizienz. Schwere Hypertonie. Postoperativ (nach ZNS-, spinalen und okulären OPs). Bakterielle Endokarditis.

Embryotox: **ja** (grün). Mittel der Wahl in der Schwangerschaft bei indizierter Antikoagulation.

Embryotox: **ja** (grün). Mittel der Wahl in der Stillzeit bei indizierter Antikoagulation. Stillen muss nicht unterbrochen werden.

Sicherheit und Wirksamkeit nicht erwiesen.

PRISCUS-Liste (PIM): **nein.** In der Regel mit zunehmendem Alter reduzierte Nierenfunktion, dadurch reduzierte Elimination und folglich Akkumulation möglich. Erhöhtes Blutungsrisiko.

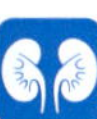
Akkumulation bei Niereninsuffizienz. Dosisanpassung notwendig. Siehe Fachinformation. Bei schwerer Niereninsuffizienz oder akutem Nierenversagen Heparin (UFH) bevorzugen.

Kontraindikation bei schwerer Leberinsuffizienz.

Steigendes Blutungsrisiko bei gleichzeitiger Anwendung von Wirkstoffen, welche die Blutgerinnung beeinflussen.

Kein Antidot. Monitoring über Anti-Xa. Geringeres Risiko einer HIT II als bei UFH (ca. 1:10). Grundsätzlich HIT möglich, wenn Thrombozytopenie auftritt, dann meist zwischen 5. und 21. Therapietag (erhöhtes Risiko Post-OP, insbesondere nach Herz-OP und bei Tumorpatienten!).

PRAXISTIPPS

- Therapeutische Antikoagulation immer gewichtsadaptiert dosieren 1 mg/kg KG (= 100 IE/kg KG) 1-0-1 s. c. (z. B. 70 kg schwerer Patient: 70 mg, bzw. 7.000 IE)
- Bei Bridging mit Vitamin-K-Antagonisten perioperativ: **Vor** OP-Beginn NMH, wenn INR < 2. **Post**-OP absetzen, wenn INR > 2.
- Medikamentöse Thromboseprophylaxe pauschal 40 mg (4.000 IE) s. c. 1-0-0
- Keine Zulassung bei Patienten mit mechanischem Klappenersatz. Teilweise Off-Label-Use praktiziert.

6

6.8 P2Y12-ADP-Rezeptor-Antagonisten

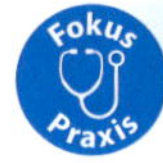

(P2Y12R-Antagonisten)

Clopidogrel

Früherer Begriff

–

Wirkmechanismus

Thrombozytenaggregationshemmung. Prodrug → aktiver Metabolit entsteht durch hepatische Metabolisierung, v. a. über das Cytochrom CYP 2C19. Aktiver Metabolit inhibiert **irreversibel** den Adenosindiphosphat (ADP)-Rezeptor vom Subtyp $P2Y_{12}$ → verminderte Thrombozytenaggregation durch fehlende Aktivierung des Glykoproteins IIb/IIIa auf der Thrombozytenoberfläche.

Pharmakokinetik

Orale Bioverfügbarkeit (BV)	Plasmaproteinbindung (PPB)	Halbwertszeit (HWZ)	Elimination
Ca. 50 %	k. A.	8 h (Wirkdauer ca. 7 d)	Renal (50 %) Hepatisch (50 %)

6

Indikationen

Duale Thrombozytenaggregationshemmung (meist in Kombination mit ASS, z. B. nach Myokardinfarkt und PTCA, Sekundärprophylaxe). Alternative primäre Thrombozytenaggregationshemmung bei ASS-Unverträglichkeit (z. B. ischämischer Schlaganfall, Sekundärprophylaxe; pAVK).

Unerwünschte Arzneimittelwirkungen (UAW)

Bauchschmerzen, Dyspepsie, Durchfall, Übelkeit/Erbrechen, Exanthem, Kopfschmerzen, Schwindel, Parästhesien, Blutungen, Thrombopenie.

Kontraindikationen

Schwere Leberfunktionsstörungen, akute Blutungen, gastrointestinale Ulzera, Schwangerschaft, Stillzeit.

Embryotox: **ja** (grau). Darf in der Schwangerschaft angewendet werden, wenn ASS nicht vertragen wird oder nicht ausreichend wirksam ist. Vor Schwangerschaft Umstellung bevorzugen. Wenn Therapie nötig, dann low-dose in Kombination mit ASS.

Embryotox: **ja** (grau). Grundsätzlich nicht empfohlen.

Unbedenklichkeit und Wirksamkeit nicht erwiesen.

PRISCUS-Liste (PIM): **nein.** Keine Dosisanpassung erforderlich. **Cave:** Erhöhte Blutungsgefahr aufgrund von Gangunsicherheit und Sturzneigung!

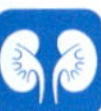

Grundsätzlich keine Dosisanpassung erforderlich. Vorsichtige Anwendung bei zunehmender Niereninsuffizienz.

Kontraindiziert bei schwerer Funktionsstörung (evtl. hämorrhagische Diathese).

CYP2C19-Metabolismus → unterschiedliche Wirkstärke, genetischer Polymorphismus. Diverse Interaktionen möglich (s. Fachinformation). Verstärkte Blutungsneigung in Kombination mit anderen, die Blutgerinnung beeinträchtigenden Medikamenten.

Keine bekannt.

PRAXISTIPPS

- Kombination von Clopidogrel und Protonenpumpenhemmer (PPI) vermeiden! Alternativ H2-Rezeptorenblocker (z. B. Ranitidin, **nicht Cimetidin!**). Wenn PPI unvermeidbar, dann **Pantoprazol!**
- Bei geplantem operativem Eingriff mit erhöhtem Blutungsrisiko Pause 7 Tage vor Operation (**irreversible** Thrombozytenaggregationshemmung). Im Zweifel Rücksprache mit behandelndem Facharzt.
- Thrombotisch-thrombozytopenische Purpura (TTP) selten bereits nach kurzer Einnahmedauer möglich. Auf Red-Flag-Symptome hinweisen: Juckreiz, Übelkeit, Verwirrtheit, Ikterus, Fieber, Ausfallerscheinungen, Bluterbrechen oder Blut im Stuhl.

6

6.9 Thrombin-Inhibitoren

Dabigatran

Früherer Begriff

–

Wirkmechanismus

Antithrombotische und thrombozytenaggregationshemmende Eigenschaften durch Hemmung der Serin-Protease Thrombin. Die Inhibition erfolgt kompetitiv, direkt und ist reversibel. Dadurch verminderte Umwandlung von Fibrinogen zu Fibrin.

Pharmakokinetik

Orale Bioverfügbarkeit (BV)	Plasmaproteinbindung (PPB)	Halbwertszeit (HWZ)	Elimination
Ca. 6,5 %	35 %	11–14 h	Überwiegend renal

Indikationen

Therapeutische Antikoagulation: Phlebothrombose, Lungenarterienembolie, Thromboembolieprophylaxe bei Vorhofflimmern. Medikamentöse Thromboseprophylaxe bei operierten Patienten (bisher nur nach elektiver Hüft- und Kniegelenk-OP zugelassen).

Unerwünschte Arzneimittelwirkungen (UAW)

Anämie, Nasenbluten, GI-Blutung, urogenitale Blutungen, Bauchschmerzen, Diarrhö, Übelkeit/Erbrechen, Dyspepsie, pathologische Leberwerte/Leberfunktion.

Kontraindikationen

Akute Blutungen. Blutungsneigung (Magen-Darm-Ulzera, kürzlich stattgehabte Hirnblutung, Ösophagusvarizen, Leberzirrhose, Thrombozytopenie, Hämophilie). Schwere Nieren- und Leberinsuffizienz. Schwere Hypertonie. Postoperativ (nach ZNS-, spinalen und okulären OPs). Bakterielle Endokarditis. Schwangerschaft und Stillzeit. Künstlicher Herzklappenersatz. Kombination mit P-Glykoprotein-Hemmern (s. u.).

Embryotox: **nein.** Kontraindiziert während der Schwangerschaft.

Embryotox: **nein.** Kontraindiziert in der Stillzeit.

Kein relevanter Nutzen beschrieben. Keine Dosierempfehlungen, da fehlende Daten zu Sicherheit und Wirksamkeit.

PRISCUS-Liste (PIM): **nein.** Dosisreduktion entsprechend Alter und Indikation empfohlen (s. Fachinformation).

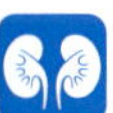

Dosisanpassung bei zunehmender Niereninsuffizienz erforderlich. Kontraindiziert bei schwerer Niereninsuffizienz (GFR < 30 ml/min).

Kontraindiziert bei schwerer (Child-Pugh C) Leberinsuffizienz.

Metabolisierung **CYP450 unabhängig.** Dabigatran ist Substrat des Effluxtransporters P-Glykoprotein (P-gp). Gleichzeitige Therapie von Dabigatran mit P-gp-Hemmern kann die Plasmakonzentration erhöhen (z. B. Chinidin, Dronedaron, Ritonavir, Ciclosporin, Tacrolimus etc.). P-gp-Induktoren können Plasmaspiegel und Wirkung von Dabigatran vermindern. Verstärkte Blutungsneigung/-gefahr in Kombination mit anderen, die Blutgerinnung beeinträchtigenden Medikamenten.

Antidot → Idarucizumab! Anders als bekannte Vitamin-K-Antagonisten hat Dabigatran eine lineare, vorhersehbare Kinetik und erfordert somit kein Monitoring (Phenprocoumon z. B. hat verzögerten Wirkeintritt, besitzt eine geringe therapeutische Breite und wird durch zahlreiche Interaktionen beeinflusst).

6.10 Unfraktionierte Heparine

(UFHs)

Heparin

Früherer Begriff

–

Wirkmechanismus

Antithrombotisch und thrombolytisch durch Bindung und Aktivierung von Antithrombin III (AT III) → Inaktivierung des „Prothrombinase-Komplexes" ≙ Faktor Xa (Stuart-Prower-Faktor) + Faktor Va (Proakzelerin) + Kalziumionen + Phospholipide. (Zudem Inaktivierung von Faktor IX, XI, XII und Aktivierung von Kallikrein.) Zusätzlich zu NMH auch Inaktivierung von Faktor IIa (Thrombin) → schnellerer Wirkeintritt im Vergleich zu NMH.

Pharmakokinetik

Orale Bioverfügbarkeit (BV)	Plasmaproteinbindung (PPB)	Halbwertszeit (HWZ)	Elimination
k. A. (nur parenteral)	90 %	90–120 min	Überwiegend renal

Indikationen

Therapeutische Antikoagulation (intravenös): Phlebothrombose, Lungenarterienembolie, Thromboembolieprophylaxe bei Vorhofflimmern, mechanischer Herzklappenersatz. Medikamentöse Thromboseprophylaxe (subkutan). Akutes Koronarsyndrom. Unterstützende Behandlung bei akuten Schwellungszuständen nach stumpfen Verletzungen (z. B. Prellung/Hämatom). Oberflächliche Venenentzündungen.

Unerwünschte Arzneimittelwirkungen (UAW)

Heparin-induzierte Thrombozytopenie (HIT) I oder II. Blutungen. Anstieg der Transaminasen, von GGT, Lipase, LDH. Hämatom/Schmerzen an der Injektionsstelle.

Kontraindikationen

Akute Blutungen. Blutungsneigung (Magen-Darm-Ulzera, kürzlich stattgehabte Hirnblutung, Ösophagusvarizen, Leberzirrhose, Thrombozytopenie, Hämophilie). Schwere Leberinsuffizienz. Schwere Hypertonie. Postoperativ (nach ZNS-, spinalen und okulären OPs). Bakterielle Endokarditis.

Embryotox: **ja** (grün). Nicht plazentagängig. Anwendung bei entsprechender Indikation möglich. Keine Konsequenzen nach Anwendung in der Schwangerschaft. Grundsätzlich Dalteparin oder NMH (z. B. Enoxaparin) bevorzugen.

Embryotox: **ja** (grün). Keine Untersuchungen zum Übertritt in die Muttermilch. Symptome beim gestillten Säugling nicht erwartet (hohes Molekulargewicht, fehlende orale Bioverfügbarkeit). Während Therapie kann weitergestillt werden.

Dosisanpassung erforderlich. Gewichtsadaptierte Dosierung. Siehe Fachinformation.

PRISCUS-Liste (PIM): **nein.** Grundsätzlich vorsichtige Anwendung, da meist erhöhte Sturz- und Blutungsgefahr sowie eine Niereninsuffizienz bestehen.

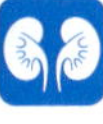

Gegenüber NMH bei Niereninsuffizienz oder akutem Nierenversagen bevorzugt. Grundsätzlich vorsichtige Anwendung und regelmäßige Kontrolle der aPTT.

Kontraindiziert bei schwerer (Child-Pugh C) Leberinsuffizienz.

6

Steigendes Blutungsrisiko bei gleichzeitiger Anwendung von Wirkstoffen, welche die Blutgerinnung beeinflussen. Wirkungsabschwächung möglich durch gleichzeitige Therapie mit: H_1-Antihistaminika, Digitalis, Tetrazyklinen, Vitamin C (Ascorbinsäure), Nikotinabusus.

Antidot → Protamin. Risiko für HIT II 10-fach höher als bei NMH! (Regelmäßige Kontrollen der Thrombozytenzahl.) Zur Aufrechterhaltung einer therapeutischen intravenösen Therapie regelmäßige (alle 6 h) aPTT-Kontrollen notwendig (Ziel-aPTT = 1,5- bis 2-fache Zeit).

6.11 Vitamin-K-Antagonisten

(VKAs)

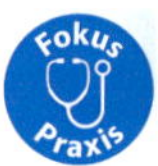

Phenprocoumon

Früherer Begriff

Cumarine, „Marcumar®".

Wirkmechanismus

Indirekter Vitamin-K-Antagonismus durch Hemmung der Carboxylierung (Aktivierung) der Gerinnungsfaktoren II, VII, IX, X sowie Protein C und Protein S („Vitamin-K-abhängige Faktoren"). Protein C/S hat geringere HWZ als die übrigen Faktoren (6 h), seine antikoagulatorische Wirkung entfällt als Erstes, was zu einer initial erhöhten Thromboembolieneigung führt.

Pharmakokinetik

Orale Bioverfügbarkeit (BV)	Plasmaproteinbindung (PPB)	Halbwertszeit (HWZ)	Elimination
Ca. 100 %	99 %	150 h (ca. 6,5 Tage)	Überwiegend renal

Indikationen

6

Therapeutische Antikoagulation: Phlebothrombose, Lungenarterienembolie, Thromboembolieprophylaxe bei Vorhofflimmern, mechanischer Herzklappenersatz.

Unerwünschte Arzneimittelwirkungen (UAW)

Hämaturie, Epistaxis, Zahnfleischbluten, Hämatome nach Verletzungen, Hepatitis, Ikterus.

Kontraindikationen

Akute Blutungen. Blutungsneigung (Magen-Darm-Ulzera, kürzlich stattgehabte Hirnblutung, Ösophagusvarizen, Thrombozytopenie, Hämophilie). Schwere Leberinsuffizienz/Leberzirrhose. Schwere Hypertonie. Postoperativ (nach ZNS-, spinalen und okulären OPs). Bakterielle Endokarditis. Schwangerschaft.

Embryotox: **ja** (rot). Kontraindiziert. Bei Therapieindikation besser erprobte Alternativen (z. B. Heparin).

Embryotox: **ja** (rot). Muttermilchgängig. Bei Notwendigkeit der Therapie auf zuverlässige Vitamin-K_1-Prophylaxe beim Säugling achten! Stillen möglich.

< 14 Jahren unzureichende Erfahrungen. Therapie nicht empfohlen.

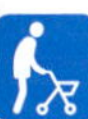
PRISCUS-Liste (PIM): **nein**. Grundsätzlich erhöhte Blutungsgefahr bei Gangunsicherheit und Niereninsuffizienz.

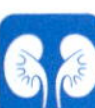
Keine Dosisanpassung erforderlich. Bei manifester Niereninsuffizienz kontraindiziert.

Bei schwerer Leberinsuffizienz kontraindiziert. Dosisreduktion in Erwägung ziehen (i. d. R. erhöhtes Ansprechen).

Zahlreich. Metabolisierung via CYP3A4 und CYP2C9. **Wirkungsverstärkung** → Antidepressiva, PPI, Amiodaron, Antibiotika (z. B. Cotrimoxazol), Grapefruit, NSAR, Sulfonamide, Sulfonylharnstoffe. **Wirkungsabschwächung** → Rifampicin, Carbamazepin, Johanniskraut, Ingwer, Lakritze. Grünes Gemüse: z. B. Grünkohl, Spinat, Brokkoli, Rosenkohl.

Schlechte Steuerbarkeit (verzögerte Wirkung 24–48 h). Antidot: kein direktes Antidot verfügbar. Aufhebung des Vitamin-K-Antagonismus durch Ersatz (z. B. PPSB) oder Vitamin-K-Gabe.

PRAXISTIPPS

- **Cave:** Bei Therapiebeginn zunächst Thromboembolieneigung → zu Beginn der Therapie und perioperativ Bridging mit Heparin in therapeutischer Dosis (NMH gewichtsadaptiert 1-0-1). Monotherapie, wenn INR > 2.
- Standardschema zur Eindosierung z. B. 3-2-2 (Tag 1-2-3) Tbl. à 3 mg. Bei geriatrischen Patienten ggf. 2-2-0. Regelmäßige INR-Kontrolle und -Anpassung.
- Ernährungsanamnese/Aufklärung über Interaktionen mit bestimmten Lebensmitteln
- Therapie individuell unter Risiko-Nutzen-Abwägung (Alter, Lebensumstände, Sturzgefahr)

6

7

Kalzium- und Knochenstoffwechsel

Andreas Fidrich

7.1 Allosterische Modulatoren des Kalzium-sensitiven Rezeptors

(Allosterische CaSR-Modulatoren)

Cinacalcet

Früherer Begriff

–

Wirkmechanismus

Kalzimimetisch durch Erhöhung der Empfindlichkeit des kalziumsensitiven Rezeptors (CaR) der Nebenschilddrüse (NSD) auf extrazelluläres Kalzium → Parathormon-Spiegel ↓, dadurch Serumkalziumspiegel ↓ (an NSD 100-fach höhere Wirkung als in anderen Geweben!).

Pharmakokinetik

Orale Bioverfügbarkeit (BV)	Plasmaproteinbindung (PPB)	Halbwertszeit (HWZ)	Elimination
20–25 %	97 %	30–40 %	Überwiegend renal

Indikationen

Sekundärer Hyperparathyreoidismus (sHPT) bei dialysepflichtiger terminaler Niereninsuffizienz. Hyperkalzämie bei Nebenschilddrüsenkarzinom und primärem Hyperparathyreoidismus (pHPT).

7

Unerwünschte Arzneimittelwirkungen (UAW)

Übelkeit/Erbrechen, Anorexie, Schwindel, Parästhesien, Rash, Myalgien, Asthenie, Hypokalzämie, Testosteronspiegel ↓, allergische Reaktionen, Krampfanfälle, Hypotonie, Verschlechterung einer Herzinsuffizienz, Dyspepsie, Diarrhö.

Kontraindikationen

Kinder und Jugendliche, Galaktose-Intoleranz, Laktase-Mangel, Glukose-Galaktose-Malabsorption.

Embryotox: **nein.** Grundsätzlich nicht empfohlen.

Embryotox: **nein.** Grundsätzlich nicht empfohlen.

Kontraindiziert **(Rote-Hand-Brief** zu Mimpara® vom 25.03.2013; „Auftreten einer schweren Hypokalzämie mit tödlichem Ausgang").

PRISCUS-Liste (PIM): **nein.** Keine Dosisanpassung erforderlich.

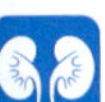
Keine Dosisanpassung erforderlich.

Keine Änderung der Anfangsdosis notwendig. Bei mittel- bis schwergradiger Leberfunktionsstörung Anwendung mit Vorsicht unter sorgfältiger klinischer Überwachung.

Starker Inhibitor CYP2D6. Interaktion mit folgenden Medikamenten möglich: Substrate CYP2D6 → Metoprolol, Haloperidol, SSRI/SNRI/SSNRI (z. B. Fluoxetin, Venlafaxin, Duloxetin, Citalopram), Flecainid etc.

Durch signifikante Senkung des Serumkalziumspiegels niedrigere Krampfschwelle. Außerdem Gefahr von QT-Verlängerung und ventrikulären Arrhythmien.

7.2 Bisphosphonate

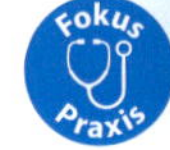

Alendronsäure

Früherer Begriff

–

Wirkmechanismus

Zunahme der Knochenmasse durch Hemmung der Osteoklasten und somit des Knochenabbaus. Bisphosphonate werden in die mineralisierte Knochenmatrix eingelagert, daher sehr lange HWZ.

Pharmakokinetik

Orale Bioverfügbarkeit (BV)	Plasmaproteinbindung (PPB)	Halbwertszeit (HWZ)	Elimination
0,6 %	78 %	Bis 10 Jahre (im Knochen)	Renal

Indikationen

Postmenopausale Osteoporose (reduziert das Risiko für Wirbel- und Hüftfrakturen).

Unerwünschte Arzneimittelwirkungen (UAW)

Bauchschmerzen, Übelkeit, Gastritis, Ösophagitis, Ösophagusulzeration-/striktur. Aseptische Knochennekrose des Kiefers, atypische Frakturen, Osteomalazie (Kalziumkomplexbildung führt zu Hypokalzämie und Mineralisationsstörung), akutes Nierenversagen (intravenös), Muskelspasmus, Kopfschmerzen, Erythem.

7

Kontraindikationen

Schwangerschaft und Stillzeit. Erkrankungen des Ösophagus.

Embryotox: **nein.** Kontraindiziert.

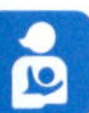
Embryotox: **nein.** Kontraindiziert.

Kontraindiziert.

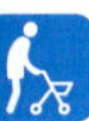
PRISCUS-Liste (PIM): **nein.** Keine Dosisanpassung erforderlich.

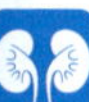
GFR > 35 ml/min. keine Anpassung erforderlich, < 35 ml/min kontraindiziert.

Keine Dosisanpassung erforderlich.

Kalzium und Nahrungsmittel mit hohem Kalziumgehalt sowie Antazida und Magnesium verringern die Absorption durch Kalziumkomplexbildung und dürfen nicht gleichzeitig eingenommen werden. Außerdem Wechselwirkungen mit NSAR und Ranitidin beschrieben.

Einnahme morgens, mindestens 30 min vor dem Essen, mit reichlich Wasser, in aufrechter Haltung (verhindert Kalziumkomplexbildung und Ösophagitis). Vor Therapiebeginn prophylaktische Zahnsanierung empfohlen.

PRAXISTIPPS

- **UAW Ösophagitis:** Patienten auf Red-Flags von Ösophaguskomplikationen hinweisen (Dysphagie, Schmerzen beim Schlucken, retrosternale Schmerzen, neues/zunehmendes Sodbrennen) und Anweisungen zur Vermeidung (Einnahme morgens mit reichlich Wasser im Sitzen, 30 min vor dem Frühstück) geben.
- **UAW Osteonekrose des Kiefers:** Vor Therapiebeginn zahnärztliche Untersuchung mit geeigneten Präventivmaßnahmen, Informationen zu guter Mundhygiene und Zahngesundheit und regelmäßige zahnärztliche Verlaufskontrollen.

7.3 Kalziumfreisetzungsinhibitoren

Dantrolen

Früherer Begriff

–

Wirkmechanismus

Muskelrelaxierender (peripher wirksames Muskelrelaxans) Effekt auf die quergestreifte Muskulatur durch Hemmung der Kalziumfreisetzung (Antagonismus am Ryanodin-Rezeptor = Kalziumkanal am SR) aus dem endoplasmatischen Retikulum.

Pharmakokinetik

Orale Bioverfügbarkeit (BV)	Plasmaproteinbindung (PPB)	Halbwertszeit (HWZ)	Elimination
70 %	90 %	8,7 %	Renal und biliär

Indikationen

Maligne Hyperthermie (parenteral). Spastische Syndrome mit krankhaft gesteigerter Muskelspannung (z. B. nach traumatischer Hirn- oder Rückenmarksverletzung).

Unerwünschte Arzneimittelwirkungen (UAW)

Fieber, Schüttelfrost, Kopfschmerzen, Schwindel, Übelkeit/Erbrechen, Exanthem, Leberfunktionsstörungen/Leberversagen, Thrombozytopenie, Leukozytopenie, Anämie.

Kontraindikationen

Schwangerschaft, Stillzeit, Kinder. Leberfunktionsstörungen/Lebererkrankungen, Myokardschäden.

Embryotox: **nein.** Grundsätzlich nicht empfohlen. Nur nach expliziter Risiko-Nutzen-Abwägung.

Embryotox: **nein.** Grundsätzlich nicht empfohlen. Wenn Therapie nötig, abstillen empfohlen.

Kontraindiziert < 5. LJ. Dosierung s. Fachinformation.

PRISCUS-Liste (PIM): **nein.** Keine Dosisanpassung erforderlich.

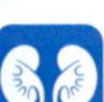
Keine Dosisanpassung erforderlich.

Kontraindiziert.

Verstärkung der Wirkung nichtdepolarisierender Muskelrelaxanzien. In Kombination mit Kalziumantagonisten schwere Hyperkaliämien und Herzrhythmusstörungen möglich.

Keine.

7.4 RANKL-Inhibitoren

Denosumab

Früherer Begriff

–

Wirkmechanismus

Humaner, monoklonaler IgG2-Antikörper gegen RANKL (*Receptor Activator of Nuclear Factor Kappa B Ligand* = Ligand des Osteoklastenrezeptors) → Störung der Osteoblasten- und Osteoblastenkommunikation. Antiresorptive Eigenschaften und Erhöhung der Knochenmasse.

Pharmakokinetik

Orale Bioverfügbarkeit (BV)	Plasmaproteinbindung (PPB)	Halbwertszeit (HWZ)	Elimination
62 %	k. A.	Ca. 26 Tage	Komplex (wie Immunglobuline)

Indikationen

Osteoporose bei postmenopausalen Frauen und bei Männern mit erhöhtem Frakturrisiko. Behandlung von Knochenschwund im Zusammenhang mit Hormonablation bei Männern mit Prostatakarzinom und erhöhtem Frakturrisiko. Behandlung von Knochenschwund im Zusammenhang mit systemischer Glukokortikoid-Langzeittherapie bei erwachsenen Patienten mit erhöhtem Frakturrisiko.

7

Unerwünschte Arzneimittelwirkungen (UAW)

Hypokalzämie (v. a. bei Niereninsuffizienz), Hypophosphatämie, Dyspnoe, Diarrhö, Hyperhidrose, Kieferosteonekrose, Katarakt, Harnwegsinfektion, Infekte der oberen Atemwege, Obstipation, Exanthem, Gliederschmerzen.

Kontraindikationen

Schwere, unbehandelte Hypokalzämie. Nicht verheilte Läsionen aus Zahnoperationen oder Operationen im Mundbereich. Schwangerschaft, Stillzeit.

Embryotox: **nein.** Kontraindiziert. Frauen sollen darauf hingewiesen werden, während und mindestens 5 Monate nach Therapie nicht schwanger zu werden. Plazentagängig (höchste Menge während 3. Trimenons).

Embryotox: **nein.** Kontraindiziert.

Kontraindiziert.

PRISCUS-Liste (PIM): **nein.** Keine Dosisanpassung erforderlich.

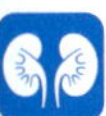
Keine Dosisanpassung erforderlich.

Keine Daten zu Sicherheit und Wirksamkeit.

Keine.

Keine.

8 Cholinerges System

Andreas Fidrich

8.1 Acetylcholin-Freisetzungsinhibitoren

(ACh-Freisetzungsinhibitoren)

Botulinum-Neurotoxin

Früherer Begriff

–

Wirkmechanismus

Botulinumtoxine (Syn. „Botox“) sind neurotoxische Exotoxine von *Clostridium-botulinum*-Stämmen. Therapeutische Anwendung v.a. Neurotoxin Typ A → Spaltung synaptisch-assoziiertes Protein (SNAP-25) → präsynaptische Fusion ACh-tragender Vesikel und Freisetzung ↓ → Acetylcholin-Ausschüttung an motorischer Endplatte ↓ → Erregungsübertragung an Muskelzellen ↓.

Pharmakokinetik

Orale Bioverfügbarkeit (BV)	Plasmaproteinbindung (PPB)	Halbwertszeit (HWZ)	Elimination
k.A. (nur parenteral)	k.A.	10 h	k.A.

Indikationen

Blepharospasmus. Zervikale Dystonie. Faltenbehandlung der Glabella. Fokale Spastizität (z.B. infantile Zerebralparese, Z.n. Schlaganfall, primäre Hyperhidrosis axillaris, idiopathisch hyperaktive Blase, Harninkontinenz bei Detrusorhyperaktivität, chronische Migräne).

Unerwünschte Arzneimittelwirkungen (UAW)

Oberlidptosis, Keratitis, Lagophthalmus, Augenreizung/trockenes Auge, Photophobie, Lakrimation ↑, Gesichtsödem, Rhinitis, Atemwegsinfekt, Schwindel, Muskelhypertrophie, Hypästhesie, Somnolenz, Kopfschmerzen, Dysphagie, Mundtrockenheit, Übelkeit, Rigor, Schmerzen, Asthenie, grippeähnliche Symptome, Parästhesie, Myalgie, Harninkontinenz, Hyperhidrosis, Pruritus, Alopezie, Harnwegsinfekt, Dysurie, Harnverhalt, Pollakisurie.

Kontraindikationen

Infektionen oder Entzündungen an vorgesehenen Injektionsstellen (z.B. Harnwegsinfekt), akuter Harnverhalt, generalisierte Störungen der Muskeltätigkeit (z.B. Myasthenia gravis).

Embryotox: **ja** (grau). Kontraindiziert, da es sich nicht um eine vitale Gefährdung handelt.

Embryotox: **ja** (grau). Kontraindiziert.

Bei fokaler Spastik im Rahmen einer infantilen Zerebralparese (s. Fachinformation). Grundsätzlich Sicherheit und Wirksamkeit bei Kindern < 12 Jahren nicht nachgewiesen. 12–17 Jahre begrenzte Erfahrungen.

PRISCUS-Liste (PIM): **nein.** Keine spezielle Dosisanpassung erforderlich.

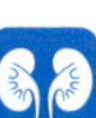

Keine Dosisanpassung erforderlich.

Keine Dosisanpassung erforderlich.

Möglicherweise gesteigerte Wirkung durch Aminoglykosid-Antibiotika und bestimmte Muskelrelaxanzien (Pancuronium, Atracurium etc.).

Keine.

8.2 Acetylcholinesterase-Inhibitoren

(AChE-Inhibitoren)

Pyridostigmin

Früherer Begriff

Indirekte Parasympathomimetika

Wirkmechanismus

Indirekt parasympathomimetisch durch **reversible** Hemmung der Acetylcholinesterase (AChE). Dies führt zu einem Anstieg von Acetylcholin (ACh) im synaptischen Spalt und in Folge zu einer gesteigerten Parasympathikuswirkung.

Pharmakokinetik

Orale Bioverfügbarkeit (BV)	Plasmaproteinbindung (PPB)	Halbwertszeit (HWZ)	Elimination
10–20 % (dosisabhängig)	k. A.	1,7 h	Überwiegend renal

Indikationen

Myasthenia gravis.

Unerwünschte Arzneimittelwirkungen (UAW)

Vermehrter Speichelfluss, Bradykardie, Bronchokonstriktion und Atemnot, Akkomodationsstörungen, Übelkeit/Erbrechen, Bauchkrämpfe, Diarrhö.

Kontraindikationen

Mechanische Verschlüsse von Verdauungsorganen und Harnwegen. Obstruktive Ventilationsstörungen (z. B. spastische Bronchitis, Asthma bronchiale), Augenentzündungen (z. B. Iritis), Stillzeit.

Embryotox: **ja** (grau). Falls zur Therapie einer Myasthenia gravis zwingend erforderlich, dann Therapie in üblicher Dosis möglich.

Embryotox: **ja** (grau). Unter der Einnahme von Pyridostigmin kann bei sorgfältiger Beobachtung des Kindes gestillt werden. Insbesondere auf mögliche cholinerge Symptome wie Salivation und gastrointestinale Symptome mit unzureichender Gewichtszunahme sollte geachtet werden.

Dosisanpassung erforderlich (s. Fachinformation).

PRISCUS-Liste (PIM): **nein.** Grundsätzlich keine altersbedingte Dosisanpassung erforderlich. Vorsicht bei Niereninsuffizienz!

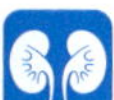
Vorsichtige Anwendung. Wirkdauer kann bei Niereninsuffizienz erhöht sein. Engmaschige Überwachung und Dosisanpassung, wenn erforderlich.

Keine Dosisanpassung erforderlich.

Atropin und Scopolamin wirken antagonistisch. Pyridostigmin antagonisiert nichtdepolarisierende Muskelrelaxanzien. Die Wirkung depolarisierender Muskelrelaxanzien (z. B. Suxamethonium) kann verlängert sein.

Keine.

8.3 Muskarinische M_3-Acetylcholinrezeptor-Antagonisten

(M_3R-Antagonisten)

Ipratropium

Früherer Begriff

Inhalative Parasympatholytika

Wirkmechanismus

SAMA (*short-acting muscarinic-antagonist*), kurzwirksamer Muskarinrezeptor-Antagonist. Kompetitive Hemmung des muskarinergen Acetylcholinrezeptors (mAChR). Bronchodilatation bei inhalativer Anwendung.

Pharmakokinetik

Orale Bioverfügbarkeit (BV)	Plasmaproteinbindung (PPB)	Halbwertszeit (HWZ)	Elimination
7–28 % (bei Inhalation)	k. A.	2–4 %	k. A.

Indikationen

Akuttherapie obstruktiver Ventilationsstörungen: COPD-Bedarfsmedikation (ab GOLD A), Asthma-bronchiale-Bedarfsmedikation/Reliever (nur in Ausnahmefällen als Alternative zu SABA). Wenig wirksam ohne zusätzliches SABA.

Unerwünschte Arzneimittelwirkungen (UAW)

Kopfschmerzen, Schwindel, Husten, Rachenreizung, Mundtrockenheit, Übelkeit/Erbrechen, Geschmacksstörungen, gastrointestinale Mobilitätsstörung, Miktionsstörungen, tachykarde Herzrhythmusstörungen.

Kontraindikationen

Bekannte Überempfindlichkeit gegenüber Atropin.

Embryotox: **ja** (grau). Darf in der Schwangerschaft indikationsgerecht verwendet werden.

Embryotox: **ja** (grau). Darf in der Stillzeit indikationsgerecht verwendet werden.

Therapie bei entsprechender Indikation möglich. Siehe Fachinformation.

PRISCUS-Liste (PIM): **nein.** Keine altersspezifische Dosisanpassung erforderlich.

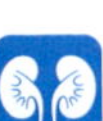
Keine Dosisanpassung erforderlich.

Keine Dosisanpassung erforderlich.

Wirkungsverstärkung bei gleichzeitiger Einnahme von: Amantadin, Chinidin, tri- und tetrazyklischen Antidepressiva, Neuroleptika, Xanthinderivaten (z.B. Theophyllin). Gegenseitige Wirkungsabschwächung bei gleichzeitiger Einnahme von Metoclopramid (MCP).

Keine.

Tiotropium

Früherer Begriff

Inhalative Parasympatholytika

Wirkmechanismus

LAMA (*long-acting muscarinic-antagonist*), langwirksamer Muskarinrezeptor-Antagonist. Kompetitive Hemmung des muskarinergen Acetylcholinrezeptors (mAChR). Bronchodilatation bei inhalativer Anwendung.

Pharmakokinetik

Orale Bioverfügbarkeit (BV)	Plasmaproteinbindung (PPB)	Halbwertszeit (HWZ)	Elimination
k. A.	k. A.	5–6 Tage	k. A.

Indikationen

COPD -Langzeittherapie (ab GOLD A, Monotherapie oder Zwei- bis Dreifachkombination). Asthma bronchiale (alternative Therapie zu ICS/LABA ab Stufe 3 und additiv zu ICS/LABA in Stufe 4 und 5).

Unerwünschte Arzneimittelwirkungen (UAW)

Kopfschmerzen, Schwindel, Husten, Rachenreizung, Mundtrockenheit, Übelkeit/Erbrechen, Geschmacksstörungen, gastrointestinale Mobilitätsstörung, Miktionsstörungen, tachykarde Herzrhythmusstörungen.

Kontraindikationen

Bekannte Überempfindlichkeit gegenüber Atropin.

Embryotox: **nein.** Grundsätzlich Anwendung nur bei eindeutiger Indikationsstellung nach Nutzen-Risiko-Abwägung (insbesondere im 1. Trimenon).

Embryotox: **nein.** Grundsätzlich Anwendung nur bei eindeutiger Indikationsstellung nach Nutzen-Risiko-Abwägung.

Ab dem Alter von 6 Jahren bei Asthma zugelassen (s. Fachinformation).

PRISCUS-Liste (PIM): **nein.** Keine altersspezifische Dosisanpassung erforderlich.

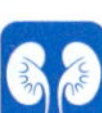
Keine Dosisanpassung erforderlich.

Keine Dosisanpassung erforderlich.

Keine.

Keine.

8.4 Muskarinische M_x-Acetylcholinrezeptor-Agonisten

(M_xR-Agonisten)

Pilocarpin

Früherer Begriff

Direkte Parasympathomimetika

Wirkmechanismus

Direkter Agonist an postsynaptischen muskarinischen Acetylcholinrezeptoren. Dadurch parasympathomimetisch.

Pharmakokinetik

Orale Bioverfügbarkeit (BV)	Plasmaproteinbindung (PPB)	Halbwertszeit (HWZ)	Elimination
k. A.	k. A.	k. A.	k. A.

Indikationen

Augentropfen: chronisches Offenwinkel- und Engwinkelglaukom, akuter Glaukomanfall, Miosis nach Mydriatikagabe. Tabletten: Mundtrockenheit (Xerostomie), z. B. infolge Bestrahlung von Tumoren im Kopf-/Halsbereich oder bei Sjögren-Syndrom.

Unerwünschte Arzneimittelwirkungen (UAW)

Okulär: V. a. lokale Reaktionen am Auge, systemische UAW sehr selten. Akkomodationsstörungen, Pupillenverengung, vermehrte Tränensekretion, Blepharospasmus, Visusminderung, Störung beim Sehen in der Dämmerung. Oral: Kopfschmerzen, Schwindel, Visusminderung, Konjunktivitis, gastrointestinale Beschwerden (Dyspepsie, Bauchschmerzen, Übelkeit/Erbrechen), vermehrter Harndrang und gesteigerte Blasenentleerung, Schwitzen, allergische Reaktionen, grippeähnliche Symptome, Bradykardie, Herzrhythmusstörungen.

Kontraindikationen

Akute Iritis, Vorsicht bei Ulcus ventriculi, Herzinsuffizienz, Asthma bronchiale.

 Embryotox: **nein.** Kontraindiziert.

 Embryotox: **nein.** Kontraindiziert.

 Kontraindiziert.

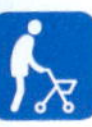 PRISCUS-Liste (PIM): **nein.** Keine Dosisanpassung erforderlich.

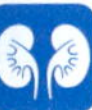 Grundsätzlich keine Dosisanpassung erforderlich.

 Bei mäßiggradiger und schwerer Leberzirrhose initial niedrigere Dosis und Vorsicht bei der Anwendung.

 Verstärkte Wirkung möglich in Kombination mit Opiaten, Alkohol, Sedativa oder Barbituraten. Verlängerte und verstärkte Wirkung möglich durch Chlorpromazin, Methylphenidat und Reserpin. Bradykardie kann durch Herzglykoside verstärkt werden.

 Keine.

8.5 Muskarinische M_x-Acetylcholinrezeptor-Antagonisten

(M_xR-Antagonisten)

Atropin

Früherer Begriff

Parasympatholytika

Wirkmechanismus

Pflanzliches (Tropin-)Alkaloid. Parasympatholytisch (anticholinerg) durch unselektive, kompetitive und reversible Hemmung der muskarinischen Acetylcholinrezeptoren (mAChR). Herz → positiv chronotrop, dromotrop; Lunge → Bronchodilatation; GIT → Verminderung von Peristaltik und Sekretion; Gl. Muskulatur → Relaxation; Auge → Mydriasis, Akkomodationshemmung; Schweiß-/Speicheldrüsen → Schweiß-/Speichelproduktion ↓.

Pharmakokinetik

Orale Bioverfügbarkeit (BV)	Plasmaproteinbindung (PPB)	Halbwertszeit (HWZ)	Elimination
90 %	2–40 %	2–3 h	Renal

Indikationen

Bradykarde Herzrhythmusstörungen. Narkoseprämedikation. Antidot bei Alkylphosphatintoxikation. Neostigmin-/Pyridostigminintoxikation. Ophthalmologisch: Ausschaltung der Akkomodation, Refraktionsbestimmung, intraokuläre Entzündungen.

Unerwünschte Arzneimittelwirkungen (UAW)

8

Anticholinerge Nebenwirkungen → Mundtrockenheit, Hyperthermie, Hautrötung, Tachykardie, Darmatonie/Verdauungsprobleme, Miktionsstörung, Harnverhalt, Glaukom, Akkomodationsstörungen, Muskelschwäche, Schluckstörungen, gastroösophagealer Reflux, Sprachstörungen, Unruhe- und Erregungszustände, Halluzinationen, Verwirrtheit, Delir, Glaukomanfall.

Kontraindikationen

Engwinkelglaukom, Tachykardie bei Herzinsuffizienz und Thyreotoxikose, tachykarde HRST, Koronarstenose, mechanischer-/paralytischer Ileus, Megakolon, obstruktive Harnwegserkrankungen, BPS mit Restharnbildung, Myasthenia gravis.

Embryotox: **ja** (grau). Lokale Anwendung am Auge grundsätzlich während der gesamten Schwangerschaft möglich. Bei systemischer Verabreichung müssen funktionelle Auswirkungen beim Fetus bedacht werden (z. B. Tachykardie). Nur unter strenger Risiko-Nutzen-Abwägung.

Embryotox: **ja** (grau). Anwendung nur kurzzeitig, in therapeutischer Dosis und unter strenger Risiko-Nutzen-Abwägung.

Dosisanpassung erforderlich, s. Fachinformation. Kinder bis zum 2. LJ besonders empfindlich gegenüber toxischen Effekten. Vorsichtige Dosierung.

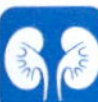

PRISCUS-Liste (PIM): **nein.** Ältere Menschen > 65. LJ besonders empfindlich gegenüber toxischen Effekten (v. a. Delir und paradoxe Reaktionen). Vorsichtige Dosierung.

Grundsätzlich keine Dosisanpassung erforderlich. Vorsichtige Anwendung.

Grundsätzlich keine Dosisanpassung erforderlich. Vorsichtige Anwendung.

Wirkungsverstärkung (↑): Antihistaminika, Neuroleptika, tri-/tetrazyklische Antidepressiva, Dopamin-Antagonisten, Antiarrhythmika (Chinidin, Procain), Pethidin, Methylphenidat. Wirkungsverstärkung von Digoxin und Nitrofurantoin. Wirkungsabschwächung von Phenothiazinen und Levodopa (gehemmte GIT-Motilität, verzögerte Magenentleerung und längere Darmpassagezeit).

Bevorzugte Substanz bei Bradykardien während OP-Einleitung. Aufgrund der langen Wirkdauer nicht zur diagnostischen (z. B. Augenhintergrundspiegelung), sondern nur zur therapeutischen Mydriasis geeignet.

Biperiden

Früherer Begriff

Parasympatholytika

Wirkmechanismus

Gute Penetration der Blut-Hirn-Schranke, deshalb vor allem kompetitive, zentrale M_x-R-Blockade (v. a. M_1) und dadurch parasympatholytisch (anticholinerg). Überwiegend Beeinflussung der Positivsymptome des IPS (Rigor, Tremor).

Pharmakokinetik

Orale Bioverfügbarkeit (BV)	Plasmaproteinbindung (PPB)	Halbwertszeit (HWZ)	Elimination
30 %	94 %	11–24 h	Renal

Indikationen

Idiopathisches Parkinsonsyndrom (IPS, Morbus Parkinson). Nikotinvergiftung. Arzneistoff-induzierte extrapyramidal-motorische Störungen (z. B. Antidot bei MCP- oder Haloperidol-Überdosierung).

Unerwünschte Arzneimittelwirkungen (UAW)

Anticholinerge Nebenwirkungen → Mundtrockenheit, Hyperthermie, Hautrötung, Tachykardie, Darmatonie/Verdauungsprobleme, Miktionsstörung, Harnverhalt, Glaukom, Akkomodationsstörungen, Muskelschwäche, Schluckstörungen, gastroösophagealer Reflux, Sprachstörungen, Unruhe- und Erregungszustände, Halluzinationen, Verwirrtheit, Delir, Glaukomanfall.

Kontraindikationen

Unbehandeltes Engwinkelglaukom, Ileus, Myasthenia gravis, BPS mit Restharnbildung, tachykarde HRST, Schwangerschaft und Stillzeit.

Embryotox: **nein.** Grundsätzlich kontraindiziert. Anwendung nur in Ausnahmefällen nach sorgfältiger Risiko-Nutzen-Abwägung.

Embryotox: **nein.** Kontraindiziert. Abstillen nötig. Geht in Muttermilch über. Kann Milchbildung und -Absonderung herabsetzen.

Kontraindiziert < 3. LJ. Dosisanpassung erforderlich (s. Fachinformation). Zugelassen zur Therapie medikamentös bedingter extrapyramidaler Symptome

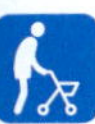
PRISCUS-Liste (PIM): **nein.** Vorsichtige Dosierung. „Start low, go slow" (mit niedrigster Dosis beginnen, vorsichtig steigern).

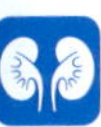
Keine pharmakologischen Daten vorliegend. „Start low, go slow".

Keine pharmakologischen Daten vorliegend. „Start low, go slow".

Wirkungsverstärkung (↑): Arzneistoff mit anticholinerger Wirkung (z. B. Amitriptylin, Doxepin, Trimipramin). Die prokinetische Wirkung von Metoclopramid und Domperidon wird durch gleichzeitige Therapie mit Biperiden abgeschwächt. Wirkungsverstärkung von Alkohol.

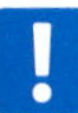
Abhängigkeit und Missbrauch beschrieben → Ausschleichen! Vorsicht beim Führen von Fahrzeugen und Maschinen. Alkoholverzicht. Einnahme mit oder nach der Mahlzeit.

Butylscopolamin

Früherer Begriff

Parasympatholytika (Spasmolytikum)

Wirkmechanismus

Als N-Butylscopolamin (N-Butylderivat von Scopolamin) keine zentrale Wirkung, da aufgrund Polarität nicht ZNS-gängig. Periphere krampflösende Wirkung auf glatte Muskulatur und motilitätshemmend auf Magen- und Darmperistaltik durch kompetitive Hemmung der mAChR.

Pharmakokinetik

Orale Bioverfügbarkeit (BV)	Plasmaproteinbindung (PPB)	Halbwertszeit (HWZ)	Elimination
< 1 %	3–11 %	6–10 h	Renal (42–61 %) Biliär (28–37 %)

Indikationen

Leichte bis mäßig starke Spasmen des Magen-Darm-Trakts. Spastische Abdominalbeschwerden beim Reizdarmsyndrom.

Unerwünschte Arzneimittelwirkungen (UAW)

Anticholinerge Nebenwirkungen → Mundtrockenheit, Hyperthermie, Hautrötung, Tachykardie, Darmatonie/Verdauungsprobleme, Miktionsstörung, Harnverhalt, Glaukom, Akkomodationsstörungen, Muskelschwäche, Schluckstörungen, gastroösophagealer Reflux, Sprachstörungen, Unruhe- und Erregungszustände, Halluzinationen, Verwirrtheit, Delir, Glaukomanfall.

Kontraindikationen

Mechanische Stenosen des Magen-Darm-Trakts. Megakolon, Harnverhalt bei subvesikaler Obstruktion (z. B. BPS), Engwinkelglaukom, Tachykardie/Tachyarrhythmie, Myasthenia gravis.

Embryotox: **ja** (grau). Kann bei strenger Indikationsstellung in der gesamten Schwangerschaft angewendet werden und ist Spasmolytikum der Wahl. Funktionelle Auswirkungen bei systemischer Gabe bedenken (z. B. auf Herzfrequenz des Fetus).

Embryotox: **ja** (grau). Kann in der Stillzeit angewendet werden. Bei mehrmaliger parenteraler Gabe beim Säugling auf anticholinerge Symptome achten.

Zur Behandlung bei Kindern > 6. LJ (Dosierung s. Fachinformation).

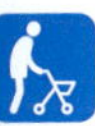

PRISCUS-Liste (PIM): **nein.** Keine Dosisanpassung erforderlich.

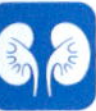

Keine Dosisanpassung erforderlich.

Keine Dosisanpassung erforderlich.

Gegenseitige Wirkungsverstärkung bei gleichzeitiger Einnahme → Amantadin, Antihistaminika, Neuroleptika, tri-/tetrazyklische Antidepressiva, Antiarrhythmika (z. B. Chinidin, Disopyramid) und β-Sympathomimetika. Bei gleichzeitiger Therapie mit MCP gegenseitige Wirkungsabschwächung möglich.

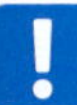

Kann oral, rektal oder i. v. verabreicht werden. OTC-Medikament (engl. *over the counter*, Eigenmedikation, apothekenpflichtig).

Scopolamin

Früherer Begriff

Parasympatholytika

Wirkmechanismus

Parasympatholytisch (anticholinerg) durch unselektive, kompetitive und reversible Hemmung der muskarinischen Acetylcholin-Rezeptoren (mAChR). Zentrale antiemetische Wirkung vermutlich durch Hemmung der cholinergen Reizübertragung vom Ncl. vestibularis zu höheren Zentren des ZNS und von der Formatio reticularis zum Brechzentrum.

Pharmakokinetik

Orale Bioverfügbarkeit (BV)	Plasmaproteinbindung (PPB)	Halbwertszeit (HWZ)	Elimination
27 %	k. A.	9,5 h	k. A.

Indikationen

Vorbeugung von Symptomen der Reise- bzw. Seekrankheit (Schwindel, Übelkeit/Erbrechen).

Unerwünschte Arzneimittelwirkungen (UAW)

Anticholinerge Nebenwirkungen → Mundtrockenheit, Hyperthermie, Hautrötung, Tachykardie, Darmatonie/Verdauungsprobleme, Miktionsstörung, Harnverhalt, Glaukom, Akkomodationsstörungen, Muskelschwäche, Schluckstörungen, gastroösophagealer Reflux, Sprachstörungen, Unruhe- und Erregungszustände, Halluzinationen, Verwirrtheit, Delir, Glaukomanfall.

Kontraindikationen

Glaukom, Kinder < 10. LJ.

Embryotox: **ja** (grau). Kann bei strenger Indikationsstellung in der gesamten Schwangerschaft angewendet werden. Funktionelle Auswirkungen bei systemischer Gabe bedenken (z. B. auf Herzfrequenz des Fetus).

Embryotox: **ja** (grau). Keine Daten zum Übergang von Scopolamin in die Muttermilch. Anwendung mit Vorsicht. Einmalige Anwendung und bei Beobachtung des Säuglings scheint akzeptabel.

Behandlung von Kindern > 10. LJ (Dosierung s. Fachinformation).

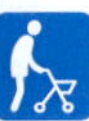
PRISCUS-Liste (PIM): **nein.** Keine grundsätzliche Dosisanpassung erforderlich. Ältere Patienten sind empfindlicher bezüglich UAW.

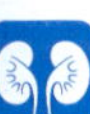
Keine Dosisanpassung erforderlich.

Keine Dosisanpassung erforderlich.

Gegenseitige Wirkungsverstärkung bei gleichzeitiger Einnahme → Amantadin, Antihistaminika, Neuroleptika, tri-/tetrazyklische Antidepressiva, Antiarrhythmika (z. B. Chinidin, Disopyramid) und β-Sympathomimetika. Bei gleichzeitiger Therapie mit MCP gegenseitige Wirkungsabschwächung möglich.

Off-Label-Use (dt. „zulassungsüberschreitende Anwendung") zur Behandlung der „Rassel-Atmung" in der Palliativversorgung (Symptomkontrolle). Transdermale Anwendung (TTS).

8.6 Nikotinische Acetylcholinrezeptor-Agonisten

(nAChR-Agonisten)

Suxamethonium

Früherer Begriff

Depolarisierende Muskelrelaxanzien

Wirkmechanismus

Nichtkompetitive Bindung an den postsynaptischen AChR der motorischen Endplatte führt zur initialen Depolarisation und zu sichtbarem Muskelzittern („depolarisierendes Muskelrelaxans"). Kein Abbau durch Acetylcholinesterase, dadurch dauerhafte Depolarisation mit fehlender Erregbarkeit (= Depolarisationsblock). Schneller Wirkungseintritt (ca. 40–60 s).

Pharmakokinetik

Orale Bioverfügbarkeit (BV)	Plasmaproteinbindung (PPB)	Halbwertszeit (HWZ)	Elimination
k. A. (nur parenteral)	30 %	2–10 min	Renal (Bernsteinsäure, Cholin)

Indikationen

Muskelrelaxation im Rahmen der Allgemeinanästhesie (aufgrund schnellen Wirkeintritts Mittel der Wahl bei Crush-Intubation).

Unerwünschte Arzneimittelwirkungen (UAW)

Apnoe, CK-Erhöhung (Myoglobinämie bis Rhabdomyolyse), Herzrhythmusstörungen, Hyperkaliämie, maligne Hyperthermie (wichtigste Trigger-Substanz!).

8

Kontraindikationen

Unmöglichkeit der künstlichen Beatmung, maligne Hyperthermie (Anamnese), schwere Verbrennungen oder Trauma, schwere Sepsis, Hyperkaliämie. Subakute schwerwiegende Denervierung der Skelettmuskulatur oder nach Verletzungen der oberen Nervenbahnen.

Embryotox: **nein.** Während Schwangerschaft nur für Kurznarkosen und wenn unbedingt erforderlich. Wirkung kann verlängert sein (bis 6–8 Wochen postpartal reduzierte Pseudocholinesterase-Aktivität). Grundsätzlich bei Narkose während Entbindung lediglich Übergang geringer Mengen auf den Feten beobachtet. Keine beobachteten negativen Auswirkungen.

Embryotox: **nein.** Kontraindiziert. Unbekannt, ob Übergang in Muttermilch.

Keine Dosisanpassung erforderlich. Dosierung nach kg KG.

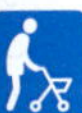
PRISCUS-Liste (PIM): **nein.** Keine grundsätzliche Dosisanpassung erforderlich.

Grundsätzlich keine Dosisanpassung erforderlich. **Cave:** Kaliumkontrolle! → Dosisanpassung oder Kontraindikation je nach Wert einer Hyperkaliämie (> 5,5 mmol/l hohes Risiko für schwere HRST).

Dosisreduktion bei schwerer Zirrhose oder Insuffizienz.

Erhöhtes Risiko für HRST bei gleichzeitiger Einnahme von Digitalis.

Besondere Hinweise: Nicht antagonisierbar!

8.7 Nikotinische Acetylcholinrezeptor-Antagonisten

(nAChR-Antagonisten)

Rocuronium

Früherer Begriff

Hyperpolarisierende Muskelrelaxanzien

Wirkmechanismus

Kompetitive Bindung an den postsynaptischen nikotinischen ACh-Rezeptor der motorischen Endplatte. Verdrängung von ACh. Verhindert Depolarisation (= Nichtdepolarisationsblock). Verzögerter Wirkungseintritt (ca. 2–5 min).

Pharmakokinetik

Orale Bioverfügbarkeit (BV)	Plasmaproteinbindung (PPB)	Halbwertszeit (HWZ)	Elimination
k. A. (nur parenteral)	k. A.	84–131 min	Biliär

Indikationen

Akut: Alternative zu Suxamethonium bei der Blitzeinleitung (Crush-Intubation), vor allem dann, wenn Suxamethonium kontraindiziert ist. Elektiv: Muskelrelexans der Allgemeinnarkose bei routinemäßiger Intubation und zur Relaxation der Skelettmuskulatur während operativer Eingriffe.

Unerwünschte Arzneimittelwirkungen (UAW)

Bronchospasmus, Tachykardie, Urtikaria, Hypotonie, Apnoe.

Kontraindikationen

Unmöglichkeit der künstlichen Beatmung.

Embryotox: **nein.** Kontraindiziert. Nur in Ausnahmefällen nach ausführlicher Risiko-Nutzen-Abwägung.

Embryotox: **nein.** Grundsätzlich nicht empfohlen. Nur in Ausnahmefällen nach ausführlicher Risiko-Nutzen-Abwägung. Nach einer Anwendung mind. 6 h nicht stillen. Übergang in Muttermilch ungewiss.

Nicht zur Crush-Intubation bei pädiatrischen Patienten empfohlen. Dosierung nach kg KG (s. Fachinformation).

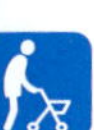
PRISCUS-Liste (PIM): **nein.** Keine Dosisanpassung erforderlich.

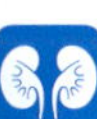
Keine Dosisanpassung erforderlich.

Keine Dosisanpassung erforderlich. Vorsicht bei schwerer Leberinsuffizienz/-zirrhose.

Wirkungsverstärkung durch Narkosegase (Halothan, Enfluran), vorhergehende Anwendung von Suxamethonium, hohe Dosen von bestimmten Analgetika (z. B. Thiopental, Ketamin, Fentanyl, Etomidat, Propofol), Glukokortikoide (Langzeitbehandlung), Antibiotika der Gruppen Aminoglykoside und Lincosamide, Acylaminopenicilline, Tetrazykline, hochdosiertes Metronidazol. **Wirkungsabschwächung durch** Antiepileptika (Langzeitbehandlung), Noradrenalin, Azathioprin, Theophyllin, Aminopyrin (MS-Medikament).

Antidote: Neostigmin, Pyridostigmin, Sugammadex.

9 Dopaminerges System

Hermann C. Römer

9.1 Catecholamin-O-Methyltransferase-Inhibitoren

(COMT-Inhibitor)

Entacapon

Früherer Begriff

–

Wirkmechanismus

Periphere, selektive und reversible Hemmung der Catechol-O-Methyltransferase → L-Dopa-Plasmaspiegel erhöht sich, in Kombination mit L-Dopa.

Pharmakokinetik

Hoher First-Pass-Metabolismus, Affinität zu CAP2C9.

Orale Bioverfügbarkeit (BV)	Plasmaproteinbindung (PPB)	Halbwertszeit (HWZ)	Elimination
35 % (große intra- und interindividuelle Unterschiede)	98 %	0,3–0,8 h	80–90 % fäkal

Indikationen

Parkinson-Krankheit für Patienten mit fluktuierenden motorischen Symptomen (On-off-Symptome, End-of-Dose).

Unerwünschte Arzneimittelwirkungen (UAW)

Dyskinesien (Bewegungsstörungen), Verfärbung des Urins und Übelkeit. Selten sind schwere Nebenwirkungen wie ein malignes neuroleptisches Syndrom, eine Rhabdomyolyse, ein Herzinfarkt und eine Leberentzündung

Kontraindikationen

Leberinsuffizienz, malignes neuroleptisches Syndrom in der Anamnese. Atraumatische Rhabdomyolyse in der Anamnese. Phäochromozytom, Schwangerschaft und Stillzeit.

Embryotox: **nein.** Kontraindiziert!

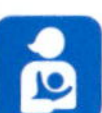
Embryotox: **nein.** Kontraindiziert!

Keine Daten. Sicherheit und Wirksamkeit nicht erwiesen.

PRISCUS-Liste (PIM): **nein.** Keine altersbedingte Dosisanpassung erforderlich.

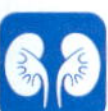
Keine Dosisanpassung erforderlich.

Kontraindikation!

Hemmt CYP2C9. Selektive und nichtselektive MAO-A-Hemmer, MAO-B-Hemmer.

Entacapon ist aber deutlicher weniger lebertoxisch als Tolcapon, Dopamin-D_2-Rezeptor-Antagonisten. **Cave:** orale Eisenpräparate im Abstand von 2–3 h einnehmen, da Gefahr der Chelat-Komplexbildung im Darm.

9.2 Dopaminrezeptor-Antagonisten

(D_2R-Antagonisten)

Domperidon

Früherer Begriff

Antiemetika

Wirkmechanismus

Antagonismus am zentralen und peripheren Dopaminrezeptor > Acetylcholinfreisetzung, antidopaminerge Eigenschaften mit hoher Affinität zum D_2-Rezeptor; außerhalb der Blut-Hirn-Schranke wirkt Domperidon antiemetisch in der Chemorezeptor-Triggerzone gegen Übelkeit und Erbrechen. Dopamin hemmt Magenbewegungen, fördert Sättigung und löst Übelkeit und Magenschmerzen aus. Domperidon blockiert Effekte von Dopamin, wirkt prokinetisch, fördert Magenbewegungen, beschleunigt Magenentleerung, erhöht Druck des unteren Ösophagussphinkters und fördert Motilität der Speiseröhre. Substrat von CYP3A4.

Pharmakokinetik

Orale Bioverfügbarkeit (BV)	Plasmaproteinbindung (PPB)	Halbwertszeit (HWZ)	Elimination
15 %	80–90 %	7–9 h	Urin 31 % Faeces 66 %

Indikationen

Übelkeit, Erbrechen, Magenentleerungsstörung (Steigerung der Milchproduktion bei der Frau).

Unerwünschte Arzneimittelwirkungen (UAW)

QT-Zeit-Verlängerung, Herzrhythmusstörungen, Prolaktinanstieg → Vergrößerung Brustdrüse, Brustschmerzen, Lakrimation, Menstruationsstörung, Mundtrockenheit, Depression, Angst, verringerte Libido, Kopfschmerzen, Schläfrigkeit, Akathisie, Müdigkeit, Durchfall, Hautausschlag, Juckreiz.

Kontraindikationen

Prolaktinom, mäßige oder schwere Leberfunktionsstörungen, Long-QT-Syndrom, signifikante Elektrolytstörungen, Herzerkrankungen mit kongestiver Herzinsuffizienz, Bradykardie, zusammen mit QT-Zeit-verlängernden Medikamenten, zusammen mit starken CYP3A4-Inhibitoren (s. u.).

Embryotox: **ja** (grau). Einsatz kritisch prüfen. Daten zur Wirksamkeit bei Hyperemesis gravidarum fehlen. Ggf. MCP bevorzugen.

Embryotox: **ja** (grau). Wenn erforderlich, Einsatz aufgrund geringer relativer Dosis vertretbar. Wegen fehlender ZNS-Gängigkeit häufig gegenüber MCP bevorzugt. **Cave** bei bestehenden Herzerkrankungen und/oder Hypokaliämie!

Zugelassen ab 12 Jahren und > 35 kg KG. Dosierung s. Fachinformation.

PRISCUS-Liste (PIM): **nein.** Als bevorzugte Alternative zu Dimenhydrinat aufgeführt.

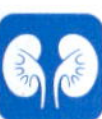
Dosisanpassung erforderlich, Dosierung s. Fachinformation.

Kontraindikation!

Nicht mit starken CYP3A4-Hemmern kombinieren, Azol-Antimykotika, Makroliden, Verapamil, Diltiazem.

Domperidon überquert die Blut-Hirn-Schranke nicht und löst deshalb keine extrapyramidalen Störungen aus.

Metoclopramid

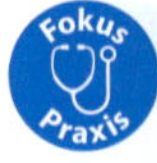

Früherer Begriff

Antiemetika

Wirkmechanismus

Antagonismus an zentralen und peripheren Dopaminrezeptoren → Acetylcholinfreisetzung ↑.

Pharmakokinetik

Orale Bioverfügbarkeit (BV)	Plasmaproteinbindung (PPB)	Halbwertszeit (HWZ)	Elimination
30–100 %	30–40 %	4 (3–6) h	Vorwiegend hepatisch

Indikationen

Motilitätsstörung des oberen Gastrointestinaltrakts, Übelkeit, Erbrechen, Brechreiz.

Unerwünschte Arzneimittelwirkungen (UAW)

Extrapyramidale Symptome, Müdigkeit, Kopfschmerz, Schwindel, Angstzustände, Schlafstörungen, Diarrhö.

Kontraindikationen

Ileus, Darmperforation, gastrointestinale Blutungen, Phäochromozytom, Prolaktinom, Epilepsie, Krampfneigung, extrapyramidal-motorische Störungen, Kombination mit Levodopa, Kinder < 1. LJ.

Embryotox: **ja** (grau). Kann bei Hyperemesis gravidarum eingesetzt werden. Besonders wirksam bei gleichzeitigem gastroösophagealem Reflux. So kurz wie möglich anwenden (maximal empfohlene Therapiedauer beachten), da Risiko für Dyskinesien mit Dauer der Behandlung und kumulativer Dosis steigt. **Besser geeignete Alternativen:** Dimenhydrinat, Doxylamin.

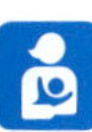

Embryotox: **ja** (grau). Kurzzeitiger, indikationsgerechter Einsatz vertretbar.

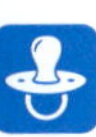

Anwendung nicht empfohlen. < 1 Jahr kontraindiziert!

PRISCUS-Liste (PIM): **nein.** Als bevorzugte Alternative zu Dimenhydrinat aufgeführt. Kontrolle Leber- und Nierenparameter, ggf. Dosisanpassung.

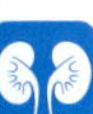

Dosisanpassung erforderlich, Dosierung s. Fachinformation.

Halbierung der Dosis bei schwerer Leberinsuffizienz mit Aszites.

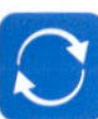

Substrat von CYP2D6, CYP3A4, Alkohol, Levopoda, Anticholinergika, Morphinderivate, Neuroleptika, serotonerge Substanzen, Digoxin, Ciclosporin, Mivacurium, Suxamethonium, starke CYP2D6-Hemmer.

Überquert Blut-Hirn-Schranke → extrapyramidal-motorische Syndrome (EPS). Ist ein strukturelles Analogon des Lokalanästhetikums Procain. Maximale empfohlene Behandlungsdauer 5 Tage.

PRAXISTIPPS

- Bei Langzeittherapie > 3 Monate, insbes. bei älteren Patienten Gefahr der irreversiblen Spätdyskinesien!
- Extrapyramidal-motorische Symptome treten i. d. R. zu Therapiebeginn auf. Auch nach einmaliger Einnahme möglich. Verschwinden nach Therapiebeendigung.
- Zeitspanne zwischen zwei Einnahmen muss eingehalten werden, um Überdosierungen zu vermeiden (6 h, bei retardierter Form 24 h).

9.3 Dopamin-D_x-Rezeptor-Agonisten

(D_xR-Agonisten)

Dopamin

Früherer Begriff

Glückshormon

Wirkmechanismus

Bindung an α- und β-Adrenorezeptoren oder Dopaminrezeptoren → renale Vasodilatation → HZV ↑, Vasokonstriktion, RR ↑.

Pharmakokinetik

Orale Bioverfügbarkeit (BV)	Plasmaproteinbindung (PPB)	Halbwertszeit (HWZ)	Elimination
k. A. (nur parenteral)	k. A.	5–10 min	Renal

Indikationen

Herz-Kreislauf-Versagen durch Myokardinfarkt, Trauma, Endotoxinseptikämie, chirurgische Eingriffe am offenen Herzen, akutes Nierenversagen, schwere akute Hypotonie.

Unerwünschte Arzneimittelwirkungen (UAW)

Überempfindlichkeit, Phäochromozytom, Engwinkelglaukom, Hyperthyreose, Prostataadenom mit Restharnbildung, Tachyarrythmien, Kammerflimmern, Hypovolämien.

Kontraindikationen

Thyreotoxikose, Phäochromozytom, Glaukom, Blasenentleerungsstörung, hochfrequente absolute Arrhythmie, Hypovolämie, Kammerflimmern, Schwangerschaft.

9

Embryotox: **nein.** Keine ausreichende Datenlage. Nur bei vitaler Indikation.

Embryotox: **nein.** Erscheint unbedenklich aufgrund der geringen Plasmahalbwertszeit nach i. v.-Gabe.

Unzureichende Datenlage für Anwendungsbeschränkungen. Dosierung grundsätzlich nach Körpergewicht und Wirkung.

PRISCUS-Liste (PIM): **nein.** In Abhängigkeit von Kreislaufstabilität, Volumen und Gefäßstatus.

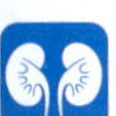
Keine Angaben.

Keine Angaben.

Metoclopramid, Guanethidin, MAO-Hemmer, Diuretika, trizyklische Antidepressiva, Anästhetika, Phenytoin, Mutterkornalkaloide.

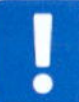
Keine Bolusinjektionen, i. d. R. kontinuierliche Gabe über Perfusor.

Pramipexol

Früherer Begriff

–

Wirkmechanismus

Direkter dopaminerger Agonismus durch Bindung an Dopaminrezeptor (D3), Beeinflussung aller Parkinsonsymptome, v. a. Akinese und psychische Störungen.

Pharmakokinetik

Orale Bioverfügbarkeit (BV)	Plasmaproteinbindung (PPB)	Halbwertszeit (HWZ)	Elimination
90 %	< 20 %	8–12 h	Renal (unverändert)

Indikationen

Morbus Parkinson, Restless-Legs-Syndrom.

Unerwünschte Arzneimittelwirkungen (UAW)

Schläfrigkeit, Schwindel, Bewegungsstörungen, Kopfschmerzen, Hypotonie, Amnesie und Übelkeit. Verhaltensänderungen wie Hypersexualität, Spielsucht, Essattacken.

Kontraindikationen

Tourette-Syndrom bei Kindern und Jugendlichen.

Embryotox: **nein.** Sollte nicht angewendet werden (Auswirkungen auf Schwangerschaft beim Menschen nicht untersucht). Nur in dringenden Ausnahmefällen nach sorgfältiger Risiko-Nutzen-Abwägung.

Embryotox: **nein.** Anwendung nicht empfohlen (keine Daten klinischer Studien am Menschen). Hemmung der Laktation zu erwarten.

< 18 Jahren nicht empfohlen (Sicherheit und Wirksamkeit nicht erwiesen).

PRISCUS-Liste (PIM): **nein.** Keine altersbedingte Dosisanpassung erforderlich. Nierenfunktion beachten, ggf. Dosisanpassung.

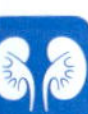
Dosisanpassung erforderlich, Dosierung s. Fachinformation.

Keine Daten. Wahrscheinlich keine Dosisanpassung erforderlich.

Als organisches Kation mit Amantadin, Cimetidin, Diltiazem, Chinidin, Chinin, Ranitidin, Triamteren, Verapamil, Digoxin (keine N-Verbindung), Procainamid, Trimethoprim.

Keine.

9.4 Dopamin-Prodrugs und Dopadecarboxylase-Inhibitoren

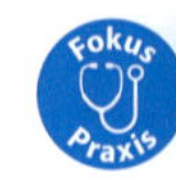

Levodopa und Benserazid

Früherer Begriff

–

Wirkmechanismus

Levodopa: Aufnahme in dopaminerge Zellen, Decarboxylierung zu Dopamin, Beeinflussung aller Parkinson-Symptome, v. a. Akinese und psychische Störungen. **Benserazid:** verhindert Decarboxylierung von L-Dopa in der Peripherie (nach Hydroxylierung in Darmwand und Leber in wirkungsvollen Metaboliten Trihydroxybenzylhydrazid).

Pharmakokinetik

Orale Bioverfügbarkeit (BV)	Plasmaproteinbindung (PPB)	Halbwertszeit (HWZ)	Elimination
40–70 % (Levodopa) In Kombination 98 %	10–30 % (Levodopa)	1,5 h (Levodopa)	Renal (64 %) > fäkal (24 %)

Indikationen

Parkinson-Syndrom, Restless-Legs-Syndrom (RLS).

Unerwünschte Arzneimittelwirkungen (UAW)

Kopfschmerzen, Erschöpfung, fieberhafter Infekt, Bronchitis, Anorexie, Schlafstörung, Depression, Halluzination, Angststörung, Dyskinesien, Mundtrockenheit, Dysgeusie, Arrhythmie, Hypotonie, orthostatische Dysregulation, Übelkeit, Erbrechen, Diarrhö.

Kontraindikationen

9

Schwangerschaft, < 25. LJ, schwere endokrine Funktionsstörungen, wie z. B. Schilddrüsenüberfunktion, Cushing-Syndrom und Phäochromozytom, schwere Stoffwechsel-, Leber- und Knochenmarkserkrankungen, schwere Herzerkrankungen, wie z. B. schwere Tachykardien, schwere Herzrhythmusstörungen und Herzversagen, schwere Nierenerkrankungen (außer dialysepflichtige Patienten mit dem Restless-Legs-Syndrom), endogene und exogene Psychosen, Behandlung mit Reserpin, nicht-selektiven MAO-Hemmern oder einer Kombination von MAO-A- und MAO-B-Hemmern, Engwinkelglaukom.

Embryotox: **ja** (grau). Grundsätzlich nicht empfohlen. Fortführung der Therapie bei zwingender Indikation möglich. Besser geeignete Alternativen diskutieren (z. B. Cabergolin).

Embryotox: **ja** (grau). Anwendbar, solange ausreichend Milchproduktion besteht. Regelmäßige Gewichtskontrollen des Säuglings.

Kontraindiziert!

PRISCUS-Liste (PIM): **nein.** Start low, go slow.

Vorsichtige Anwendung bei schwerer Niereninsuffizienz (GFR < 30 ml/min). Bei GFR > 30 ml/min keine Dosisanpassung erforderlich.

Vorsichtige Anwendung bei schwerer Leberinsuffizienz (Child-Pugh C). Bei geringer bis mäßiger Insuffizienz keine Dosisanpassung erforderlich.

Antipsychotika, MAO-A- und -B-Hemmstoffe, Sympathomimetika, Antihypertensiva, proteinreiche Mahlzeiten.

Es ist möglich, Levodopa/Benserazid mit anderen Antiparkinsonmitteln (z. B. Dopaminagonisten, Amantadin, Anticholinergika, Selegilin, Bromocriptin) zu kombinieren. Dabei können jedoch sowohl die erwünschten als auch die unerwünschten Wirkungen der Behandlung verstärkt werden.

PRAXISTIPPS

- Eine häufige UAW sind Übelkeit und Erbrechen. **Cave** bei antiemetischer Therapie! Kein MCP, zentral wirksam, kann Symptomatik deutlich verschlechtern. Bevorzugt Domperidon (= nicht-ZNS-gängiger Dopaminantagonist).
- Im Rahmen der Therapie eines Morbus Parkinson Einnahme 30 min vor einer Mahlzeit, dadurch bessere Bioverfügbarkeit (mit der Mahlzeit zu hohe Eiweißbindung). Bei Restless-Legs-Syndrom (RLS) 1 h vor Nachtruhe.
- Ausschleichend absetzen, sonst Gefahr eines akuten Dopaminmangels (akinetische Krise, L-Dopa-Entzugssyndrom)

9.5 Indirekte Dopamimetika

Amantadin

Früherer Begriff

–

Wirkmechanismus

Antiparkinsonoid: vermutet wird **Antagonismus am NMDA-Rezeptor** → Reduktion der Überaktivität glutaminerger striataler Interneurone. Indirekt agonistische Wirkung auf Dopaminrezeptoren im Striatum → Dopaminfreisetzung ↑, Dopamin-Wiederaufnahme in die präsynaptischen Nervenzellen ↓.

Als Virostatikum: M2-Membranproteinhemmer → Blockade des M2-Ionenkanals, was das Uncoating und damit die Übernahme der Wirtszelle durch das Influenza-A-Virus verhindert. Sie binden an die Transmembrandomäne des M2-Proteins und blockieren den Kanal sterisch.

Pharmakokinetik

Orale Bioverfügbarkeit (BV)	Plasmaproteinbindung (PPB)	Halbwertszeit (HWZ)	Elimination
k. A.	67 %	10–30 h	Überwiegend renal

Indikationen

Morbus Parkinson, Medikamenten-bedingte extrapyramidale Symptomatik, Begleitneuralgie bei Herpes Zoster, Virostatikum Influenza Typ A.

Unerwünschte Arzneimittelwirkungen (UAW)

Depression, Angst, gehobene Stimmung, Erregung, Nervosität, Konzentrationsschwäche, Schwindel, Benommenheit, Kopfschmerzen, Schlaflosigkeit, Lethargie, Halluzinationen, Albträume, Ataxie, undeutliche Sprache, verschwommenes Sehen, fühlbare Herzschläge, orthostatische Hypotonie, Knöchelödeme, Mundtrockenheit, Appetitlosigkeit, Übelkeit, Erbrechen, Verstopfung, Schwitzen, Leukozytopenie.

Kontraindikationen

Schwangerschaft und Stillzeit, Verwirrtheitszustände, Epilepsie, Niereninsuffizienz, Herzinsuffizienz, schwere ventrikuläre Arrhythmien, andere QT-Zeit-verlängernde Medikamente, Engwinkelglaukom.

Embryotox: **nein.** Kontraindikation!

Embryotox: **nein.** Kontraindikation!

Kinder ab 5 Jahren → Chemoprophylaxe und Chemotherapie der Influenza A (s. Fachinformation).

PRISCUS-Liste (PIM): **nein.** Dosisreduktion erforderlich, Dosierung s. Fachinformation.

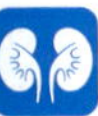
Dosisanpassung erforderlich, Dosierung s. Fachinformation.

Keine Dosisanpassung erforderlich.

Anticholinergika, Dopaminagonisten, Levodopa, Neuroleptika, Alkohol und Psychopharmaka können die zentralen und anticholinergen unerwünschten Wirkungen verstärken. Diuretikakombinationen (Hydrochlorothiazid + kaliumsparendes Diuretikum) können die Plasmakonzentrationen erhöhen und unerwünschte Wirkungen verstärken.

Keine.

Methylphenidat

Früherer Begriff

–

Wirkmechanismus

Erhöhung von synaptischem Dopamin und Noradrenalin im zentralen Nervensystem. Der genaue Wirkmechanismus ist unbekannt. Induktoren oder Hemmer des Cytochroms P450 haben voraussichtlich keinen relevanten Einfluss auf die Pharmakokinetik von Methylphenidat.

Pharmakokinetik

Orale Bioverfügbarkeit (BV)	Plasmaproteinbindung (PPB)	Halbwertszeit (HWZ)	Elimination
k. A.	10–33 %	2–4 h	Überwiegend renal

Indikationen

ADHS, Narkolepsie.

Unerwünschte Arzneimittelwirkungen (UAW)

Schwitzen, Geräuschempfindlichkeit, Blutdruckschwankungen, Herzrasen, Anorexie, Übelkeit, Erbrechen, Appetitverlust, Gewichtsabnahme, Verminderung des Längenwachstums bei Kindern nach längerer Anwendung, Schlaflosigkeit, Nervosität, abnormes Verhalten, Aggression, Affektlabilität, Erregung, Ängstlichkeit, Depression, Reizbarkeit.

Kontraindikationen

Hyperthyreose, Glaukom, Psychosen, Suchterkrankungen, Phäochromozytom, MAO-Hemmer.

Embryotox: **ja** (grau). Sollte nicht angewendet werden. Medikamentöse Neueinstellung und Fortsetzung der Therapie kritisch prüfen. **Besser geeignete Alternativen:** Bupropion, Venlafaxin (in Schwangerschaft besser untersucht).

Embryotox: **ja** (grau). Sollte nicht angewendet werden. In Ausnahmefällen nach sorgfältiger Risiko-Nutzen-Abwägung Monotherapie unter guter Säuglingsbeobachtung (insbesondere Gewicht) unter Vorbehalt akzeptabel.

Kontraindiziert < 6 Jahren (Sicherheit und Wirksamkeit nicht erwiesen).

PRISCUS-Liste (PIM): **nein.** Anwendung nicht empfohlen (Sicherheit und Wirksamkeit nicht erwiesen).

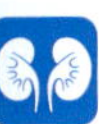
Unzureichende Datenlage.

Unzureichende Datenlage.

Halogenierte Narkotika, Alkohol, Clonidin, Dopa, trizyklische Antidepressiva, Antiepileptika, Antazida, Antihypertensiva, Cumarin, Warfarin.

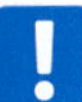
Gefahr der Abhängigkeit. Regelmäßige kardiologische Kontrolle bei Langzeitverordnung.

9.6 Monoaminoxidase-B-Inhibitoren

(MAO-B-Inhibitoren)

Rasagilin

Früherer Begriff

–

Wirkmechanismus

Hemmt selektiv MAO-B irreversibel, sodass Dopamin länger im synaptischen Spalt bestehen bleibt und im ZNS wirken kann.

Pharmakokinetik

Orale Bioverfügbarkeit (BV)	Plasmaprotein-bindung (PPB)	Halbwertszeit (HWZ)	Elimination
36 %	60–70 %	0,6–2 h	Überwiegend renal

Indikationen

Morbus Parkinson, d. h. Dyskinesien, End-of-Dose-Fluktuationen, On-off-Phänomene.

Unerwünschte Arzneimittelwirkungen (UAW)

Mundtrockenheit, Schlafstörungen, Schwindel, Halluzinationen, Herzrhythmusstörungen, orthostatische Hypotonie, Kopfschmerzen, grippeähnliche Symptome, Depression, Gelenkschmerzen und Sodbrennen.

Kontraindikationen

Serotonerges Syndrom, Leberinsuffizienz, gleichzeitige Behandlung mit MAO-Hemmern, Pethidin, Fluoxetin, Fluvoxamin, Johanniskraut.

Embryotox: **nein.** Aus Vorsichtsgründen Anwendung vermeiden. Unzureichende Datenlage bei Schwangeren.

Embryotox: **nein.** Aus Vorsichtsgründen Anwendung vermeiden. Nicht bekannt, ob Übergang in Muttermilch. Mögliche Laktationshemmung.

Anwendung nicht empfohlen (Sicherheit und Wirksamkeit nicht erwiesen).

PRISCUS-Liste (PIM): **nein.** Keine altersbedingte Dosisanpassung erforderlich.

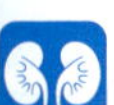

Keine Dosisanpassung erforderlich.

Bei schwerer Leberinsuffizienz (Child-Pugh C) kontraindiziert. Bei mittelschwerer Insuffizienz Anwendung vermeiden. Vorsichtige Dosierung bei geringer Insuffizienz.

SSRI, trizyklische Antidepressiva, Sympathomimetika, Ciprofloxazin, Nikotin.

Rasagilin verstärkt Wirkungen von Levodopa. Daher können durch Levodopa bedingte Nebenwirkungen verstärkt und eine vorbestehende Dyskinesie verschlimmert werden.

10 Eicosanoidsystem

Hermann C. Römer

10.1 Cyclooxygenase-2-Inhibitoren (COX-2-Inhibitoren)

Etoricoxib

Früherer Begriff

Coxibe

Wirkmechanismus

Etoricoxib greift in die Prostaglandinsynthese ein, indem es **selektiv** das Enzym Cyclooxygenase-2 **(COX-2)** hemmt. Somit werden weniger Mediatoren gebildet, die bei Schmerz und Entzündung eine Rolle spielen. Analgetisch (schmerzlindernd) und antiphlogistisch (entzündungshemmend).

Pharmakokinetik

Orale Bioverfügbarkeit (BV)	Plasmaproteinbindung (PPB)	Halbwertszeit (HWZ)	Elimination
100 %	92 %	20–26 h	Überwiegend renal (70 %)

Indikationen

Behandlung von Symptomen bei Reizzuständen degenerativer und entzündlicher Gelenkerkrankungen (z. B. Arthrose, rheumatoide Arthritis), Spondylitis ankylosans (Morbus Bechterew) sowie Schmerzen und Entzündung bei akuter Gichtarthritis (Erwachsene und Jugendliche > 16. LJ). Kurzzeitbehandlung mäßig starker Schmerzen nach Zahnoperationen (Erwachsene und Jugendliche > 16. LJ).

Unerwünschte Arzneimittelwirkungen (UAW)

GI-Nebenwirkungen (weniger als nichtselektive NSAR), Risiko kardiovaskulärer Zwischenfälle, Verschlechterung der Nierenfunktion, Überempfindlichkeitsreaktion (Bronchospasmus, Angioödem, Ödembildung, Verschlechterung von Hypertonie und Herzinsuffizienz).

Kontraindikationen

Aktive peptische Ulzera oder GI-Blutung, schwere Leberfunktionsstörungen (s. u.), schwere Niereninsuffizienz (s. u.), entzündliche Darmerkrankungen, Herzinsuffizienz (NYHA II–IV), unzureichend eingestellte arterielle Hypertonie, klinisch gesicherte KHK/pAVK/cAVK, Kinder/Jugendliche < 16. LJ, Schwangerschaft und Stillzeit.

Embryotox: **ja** (grau). Kontraindiziert. Alternatives Analgetikum der Wahl: Paracetamol. Als Antiphlogistikum z. B. Ibuprofen oder andere bewährte NSAR bevorzugen (bis SSW 28).

Embryotox: **ja** (grau). Kontraindiziert.

Anwendung erst ab dem 16. LJ. Dosierung s. Fachinformation.

PRISCUS-Liste (PIM): **ja.** Erhöhtes Risiko für GI-Blutungen, Ulzera, Verschlechterung der Nierenwerte und bei häufig bestehenden kardiovaskulären Komorbiditäten kontraindiziert. Therapie unter sorgfältiger Risiko-Nutzen-Abwägung und engmaschiger Kontrolle entsprechender Parameter. Alternativpräparate bevorzugen (z. B. schwächer wirksame NSAR, Ibuprofen. Schwache Opioide und Koanalgetika). Keine grundsätzliche Dosisanpassung erforderlich.

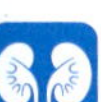
Bei schwerer Niereninsuffizienz mit Kreatinin-Clearance < 30 ml/min kontraindiziert. Darüber keine Dosisanpassung erforderlich.

Dosisanpassung bereits ab geringer Leberfunktionsstörung, Child-Pugh 5–6 (genaue Dosierungsempfehlungen s. Fachinformation). Bei schwerer Insuffizienz (Child-Pugh > 10) kontraindiziert.

Peptische Ulzera in Kombination mit ASS, Glukokortikoiden. GI-Blutung in Kombination mit Antikoagulanzien, SSRIs, Venlafaxin. Nierenfunktionsstörungen bis zum akuten Nierenversagen in Kombination mit ACE-Hemmern, Diuretika.

Individuelles Gesamtrisiko unter Berücksichtigung möglicher Wechselwirkungen und Risikofaktoren beachten. Hepatische Metabolisierung überwiegend über CYP3A4. Kombination mit Rifampicin kann Abnahme der Plasmakonzentration von Etoricoxib um bis zu 65 % bewirken.

10.2 Nichtselektive Cyclooxygenase-Inhibitoren

Diclofenac

Früherer Begriff

Nichtsteroidale Antirheumatika (NSARs)

Wirkmechanismus

Hemmt als Prostaglandinsynthesehemmer die Cyclooxygenase-1 (COX-1) und auch COX-2, die besonders von Entzündungsprozessen induziert wird → schmerzlindernd, fiebersenkend, entzündungshemmend.

Pharmakokinetik

Orale Bioverfügbarkeit (BV)	Plasmaproteinbindung (PPB)	Halbwertszeit (HWZ)	Elimination
50–60 %	99 %	1–2 h	Überwiegend renal

Indikationen

Entzündungshemmer und Schmerzmittel. Rheumatoide Arthritis, Spondylitis, Arthrosen, Gichtanfall, posttraumatische und postoperative Schmerzen, auch parenterale Gabe möglich bei Cholezystolithiasis, Nephrolithiasis, lokal in Form von Salben, Gelen und Augentropfen.

Unerwünschte Arzneimittelwirkungen (UAW)

Gastrointestinale Beschwerden (bis 5 %) Kopfschmerzen, Schwindel, Schlafstörungen. Transaminasenanstieg, Granulozytopenie, Exantheme, Nephrotoxizität.

Kontraindikationen

Bekannte Reaktionen von Bronchospasmus, Asthma, Rhinitis oder Urtikaria nach NSAR-Einnahme. Ungeklärte Blutbildungs- und Gerinnungsstörungen. Aktive gastrale oder intestinale Ulzera, Blutungen oder Perforation (auch zurückliegend in Anamnese nach NSAR-Einnahme). Zerebrovaskuläre oder andere Blutungen. Schwere Leber- oder Nierenfunktionsstörungen. Hepatische Porphyrie. Herzinsuffizienz (NYHA II–IV), ischämische Herzkrankheit, pAVK oder cAVK. Schwangerschaft 3. Trimenon.

Embryotox: **ja** (grau). Kann im 1. und 2 Trimenon gegeben werden. Im 3. Trimenon vermeiden (Gefahr des vorzeitigen Verschlusses des Ductus arteriosus).

Embryotox: **ja** (grau). In niedrigen Dosen kurzfristig erlaubt. Nur in geringen Mengen in Muttermilch nachweisbar. **NSAR der Wahl in der Stillzeit:** Ibuprofen.

Anwendung bei Kindern < 16 Jahren nicht empfohlen (unzureichende Daten bezüglich Sicherheit und Wirksamkeit). Dosierungen s. Fachinformation.

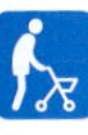

PRISCUS-Liste (PIM): **nein.** Keine grundsätzliche altersbedingte Dosisanpassung notwendig. Besondere Beachtung des Nebenwirkungsprofils (insbesondere Nephrotoxizität).

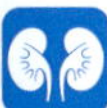

Bei leichter bis mäßiger Niereninsuffizienz keine Dosisanpassung erforderlich. Bei schwerer NI kontraindiziert!

Keine Dosisanpassung erforderlich.

Hepatische Metabolisierung via CYP2C9. Gleichzeitige Anwendung weiterer NSAR oder in Kombination mit Glukokortikoiden erhöht deutlich das Risiko für gastrointestinale Ulzera. Kann Nephrotoxizität von Ciclosporin erhöhen. Vermutlich gehäuftes Auftreten von Krampfanfällen bei Therapie mit Diclofenac und Chinolon-Antibiotika. Vorsicht bei gleichzeitiger Anwendung von CYP2C9-Inhibitoren (z. B. Voriconazol) → Diclofenac-Spiegel ↑.

Die Kombination von Diclofenac mit einem Glukokortikoid (z. B. Prednisolon) ist eine der wenigen Indikationen für eine prophylaktische Gabe von Protonenpumpenhemmern (PPI).

Ibuprofen

Fokus Praxis

Früherer Begriff

Nichtsteroidale Antirheumatika (NSARs)

Wirkmechanismus

Hemmt als Prostaglandinsynthesehemmer die Cyclooxygenase-1 (COX-1) und auch COX-2, die besonders von Entzündungsprozessen induziert wird. Wirkt schmerzlindernd, fiebersenkend, entzündungshemmend. Für die langfristige Behandlung Retard-Formen geeigneter.

Pharmakokinetik

Orale Bioverfügbarkeit (BV)	Plasmaproteinbindung (PPB)	Halbwertszeit (HWZ)	Elimination
90 %	99 %	1,8–3,5 h	Überwiegend renal

Indikationen

Schmerzen, die vom Bewegungsapparat ausgehen; Arthrose, rheumatische Arthritis sowie weitere rheumatische Erkrankungen, posttraumatische und postoperative Schmerzen, akuter Gichtanfall, Kopfschmerzen, Dysmenorrhö, lokal in Form von Salben, Gelen.

Unerwünschte Arzneimittelwirkungen (UAW)

Gastrointestinale Beschwerden (bis 5 %) Kopfschmerzen, Schwindel, Schlafstörungen. Transaminasenanstieg, Granulozytopenie, Urtikaria, Tinnitus, Exantheme, Hepatotoxizität, Nephrotoxizität.

Kontraindikationen

Bekannte Reaktionen von Bronchospasmus, Asthma, Rhinitis oder Urtikaria nach NSAR-Einnahme. Ungeklärte Blutbildungs- und Gerinnungsstörungen. Aktive gastrale oder intestinale Ulzera, Blutungen oder Perforation (auch zurückliegend in Anamnese nach NSAR-Einnahme). Zerebrovaskuläre oder andere Blutungen. Schwere Leber- oder Nierenfunktionsstörungen. Hepatische Porphyrie. Herzinsuffizienz (NYHA II–IV), ischämische Herzkrankheit, pAVK oder cAVK. Schwangerschaft 3. Trimenon.

Embryotox: **ja** (grau). Im 1. und 2. Trimenon neben Paracetamol Analgetikum/Antiphlogistikum der Wahl. Im 3. Trimenon (ab SSW 28) kontraindiziert (Gefahr des vorzeitigen Verschlusses des Ductus arteriosus)!

Embryotox: **ja** (grau). Bevorzugtes Medikament der NSAR in der Stillzeit. **Besser geeignetes Analgetikum:** Paracetamol.

Anwendung bei Kindern < 6 Jahren nicht empfohlen (unzureichende Daten bezüglich Wirksamkeit und Sicherheit). Dosierungen s. Fachinformation.

PRISCUS-Liste (PIM): **nein.** Aufgeführt als bevorzugte Alternative bei Indikation eines NSAR. Keine grundsätzliche altersbedingte Dosisanpassung notwendig. Besondere Beachtung des Nebenwirkungsprofils (insbesondere Nephrotoxizität).

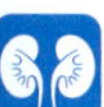

Bei leichter bis mäßiger Niereninsuffizienz keine Dosisanpassung erforderlich. Bei schwerer Niereninsuffizienz kontraindiziert!

Bei leichter bis mäßiger Leberinsuffizienz keine Dosisanpassung erforderlich. Bei schwerer Leberinsuffizienz kontraindiziert!

Gleichzeitige Anwendung weiterer NSAR oder in Kombination mit Glukokortikoiden erhöht deutlich das Risiko für gastrointestinale Ulzera. Kann Spiegel von Digitalis, Phenytoin und Lithium erhöhen. Abschwächung von Diuretika und ACE-Hemmern möglich. Kann Nephrotoxizität von Ciclosporin erhöhen.

Die Kombination von Ibuprofen mit einem Glukokortikoid (z. B. Prednisolon) ist eine der wenigen Indikationen für eine prophylaktische Gabe von Protonenpumpenhemmern (PPI). Bei bekannter gastraler *Helicobacter*-Besiedlung vorher Eradikation.

PRAXISTIPPS

- Rezeptierung dosisabhängig. 400 mg apothekenpflichtig (OTC), 600 mg verschreibungspflichtig. Tageshöchstdosis 2.400 mg.
- Auf Vormedikation achten, insbesondere bei Patienten mit KHK. Aufgrund von TAH (z. B. ASS) bei gleichzeitiger Therapie mit Ibuprofen (z. B. aufgrund von Rückenschmerz) Protonenpumpenhemmer (PPI) indiziert.
- Höchstdosis (2.400 mg) und/oder Langzeittherapie bei Patienten mit KHK und Herzinsuffizienz meiden, Hinweise auf erhöhtes kardiovaskuläres Risiko.

10.3 Prostaglandin-F-Rezeptor-Agonisten

(FPR-Agonisten)

Latanoprost

Früherer Begriff

–

Wirkmechanismus

Derivat von Prostaglandin F2α, Agonismus am Rezeptor, Erhöhung des uveoskleralen Abflusses von Kammerwasser, Druckminderung.

Pharmakokinetik

Orale Bioverfügbarkeit (BV)	Plasmaproteinbindung (PPB)	Halbwertszeit (HWZ)	Elimination
k. A.	k. A.	17 min	k. A.

Indikationen

Senkung des Augeninnendrucks bei: Offenwinkelglaukom, okulärer Hypertension. Senkung des erhöhten Augeninnendrucks bei Kindern mit kindlichem Glaukom.

Unerwünschte Arzneimittelwirkungen (UAW)

Augenreizung, verstärkte Durchblutung des Auges, Hyperpigmentation der Iris, entzündliche Reaktionen, Schmerzen am Auge, Kopfschmerzen, Makulaödem, Angina pectoris, Asthma, Myalgien, Arthralgien.

Kontraindikationen

Augenreizungen wie ein Brennen, Kratzen, Jucken, Stechen und ein Fremdkörpergefühl. Verstärkte Durchblutung des Auges, Hyperpigmentation der Iris: Erhöhung des braunen Pigmentanteils der Iris, dauerhafte Veränderung der Augenfarbe, Bindehautentzündung, Lidrandentzündung, Veränderungen der Wimpern und der Vellushaare am Augenlid: Zunahme der Länge, der Dicke, der Pigmentierung und der Anzahl der Wimpern, Augenschmerzen.

Embryotox: **ja** (grau). Indikationsgerecht anwendbar, wenn besser geeignete Alternativen zur Behandlung des Glaukoms nicht verfügbar sind oder nicht infrage kommen (z. B. Timolol).

Embryotox: **ja** (grau). Latanoprost kann indikationsgerecht angewendet werden (punktueller Verschluss = inneren Augenwinkel nach Applikation ca. 1 min komprimieren).

Fehlende Daten für Kinder < 1 Jahr. Anwendung nicht empfohlen.

PRISCUS-Liste (PIM): **nein.** Keine altersbedingte Dosisanpassung erforderlich.

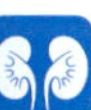

Keine Dosisanpassung erforderlich.

Keine Dosisanpassung erforderlich.

Keine Angaben.

Nur einmal tägliche Verabreichung, da häufigere Anwendungen die augendrucksenkende Wirkung vermindern.

10.4 Irreversible Cyclooxygenase-Inhibitoren

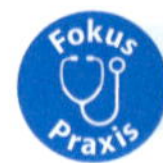

(Irreversible COX-Inhibitoren)

Acetylsalicylsäure

Früherer Begriff

Nichtsteroidale Antirheumatika (NSARs), „Aspirin®"

Wirkmechanismus

Irreversible Hemmung der Cyclooxygenase (COX-1 >> COX-2) und der Prostaglandinsynthese (Prostazyklin, Prostaglandin E2 und Thromboxan A2). Irreversible Thrombozytenaggregationshemmung (TAH) für Dauer der Lebenszeit von Thrombozyten (7–10 Tage). TAH (geringe Dosis). Schmerzlindernd (analgetisch), fiebersenkend (antipyretisch), entzündungshemmend (antiphlogistisch) (hohe Dosis).

Pharmakokinetik

Orale Bioverfügbarkeit (BV)	Plasmaproteinbindung (PPB)	Halbwertszeit (HWZ)	Elimination
80–100 %	70–90 %	Ca. 15 min	Renal

Indikationen

Leichte bis mäßig starke Schmerzen (WHO-Stufe I). Akutes Koronarsyndrom (ACS). Sekundärprophylaxe kardiovaskulärer Ereignisse (z. B. Schlaganfall oder Myokardinfarkt). Sekundärprophylaxe bei nachgewiesener KHK, peripherer arterieller Verschlusskrankheit (pAVK) oder zerebralen Durchblutungsstörungen (cAVK). Reokklusionsprohylaxe nach aortokoronarer Bypass-OP (ACB-OP) oder perkutaner transluminaler Koronarangioplastie (PTCA, Stentimplantation).

Unerwünschte Arzneimittelwirkungen (UAW)

Blutungsneigung, gastrointestinale Beschwerden (Sodbrennen, Übelkeit/Erbrechen, Magen-Darm-Ulzerationen und -Perforation), Schwindel, Tinnitus, allergische Hautreaktionen, Bronchospasmus.

Kontraindikationen

Schwere Leberinsuffizienz, schwere Niereninsuffizienz, akute gastrointestinale Ulzera, schwere, nicht eingestellte Herzinsuffizienz, Kombination mit MTX (< 15/Woche), 3. Trimenon der Schwangerschaft, bekanntes „Analgetika-Asthma", hämorrhagische Diathese.

Embryotox: **ja** (grau). Plazentagängig. Im 1. und 2. Trimenon nicht empfohlen. Im 3. Trimenon kontraindiziert (frühzeitiger Verschluss des Ductus arteriosus möglich).

Embryotox: **ja** (grau). Muttermilchgängig. Gelegentliche Einnahme (< 1,5 g/Tag) möglich. Paracetamol bevorzugen.

Kontraindiziert bei Kindern unter 12 Jahren (z. B. im Rahmen eines fieberhaften Infekts), Gefahr eines Reye-Syndroms (akute Enzephalopathie und Leberfunktionsstörung).

PRISCUS-Liste (PIM): **nein.** Erhöhtes Blutungsrisiko bei Sturzneigung und Niereninsuffizienz.

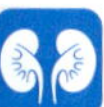
Kontraindiziert bei fortgeschrittener Niereninsuffizienz mit GFR < 30 ml/min.

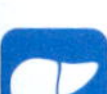
Kontraindiziert bei schwerer Leberinsuffizienz.

Wirkungsverstärkung ↑: Digoxin, Antidiabetika (Hypoglykämieneigung), MTX, Valproat. **Wirkungsabschwächung ↓:** Diuretika, Sartane, ACE-Hemmer, Kalziumantagonisten (> 3 g/Tag). Urikosurika (z. B. Probenecid). **Risiko für Magen-Darm-Ulzera** in Kombination mit: Ibuprofen, Diclofenac, systemischen Glukokortikoide, Alkohol, SSRI (z. B. Sertralin). **Erhöhtes Blutungsrisiko** in Kombination mit: (D)OAK, anderen Thrombozytenaggregationshemmern (z. B. Clopidogrel, Ticagrelor).

Hepatische Metabolisierung über CYP-System (Induktor CYP2E1, CYP4A1).

PRAXISTIPPS

- Postprandiale Einnahme mit reichlich Flüssigkeit zur besseren Verträglichkeit.
- Vor Operationen mit geringem bis moderatem Blutungsrisiko muss ASS i. d. R. nicht abgesetzt werden. Bei größeren OPs in Absprache mit Operateur rechtzeitig pausieren (i. d. R. 5–7 Tage vor OP)!
- In Kombination mit anderen NSAR und/oder Glukokortikoiden aufgrund der Gefahr eines Magen-/Darm-Ulkus Kombination mit PPI für Dauer der Therapie.

10.5 Leukotrien-Rezeptor-Antagonisten

(LKTR-Antagonisten)

Montelukast

Früherer Begriff

–

Wirkmechanismus

Hochaffine (langfristige Wirkung) und selektive Bindung an den CysLT1-Rezeptor und somit kompetitive Bindungshemmung der Cysteinyl-Leukotriene LTC4, LTD4, LTE4. In Folge Hemmung der bronchialen Entzündungsreaktion. Keine akute Wirkung, nur bei Dauertherapie.

Pharmakokinetik

Orale Bioverfügbarkeit (BV)	Plasmaproteinbindung (PPB)	Halbwertszeit (HWZ)	Elimination
Ca. 73 %	k. A.	2,7–5 h	Biliär

Indikationen

Zusatzbehandlung bei Patienten ab 6 Monaten, die unter leichtem bis mittelschwerem Asthma leiden (Stufe 3–4), das mit inhalativen Kortikoiden nicht ausreichend behandelt und durch kurzwirksame β-Sympathomimetika nicht ausreichend kontrolliert werden kann (additive Wirkung in Kombination mit ICS (inhalativen Kortikosteroiden), Ziel: Reduktion der ICS-Dosis). Kann bei therapierten Patienten zusätzlich Beschwerden einer allergischen Rhinitis lindern.

Unerwünschte Arzneimittelwirkungen (UAW)

Gastrointestinale Beschwerden (Durchfall, Übelkeit, Erbrechen), Transaminaseerhöhung, Kopfschmerzen, Allergien (Hautausschlag/Exanthem), Infektionen der oberen Atemwege, neuropsychiatrische Störungen (Albträume, Halluzinationen, Reizbarkeit, Depression, Suizidgedanken), Churg-Strauss-Syndrom (Vaskulitis, systemische Eosinophilie).

Kontraindikationen

Keine weiteren KI genannt.

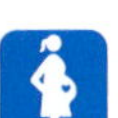

Embryotox: **nein.** Anwendung grundsätzlich nicht empfohlen. Wenn dringend erforderlich, nur nach Risiko-Nutzen-Abwägung.

Embryotox: **nein.** Anwendung grundsätzlich nicht empfohlen. Wenn dringend erforderlich, nur nach Risiko-Nutzen-Abwägung.

Zugelassen ab 6 Monaten zur Zusatzbehandlung eines Asthma bronchiale (s. o.). Zusatzbehandlung von Patienten zwischen 2 und 14 Jahren mit leichtem Asthma (Stufe 1–2), die in letzter Zeit keine schwerwiegenden, mit oralen Kortikosteroiden zu behandelnden Asthmaanfälle hatten und zeigten, dass sie nicht imstande sind, inhalative Kortikosteroide anzuwenden. Asthma-Prophylaxe bei 2- bis 5-jährigen Kindern mit belastungsinduzierter Bronchokonstriktion als überwiegende Komponente.

PRISCUS-Liste (PIM): **nein.** Keine Dosisanpassung erforderlich.

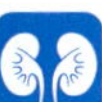

Keine Dosisanpassung erforderlich.

Leichte bis mäßige Leberinsuffizienz: keine Anpassung erforderlich. Schwere Leberinsuffizienz: keine Daten vorhanden.

Hepatische Metabolisierung über CYP-System. Substrat von CYP3A4, CYP2C8, CYP2C9. Hemmt CYP2C8. Abschwächung der Wirkung von Montelukast durch gleichzeitige Einnahme von CYP-Enzym-Induktoren (z. B. Phenytoin, Phenobarbital, Rifampicin).

Im Vergleich zu anderen Asthmamitteln orale Einnahme möglich. Bei fehlender Wirkung innerhalb von 2–4 Wochen Beenden der Therapie empfohlen.

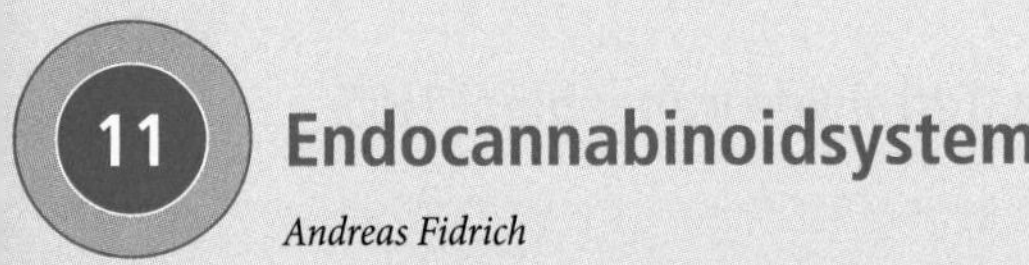

11 Endocannabinoidsystem

Andreas Fidrich

11

11.1 Cannabinoid-CB_1-Rezeptor-Agonisten

(CB_1R-Agonisten)

Dronabinol (Syn. Tetrahydrocannabinol THC)

Früherer Begriff

Cannabinoide

Wirkmechanismus

Natürlicher Inhaltsstoff der Hanfpflanze (*Cannabis sativa* L.). Agonismus an Cannabinoidrezeptoren CB_1 (und CB_2) (nach ca. 30–60 min) → appetitstimulierend (bis 24 h), analgetisch, antiphlogistisch, relaxierend, dämpfend, psychotrop (ca. 4–6 h), zentral sympathomimetisch. Antiemetische Wirkung über Antagonismus am 5-HT_3-Rezeptor-Antagonismus vermutet. Immunmodulation via CB_2 wahrscheinlich.

Pharmakokinetik

Orale Bioverfügbarkeit (BV)	Plasmaproteinbindung (PPB)	Halbwertszeit (HWZ)	Elimination
10–20 %	k.A.	52 h	Fäkal (65 %) > renal (25 %)

Indikationen

Hohe Evidenz: Anorexie, Kachexie/Gewichtsverlust, Übelkeit und Erbrechen. **Mittlere Evidenz:** chronisch neuropathische Schmerzen, Spastik aufgrund von Verletzungen des Rückenmarks oder Multipler Sklerose, Bewegungsstörungen, Asthma, Glaukom. **Geringe Evidenz:** Allergie, Juckreiz, Entzündungen, Epilepsie, Depression, bipolare Störungen, Angststörungen, Entzugssymptome.

Unerwünschte Arzneimittelwirkungen (UAW)

Schwindel, Müdigkeit, Anorexie, Appetitveränderungen, Depression, Desorientierung, Dissoziation, Euphorie, Amnesie, Gleichgewichtsstörungen, Aufmerksamkeitsstörungen, Dysarthrie, Lethargie, verschwommenes Sehen, Obstipation, Diarrhö, Mundtrockenheit, Übelkeit/Erbrechen.

Kontraindikationen

Bei Psychose in der Anamnese, Schwangeren, stillenden Müttern, Herz-Kreislauf-Erkrankungen nicht empfohlen.

Embryotox: **nein.** Kontraindiziert.

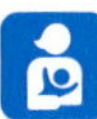
Embryotox: **nein.** Kontraindiziert.

Kontraindiziert.

PRISCUS-Liste (PIM): **nein.** Keine Dosisanpassung erforderlich. Individuelle Dosierung. Erhöhte Gefahr für zentralnervöse und kardiovaskuläre UAW. Grundsätzlich vorsichtige Anwendung.

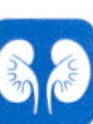
Keine Dosisanpassung erforderlich. Grundsätzlich vorsichtige Anwendung.

Keine Dosisanpassung erforderlich. Grundsätzlich vorsichtige Anwendung.

Hepatische Metabolisierung über CYP2C9, CYP2C19, CYP1A2 und CYP3A4. Multiple Interaktionen möglich.

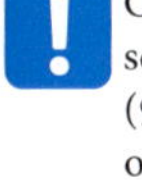
Cannabishaltige Arzneimittel sind für GKV-Versicherte, die an einer schwerwiegenden Erkrankung leiden, verordenbar wenn gemäß SGB V (§31 Abs. 6) eine allgemein anerkannte Leistung nicht zur Verfügung steht oder nach ärztlicher Risiko-Nutzen-Abwägung nicht zum Einsatz kommen kann. **Es gibt keine gesetzlichen Vorgaben zu den für eine Verordnung zugelassenen Indikationen**. Verordnung unterliegt Betäubungsmittelgesetz (BtMG) und der Cannabis-Begleiterhebungsverordnung (CanBV).

12 GABAerges System

Andreas Fidrich

12.1 Barbiturate

Phenobarbital

Früherer Begriff

–

Wirkmechanismus

Verstärkung der inhibitorischen Wirkung von GABA. Allosterische Interaktion mit GABA-A-Rezeptor und somit verstärkter Chloridtransport und Hyperpolarisation der Zellmembran mit verminderter Erregbarkeit. Dadurch krampflösende antikonvulsive beruhigende (sedative) und schlaffördernde (hypnotische/narkotische) Eigenschaften.

Pharmakokinetik

Orale Bioverfügbarkeit (BV)	Plasmaproteinbindung (PPB)	Halbwertszeit (HWZ)	Elimination
Ca. 90 %	40–60 %	2–6 Tage	Überwiegend renal

Indikationen

Therapieresistenter Status epilepticus (grundsätzlich bei allen Formen der Epilepsie wirksam, bis auf Absencen). Bei Neugeborenen und Säuglingen < 3 Monaten bevorzugt bei Krampfanfall.

Unerwünschte Arzneimittelwirkungen (UAW)

Im Vordergrund steht der sedierende Effekt. Benommenheit, Schläfrigkeit, allgemeine Schwäche, Schwindel, Kopfschmerzen. Muskel-/Gelenkschmerzen. Bei Älteren und Kindern paradoxe Reaktionen möglich.

Kontraindikationen

Akute Schlafmittel-/Alkoholintoxikation, akute hepatische Porphyrie, obstruktive Atemwegserkrankungen, Bewusstseinsstörungen. Schwere Herz-/Leber-/Niereninsuffizienz.

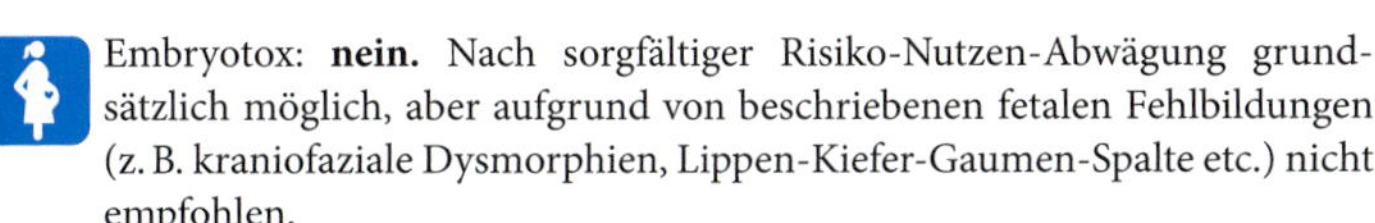

Embryotox: **nein.** Nach sorgfältiger Risiko-Nutzen-Abwägung grundsätzlich möglich, aber aufgrund von beschriebenen fetalen Fehlbildungen (z. B. kraniofaziale Dysmorphien, Lippen-Kiefer-Gaumen-Spalte etc.) nicht empfohlen.

Embryotox: **nein.** Nach sorgfältiger Risiko-Nutzen-Abwägung grundsätzlich möglich. Übergang in Muttermilch. Bei Kombinationstherapie oder hoch dosierter Therapie sollte abgestillt werden.

Zugelassen zur Therapie im Kindes- und Jugendalter. Dosierung s. Fachinformation.

PRISCUS-Liste (PIM): **ja.** Häufig paradoxe Erregungszustände. Messung der Knochendichte bei Langzeittherapie. Therapeutisches Drug-Monitoring (Plasmaspiegel). Dosisanpassung und Reduktion (Start slow, go low).

Kreatinin-Clearance < 10 ml/min, Dosisreduktion und Verlängerung des Dosisintervalls nötig. Hämodialysierbar.

Reduktion der Initialdosis erforderlich. Bei schwerer Insuffizienz kontraindiziert.

Hepatische Metabolisierung via CYP2C9. Starker CYP-Induktor. Wechselwirkungen und Interaktionen beziehen sich überwiegend auf einen beschleunigten Abbau und somit Wirkungsverlust (z. B. Vitamin-K-Antagonisten, andere Antikonvulsiva, Herzglykoside, Antibiotika und Steroide).

Primäres Abhängigkeitspotenzial. Bei Therapie > 1 Woche ausschleichen. Serum-Spiegel-Kontrollen 1–2 ×/Jahr empfohlen.

12

Thiopental

Früherer Begriff

–

Wirkmechanismus

Verstärkung der inhibitorischen Wirkung von GABA. Agonistische Wirkung am GABA-A-Rezeptor und somit verstärkter Chloridtransport und Hyperpolarisation der Zellmembran mit verminderter Erregbarkeit. Sedativ-hypnotische Wirkung (nicht anxiolytisch!).

Pharmakokinetik

Orale Bioverfügbarkeit (BV)	Plasmaproteinbindung (PPB)	Halbwertszeit (HWZ)	Elimination
k. A. (nur parenteral)	60–96 %	11,6 h	Renal

Indikationen

Intravenöse Einleitung einer Allgemeinanästhesie, Kurznarkose ohne Intubation.

Unerwünschte Arzneimittelwirkungen (UAW)

Hypoventilation, Atemdepression, Apnoe. Euphorie, Traumerlebnisse, Albträume. Pseudoallergische und allergische Reaktionen (Laryngospasmus, Bronchospasmus, Urtikaria). Anaphylaktischer Schock. Übelkeit/Erbrechen. Hypotonie, Tachykardie.

Kontraindikationen

Akute Vergiftungen (Alkohol, Hypnotika, Analgetika, Psychopharmaka), akute hepatische Porphyrie, maligne Hypertonie, Schock, Status asthmaticus.

Embryotox: **ja** (grün). Thiopental kann bei entsprechender Indikation in der gesamten Schwangerschaft in der Anästhesie und Intensivmedizin eingesetzt werden.

Embryotox: **ja** (grün). Keine Stillpause nötig. Mutter kann stillen, sobald sie nach Narkose in der Lage ist, das Kind selbstständig anzulegen.

Aufgrund des erhöhten Herzzeitvolumens und der schnelleren Umverteilung häufig höhere Dosen nötig.

PRISCUS-Liste (PIM): **nein.** Aufgrund langsamer Umverteilung des Wirkstoffs stärkere Wirkung zu erwarten. Dosisreduktion!

12

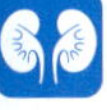
Niereninsuffizienz: Keine Dosisanpassung nötig. Vorsicht bei schwerer Niereninsuffizienz.

Cave bei schwerer Leberinsuffizienz!

Durch CYP-Induktion von Barbituraten können Substrate beschleunigt abgebaut und weniger wirksam werden.

Wie bei allen Barbituraten ist zur Anästhesie die ergänzende Gabe eines Analgetikums nötig. Ausschließlich intravenöse Applikation. Außer mit isotoner Kochsalzlösung nicht mit anderen Medikamenten mischen!

12.2 Benzodiazepine

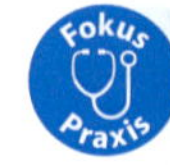

Diazepam

Früherer Begriff

–

Wirkmechanismus

12

Aktiver Metabolit **„N-Desmethyldiazepam"**. Allosterischer Modulator des GABA-A-Rezeptors. Überquert die Blut-Hirn-Schranke. Verstärkt inhibitorische Wirkung von GABA, dadurch wirken Benzodiazepine anxiolytisch (angstlösend), antikonvulsiv (antiepileptisch), muskelrelaxierend (muskelentspannend) und sedierend (beruhigend).

Pharmakokinetik

Orale Bioverfügbarkeit (BV)	Plasmaproteinbindung (PPB)	Halbwertszeit (HWZ)	Elimination
Ca. 93 %	80–95 %	24–48 h (100 h N-Desmethyldiazepam)	Renal und hepatobiliär

Indikationen

Symptomatische Kurzzeitbehandlung von Angst-, Spannungs- und Erregungszuständen. Sedierung vor diagnostischen und vor/nach chirurgischen Eingriffen. Status epilepticus.

Unerwünschte Arzneimittelwirkungen (UAW)

Allergische Reaktionen, Verwirrtheit, Schlaflosigkeit, Aggressivität, Halluzinationen, anterograde Amnesie, Unruhe/Agitation, Wahnvorstellungen, Psychosen, Albträume, Schläfrigkeit, Schwindel, Ataxie, Gangunsicherheit, getrübter Bewusstseinszustand, Synkope, Sehstörungen, Palpitationen, Atemdepression, gastrointestinale Beschwerden.

Kontraindikationen

Neuromuskuläre Erkrankungen (Myasthenia gravis), Ataxie, Engwinkelglaukom, Schwangerschaft, Atemdepression, COPD, respiratorische Insuffizienz, Schlafapnoe-Syndrom, akute Vergiftungen (Alkohol, Schlaftabletten, Analgetika, Neuroleptika, Antidepressiva), bekannte Abhängigkeit (Alkohol, Drogen, Polytoxikomanie, ausgenommen akutes Entzugsdelir bei Alkoholabusus).

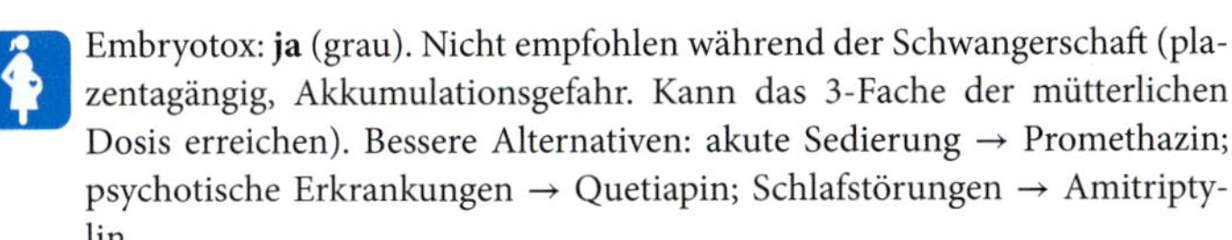

Embryotox: **ja** (grau). Nicht empfohlen während der Schwangerschaft (plazentagängig, Akkumulationsgefahr. Kann das 3-Fache der mütterlichen Dosis erreichen). Bessere Alternativen: akute Sedierung → Promethazin; psychotische Erkrankungen → Quetiapin; Schlafstörungen → Amitriptylin.

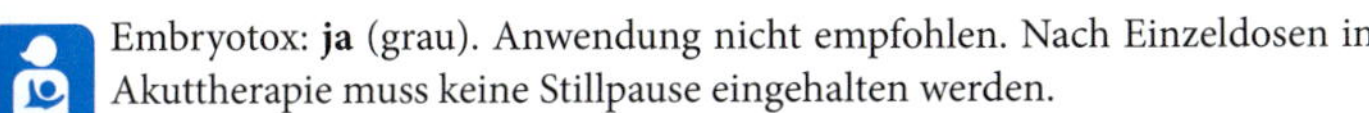

Embryotox: **ja** (grau). Anwendung nicht empfohlen. Nach Einzeldosen in Akuttherapie muss keine Stillpause eingehalten werden.

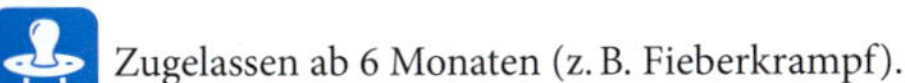

Zugelassen ab 6 Monaten (z. B. Fieberkrampf).

PRISCUS-Liste (PIM): **ja.** Erhöhtes Risiko für Hüftfrakturen (Ray et al. 1987). Sturzgefahr. Besser geeignete Alternativen: z. B. Lorazepam, Zopiclon, Mirtazapin, Melperon, Pipamperon.

Dosisreduktion bei fortgeschrittener Niereninsuffizienz (verlängerte HWZ).

Dosisreduktion bei fortgeschrittener Leberinsuffizienz (verlängerte HWZ).

Hepatische Metabolisierung via CYP3A4, CYP2C19 (aktive Metaboliten: N-Desmethyldiazepam, 3-Hydroxydiazepam [Tenazepam] und Oxazepam). Wirkungsverlängerung/-Verstärkung: z. B. Cimetidin, Ketoconazol, Fluoxetin, Omeprazol.

p. o., i.v., rektal (pädiatrisch).

PRAXISTIPPS

- Nicht Mittel 1. Wahl bei Schlafstörungen, insbes. nicht bei geriatrischen Patienten. Hohes Potenzial für akutes Delir und Sturzgefahr (https://www.klug-entscheiden.com/empfehlungen/geriatrie/).
- Nach Anwendung im Rahmen ambulanter diagnostischer Eingriffe (z. B. Gastroskopie) in Folge nicht verkehrstüchtig. In Begleitung entlassen. Von Stand- und Gangsicherheit überzeugen, dokumentieren.
- Keine Dauertherapie. Kurzfristig in geringster Dosis. Regelmäßige Indikationskontrolle. Keine Verschreibung von Großpackungen.
- Großes Potenzial für Toleranz- und Abhängigkeitsentwicklung.

Flumazenil

Früherer Begriff

–

Wirkmechanismus

Reversibler, kompetitiver Antagonist an der Benzodiazepin-Bindungsstelle des GABA-A-Rezeptors. Dadurch Aufhebung der zentralen Wirkung von Benzodiazepinen.

Pharmakokinetik

Orale Bioverfügbarkeit (BV)	Plasmaproteinbindung (PPB)	Halbwertszeit (HWZ)	Elimination
k. A. (nur parenteral)	50 %	1 h	Extrarenal

Indikationen

Aufhebung einer Sedierung oder Beendigung einer Narkose. Antidot akute Benzodiazepin-Intoxikation.

Unerwünschte Arzneimittelwirkungen (UAW)

Übelkeit/Erbrechen, Angstgefühle, Palpitationen. **Cave:** akute Entzugssymptomatik bei Patienten mit Benzodiazepinabhängigkeit (Schlafstörungen, Angst, innere Unruhe, Tremor, starkes Schwitzen)!

Kontraindikationen

Mischintoxikation mit Benzodiazepinen und tri-/tetrazyklischen Antidepressiva. Keine Gabe, wenn Benzodiazepin-Effekt bei lebensbedrohlichen Zuständen erwünscht ist.

 Embryotox: **nein.** Notfalltherapie nicht kontraindiziert.

 Embryotox: **nein.** Notfalltherapie nicht kontraindiziert. Unklar, ob Übergang in Muttermilch. Nach erfolgter Therapie Stillen sicherheitshalber 24 h pausieren.

 Grundsätzlich Anwendung bei Kindern < 1 Jahr nicht empfohlen. Im Notfall nur nach hinreichender Risiko-Nutzen-Abwägung.

 PRISCUS-Liste (PIM): **nein.** Keine spezifischen Daten vorhanden.

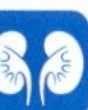 Keine Anpassung nötig.

 Keine Anpassung nötig.

 Vorsicht bei Mischintoxikationen mit tri-/tetrazyklischen Antidepressiva (Toxizität der Antidepressiva kann durch protektive Benzodiazepin-Wirkung maskiert werden).

 Aufgrund des hohen First-Pass-Effekts zwingend intravenöse Gabe nötig. Wirkdauer ca. 2 h. **Cave** bei langwirksamen Benzodiazepinen (Rebound-Effekt)!

Lorazepam

Früherer Begriff

–

Wirkmechanismus

Allosterischer Modulator des GABA-A-Rezeptors. Überquert die Blut-Hirn-Schranke. Verstärkt inhibitorische Wirkung von GABA, dadurch wirken Benzodiazepine anxiolytisch (angstlösend), antikonvulsiv (antiepileptisch), muskelrelaxierend (muskelentspannend) und sedierend (beruhigend).

Pharmakokinetik

Orale Bioverfügbarkeit (BV)	Plasmaproteinbindung (PPB)	Halbwertszeit (HWZ)	Elimination
90 %	80–93 %	2 h (oral) 14–19 h (parenteral)	Renal

Indikationen

Symptomatische Kurzzeitbehandlung von Angst-, Spannungs- und Erregungszuständen und dadurch bedingten Schlafstörungen. Sedierung vor diagnostischen und nach operativen Eingriffen.

Unerwünschte Arzneimittelwirkungen (UAW)

Allergische Reaktionen, Verwirrtheit, Schlaflosigkeit, Aggressivität, Halluzinationen, anterograde Amnesie, Unruhe/Agitation, Wahnvorstellungen, Psychosen, Albträume, Schläfrigkeit, Schwindel, Ataxie, Gangunsicherheit, getrübter Bewusstseinszustand, Synkope, Sehstörungen, Palpitationen, Atemdepression, gastrointestinale Beschwerden.

Kontraindikationen

Neuromuskuläre Erkrankungen (Myasthenia gravis), Ataxie, Engwinkelglaukom, Schwangerschaft, Atemdepression, COPD, respiratorische Insuffizienz, Schlafapnoe-Syndrom, akute Vergiftungen (Alkohol, Schlaftabletten, Analgetika, Neuroleptika, Antidepressiva), bekannte Abhängigkeit (Alkohol, Drogen, Polytoxikomanie, ausgenommen akutes Entzugsdelir bei Alkoholabusus).

Embryotox: **ja** (grau). Nicht empfohlen während der Schwangerschaft. Bessere Alternativen: akute Sedierung → Promethazin, psychotische Erkrankungen → Quetiapin, Schlafstörungen → Amitriptylin.

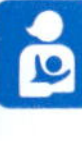

Embryotox: **ja** (grau). Grundsätzlich nicht empfohlen. Nach Einzeldosen Lorazepam zur Akutbehandlung muss keine Stillpause eingehalten werden. Bei Langzeitbehandlung ist Stillen unter Monotherapie und niedriger Dosierung akzeptabel.

Sollte nicht bei Kindern angewandt werden.

PRISCUS-Liste (PIM): **ja.** Erhöhtes Risiko für Hüftfrakturen (Pierfitte et al. 2001). Sturzgefahr.

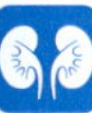

Bei fortgeschrittener Niereninsuffizienz Dosisreduktion (Beginn mit halber Dosis).

Bei fortgeschrittener Leberinsuffizienz Dosisreduktion (Beginn mit halber Dosis).

Verstärkung der zentraldämpfenden Wirkung durch gleichzeitige Therapie mit anderen Benzodiazepinen, Opioiden, Alkohol und Neuroleptika. Wirkung von Muskelrelaxanzien und Analgetika kann verstärkt werden. Valproinsäure kann Plasmaspiegel von Lorazepam verringern.

Benzodiazepine oder andere Sedativa bzw. Hypnotika bei älteren Patienten sollen nicht als Mittel der ersten Wahl im Falle von Schlafstörungen, Agitation oder Delir eingesetzt werden (DGIM, Klug entscheiden in der Geriatrie).

Midazolam

Früherer Begriff

–

Wirkmechanismus

Allosterischer Modulator des GABA-A-Rezeptors → inhibitorische Wirkung von GABA ↑ → anxiolytisch (angstlösend), antikonvulsiv (antiepileptisch), muskelrelaxierend (muskelentspannend) und sedierend (beruhigend).

Pharmakokinetik

Orale Bioverfügbarkeit (BV)	Plasmaproteinbindung (PPB)	Halbwertszeit (HWZ)	Elimination
40–50 %	95 %	1,5–2 h	Renal

Indikationen

Prämedikation vor operativen und diagnostischen Eingriffen, Einleitung und Aufrechterhaltung einer Narkose, Langzeitsedation auf der Intensivstation, Akutbehandlung von anhaltenden Krampfanfällen, die länger als 5 min dauern.

Häufige unerwünschte Wirkungen (UAW)

Paradoxe Reaktionen (Agitation, unwillkürliche Bewegungen, Fremdaggression) bei hohen Dosen, insbesondere bei Kindern und älteren Menschen (> 60 Jahre), Exazerbation einer akuten Psychose. Allergische Reaktionen, Verwirrtheit, Schlaflosigkeit, Aggressivität, Halluzinationen, anterograde Amnesie, Unruhe/Agitation, Wahnvorstellungen, Psychosen, Albträume, Schläfrigkeit, Schwindel, Ataxie, Gangunsicherheit, getrübter Bewusstseinszustand, Synkope, Sehstörungen, Palpitationen, Atemdepression, gastrointestinale Beschwerden.

Kontraindikationen

Neuromuskuläre Erkrankungen (Myasthenia gravis), Ataxie, Engwinkelglaukom, Schwangerschaft, Atemdepression, COPD, respiratorische Insuffizienz, Schlafapnoe-Syndrom, akute Vergiftungen (Alkohol, Schlaftabletten, Analgetika, Neuroleptika, Antidepressiva), bekannte Abhängigkeit (Alkohol, Drogen, Polytoxikomanie, ausgenommen akutes Entzugsdelir bei Alkoholabusus).

Embryotox: **nein.** Anwendung nur bei zwingender Indikation. Gefahr neonataler Komplikationen bei langfristiger Anwendung im 3. Trimenon oder hoch dosierte Gaben kurz vor oder während der Geburt.

Embryotox: **nein.** In geringen Mengen Übergang in Muttermilch. Nach Gabe 24 h nicht stillen.

Zugelassen ab 3 Monaten.

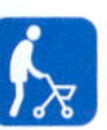
PRISCUS-Liste (PIM): **ja.** Sturzgefahr, verzögertes Reaktionsvermögen, psychiatrisch-paradoxe Reaktionen, kognitive Funktionseinschränkungen, Depression.

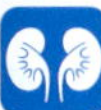
Vorsichtige Dosierung und Überwachung bei geringer Insuffizienz.

Vorsichtige Dosierung und Überwachung bei geringer Insuffizienz. Kontraindiziert bei schwerer Leberinsuffizienz.

Vorsicht bei Patienten mit Alkohol- und/oder Drogenabusus und in Kombination mit Opiaten. Potenzierung der sedierenden Wirkung, Atemdepression, Koma und Tod möglich. Metabolisierung via CYP3A4, Induktoren erhöhen und Hemmer reduzieren den Abbau von Midazolam.

Benzodiazepine oder andere Sedativa bzw. Hypnotika bei älteren Patienten sollen nicht als Mittel der 1. Wahl im Falle von Schlafstörungen, Agitation oder Delir eingesetzt werden (DGIM, Klug entscheiden in der Geriatrie). Rektale, nasale (z. B. bei Krampfanfall) und intramuskuläre Injektion (z. B. bei akutem Unruhezustand) möglich. Hohes Abhängigkeitspotenzial, auch nach kurzer Therapiedauer bereits in therapeutischen Dosen.

Triazolam

Früherer Begriff

–

Wirkmechanismus

Allosterischer Modulator des GABA-A-Rezeptors. Überquert die Blut-Hirn-Schranke. Verstärkt inhibitorische Wirkung von GABA, dadurch wirken Benzodiazepine anxiolytisch (angstlösend), antikonvulsiv (antiepileptisch), muskelrelaxierend (muskelentspannend) und sedierend (beruhigend).

Pharmakokinetik

Orale Bioverfügbarkeit (BV)	Plasmaproteinbindung (PPB)	Halbwertszeit (HWZ)	Elimination
k. A.	75–90 %	2–5 h	Renal

Indikationen

Kurzzeitbehandlung von Schlafstörungen (aufgrund kurzer HWZ insbesondere bei Einschlafstörungen).

Unerwünschte Arzneimittelwirkungen (UAW)

Allergische Reaktionen, Verwirrtheit, Schlaflosigkeit, Aggressivität, Halluzinationen, anterograde Amnesie, Unruhe/Agitation, Wahnvorstellungen, Psychosen, Albträume, Schläfrigkeit, Schwindel, Ataxie, Gangunsicherheit, getrübter Bewusstseinszustand, Synkope, Sehstörungen, Palpitationen, Atemdepression, gastrointestinale Beschwerden.

Kontraindikationen

Neuromuskuläre Erkrankungen (Myasthenia gravis), Ataxie, Engwinkelglaukom, Schwangerschaft, Atemdepression, COPD, respiratorische Insuffizienz, Schlafapnoe-Syndrom, akute Vergiftungen (Alkohol, Schlaftabletten, Analgetika, Neuroleptika, Antidepressiva), bekannte Abhängigkeit (Alkohol, Drogen, Polytoxikomanie, ausgenommen akutes Entzugsdelir bei Alkoholabusus).

Embryotox: **nein.** Kontraindiziert.

Embryotox: **nein.** Kontraindiziert.

Kontraindiziert.

PRISCUS-Liste (PIM): **ja.** Grundsätzlich nicht zu empfehlen (starke Einschränkung psychomotorischer Leistungen), Sturzgefahr (insbesondere nachts). Als Alternative Baldrian, Z-Substanzen, sedierende Antidepressiva (z. B. Mirtazapin), nichtmedikamentöse Neuroleptika (z. B. Melperon, Pipamperon), nichtmedikamentöse Therapie (Schlafhygiene).

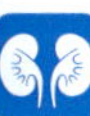
Keine Dosisanpassung erforderlich.

Dosisanpassung bei leichter Funktionseinschränkung. Bei schwerer Leberinsuffizienz kontraindiziert.

Verstärkung der zentraldämpfenden Wirkung durch gleichzeitige Therapie mit anderen Benzodiazepinen, Opioiden, Alkohol und Neuroleptika. Starke CYP3A4-Inhibitoren können Serumspiegel von Triazolam deutlich erhöhen (z. B. Ketoconazol, Kontrazeptiva, Imatinib). Induktoren von CYP3A4 vermindern Plasmaspiegel (z. B. Rifampicin, Carbamazepin).

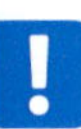
Benzodiazepine oder andere Sedativa bzw. Hypnotika bei älteren Patienten sollen nicht als Mittel der 1. Wahl im Falle von Schlafstörungen, Agitation oder Delir eingesetzt werden (DGIM, Klug entscheiden in der Geriatrie). Bei abruptem Absetzen Gefahr einer **„Rebound-Schlaflosigkeit“.** Abhängigkeitspotenzial. Nur kurzfristige Anwendung über max. 7–10 Tage!

12.3 Diisopropylphenole

Propofol

Früherer Begriff

–

Wirkmechanismus

Allosterische GABA-A-Rezeptor-Modulation und somit Verstärkung der zentralen Wirkung von GABA. In hohen Konzentrationen hemmt Propofol zudem Nikotinrezeptoren (nAChR). Sedierende und hypnotische Wirkung. Keine analgetische Wirkung!

Pharmakokinetik

Orale Bioverfügbarkeit (BV)	Plasmaproteinbindung (PPB)	Halbwertszeit (HWZ)	Elimination
k. A. (nur parenteral)	98 %	40–200 min	Renal

Indikationen

TIVA und Kombinationsnarkosen bei Erwachsenen und Kindern (> 1 Jahr), Kurznarkosen bei endoskopischen Eingriffen, maligne Hyperthermie. Sedierung (z. B. bei beatmeten Patienten) auf der Intensivstation erst ab 16 Jahren zugelassen.

Unerwünschte Arzneimittelwirkungen (UAW)

Fokaler Injektionsschmerz (Emulsion), Atemdepression bis Apnoe, Hypotonie (kardiodepressiv und Senkung des peripheren Gefäßwiderstands), Muskelkrämpfe, allergische Reaktionen, Träume (eher positiv, euphorisierend, **Cave:** auch sexueller Natur möglich!), Laktatazidose, Herz-Kreislauf-Stillstand, Rhabdomyolyse, akutes Nierenversagen, Propofol-Infusionssyndrom (PRIS; **Cave:** hohe Letalität!).

Kontraindikationen

Sedierung im Rahmen einer Intensivbehandlung (z. B. Beatmung) bei Kindern und Jugendlichen < 16 Jahren. Anästhesie bei Neugeborenen. Bei bekannter Allergie gegen Sojaprodukte (Emulsion, enthält Sojaöl). Patienten mit bekannter Mitochondriopathie und ungeklärten Fettstoffwechselstörungen.

Embryotox: **ja** (grün). Propofol kann bei entsprechender Indikation in der gesamten Schwangerschaft zur Einleitung und Aufrechterhaltung einer Narkose verwendet werden. Im 3. Trimenon und bei Operationsdauer > 3 h Risiko-Nutzen-Abwägung. Alternativ Thiopental zur Narkoseeinleitung.

Embryotox: **ja** (grün). Übergang in Muttermilch nur in geringen Mengen. Mutter kann in Folge einer Narkose stillen, sobald sie dazu in der Lage ist. Stillpause durch pharmakokinetische Datenlage und klinische Erfahrungswerte nicht begründet.

Neugeborene (< 1 Monat) kontraindiziert. Säuglinge > 1 Monat Narkoseeinleitung und Aufrechterhaltung. Ab 16 auch zur Sedierung.

PRISCUS-Liste (PIM): **nein.** Langsam titrierte Gabe, Gefahr der Hypotonie. Patienten der Risikogruppe ASA III/IV: in niedrigerer Dosis einleiten.

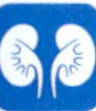
Keine Dosisanpassung nötig.

Dosisreduktion bei schwerer Leberinsuffizienz.

Hepatische Metabolisierung (Substrat CYP2B6), Interaktionen mit Induktoren (z. B. Phenobarbital) und Inhibitoren (z. B. Curcumin, Memantin etc.) von CYP2B6 möglich.

Aufgrund einer geringen therapeutischen Breite und der euphorisierenden Wirkung hohes Abhängigkeits- und Missbrauchspotenzial! Behandlungsdauer (z. B. Sedierungen auf der Intensivstation) darf 7 Tage und 4 mg/kg/h nicht überschreiten.

12.4 Phenylethylimidazole

Etomidat

Früherer Begriff

–

Wirkmechanismus

Etomidat wirkt über Interaktion mit zentralen GABA-Rezeptoren und der Formatio reticularis hypnotisch.

12

Pharmakokinetik

Orale Bioverfügbarkeit (BV)	Plasmaproteinbindung (PPB)	Halbwertszeit (HWZ)	Elimination
Nur parenteral	76 %	3–5 h	Überwiegend renal

Indikationen

Einleitung einer Allgemeinanästhesie (in Kombination mit Analgetikum). Insbesondere bei kardiovaskulären Risikopatienten (geringste kardiovaskuläre Beeinflussung unter den Injektionsnarkotika).

Unerwünschte Arzneimittelwirkungen (UAW)

Injektionsschmerz (Analgetikum vorab). Übelkeit/Erbrechen. Hypotonie. Atemdepression, Apnoe, unwillkürliche Muskelzuckungen (Myoklonien). Hemmung der Steroidsynthese der Nebennieren (bei kontinuierlicher Infusion oder wiederholter Gabe). Hirndrucksenkung.

Kontraindikationen

Neugeborene und Säuglinge < 6 Monaten.

Embryotox: **nein.** Über die Sicherheit einer Anwendung bei Schwangeren liegen nicht ausreichend Daten vor. Erfahrungen beschränken sich nur auf den Zeitpunkt der Geburt. Grundsätzlich nach Risiko-Nutzen-Abwägung Einsatz möglich, jedoch nicht Mittel der Wahl.

Embryotox: **nein.** Muttermilchgängig. Idealerweise nach Anwendung 24 h Stillpause und zwischenzeitlich Muttermilch verwerfen.

Zugelassen ab > 6 Monate. Grundsätzlich nicht ausreichende Erfahrungen und somit nicht Mittel der Wahl, besondere Vorsicht.

PRISCUS-Liste (PIM): **nein.** Beginn mit geringerer Dosis und langsame Titration nach Wirkung. Anwendung mit Vorsicht, bei höheren Dosen Abnahme des Herzminutenvolumens möglich.

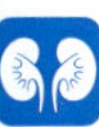
Keine Dosisanpassung nötig.

Dosisanpassung.

Etomidat verstärkt die blutdrucksenkende Wirkung anderer Arzneimittel. Zentral wirksame Medikamente (z. B. Opioidanalgetika) können die HWZ von Etomidat verlängern.

Die Darreichungsform als Emulsion (Lipuro®) enthält Sojabohnenöl. Allergische Reaktionen möglich.

12.5 Z-Substanzen

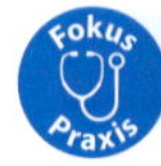

12

Zopiclon

Früherer Begriff

–

Wirkmechanismus

Sedierende Wirkung durch Bindung an den α1-GABA-A-Rezeptor-Subtyp.

Pharmakokinetik

Orale Bioverfügbarkeit (BV)	Plasmaproteinbindung (PPB)	Halbwertszeit (HWZ)	Elimination
75 %	45 %	5 h	Renal

Indikationen

Kurzzeitige Behandlung schwerer Schlafstörungen.

Unerwünschte Arzneimittelwirkungen (UAW)

Irritation des Geschmackssinns (bitterer, metallischer Geschmack). Mundtrockenheit. Kopfschmerzen. Tagesmüdigkeit. Anterograde Amnesie.

Kontraindikationen

Myasthenia gravis. Schwere Ateminsuffizienz. Schweres Schlafapnoe-Syndrom. Schwere Leberinsuffizienz. Kinder/Jugendliche < 18 Jahren.

Embryotox: **ja** (grau). Als vorübergehende und punktuelle Einschlafhilfe möglich. Bevorzugte Alternative Diphenhydramin.

Embryotox: **ja** (grau). Unter Monotherapie und Aufsicht ist Stillen ohne Probleme möglich.

Kontraindiziert < 18 Jahren.

PRISCUS-Liste (PIM): **nein.** Behandlungsbeginn mit der halben Dosis. Vorsichtige Dosierung. Sturzgefahr.

12

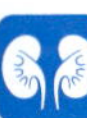
Grundsätzlich keine Dosisanpassung nötig. Behandlungsbeginn mit halber Dosis. Bei fortgeschrittener Niereninsuffizienz Vorsicht geboten und bei Bedarf Reduktion.

Bei geringer Insuffizienz Vorsicht und Beginn mit halber Dosis. Bei schwerer Leberinsuffizienz kontraindiziert, Gefahr der Enzephalopathie.

Hepatische Metabolisierung (Substrat: CYP3A4, CYP2C8). CYP3A4-Hemmer können zu einer Erhöhung der Plasmakonzentration führen. Induktoren reduzieren die Wirksamkeit. Zentral dämpfende Arzneimittel (z. B. Opiate, Antidepressiva, Neuroleptika, Schlafmittel, Benzodiazepine, Antikonvulsiva, klassische Antihistaminika, Alkohol) können die UAW verstärken.

Wenn nach spätestens 14 Tagen keine Besserung der schlafbezogenen Beschwerden, Untersuchung auf primär psychiatrische oder physische Erkrankungen. Toleranzentwicklung bereits nach kurzfristiger Behandlung. Abhängigkeits- und Missbrauchspotenzial (Risiko steigt mit Dosis und Behandlungsdauer).

PRAXISTIPPS

- Erhöhte Sturzgefahr bei geriatrischen Patienten. Bei Abhängigkeit auch in hohem Alter Entzug sinnvoll.
- Keine Langzeittherapie. Therapiedauer inkl. Ausschleichen (Gefahr Rebound-Insomnie) max. 4 Wochen. Wenn längerfristige Therapie, dann keine Neurezeptierung ohne erneute persönliche Prüfung des Allgemeinzustands.
- Längerfristige Therapien sind keine Kassenleistung, da es sich um einen unsachgemäßen Off-Label-Use handelt. Rezeptierung auf Privatrezept ist keine Lösung, sondern konterkariert Bemühungen für sachgemäßen Einsatz von Hypnotika.

13 Glukosestoffwechsel

Hermann C. Römer

13.1 Monosaccharide

Glukose

Früherer Begriff

–

Wirkmechanismus

Substrat für die Energiegewinnung, für die Synthese des Energieträgers ATP und für die Synthese zahlreicher Stoffwechselprodukte. z. B. Fettsäuren, Lipide, Aminosäuren, Kohlenhydrate, Neurotransmitter).

Pharmakokinetik

Orale Bioverfügbarkeit (BV)	Plasmaproteinbindung (PPB)	Halbwertszeit (HWZ)	Elimination
75 %	45 %	5 h	Renal

Indikationen

Rehydratation, Behandlung von Hypoglykämien.

Unerwünschte Arzneimittelwirkungen (UAW)

Im Rahmen einer akuten Therapie keine UAW zu erwarten.

Kontraindikationen

Hyperglykämie, die einen Einsatz > 6 IE/h Insulin erforderlich macht. Hypokaliämie (ohne gleichzeitige Elektrolytsubstitution). Metabolische Azidose.

 Embryotox: **nein.** Indikationsgerecht anwendbar.

 Embryotox: **nein.** Indikationsgerecht anwendbar.

 Therapie sollte nur unter Glukose 20 % oder 40 % erfolgen.

 PRISCUS-Liste (PIM): **nein.** Keine Besonderheiten.

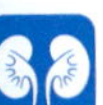 Keine Dosisanpassung erforderlich.

 Keine Dosisanpassung erforderlich.

 Keine Angaben.

! Die Glukose im Körper stammt vorwiegend aus drei Quellen: erstens aus der Nahrung, zweitens vom Abbau des Glykogens (Glykogenolyse) und drittens von der Glukoseneubildung (Glukoneogenese). Therapeutisch in unterschiedlichen Konzentrationen 5 %-ig, 20 %-ig, 40 %-ig. Elektrolytfreie Kohlenhydratlösung.

13.2 SGLT2-Inhibitoren

Empagliflozin

Früherer Begriff

Gliflozine

Wirkmechanismus

Selektive Hemmung des Natrium-Glukose-Cotransporters 2 (SGLT2), am proximalen Tubulus des Nephrons für die Reabsorption von Glukose verantwortlich. Die Inhibition führt zu einer verstärkten Ausscheidung des Zuckers über den Harn, wird glukuronidiert und ist ein Substrat von OAT, OATP, P-Glykoprotein und BCRP.

Pharmakokinetik

Orale Bioverfügbarkeit (BV)	Plasmaproteinbindung (PPB)	Halbwertszeit (HWZ)	Elimination
k. A.	86 %	12 h	Glukuronidiert, Substrat von OAT, OATP, P-Glykoprotein und BCRP

Indikationen

Diabetes mellitus Typ 1 und Typ 2.

Unerwünschte Arzneimittelwirkungen (UAW)

Angioödem, Schluckbeschwerden, Atemnot, allergisches Exanthem, diabetische Ketoazidose (Typ 1 bis zu 10 %, Typ 2 bis zu 1 ‰), Tachykardie, Durstgefühl, Diurese, Durst, Hypoglykämien, Infektionen des Urogenitaltrakts.

Kontraindikationen

Polyurie, Durst, Hypoglykämien in Kombination mit anderen Antidiabetika, Scheidenpilz, Vulvovaginitis, Balanitis, Infektionen des Genitaltrakts und Harnwegsinfekte.

Embryotox: **nein.** Wirkstoff plazentagängig, nicht empfohlen.

Embryotox: **nein.** Wirkstoff in Milch nachweisbar, nicht empfohlen.

Unter 18 Jahren nicht empfohlen.

PRISCUS-Liste (PIM): **nein.** > 85. LJ nicht empfohlen, > 75. LJ Risiko des Volumenmangels berücksichtigen.

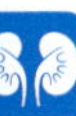
Dosisanpassung, bei GFR < 45 ml/min kontraindiziert. Regelmäßige Kontrolle der Nierenfunktionsparameter.

Keine Empfehlung bei schwerer Leberinsuffizienz.

Hypoglykämien in Verbindung mit Sulfonylharnstoff und Insulin möglich. Diuretika, Insuline, Insulin-Sekretagoga.

Unterbrechung der Therapie bei Volumenmangel (z. B. gastrointestinale Erkrankung).

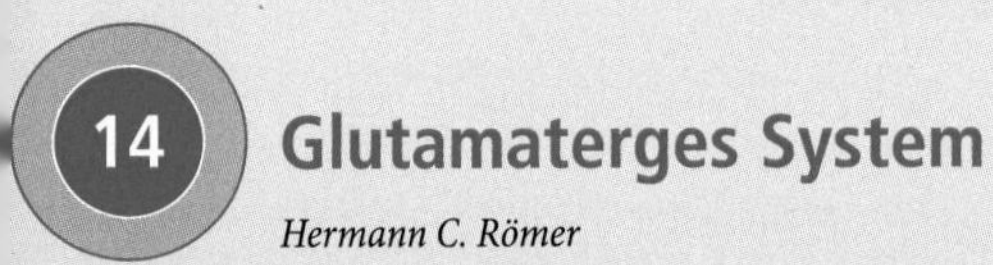

14 Glutamaterges System

Hermann C. Römer

14.1 Allosterische N-Methyl-D-Aspartat-Rezeptor-Modulatoren

Ketamin

Früherer Begriff

Injektionsnarkotikum

Wirkmechanismus

Antagonismus an N-Methyl-D-Aspartat(NMDA)-Rezeptoren → sedierende, lokalanästhetische, antikonvulsive, bronchienerweiternde, sympathomimetische Eigenschaften. Dazu zahlreiche weitere Interaktionen mit anderen Rezeptoren. **„Dissoziative Anästhesie".**

Pharmakokinetik

Orale Bioverfügbarkeit (BV)	Plasmaproteinbindung (PPB)	Halbwertszeit (HWZ)	Elimination
k. A. (nur parenteral)	47 %	2–3 h	Renal

14

Indikationen

Einleitung und Durchführung einer Allgemeinanästhesie, ggf. in Kombination mit Hypnotika. Anästhesie und Analgesie in der Notfallmedizin. Behandlung eines therapieresistenten Status asthmaticus. Analgesie intubierter Patienten.

Unerwünschte Arzneimittelwirkungen (UAW)

Tachykardie, Hypertonie, Halluzinationen und Albträume, Aufwachreaktionen, Herzrhythmusstörungen, Atemdepression, Übelkeit, Erbrechen, erhöhte Salivation, erhöhter Muskeltonus, Hirndruckanstieg, intraokularer Druckanstieg, Laryngospasmus (v. a. bei Kindern).

Kontraindikationen

Hypertonie > 180/100 mmHg, Präeklampsie, Eklampsie, nicht oder ungenügend behandelte Hyperthyreose, erhöhter Hirndruck; Situationen, die einen entspannten Uterus erfordern. Nicht in Verbindung mit Ergometrin oder Xanthinderivaten (z. B. Theophyllin).

Embryotox: **nein.** Nicht empfohlen. Reproduktionstoxizität im Tierversuch. Plazentagängig, Atemdepression beim Ungeborenen.

Embryotox: **nein.** Nicht empfohlen. Geht in die Muttermilch über, eine Wirkung beim Kind unwahrscheinlich.

Indikationsgerechte Anwendung. Dosierung s. Fachinformation.

PRISCUS-Liste (PIM): **nein.** Keine altersbedingte Dosisanpassung erforderlich.

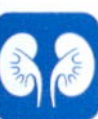

Keine Dosisanpassung erforderlich.

Keine Dosisanpassung erforderlich.

Hepatische Metabolisierung via CYP3A4. Anästhetika, Schlafmittel, Barbiturate, Opiate, Muskelrelaxanzien, Aminophyllin, Diazepam, Schilddrüsenhormone, Halothan.

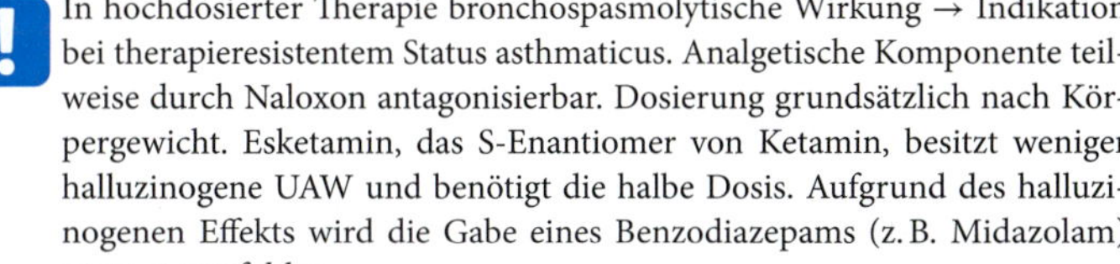

In hochdosierter Therapie bronchospasmolytische Wirkung → Indikation bei therapieresistentem Status asthmaticus. Analgetische Komponente teilweise durch Naloxon antagonisierbar. Dosierung grundsätzlich nach Körpergewicht. Esketamin, das S-Enantiomer von Ketamin, besitzt weniger halluzinogene UAW und benötigt die halbe Dosis. Aufgrund des halluzinogenen Effekts wird die Gabe eines Benzodiazepams (z. B. Midazolam) vorweg empfohlen.

14.2 Glutamatfreisetzungs-Inhibitoren

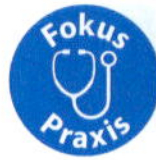

Levetiracetam

Früherer Begriff

Antiepileptika

Wirkmechanismus

Mechanismus nicht vollständig geklärt. Bindung an das synaptische Vesikelprotein 2A (SV2A = Membranprotein in synaptischen Vesikeln, verantwortlich für Vesikelfusion und Exozytose von Neurotransmittern). Neurotransmitterausschüttung ↓. Zudem vermutlich Beeinflussung des intraneuralen Kalziumspiegels durch Inhibierung des N-Typ-Kanal-vermittelten Kalziumstroms. Außerdem verminderte Kalziumfreisetzung aus intraneuralen Speichern.

Pharmakokinetik

14

Orale Bioverfügbarkeit (BV)	Plasmaproteinbindung (PPB)	Halbwertszeit (HWZ)	Elimination
100 %	< 10 %	6–8 h	Renal

Indikationen

Monotherapie partieller Anfälle mit oder ohne sekundäre Generalisierung (**Mittel 1. Wahl** zur Dauertherapie bei fokalen Anfällen). Status epilepticus.

Unerwünschte Arzneimittelwirkungen (UAW)

Müdigkeit, Schläfrigkeit, Schwäche, Nasopharyngitis, Anorexie, Depression, Aggression, Angst, Somnolenz, Suizidalität, Kopfschmerz, Abdominalschmerzen, Drehschwindel, Dyspepsie, Nausea, Erbrechen, Tremor.

Kontraindikationen

Überempfindlichkeit gegen Levetiracetam. Überempfindlichkeit gegen andere Pyrrolidon-Derivate.

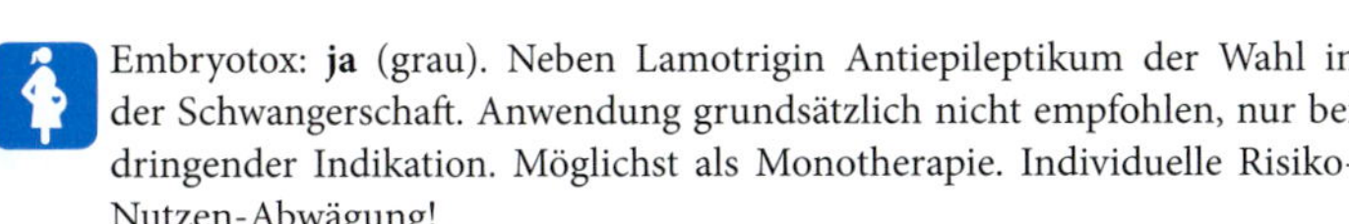

Embryotox: **ja** (grau). Neben Lamotrigin Antiepileptikum der Wahl in der Schwangerschaft. Anwendung grundsätzlich nicht empfohlen, nur bei dringender Indikation. Möglichst als Monotherapie. Individuelle Risiko-Nutzen-Abwägung!

Embryotox: **ja** (grau). Muttermilchgängig. Grundsätzlich Stillen während der Therapie nicht empfohlen. Individuelle Risiko-Nutzen-Abwägung.

Zusatzbehandlung bei myoklonischen Anfällen ab dem 12. LJ mit juveniler myoklonischer Epilepsie. Primär tonisch-klonische Anfälle ab 12 Jahren mit idiopathischer generalisierter Epilepsie. Dosisanpassung bei Säuglingen, Kindern und Jugendlichen < 50 kg KG.

PRISCUS-Liste (PIM): **nein.** Als bevorzugte Alternative bei Indikation eines Antikonvulsivums aufgeführt. Keine altersbedingte Dosisreduktion notwendig. Nierenfunktion beachten, ggf. Dosisanpassung.

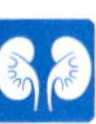

Dosisanpassung notwendig, Dosierung s. Fachinformation.

Schwere Leberinsuffizienz: Dosisanpassung notwendig, s. Fachinformation. **Cave:** Bei schwerer Leberfunktionsstörung kann die Kreatinin-Clearance zur Fehleinschätzung der Niereninsuffizienz führen.

Levetiracetam kann MTX-Spiegel deutlich erhöhen bis hin zur Toxizität.

Im Allgemeinen gute Verträglichkeit. Teilnahme am Straßenverkehr und Bedienen von Machinen eingeschränkt möglich.

PRAXISTIPPS

- In der Praxis häufig eingesetzt, da Mittel der Wahl zur Dauertherapie fokaler Anfälle und eines Status epilepticus
- Enge therapeutische Breite, einschleichende Dosierung. Auf häufige UAW (z. B. Schwindel, Gangunsicherheit, Doppelbilder), insbesondere bei sturzgefährdeten (z. B. geriatrischen) Patienten achten.
- In regelmäßigen Abständen Blutbild-, Nierenwert- und Levetiracetamspiegelkontrollen.

Topiramat

Früherer Begriff

Antiepileptika

Wirkmechanismus

Blockade spannungsabhängiger Natrium- und Kalziumkanäle. Wirkt modulierend an Glutamat- und γ-Aminobuttersäure (GABA)-Rezeptoren. Dadurch Verminderung der Erzeugung und der Anzahl von Aktionspotenzialen, dazu hemmende Wirkung von Glutamat an den Kainat-/AMPA-Subtypen der Glutamatrezeptoren, kortikale Streudepolarisation (langsam ausbreitende Depolarisation der Hirnrinde), Produktion von aktivem Aquaporin 5 und gewisser Isoenzyme der Carboanhydrase.

Pharmakokinetik

Orale Bioverfügbarkeit (BV)	Plasmaproteinbindung (PPB)	Halbwertszeit (HWZ)	Elimination
80 %	9–17 %	18–24 h	Renal

Indikationen

Dauertherapie fokaler und generalisierter Epilepsien. Alternativpräparat zur Migräneprophylaxe.

Unerwünschte Arzneimittelwirkungen (UAW)

Empfindungsstörungen (v. a. an den Armen und Beinen), Kopfschmerzen, Schwindel, Verhaltens- und Konzentrationsstörungen, Schläfrigkeit, Erbrechen, Appetitlosigkeit und kognitive Störungen.

Kontraindikationen

Prophylaxe von Migräne-Kopfschmerzen in der Schwangerschaft oder bei Frauen im gebärfähigen Alter ohne wirksame Verhütung.

Embryotox: **ja** (rot). Grundsätzlich kontraindiziert (explizite Informationen s. Fachinformation oder Embryotox).

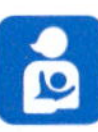
Embryotox: **ja** (rot). Grundsätzlich kontraindiziert (explizite Informationen s. Fachinformation oder Embryotox).

Indikationsgerechte Anwendung. Dosierung s. Fachinformation.

PRISCUS-Liste (PIM): **nein.** Keine altersbedingte Dosisanpassung erforderlich.

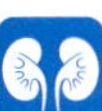
Grundsätzlich vorsichtige Anwendung, reduzierte Clearance. Hämodialysierbar.

Grundsätzlich vorsichtige Anwendung, reduzierte Clearance.

Hemmt CYP2C19, induziert schwach CYP3A4.

Keine.

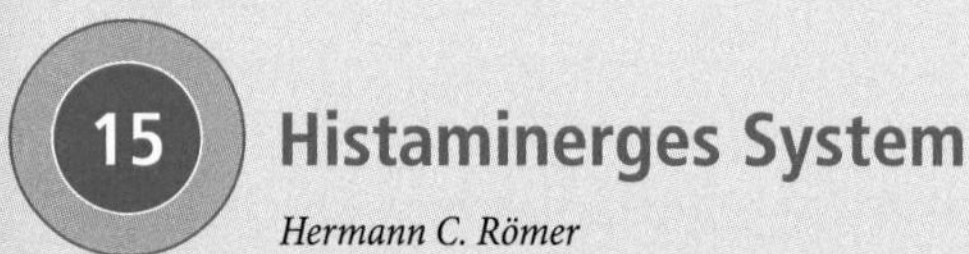

15 Histaminerges System

Hermann C. Römer

15.1 Histamin-H_1-Rezeptor-Antagonisten

(H_1R-Antagonisten), 1. Generation

Clemastin

Früherer Begriff

Antihistaminika der 1. Generation

Wirkmechanismus

Antagonismus an Histamin-H_1-Rezeptoren, antihistamine und antiallergische Eigenschaften, dämpfend und anticholinerg.

Pharmakokinetik

Orale Bioverfügbarkeit (BV)	Plasmaproteinbindung (PPB)	Halbwertszeit (HWZ)	Elimination
100 %	95 %	8–21 h	Renal

Indikationen

Heuschnupfen, allergische Rhinitis, Nesselfieber, Dermografismus, Juckreiz, juckende Hauterkrankungen, akute und chronische Ekzeme, Kontaktdermatitis, Arzneimittelexanthem (Begleittherapie), Insektenstiche und -bisse.

Unerwünschte Arzneimittelwirkungen (UAW)

Sedierung, Erregungszustände des ZNS, Somnolenz.

Kontraindikationen

Porphyrie, Leberinsuffizienz, Niereninsuffizienz.

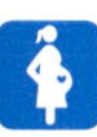
Embryotox: **ja** (grün). Anwendbar, als alternatives Antiallergikum Loratadin oder Cetirizin.

Embryotox: **ja** (grün). Geht in Muttermilch über, Einzelgaben akzeptabel, für antiallergische Therapie Loratadin und Cetirizin Mittel der Wahl.

> 1. LJ. Dosisanpassung.

PRISCUS-Liste (PIM): **ja.** Keine Angaben.

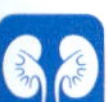
Kontraindiziert.

Kontraindiziert.

Benzodiazepine, Azol-Antimykotika.

Kann Reaktionsvermögen beeinflussen, gerade in Verbindung mit Alkohol.

Diphenhydramin

Früherer Begriff

Antihistaminika der 1. Generation

Wirkmechanismus

Inverser Agonismus an Histaminrezeptoren und Antagonismus an muskarinischen Acetylcholinrezeptoren. Des Weiteren blockiert Diphenhydramin auch Natriumkanäle, was die lokale Betäubung hervorruft. Hemmt Serotonin-Wiederaufnahme.

Pharmakokinetik

Orale Bioverfügbarkeit (BV)	Plasmaproteinbindung (PPB)	Halbwertszeit (HWZ)	Elimination
Ausgeprägter First-Pass-Effekt 40–72 %	78–99 %	5 h	Renal

Indikationen

Schlafstörungen, allergische Erkrankungen, juckende Hauterkrankungen, Reisekrankheit, Schwindel und Erkältungskrankheiten, off-label auch bei Schwangerschaftsübelkeit und -erbrechen.

Unerwünschte Arzneimittelwirkungen (UAW)

15

Müdigkeit, Benommenheit, Schwindel, Kopfschmerz, Sehstörungen, Mundtrockenheit, gastrointestinale Symptome, Miktionsstörung, Herzrhythmusstörungen, QT-Intervall-Verlängerung.

Kontraindikationen

Epilepsie, akutes Asthma bronchiale, Glaukom, Prostatavergrößerung, pyloroduodenale Obstruktion, Miktionsbeschwerden, gleichzeitige Behandlung mit einem MAO-Hemmer, inkl. Selegilin, Alkoholmissbrauch.

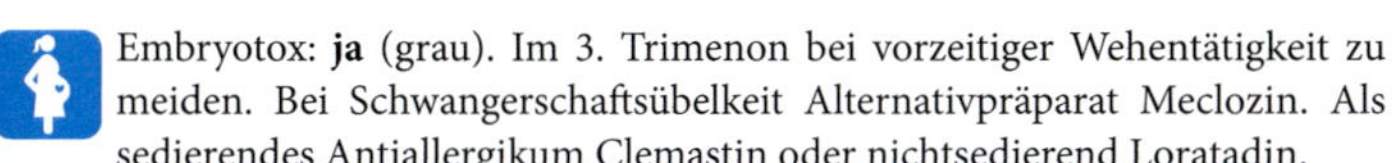
Embryotox: **ja** (grau). Im 3. Trimenon bei vorzeitiger Wehentätigkeit zu meiden. Bei Schwangerschaftsübelkeit Alternativpräparat Meclozin. Als sedierendes Antiallergikum Clemastin oder nichtsedierend Loratadin.

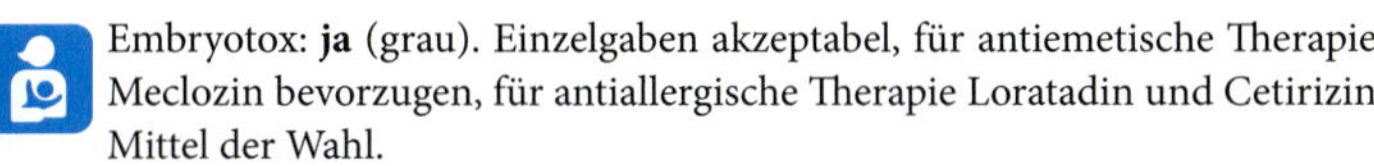
Embryotox: **ja** (grau). Einzelgaben akzeptabel, für antiemetische Therapie Meclozin bevorzugen, für antiallergische Therapie Loratadin und Cetirizin Mittel der Wahl.

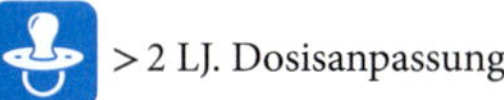
> 2 LJ. Dosisanpassung.

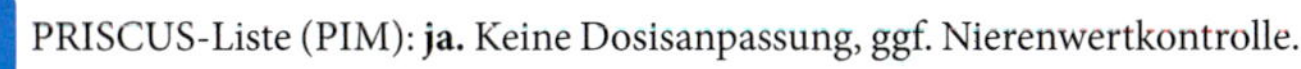
PRISCUS-Liste (PIM): **ja.** Keine Dosisanpassung, ggf. Nierenwertkontrolle.

Dosisanpassung.

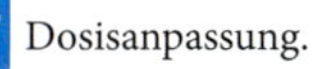
Dosisanpassung.

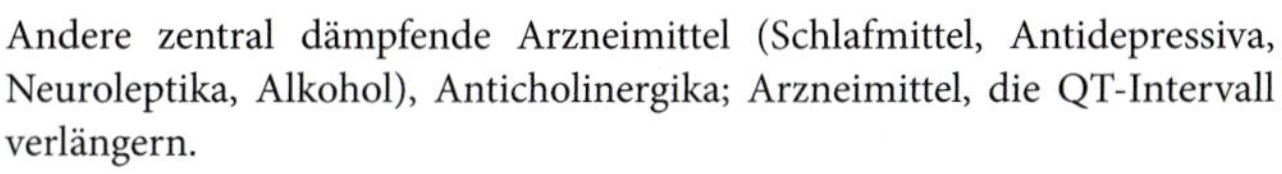
Andere zentral dämpfende Arzneimittel (Schlafmittel, Antidepressiva, Neuroleptika, Alkohol), Anticholinergika; Arzneimittel, die QT-Intervall verlängern.

Abhängigkeitspotenzial bei langer Therapiedauer.

Cetirizin

Früherer Begriff

Antihistaminika der 2. Generation

Wirkmechanismus

Cetirizin bindet selektiv an H_1-Rezeptoren und blockiert diese. Carboxylierter Metabolit von Hydroxyzin (Antihistaminikum der 1. Generation).

Pharmakokinetik

Orale Bioverfügbarkeit (BV)	Plasmaproteinbindung (PPB)	Halbwertszeit (HWZ)	Elimination
70–100 %	93 %	8 h	Überwiegend renal

Indikationen

Allergische Rhinokonjunktivitis, chronisch idiopathische Urtikaria, Neurodermitis.

Unerwünschte Arzneimittelwirkungen (UAW)

Somnolenz, Müdigkeit, Konzentrationsstörung, Schwindel, Mundtrockenheit, Transaminasenanstieg, Cholestase, hämatologische Anomalien, Hypotonie, Konvulsionen, Übelkeit, Pharyngitis, abdominelle Beschwerden.

Kontraindikationen

Hydrocyn-Allergie, Säuglinge < 6. Lebensmonat.

Embryotox: **ja** (grün). Keine teratogene Wirkung bekannt, kann verabreicht werden.

Embryotox: **ja** (grün). Geht in Muttermilch über, kontraindiziert.

Ab dem 6. Lebensmonat verträglich und wirksam. Dosisanpassung, da andere HWZ als bei Erwachsenen.

PRISCUS-Liste (PIM): **ja.** Gegebenenfalls Dosisanpassung.

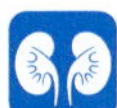
Dosisanpassung bei Kreatinin-Clearance < 30 ml/min. Kontraindiziert bei Kreatinin-Clearance < 10 ml/min.

Bei fortgeschrittener Leberinsuffizienz Dosisanpassung.

Theophyllin. Alkohol kann dämpfende Wirkung fördern, andere Medikamente mit dämpfender Wirkung können zu einer zusätzlichen Reduktion der Aufmerksamkeit und einer Leistungsbeeinträchtigung führen.

Bei Führen von Fahrzeugen und Bedienen von Maschinen Höchstdosis 10 mg/d.

15.2 Histamin-H_2-Rezeptor-Antagonisten

(H_2R-Antagonisten)

Ranitidin

Früherer Begriff

H_2-Blocker

Wirkmechanismus

Aminoalkylfuran-Verbindung. Hemmt selektiv Histamin-Rezeptoren vom Typ 2 an den Belegzellen des Magens. Hemmt basale und Histamin-stimulierte Menge wie auch Konzentration der produzierten Magensäure. Dazu Verminderung der Sekretion von Pepsin. Teilweise präsystemische Metabolisierung durch CYP2C19, CYP2D6, CYP3A4.

Pharmakokinetik

Orale Bioverfügbarkeit (BV)	Plasmaproteinbindung (PPB)	Halbwertszeit (HWZ)	Elimination
50 %	15 %	2–3 h	Überwiegend renal

Indikationen

Ulcus ventriculi, Ulcus duodeni, Rezidivprophylaxe Ulkus, Refluxösophagitis, Zollinger-Ellison-Syndrom, HP-Eradikation.

Unerwünschte Arzneimittelwirkungen (UAW)

Kopfschmerzen, Müdigkeit, gastrointestinale Beschwerden, Dyskinesien, Transaminasenanstieg, Herzrhythmusstörungen nach i. v.-Gabe, Neutropenie, Thrombozytopenie, sexuelle Dysfunktion, Gynäkomastie beim Mann, Exantheme, Obstipation.

Kontraindikationen

Akute Porphyrie in der Anamnese, schwere Niereninsuffizienz.

Embryotox: **ja** (grün). Kein teratogenes Potenzial, keine fetotoxischen Effekte, verordnungsfähig.

Embryotox: **ja** (grün). Einsatz akzeptabel, bei Neueinstellung kann ein Ersatzpräparat wie Famotidin oder PPI bevorzugt werden.

Ab > 10. LJ. Dosisanpassung, da andere HWZ als bei Erwachsenen.

PRISCUS-Liste (PIM): **nein.** Keine Dosisanpassung erforderlich, Nierenwertkontrolle.

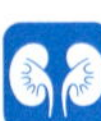
Dosisanpassung bei Kreatinin-Clearance < 50 ml/min. Kontraindiziert bei einer Kreatinin-Clearance < 10 ml/min.

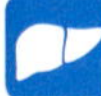
Schwere Leberinsuffizienz: Dosisanpassung.

Alkohol, Resorptionsveränderungen durch pH-Veränderung von z. B. oralen Cephalosporinen, Itraconazol, Delavirdin, Gefitinib. Weitere Interaktionen mit Vitamin-K-Antagonisten und Sucralfat.

Bei i. v.-Gabe langsam injizieren. Bei peptischen Ulzera immer an HP-Infektion denken.

16 Immunsystem

Hermann C. Römer

16.1 Calcineurin-Inhibitoren

Ciclosporin

Früherer Begriff

–

Wirkmechanismus

Bindung an Cyclophilin → Hemmung von Calcineurin → verminderte IL-2-Produktion → verminderte Aktivierung zytotoxischer T-Lympho-zyten.

Pharmakokinetik

Orale Bioverfügbarkeit (BV)	Plasmaproteinbindung (PPB)	Halbwertszeit (HWZ)	Elimination
20–50 %	90 %	7–8 h (Metaboliten 16–19 h)	Primär biliär

Indikationen

Prophylaxe der Transplantatabstoßung, endogene Uveitis, Keratitis, Psoriasis, atopische Dermatitis, chronische Polyarthritis, rheumatoide Arthritis, nephrotisches Syndrom.

Unerwünschte Arzneimittelwirkungen (UAW)

Nephrotoxizität, Neurotoxizität, Hypertonie, Gingivahyperplasie, gastrointestinale Beschwerden, Hirsutismus, Tremor, diabetogene Wirkung, Zunahme von Malignomen und Infektionen.

Kontraindikationen

Niereninsuffizienz, unkontrollierter Bluthochdruck, Infektionen, maligne Erkrankungen.

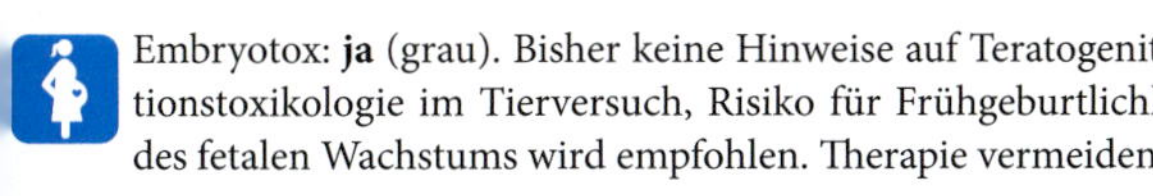

Embryotox: **ja** (grau). Bisher keine Hinweise auf Teratogenität. Reproduktionstoxikologie im Tierversuch, Risiko für Frühgeburtlichkeit. Kontrolle des fetalen Wachstums wird empfohlen. Therapie vermeiden.

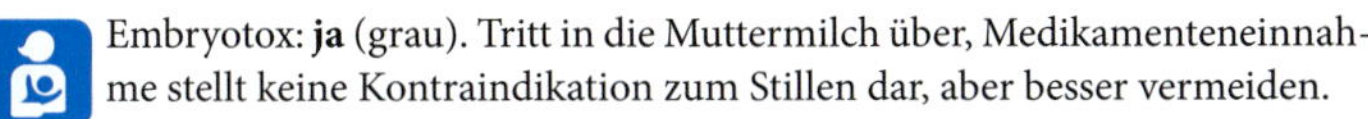

Embryotox: **ja** (grau). Tritt in die Muttermilch über, Medikamenteneinnahme stellt keine Kontraindikation zum Stillen dar, aber besser vermeiden.

Anwendung nur bei Transplantation oder nephrotischem Syndrom empfohlen.

PRISCUS-Liste (PIM): **nein.** Höhere Wahrscheinlichkeit für systolische Hypertonie und Kreatinin-Anstieg, deshalb mit niedriger Dosis beginnen.

Nephrotoxisch, weshalb Patienten mit Nierenfunktionsstörung nur bei Transplantationsindikation Ciclosporin erhalten sollen. Keine Dosisanpassung notwendig.

Dosisreduktion bei Patienten mit schwerer Leberfunktionsstörung empfohlen.

Hemmung von CYP3A und P-Glykoprotein, Wechselwirkung unter anderem mit Johanniskraut, Rifampicin, Makrolidantibiotika, Azol-Antibiotika, Verapamil, Diltiazem, Amiodaron, Grapefruit, Grapefruitsaft. Keine gleichzeitige Einnahme mit Tacrolimus.

Keine.

Tacrolimus

Früherer Begriff

–

Wirkmechanismus

Bindung an FKBP 12 → zusammen erfolgt die Hemmung von Calcineurin → verminderte IL-2-Produktion → verminderte Aktivierung der T-Lymphozyten.

Pharmakokinetik

Orale Bioverfügbarkeit (BV)	Plasmaprotein-bindung (PPB)	Halbwertszeit (HWZ)	Elimination
20–25 %	99 %	12–16 h 70 h topische Anwendung	Fäkal

Indikationen

Prophylaxe und Therapie der Transplantatabstoßung, lokale Anwendung bei schwerem atopischen Ekzem.

Unerwünschte Arzneimittelwirkungen (UAW)

Erhöhtes Risiko für Neoplasmen, Anämie, Leukozytopenie, Thrombozytopenie, Blutgerinnungsstörungen, Hyperglykämien, Diabetes mellitus, Hyperkaliämie, Tremor, Kopfschmerz, Hypertonie, Diarrhö, Übelkeit, Nierenfunktionsstörung. Nephrotoxisch, neurotoxisch.

Kontraindikationen

Keine weiteren KI genannt.

Embryotox: **ja** (grau). Plazentagängig. Bisher kein Hinweis auf erhöhtes Risiko, unsichere Datenlage. Vermeiden, Alternativen einsetzen.

Embryotox: **ja** (grau). Geht in Muttermilch über, es darf gestillt werden, aber besser vermeiden.

In der Regel wird eine 1,5- bis 2-fach höhere Dosis benötigt, um den gleichen Blutspiegel zu erreichen.

PRISCUS-Liste (PIM): **nein.** Keine Dosisanpassung erforderlich.

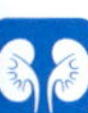
Nephrotoxizität, deshalb wird Überwachung der Nierenfunktion empfohlen.

Dosisreduktion kann bei schwerer Leberinsuffizienz erforderlich sein.

Hemmer und Substrat von CYP3A4, hohes Wechselwirkungspotenzial mit CYP3A4-Induktoren und -hemmern. Keine gleichzeitige Gabe von Ciclosporin oder kaliumsparenden Diuretika.

Negativer Effekt auf Fertilität in Form reduzierter Spermienzahl und Spermienmotilität.

16.2 CD20-Inhibitoren

Rituximab

Früherer Begriff

–

Wirkmechanismus

Chimärer Antikörper. Spezifische Bindung an CD20-Antigen auf B-Lymphozyten (Fab-Fragment) → immunologische Reaktion (Fc-Fragment) → u. a. Komplement-abhängige Zytotoxizität (CDC), Antikörper-abhängige zelluläre Zytotoxizität (ADCC), Apoptose-vermittelter Zelltod → B-Zell-Lyse.

Pharmakokinetik

Orale Bioverfügbarkeit (BV)	Plasmaprotein-bindung (PPB)	Halbwertszeit (HWZ)	Elimination
Gering	k. A.	14–62 Tage	Weg der Antikörper

Indikationen

Non-Hodgkin-Lymphom, chronische lymphatische Leukämie, rheumatoide Arthritis und andere Autoimmunerkrankungen.

Unerwünschte Arzneimittelwirkungen (UAW)

Hypertonie, Angina pectoris, Herzinsuffizienz bei bekannter Herzerkrankung, Husten, Sinusitis, Bronchitis obliterans, Dyspepsie, Transaminasen ↑, Kopfschmerzen, Tumorschmerz, Parästhesien, Schwindel, Angstgefühle, allergische Reaktionen, Nachtschweiß, periphere Ödeme, Arthralgien, Myalgien, Knochenschmerz, Konjunktivitis, Hyperkalzämie, LDH ↑, Lymphadenopathie, Geschmacksstörungen.

Kontraindikationen

Schwere Herzinsuffizienz, schwere aktive Infektionen, stark geschwächte Immunabwehr.

Embryotox: **ja** (grau). Rituximab sollte vor der Schwangerschaft abgesetzt werden. Strenge Indikationsstellung nach der 20. SSW. Nutzen-Risiko-Abwägung.

Embryotox: **ja** (grau). Vermeiden, auch weitere 12 Monate nach Therapieabschluss.

Für Kinder ab 6 Monaten mit CD20-positivem DLBCL/BL/BAL/BLL.

PRISCUS-Liste (PIM): **nein.** Keine Dosisanpassung erforderlich.

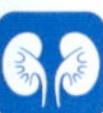

Keine Angaben.

Keine Angaben.

Keine Angaben.

Das Transmembran-Antigen CD20 wird auf >95 % aller Zellen von Non-Hodgkin-Lymphomen exprimiert.

16.3 CD25-Inhibitoren

Basiliximab

Früherer Begriff

–

Wirkmechanismus

Antikörper gegen die α-Kette (CD25-Antigen) des IL-2-Rezeptors auf T-Lymphozyten → IL-2 kann nicht binden → verminderte T-Zell-Proliferation.

Pharmakokinetik

Orale Bioverfügbarkeit (BV)	Plasmaproteinbindung (PPB)	Halbwertszeit (HWZ)	Elimination
k. A.	k. A.	7 ± 3 Tage	k. A.

Indikationen

Prophylaxe der Transplantatabstoßung nach Nierentransplantation.

Unerwünschte Arzneimittelwirkungen (UAW)

Infektionen, Anämie, Hyperkaliämie, Kopfschmerz, Hypertonie, Obstipation, Diarrhö, Übelkeit.

Kontraindikationen

Schwangerschaft, Stillzeit.

Embryotox: **nein.** Einnahme kontraindiziert.

Embryotox: **nein.** Einnahme kontraindiziert.

Kinder unter < 35 kg KG: Dosisreduktion erforderlich.

PRISCUS-Liste (PIM): **nein.** Keine Anpassung erforderlich.

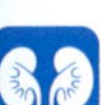
Keine Daten.

Keine Daten.

Keine Angaben.

Keine.

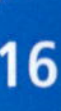

16.4 CD3-Inhibitoren

Muromonab

Früherer Begriff

–

Wirkmechanismus

Antikörper bindet an CD3-Rezeptor von T-Lymphozyten → MHC-Antigen kann nicht mehr binden → verminderte T-Zell-Aktivierung.

Pharmakokinetik

Orale Bioverfügbarkeit (BV)	Plasmaproteinbindung (PPB)	Halbwertszeit (HWZ)	Elimination
k. A. (nur parenteral)	k. A.	k. A.	k. A.

Indikationen

Therapie der akuten Abstoßungsreaktion nach allogener Herz-, Nieren- und Lebertransplantation.

Unerwünschte Arzneimittelwirkungen (UAW)

Infektionen, Übelkeit, Erbrechen, Diarrhö, Kopfschmerz, Hypo- oder Hypertension, Tachykardie, Dyspnoe, Hautausschlag, Tremor, Ödeme.

Kontraindikationen

16 Herzinsuffizienz, unkontrollierte arterielle Hypertonie, epileptische Anfälle.

 Embryotox: **nein.** Kontraindiziert.

 Embryotox: **nein.** Kontraindiziert.

 Meistens Dosiserhöhung erforderlich.

 PRISCUS-Liste (PIM): **nein.** Keine Dosisanpassung erforderlich.

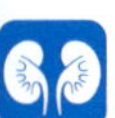 Keine Daten.

 Keine Daten.

 Keine Angaben.

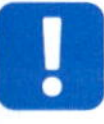 Sollte nicht zusammen mit anderen Medikamenten verabreicht werden. Bei kombinierter Anwendung mehrerer Immunsuppressiva Gefahr von Infektionen erhöht.

16.5 CD52-Inhibitoren

Alemtuzumab

Früherer Begriff

–

Wirkmechanismus

Antikörper bindet an CD52-Glykoprotein auf Lymphozyten → Auflösung der Zelle.

Pharmakokinetik

Orale Bioverfügbarkeit (BV)	Plasmaproteinbindung (PPB)	Halbwertszeit (HWZ)	Elimination
k. A.	k. A.	4–5 Tage	k. A.

Indikationen

Schubförmig remittierende Multiple Sklerose, früher auch CLL.

Unerwünschte Arzneimittelwirkungen (UAW)

Hautausschlag, Kopfschmerzen, Fieber, Atemwegsinfektionen, Autoimmunreaktion, Neoplasmen, Blutbildveränderungen, Hyper- oder Hypothyreose.

Kontraindikationen

Schwere aktive Infektionen, unkontrollierte Hypertonie, Dissektion zervikozephaler Arterien oder Schlaganfall oder Angina pectoris oder Myokardinfarkt in der Anamnese, Koagulopathie, Therapie mit Thrombozytenaggregationshemmern oder Antikoagulanzien, bestehende Autoimmunerkrankung (außer MS).

Embryotox: **nein.** Keine Daten, im Tierexperiment wurde Reproduktionstoxizität nachgewiesen. Verhütung bis 4 Monate nach Therapie für Frauen im gebärfähigen Alter.

Embryotox: **nein.** Bei Mäusen Übergang in Muttermilch nachgewiesen. Sollte bis 4 Monate nach der letzten Infusion unterlassen werden.

Keine Daten. Keine Anwendung < 10 Jahren.

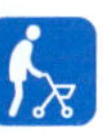
PRISCUS-Liste (PIM): **nein.** Keine Daten.

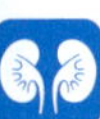
Keine Daten.

Keine Daten.

Clozapin, Brivudin, Natalizumab, *Saccharomyces cerevisiae*, Lebendimpfstoffe. Imiquimod, Tot-, Toxoidimpfstoffe, Talimogen laherparepvec.

Cave: tödliche Nebenwirkungen (Rote-Hand-Brief 2020)!

16.6 CD80/86-CD28-Interaktionsinhibitoren

Abatacept

Früherer Begriff

–

Wirkmechanismus

Antikörper, Bindung an CD80 und CD86 auf antigenpräsentierenden Zellen → Bindung der antigenpräsentierenden Zellen an CD28-Rezeptor auf T-Lymphozyten wird verhindert → reduzierte T-Zell-Aktivierung.

Pharmakokinetik

Orale Bioverfügbarkeit (BV)	Plasmaproteinbindung (PPB)	Halbwertszeit (HWZ)	Elimination
i. v.	k. A.	13 Tage	k. A.

Indikationen

Rheumatoide Arthritis, polyartikuläre juvenile idiopathische Arthritis, Psoriasis-Arthritis.

Unerwünschte Arzneimittelwirkungen (UAW)

Kopfschmerzen, Übelkeit, Infektionskrankheiten.

Kontraindikationen

Schwere akute Infektionen.

Embryotox: **nein.** Kontraindiziert.

Embryotox: **nein.** Stillen ist bis zu 14 Wochen nach der letzten Dosis kontraindiziert.

6.–17. LJ, Dosisanpassung. Je nach Alter und Applikationsart unterschiedlich.

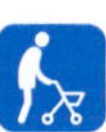
PRISCUS-Liste (PIM): **nein.** Keine Dosisanpassung erforderlich.

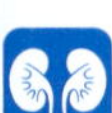
Keine Daten.

Keine Daten.

Mit TNF-alpha-Inhibitoren, Impfstoffen und Immunsuppressiva bekannt.

Keine.

16.7 Dihydroorotatdehydrogenase-Inhibitoren

Leflunomid

Früherer Begriff

–

Wirkmechanismus

Hemmung der Pyrimidinsynthese → Reduktion der Lymphozytenproliferation.

Pharmakokinetik

Orale Bioverfügbarkeit (BV)	Plasmaproteinbindung (PPB)	Halbwertszeit (HWZ)	Elimination
82–95 %	99 %	14 Tage	Biliär

Indikationen

Rheumatoide Arthritis, Psoriasis-Arthritis.

Unerwünschte Arzneimittelwirkungen (UAW)

Diarrhö, Übelkeit, Bauchschmerzen, Erbrechen, Appetitlosigkeit, Hypertonie, Kopfschmerzen, Schwindel, Blutbildstörungen, allergische Reaktionen, Haarausfall, Sehnenscheidenentzündung, Infektionskrankheiten, Neoplasmen.

Kontraindikationen

Leberinsuffizienz, Immundefekt, Knochenmarkinsuffizienz, schwere Infektionen, mittlere bis schwere Niereninsuffizienz, Hypoproteinämie, Frauen im gebärfähigen Alter ohne zuverlässige Empfängnisverhütung.

Embryotox: **ja** (grau). Im Tierversuch teratogen. Kontraindiziert.

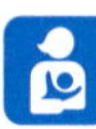
Embryotox: **ja** (grau). Übergang in die Muttermilch unwahrscheinlich, aber aufgrund von unzureichenden Daten ist die Einnahme während der Stillzeit kontraindiziert.

Wirksamkeit und Sicherheit nicht nachgewiesen.

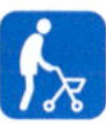
PRISCUS-Liste (PIM): **nein.** Keine Dosisanpassung erforderlich.

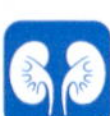
Bei leichter Niereninsuffizienz nicht erforderlich. Bei mittlerer bis schwerer NI kontraindiziert.

Kontraindiziert bei eingeschränkter Funktion.

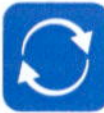
Mit lebertoxischen, hämatotoxischen und immunsuppressiven Arzneimitteln, Alkohol, Rifampicin, CYP2C9-Substraten, Vitamin-K-Antagonisten, Colestyramin, Aktivkohle, Lebendimpfstoffen.

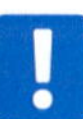
Wirkungseintritt nach 4–6 Wochen.

16.8 Glukokortikoidrezeptor-Agonisten

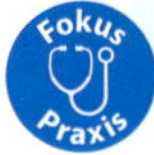

(GCR-Agonisten)

Budesonid

Früherer Begriff

„Steroide“, „Kortison“ oder „Kortikosteroide“

Wirkmechanismus

Akute Wirkung: nicht gänzlich geklärt, membranstabilisierender Effekt. Langfristige Wirkung: Hemmung des intrazellulären NF-kB → multiple Entzündungs- und Immunmediatoren werden gehemmt → zelluläre und humorale Immunantwort wird gemindert.

Pharmakokinetik

Orale Bioverfügbarkeit (BV)	Plasmaproteinbindung (PPB)	Halbwertszeit (HWZ)	Elimination
Gering (ca. 10–15 %), hoher First-Pass-Metabolismus (ca. 90 %)	85–90 %	4 h (p. o.) 2,8 h (inhalativ) 2,9 h (rektal)	Überwiegend fäkal

Indikationen

COPD, Asthma bronchiale, Rhinitis, Nasenpolypen, chronisch-entzündliche Darmerkrankungen.

Unerwünschte Arzneimittelwirkungen (UAW)

16

Orale Einnahme: Übelkeit, Oberbauchschmerzen, Kopfschmerzen, Schlaflosigkeit, Stimmungsveränderungen, Abnahme der Kortisolkonzentration im Blut, Grippe, Virusinfektion der oberen Atemwege. Inhalation: Heiserkeit, Husten, Reizungen, Pilzbefall Mund- und Rachenraum. Nase: örtliche Reizungen der Schleimhaut, blutiges Sekret, Nasenbluten. Enddarm: Blähungen; Übelkeit; Durchfall, Nesselsucht, Hautausschlag.

Kontraindikationen

Lokale Infektionen des Darms, Leberzirrhose, portale Hypertension.

Embryotox: **ja** (grün). Kann in der Schwangerschaft angewendet werden.

Embryotox: **ja** (grün). Kann in der Schwangerschaft angewendet werden.

Bei Kindern zwischen 6 und 11 kann Dosisminderung erforderlich sein.

PRISCUS-Liste (PIM): **nein.** Keine Dosisanpassung.

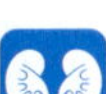
Keine Dosisempfehlung bei Niereninsuffizienz.

Plasmaspiegel können erhöht sein. Dosisanpassung bei leichter LI, Vorsicht bei mäßiger Leberfunktion.

Mit CYP3A4-Substraten möglich.

Keine.

16

PRAXISTIPPS

- Bei lokaler Anwendung im Gastrointestinaltrakt (z. B. bei CED) geringste systemische Resorption der GC und damit keine systemischen UAW zu erwarten.
- Große Mengen an Grapefruitsaft können systemische Wirkung verdoppeln.

Dexamethason

Früherer Begriff

„Steroide", „Kortison" oder „Kortikosteroide"

Wirkmechanismus

Akute Wirkung: nicht gänzlich geklärt, membranstabilisierender Effekt. Langfristige Wirkung: Hemmung des intrazellulären NF-kB → multiple Entzündungs- und Immunmediatoren werden gehemmt → zelluläre und humorale Immunantwort wird gemindert.

Pharmakokinetik

Orale Bioverfügbarkeit (BV)	Plasmaproteinbindung (PPB)	Halbwertszeit (HWZ)	Elimination
80–90 %	> 77 % (dosisabhängig)	3–5 h	Überwiegend hepatisch

Indikationen

Chronische Polyarthritis, schweres Asthma bronchiale, Hirnödem, akute Erythrodermie, Pemphigus vulgaris, verschiedene Autoimmunerkrankungen, unkontrollierbare Ekzeme, kutane Sarkoidose, Colitis ulcerosa, schwere Infektionskrankheiten (in Verbindung mit Antibiotika), Palliativtherapie maligner Tumoren, Emesisprophylaxe unter Zytostatika.

Unerwünschte Arzneimittelwirkungen (UAW)

Cushing-Syndrom, Infektionskrankheiten, Blutbildstörungen, Überempfindlichkeitsreaktionen, Nebennierenrindeninsuffizienz, Ödeme, Elektrolytstörungen, Gewichtszunahme, Diabetes mellitus, Stoffwechselstörungen, psychische Störungen, Erhöhung des Augeninnendrucks, Glaukom, Katarakt, Bluthochdruck, Magen- und Darmgeschwüre, Hautveränderungen, Osteoporose. Systemische Pilzinfektionen.

Kontraindikationen

Systemische Infektionen, Impfung mit Lebendimpfstoffen während der Behandlung mit hohen therapeutischen Dosen von Dexamethason (und anderen Kortikosteroiden) aufgrund der Möglichkeit einer viralen Infektion, aktive Viruserkrankung (v. a. virale Hepatitis, Herpes, Windpocken, Gürtelrose), unkontrollierte Psychosen, Magengeschwür oder Zwölffingerdarmgeschwür, Schwangerschaft 1. Trimenon, Rosacea, Acne vulgaris, Steroidakne.

Embryotox: **ja** (grau). Bei entsprechender Indikation möglich, Dosisanpassung notwendig.

Embryotox: **ja** (grau). Kortikoide der Wahl: Prednisolon, Prednison, Methylprednisolon.

In der Wachstumsphase Nutzen-Risiko-Abwägung.

PRISCUS-Liste (PIM): **nein.** Wegen erhöhten Osteoporoserisikos Nutzen-Risiko-Abwägung.

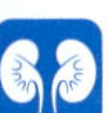

Dosisanpassung nicht nötig.

Dosisreduktion kann erforderlich sein. Eliminationshalbwertszeit bei schwerer Leberinsuffizienz verlängert.

Östrogene (z. B. Ovulationshemmer), Antazida, CYP3A4-Sub-strate, Ephedrin, ACE-Hemmer, Herzglykoside, Laxanzien, Antidiabetika, Cumarin-Derivate, NSAR, Salizylate, Atropin, Praziquantel, Chloroquin, Somatropin, Fluorchinolone.

Dauert die Therapie in der Schwangerschaft bis zur Geburt, muss eine Nebenniereninsuffizienz des Neugeborenen bedacht und ggf. behandelt werden.

Fluticason

Früherer Begriff

„Steroide", „Kortison" oder „Kortikosteroide"

Wirkmechanismus

Akute Wirkung: nicht gänzlich geklärt, membranstabilisierender Effekt.
Langfristige Wirkung: Hemmung des intrazellulären NF-kB → multiple Entzündungs- und Immunmediatoren werden gehemmt → zelluläre und humorale Immunantwort wird gemindert.

Pharmakokinetik

Orale Bioverfügbarkeit (BV)	Plasmaproteinbindung (PPB)	Halbwertszeit (HWZ)	Elimination
< 1 %	81–95 %	3 h	k. A.

Indikationen

Asthma bronchiale, COPD, entzündliche Hauterkrankungen, Nasenpolypen, allergische Rhinitis.

Unerwünschte Arzneimittelwirkungen (UAW)

Inhalation: Kopfschmerzen, Nasopharyngitis. Nasensprays: häufig Nasenbluten, Nasenulzerationen, vorübergehende Erhöhung des Augeninnendrucks und Kopfschmerzen. Applikation auf der Haut: Juckreiz.

Kontraindikationen

Kutan: Rosacea, Acne vulgaris, Herpes simplex, Windpocken, Pruritus ohne Entzündung, Kinder < 4 Jahre, Anwendung unter Okklusionsverband, Dermatosen bei Kindern < 1 Jahr.

Embryotox: **ja** (grün). Wenige Daten, deshalb bessere Alternativen: Budesonid, Beclomethason.

Embryotox: **ja** (grün). Unbedenklich.

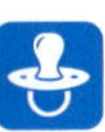
Keine Angaben.

PRISCUS-Liste (PIM): **nein.**

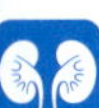
Keine Dosisanpassung erforderlich.

Dosisreduktion kann bei zeitgleicher Nebennierenrindeninsuffizienz nötig sein.

Mit CYP3A4-Substraten möglich.

Keine.

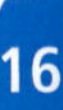

Prednisolon

Fokus Praxis

Früherer Begriff

„Steroide", „Kortison" oder „Kortikosteroide"

Wirkmechanismus

Akute Wirkung: nicht gänzlich geklärt, membranstabilisierender Effekt.
Langfristige Wirkung: Hemmung des intrazellulären NF-kB → multiple Entzündungs- und Immunmediatoren werden gehemmt → zelluläre und humorale Immunantwort wird gemindert.

Pharmakokinetik

Orale Bioverfügbarkeit (BV)	Plasmaproteinbindung (PPB)	Halbwertszeit (HWZ)	Elimination
100 %	75–90 %	2–3 h	Hepatisch (70 %) > renal (30 %)

Indikationen

Allergische, entzündliche und proliferative Erkrankungen, Autoimmunerkrankungen, Prophylaxe der Transplantatabstoßung, rheumatoide Arthritis, chronisch-entzündliche Darmerkrankungen, Asthma bronchiale, Multiple Sklerose, Neurodermitis.

Unerwünschte Arzneimittelwirkungen (UAW)

Cushing-Syndrom, Infektionskrankheiten, Blutbildstörungen, Überempfindlichkeitsreaktionen, Nebennierenrindeninsuffizienz, Ödeme, Elektrolytstörungen, Gewichtszunahme, Diabetes mellitus, Stoffwechselstörungen, psychische Störungen, Erhöhung des Augeninnendrucks, Glaukom, Katarakt, Bluthochdruck, Magen- und Darmgeschwüre, Hautveränderungen, Osteoporose.

Kontraindikationen

Immunsuppression, Maskierung von Infektionen, opportunistische Infektionskrankheiten, Aktivierung latenter Infektionen, Hemmung der ACTH-Freisetzung, NNR-Insuffizienz, Cushing-Syndrom, Gynäkomastie, hoher Blutzucker, Diabetes, Zyklusstörungen, bei Kindern: Wachstumshemmung, Ödeme, Natriumretention, Bluthochdruck, Kaliumverlust, Kalzium- und Phosphatverlust, Schwindel, Kopfschmerzen, erhöhter intrakranieller Druck, psychische Störungen wie Schlafstörungen, Euphorie, Depressionen, Stimmungs- und Persönlichkeitsveränderungen, emotionale Instabilität, Psychosen, hoher Augeninnendruck, Glaukom, Katarakt. Magen- und Darmgeschwüre (v. a. in Kombination mit NSAR), Perforationen und Blutungen, vermehrter Appetit, Gewichtszunahme, ulzerative Ösophagitis, Hautveränderungen, Atrophie, Striae, Steroidakne, schlechte Wundheilung, Osteoporose, Muskelschwäche, Muskelschwund, Myopathie, Sehnen-, Knochen- und Gelenkschädigungen, Blutbildstörungen, Erhöhung des Thromboserisikos.

Embryotox: **ja** (grau). Wenn möglich, Erhaltungsdosis in der 8.–11. SSW maximal 10 mg/d.

Embryotox: **ja** (grau). Mittel der Wahl in der Stillzeit.

In der Wachstumsphase Nutzen-Risiko-Abwägung, Dosisreduktion.

PRISCUS-Liste (PIM): **nein.** Wegen erhöhten Osteoporoserisikos Nutzen-Risiko-Abwägung.

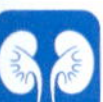
Keine Dosisanpassung erforderlich.

Dosisreduktion kann erforderlich sein.

Östrogene (z. B. Ovulationshemmer), Antazida, CYP3A4-Substrate, Ephedrin, ACE-Hemmer, Herzglykoside, Laxanzien, Antidiabetika, Cumarin-Derivate, NSAR, Salizylate, Atropin, Praziquantel, Chloroquin, Somatropin, Fluorchinolone.

Die Wirkdauer von Prednisolon ist länger als die Verweildauer (18–36 h).

PRAXISTIPPS

- In Kombination mit NSAR deutlich erhöhtes Ulkusrisiko. Begleitende PPI-Therapie obligat!
- Ausschleichen bei Langzeittherapie (> 3 Wochen) mit einer Dosis > 7,5 mg/Tag („Cushing-Schwellen-Dosis") zwingend erforderlich (Suppression der HPA-Achse möglich). Zum Beispiel: Tagesdosen 10–20 mg/Tag → Reduktion um 2,5 mg/Tag alle 1–2 Wochen.

16.9 IgE-Inhibitoren

Omalizumab

Früherer Begriff

–

Wirkmechanismus

Rekombinanter monoklonaler Antikörper. Selektive Bindung an IgE-Antikörper → freies IgE ↓ → Hemmung der allergischen Kaskade.

Pharmakokinetik

Orale Bioverfügbarkeit (BV)	Plasmaproteinbindung (PPB)	Halbwertszeit (HWZ)	Elimination
k. A. (nur parenteral)	k. A.	26 h	Leber, Galle

Indikationen

Mittel 2. Wahl bei schwerem allergischem Asthma, chronische spontane Urtikaria.

Unerwünschte Arzneimittelwirkungen (UAW)

Fieber, Kopfschmerzen, Schmerzen im oberen Unterleib sowie Schmerzen, Rötungen, Juckreiz und Schwellungen an der Injektionsstelle. Selten ist eine schwere und potenziell lebensbedrohliche Anaphylaxie möglich.

Kontraindikationen

Stillzeit.

Embryotox: **ja** (grau). Bisher keine Hinweise, Einnahme kann in Betracht gezogen werden.

Embryotox: **ja** (grau). Bisher keine Hinweise, Einnahme kann in Betracht gezogen werden.

Sicherheit und Wirksamkeit für Kinder < 6 Jahren nicht erwiesen. Für Kinder > 6 Jahre Dosisanpassung evtl. notwendig.

PRISCUS-Liste (PIM): **nein.** Keine Hinweise auf Dosisanpassung.

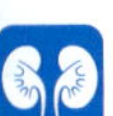
Keine ausreichenden Daten.

Keine ausreichenden Daten.

Gegebenenfalls mit Anthelminthika.

Keine.

16.10 IL-1-Inhibitoren

Canakinumab

Früherer Begriff

–

Wirkmechanismus

Antikörper. Bindung an Interleukin-1β → verminderte Bildung von Entzündungsmediatoren.

Pharmakokinetik

Orale Bioverfügbarkeit (BV)	Plasmaproteinbindung (PPB)	Halbwertszeit (HWZ)	Elimination
k. A. (nur parenteral)	k. A.	26 Tage	k. A.

Indikationen

Cryopyrin-assoziierte periodische Syndrome, aktive systemische juvenile idiopathische Arthritis, Gichtanfälle, periodische Fiebersyndrome.

Unerwünschte Arzneimittelwirkungen (UAW)

Infektionen der oberen Atemwege, Ohrinfektionen, Gastroenteritis, Harnwegsinfekte, Oberbauchbeschwerden.

Kontraindikationen

Infektionen der oberen Atemwege.

Embryotox: **nein.** Wahrscheinlich plazentagängig, keine Daten zur Toxizität.

Embryotox: **nein.** Keine zuverlässigen Daten.

Bei Kindern <2 Jahren nicht untersucht, bei Kindern ab 2 Jahren Dosisanpassung laut Fachinformation.

PRISCUS-Liste (PIM): **nein.** Keine Dosisanpassung.

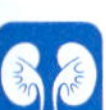
Keine Dosisanpassung.

Keine Angaben.

Keine Angaben.

Keine.

16.11 IL-12/23-Inhibitoren

Ustekinumab

Früherer Begriff

–

Wirkmechanismus

Monoklonaler Antikörper, bindet an IL-12 und IL-23 → Unterdrückung der gesteigerten Immunzellaktivierung.

Pharmakokinetik

Orale Bioverfügbarkeit (BV)	Plasmaproteinbindung (PPB)	Halbwertszeit (HWZ)	Elimination
k. A. (nur parenteral)	k. A.	15–32 Tage	k. A.

Indikationen

Mittelschwere bis schwere Plaque-Psoriasis (2. Wahl).

Unerwünschte Arzneimittelwirkungen (UAW)

Bildung von Neoplasmen, schwere Infektionen, Atemwegsinfektionen, Zellulitis, allergische Reaktionen, Depression, Schwindel, verstopfte Nase, Kopfschmerzen, Durchfall, Juckreiz, Rückenschmerz, Muskelschmerz, Müdigkeit.

Kontraindikationen

Aktive schwere Infektionen.

Embryotox: **nein.** Keine Daten.

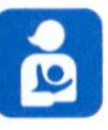
Embryotox: **nein.** Keine Daten.

Für Kinder unter 18 Jahren nicht empfohlen.

PRISCUS-Liste (PIM): **nein.** Keine Dosisanpassung.

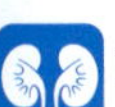
Keine Daten.

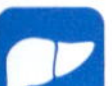
Keine Daten.

Lebendimpfstoffe sollten nicht gleichzeitig verabreicht werden.

Keine.

16.12 IL-1R-Antagonisten

Anakinra

Früherer Begriff

–

Wirkmechanismus

Biologicals. Antikörper, kompetitive Hemmung am Interleukin-1-Rezeptor → verminderte Immunantwort.

Pharmakokinetik

Orale Bioverfügbarkeit (BV)	Plasmaproteinbindung (PPB)	Halbwertszeit (HWZ)	Elimination
k. A. (parenteral) Bioverfügbarkeit 95 % bei s. c.-Injektion	k. A.	4–6 h	Renal

Indikationen

Rheumatoide Arthritis (in Kombination mit Methotrexat), Cryopyrin-assoziierte periodische Syndrome (CAPS), Still-Syndrom.

Unerwünschte Arzneimittelwirkungen (UAW)

Kopfschmerzen, Reaktion an der Injektionsstelle, zum Teil schwere Infektionen.

Kontraindikationen

Schwere Niereninsuffizienz.

Embryotox: **nein.** Einnahme während der Schwangerschaft nicht empfohlen.

Embryotox: **nein.** Einnahme während des Stillens nicht empfohlen.

Keine Daten für Kinder < 8 Monaten. Rheumatoide Arthritis: Wirksamkeit bei Kindern nicht erwiesen, CAPS: bei Kindern > 8 Jahre und > 10 kg KG wie bei Erwachsenen. Still-Syndrom: < 50 kg KG gewichtsadaptierte Dosis.

PRISCUS-Liste (PIM): **nein.**

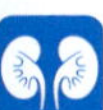
Dosisanpassung je nach Schweregrad der Niereninsuffizienz erforderlich, bei schwerer Niereninsuffizienz (GFR < 30) kontraindiziert.

Dosisanpassung bis Child-Pugh B nicht erforderlich.

Nicht gleichzeitig mit TNF-α-Inhibitoren verabreichen → Gefahr für schwere Infektionskrankheiten.

Keine.

16.13 IL-5-Inhibitoren

Mepolizumab

Früherer Begriff

–

Wirkmechanismus

Humanisierter monoklonaler Antikörper, bindet an IL-5 → Hemmung von Produktion bzw. Überleben der Eosinophilen.

Pharmakokinetik

Orale Bioverfügbarkeit (BV)	Plasmaproteinbindung (PPB)	Halbwertszeit (HWZ)	Elimination
k. A. (nur parenteral) Bioverfügbarkeit 60–80 % bei s. c.-Injektion	k. A.	16–22 Tage	Renal

Indikationen

Eosinophiles Asthma.

Unerwünschte Arzneimittelwirkungen

Kopfschmerzen, Reaktion an der Injektionsstelle, Überempfindlichkeit, Infektionen, Rückenschmerzen.

Kontraindikationen

Akuter Asthmaanfall.

Embryotox: **nein.** Anwendung soll vermieden werden. Im Tierexperiment keine Toxizität.

Embryotox: **nein.** Keine Daten, deshalb Nutzen-Risiko-Abwägung.

Nicht für Kinder <6 Jahren untersucht. Dosisreduktion für Kinder von 6–11 Jahren: 40 mg alle 4 Wochen.

PRISCUS-Liste (PIM): **nein.** Keine Dosisanpassung.

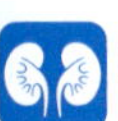
Keine Dosisanpassung.

Keine Dosisanpassung.

Keine bekannt.

Keine.

16.14 IL-6-Inhibitoren

Tocilizumab

Früherer Begriff

–

Wirkmechanismus

Antikörper, bindet an IL-6-Rezeptoren → Hemmung der proinflammatorischen IL-6-Wirkung.

Pharmakokinetik

Orale Bioverfügbarkeit (BV)	Plasmaproteinbindung (PPB)	Halbwertszeit (HWZ)	Elimination
k. A. (nur parenteral)	k. A.	8–14 Tage	Renal

Indikationen

Rheumatoide Arthritis, juvenile idiopathische Arthritis.

Unerwünschte Arzneimittelwirkungen (UAW)

Infektionskrankheiten, Atemwegsinfektionen, Nasopharyngitis, Kopfschmerzen, Bluthochdruck, Leberwerterhöhung.

Kontraindikationen

Kombination mit TNF-α-Inhibitoren.

Embryotox: **nein.** Einnahme soll nicht erfolgen, Schwangerschaft frühestens 3 Monate nach letzter Einnahme.

Embryotox: **nein.** Nutzen-Risiko-Abwägung, keine Daten vorhanden.

Bei Kindern ab 2 Jahren und 30 kg KG gewichtsadaptiert.

PRISCUS-Liste (PIM): **nein.** Keine Dosisanpassung notwendig.

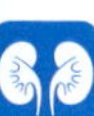
Bei leichter Nierenfunktionsstörung nicht notwendig, bei schwerer nicht untersucht.

Keine Daten.

Bei Kombination mit TNF-α-Inhibitoren kann es zu Erhöhung der CYP450-Enzymaktivität kommen.

Keine.

16.15 Inosinmonophosphatdehydrogenase-Inhibitoren

Mycophenolatmofetil

Früherer Begriff

–

Wirkmechanismus

Hemmung der Inosinmonophosphatdehydrogenase → Hemmung der Synthese von Guanosin-Nukleotiden → zytostatischer Effekt auf Proliferation von B- und T-Lymphozyten.

Pharmakokinetik

Orale Bioverfügbarkeit (BV)	Plasmaproteinbindung (PPB)	Halbwertszeit (HWZ)	Elimination
94 %	97 %	17 h	93 % Urin 6 % Faeces

Indikationen

Prophylaxe der Transplantatabstoßung nach Nieren-, Herz- oder Lebertransplantation.

Unerwünschte Arzneimittelwirkungen (UAW)

Infektionskrankheiten, Diarrhö, Erbrechen, Blutbildungsstörungen, Hautkrebs, benigne Neoplasmen.

Kontraindikationen

Schwangerschaft, Stillzeit.

Embryotox: **ja** (rot). Kontraindiziert, teratogen.

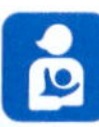
Embryotox: **ja** (rot). Kontraindiziert.

Größenadaptierte Dosisanpassung bei Kindern > 2 Jahren.

PRISCUS-Liste (PIM): **nein.** Gegebenenfalls Dosisanpassung.

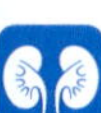
Nach Nierentransplantation soll maximal 1 g 2-mal täglich verabreicht werden. GFR < 25: Dosisanpassung.

Keine Dosisanpassung.

Unterliegt dem enterohepatischen Kreislauf, Interaktion mit tubulär sezernierten Wirkstoffen wie Aciclovir, Ganciclovir, Antazida, Protonenpumpeninhibitoren, Colestyramin, Rifampicin, Antibiotika, Lebendimpfstoffe.

Keine.

16.16 Integrin-α4-Inhibitoren

Natalizumab

Früherer Begriff

–

Wirkmechanismus

Antikörper, bindet an Integrine → Austritt der Leukozyten aus den Blutgefäßen ins Gewebe wird gehemmt.

Pharmakokinetik

Orale Bioverfügbarkeit (BV)	Plasmaproteinbindung (PPB)	Halbwertszeit (HWZ)	Elimination
k. A. (nur parenteral)	k. A.	16 Tage	k. A.

Indikationen

Schubförmig remittierende Multiple Sklerose.

Unerwünschte Arzneimittelwirkungen (UAW)

Übelkeit, Erbrechen, Gelenkschmerzen, Infektionskrankheiten, Kopfschmerzen, Schwindel, Fieber, Abgeschlagenheit.

Kontraindikationen

Progressive multifokale Leukenzephalopathie, opportunistische Infektionen, Einnahme von Interferon-β oder Glatirameracetat.

Embryotox: **nein.** Im Tierexperiment Reproduktionstoxizität, beim Menschen bisher kein Hinweis auf vermehrte Fehlbildungen.

Embryotox: **nein.** Nicht empfohlen.

Bei Kindern und Jugendlichen kontraindiziert.

PRISCUS-Liste (PIM): **nein.** Anwendung bei > 65-jährigen Patienten nicht empfohlen.

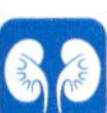
Wahrscheinlich keine Dosisanpassung notwendig.

Wahrscheinlich keine Dosisanpassung notwendig.

Keine gleichzeitige Einnahme mit Interferon-β oder Glatirameracetat.

Keine.

16.17 Interferone

Interferon-β-1b

Früherer Begriff

–

Wirkmechanismus

Interferone sind Zytokine mit antiviralen, antiproliferativen und immunmodulatorischen Eigenschaften.

Pharmakokinetik

Orale Bioverfügbarkeit (BV)	Plasmaproteinbindung (PPB)	Halbwertszeit (HWZ)	Elimination
Bioverfügbarkeit 50 % s.c.-Injektion	k.A.	5h	k.A.

Indikationen

Multiple Sklerose.

Unerwünschte Arzneimittelwirkungen (UAW)

Anämie, Arthralgie, Hypothyreose, Gewichtszunahme oder -verlust, Tachykardie, Verwirrtheit, Urtikaria, Pruritus, Alopezie, Menorrhagie.

Kontraindikationen

Schwere Depression, Suizidneigung, dekompensierte Leberinsuffizienz.

Embryotox: **ja** (grau). Kann während der Schwangerschaft eingenommen werden.

Embryotox: **ja** (grau). Geringe Datenlage. Stillen ist möglich.

Nur bei Kindern > 12 Jahre, keine Dosisanpassung.

PRISCUS-Liste (PIM): **nein.**

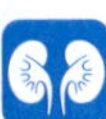
Strenge Überwachung.

Bei schwerer Leberinsuffizienz kontraindiziert.

Keine gleichzeitige Gabe anderer Immunmodulatoren außer Glukokortikoiden und ACTH.

Keine.

Peginterferon α-2a

Früherer Begriff

–

Wirkmechanismus

Hemmt wie IFN-α die Virusreplikation durch Bindung an die Oberfläche der Wirtszelle.

Pharmakokinetik

Orale Bioverfügbarkeit (BV)	Plasmaproteinbindung (PPB)	Halbwertszeit (HWZ)	Elimination
k. A. (nur parenteral)	k. A.	50–130 h	k. A.

Indikationen

Chronische Hepatitis B und C.

Unerwünschte Arzneimittelwirkungen (UAW)

Grippeähnliche Beschwerden wie Müdigkeit, Schwäche, Fieber, Muskelschmerz.

Kontraindikationen

Schwere Herzerkrankung, Autoimmunhepatitis oder Autoimmunerkrankung in der Anamnese, schwere Leberinsuffizienz, unkontrollierte Schilddrüsenerkrankungen, Epilepsie, Einnahme von Telbivudin, HCV/HIV-Patienten mit Leberzirrhose (> Child-Pugh 6).

 Embryotox: **nein.** Einnahme sollte nicht erfolgen.

 Embryotox: **nein.** Einnahme sollte nicht erfolgen.

 Bei Kindern > 3 Jahre in Kombination mit Ribavirin einsetzbar.

 PRISCUS-Liste (PIM): **nein.**

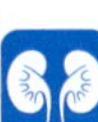 Engmaschige Überwachung, bei mäßiger Nierenfunktionsstörung Dosisreduktion um 25 %, bei schwerer Nierenfunktionsstörung um 50 %.

 Keine Daten, deshalb sollte Einnahme nicht erfolgen.

 Telbivudin, Methadon, Koffein, Desipramin, Theophyllin, Thioridazin, Phenazon, Warfarin, Immunsuppressiva.

 Keine.

16.18 mTOR-Inhibitoren

Everolimus

Früherer Begriff

–

Wirkmechanismus

Antikörper, hemmt das Polypeptid mTOR (*mammalian target of rapamycin* = Enzymkomplex, der u.a. Zellwachstum reguliert) → Hemmung der Zytokin-vermittelten Signaltransduktion → Hemmung der T-Zell-Proliferation, antitumorale und antiangiogene Wirkung.

Pharmakokinetik

Orale Bioverfügbarkeit (BV)	Plasmaproteinbindung (PPB)	Halbwertszeit (HWZ)	Elimination
90 %	74 %	30 h	80 % Fäkal

Indikationen

Prophylaxe der Transplantatabstoßung nach Nieren-, Leber-, Herztransplantation, Hormonrezeptor-positives Mammakarzinom, neuroendokrine Tumoren des Pankreas, des Gastrointestinaltrakts und der Lunge, Nierenzellkarzinom.

Unerwünschte Arzneimittelwirkungen (UAW)

Infektionen, Anämie und weitere Blutbildveränderungen, Hyperglykämie, Appetitminderung, Kopfschmerzen, Hypertonie, Epistaxis, Pneumonitis, Stomatitis, Diarrhö, Pruritus, periphere Ödeme.

Kontraindikationen

Angioödem, Stomatitis, Nierenfunktionseinschränkung, Hyperglykämien, Dyslipidämie, Blutbildveränderungen, funktionelle Karzinoide.

 Embryotox: **nein.** Keine Daten, Einnahme kontraindiziert.

 Embryotox: **nein.** Keine Daten, Stillen bis 2 Wochen nach letzter Einnahme kontraindiziert.

 Kontraindiziert.

 PRISCUS-Liste (PIM): **nein.** Keine Dosisanpassung erforderlich.

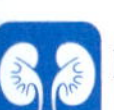 Keine Dosisanpassung erforderlich.

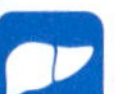 Child-Pugh A: 7,5 mg täglich, Child-Pugh B: 5 mg täglich, Child-Pugh C: maximal 2,5 mg täglich.

 CYP3A4-Substrate, p-Glykoprotein-Substrate.

 Keine.

16.19 Pleiotrope Immunmodulatoren

5-Aminosalicylsäure (Mesalazin)

Früherer Begriff

–

Wirkmechanismus

Hemmung der Produktion von proinflammatorischen Arachnoidsäuremetaboliten (Prostaglandine, Leukotriene) → lokal antiphlogistisch. Acetylierung in Hauptmetaboliten N-Acetyl-5-Aminosalicylsäure in Leber und Darmschleimhaut.

Pharmakokinetik

Orale Bioverfügbarkeit (BV)	Plasmaproteinbindung (PPB)	Halbwertszeit (HWZ)	Elimination
15–35 %	43 % Hauptmetabolit NA5A 80 %	0,5–2,4 h (6–9 h)	Renal in Form des Hauptmetaboliten

Indikationen

Morbus Crohn, Colitis ulcerosa.

Unerwünschte Arzneimittelwirkungen (UAW)

Diarrhö, Übelkeit, Bauchschmerzen, Kopfschmerzen, Erbrechen, Hautausschlag, allergische Reaktion.

Kontraindikationen

16

Schwere Leber- und Niereninsuffizienz, Ulzera im Magen oder Darm, Hypertonus, Kinder < 2 Jahren.

Embryotox: **ja** (grün). Einnahme ist in Ordnung. Mittel der Wahl in der Schwangerschaft.

Embryotox: **ja** (grün). Einnahme ist in Ordnung. Mittel der Wahl.

Kinder > 6 Jahre im Akutfall individuelle Dosierung, maximal 75 mg/kg KG/d. Erhaltungstherapie individuell bis maximal 1,5 g/d.

PRISCUS-Liste (PIM): **nein.**

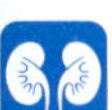
Bei Niereninsuffizienz kontraindiziert.

Bei schwerer Leberinsuffizienz kontraindiziert.

Digoxin, NSAR, 6-Mercaptopurin, Azathioprin.

Keine.

Dimethylfumarat

Früherer Begriff

–

Wirkmechanismus

Noch nicht gänzlich geklärt, wahrscheinlich Aktivierung des Nrf2-Signalwegs, wirkt immunmodulatorisch und antioxidativ (aktiver Metabolit Monomethylfumarat).

Pharmakokinetik

Orale Bioverfügbarkeit (BV)	Plasmaproteinbindung (PPB)	Halbwertszeit (HWZ)	Elimination
k. A.	0 % Metabolit 27–45 % Ethylhydrogenfumarat 60 %	11,6 min Metabolit 1 h	Pulmonal 60 % Renal 15 % Fäkal 1 %

Indikationen

Multiple Sklerose, Psoriasis.

Unerwünschte Arzneimittelwirkungen (UAW)

Flush, Bauchschmerzen, Diarrhö, Übelkeit, Lymphopenie, Infektionskrankheiten.

Kontraindikationen

Bei Indikation Multipler Sklerose: Patienten mit schwerwiegenden Infektionen, Behandlung erst nach Abklingen der Infektion(en) beginnen. Bei Indikation Psoriasis vulgaris: schwere Erkrankungen des Gastrointestinaltrakts, schwere Leber- oder Nierenfunktionsstörungen, Schwangerschaft, Stillzeit.

Embryotox: **ja** (grau). Einnahme nicht empfohlen.

Embryotox: **ja** (grau). Einnahme nicht empfohlen.

Noch keine Daten vorhanden.

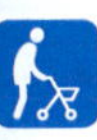
PRISCUS-Liste (PIM): **nein.**

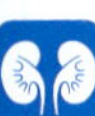
Keine Daten vorhanden. Kontraindiziert bei schwerer Niereninsuffizienz.

Keine Daten vorhanden. Kontraindiziert bei schwerer Leberinsuffizienz.

Keine gleichzeitige Einnahme von Fumarsäurederivaten. **Cave** bei Einnahme von nephrotoxischen Medikamenten!

Einnahme mit den Mahlzeiten reduziert Nebenwirkungen.

Glatirameracetat

Früherer Begriff

–

Wirkmechanismus

Polymer aus vier Aminosäuren mit spezifischen immunmodulatorischen Eigenschaften → Erhöhung der Zahl spezifischer Suppressorzellen, die antiinflammatorische Zytokine freisetzen.

Pharmakokinetik

Orale Bioverfügbarkeit (BV)	Plasmaproteinbindung (PPB)	Halbwertszeit (HWZ)	Elimination
Minimal, daher s.c.-Injektion	Hoch	k. A.	k. A.

Indikationen

Multiple Sklerose.

Unerwünschte Arzneimittelwirkungen (UAW)

Lokale Reaktion an der Injektionsstelle, Infektionen, Schmerzen, Angst, Depression, Kopfschmerzen, Dyspnoe, Rush, Arthralgie.

Kontraindikationen

Schwangerschaft.

Embryotox: **ja** (grau). Kontraindiziert.

Embryotox: **ja** (grau). Strenge Indikationsstellung.

Kontraindiziert.

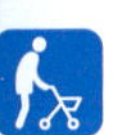

PRISCUS-Liste (PIM): **nein.** Keine Dosisanpassung notwendig.

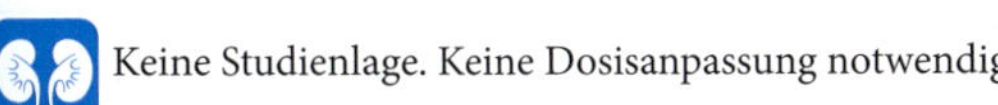

Keine Studienlage. Keine Dosisanpassung notwendig.

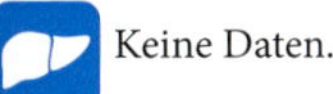

Keine Daten.

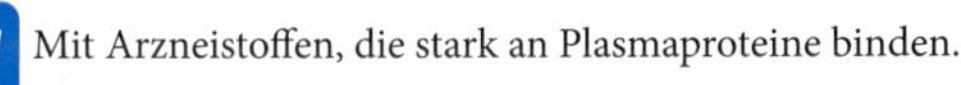

Mit Arzneistoffen, die stark an Plasmaproteine binden.

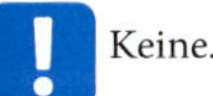

Keine.

Hydroxychloroquin

Früherer Begriff

Basistherapeutikum

Wirkmechanismus

Ungeklärter Wirkmechanismus. Wirkt blutschizontozid und antirheumatisch.

Pharmakokinetik

Orale Bioverfügbarkeit (BV)	Plasmaproteinbindung (PPB)	Halbwertszeit (HWZ)	Elimination
74 %	45–63 %	30–60 Tage	Überwiegend renal

Indikationen

Therapie und Prophylaxe der Malaria. Rheumatoide Arthritis (Basistherapie). Systemischer Lupus erythematodes (SLE, ohne Organbeteiligung).

Unerwünschte Arzneimittelwirkungen (UAW)

Irreversible Retinopathie („Chloroquin-Makulopathie"), Hepatotoxizität (Transaminasen ↑), allergische Reaktionen, gastrointestinale UAW (Übelkeit/Erbrechen, Diarrhö), Kopfschmerzen, Schwindel, Verwirrtheit, Neuropathie, Krampfanfall, Hörstörungen, Photosensibilität, Juckreiz, Alopezie, Blutbildveränderungen (Leukopenie, Thrombozytopenie), QT-Zeit-Verlängerung, Angst, Psychose, Myopathie, Hypoglykämie.

16

Kontraindikationen

Myasthenia gravis, vorbestehende Makulopathie, Retinitis pigmentosa, hämolytische Anämie, G6PDH-Mangel, Psoriasis, Kinder <6 Jahren.

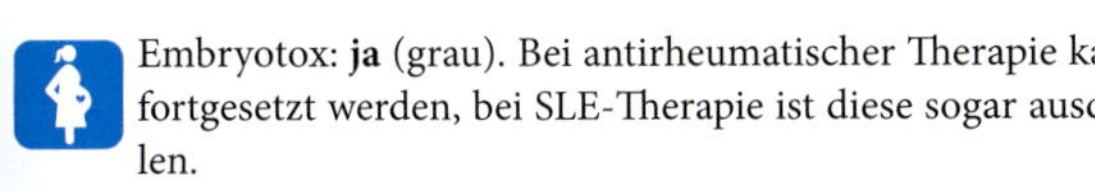

Embryotox: **ja** (grau). Bei antirheumatischer Therapie kann die Einnahme fortgesetzt werden, bei SLE-Therapie ist diese sogar ausdrücklich empfohlen.

Embryotox: **ja** (grau). Aus klinischer Erfahrung besteht keine Kontraindikation.

Gewichtsadaptierte Dosierung für Kinder < 6 Jahren je nach Indikation.

PRISCUS-Liste (PIM): **nein.** Gegebenenfalls Dosisanpassung, engmaschige Kontrolle.

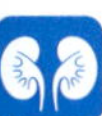

Gegebenenfalls Dosisanpassung, engmaschige Kontrolle.

Gegebenenfalls Dosisanpassung, engmaschige Kontrolle.

MAO-Hemmer, Digoxin, Insulin, CYP2D6-Substrate, Tollwutimpfung; Medikamente, die die QT-Zeit verlängern.

Keine.

Sulfasalazin

Früherer Begriff

Basistherapeutikum

Wirkmechanismus

Spaltung durch Bakterien im Darm in Sulfapyridin (Wirkmechanismus ungeklärt) und 5-Aminosalicylsäure (Hemmung des Arachidonsäurestoffwechsels) → entzündungshemmend, immunmodulierend, antibakteriell.

Pharmakokinetik

Orale Bioverfügbarkeit (BV)	Plasmaproteinbindung (PPB)	Halbwertszeit (HWZ)	Elimination
20 %	> 95 %	Einzeldosis 5,7 h Wiederholungsdosis 7,6 h	Überwiegend biliär

Indikationen

Rheumatoide Arthritis, Morbus Crohn, Colitis ulcerosa.

Unerwünschte Arzneimittelwirkungen (UAW)

Übelkeit, Erbrechen, Juckreiz, Exantheme, Kopfschmerz, Husten, Leukopenie, Agranulozytose, Oligospermie, Azospermie.

Kontraindikationen

Erkrankung der blutbildenden Organe, Porphyrie, schwere Leberinsuffizienz, schwere Niereninsuffizienz, G6PDH-Mangel, Blutbildveränderungen, Ileus, Erythema exsudativum multiforme (auch in der Anamnese).

Embryotox: **ja** (grau). Strenge Indikationsstellung.

Embryotox: **ja** (grau). Strenge Indikationsstellung.

<2 Jahren kontraindiziert. Initial 40–60 mg/kg KG, Erhaltungsdosis 30–40 mg/kg KG.

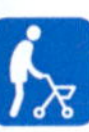

PRISCUS-Liste (PIM): **nein.** Je nach Leber- und Nierenfunktion, wenn beeinträchtigt maximal 1–1,5 g/d.

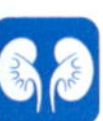

Bei schwerer Niereninsuffizienz kontraindiziert.

Bei schwerer Leberinsuffizienz kontraindiziert.

Antibiotika, Digoxin, Folsäure, Eisen.

Der größte Teil der verabreichten Sulfasalazin-Dosis erreicht den Dickdarm und wird durch Darmbakterien in seine Metaboliten Sulfapyridin und 5-Aminosalicylsäure gespalten. Sulfapyridin wird resorbiert, teilweise acetyliert, hydroxyliert und glukuronidiert. Sulfapyridin wird dann zum größten Teil mit dem Urin ausgeschieden. Nicht acetyliertes Sulfapyridin ist an Serumalbumin gebunden und erreicht seine maximale Plasmakonzentration nach 12 h. Nach 3 Tagen ist im Serum kein Sulfapyridin mehr nachweisbar. Nach Einnahme einer einzelnen Dosis von 2 g Sulfasalazin sind etwa 80 % (70–90 %) der Dosis als ganzes Molekül und Sulfapyridin-Metaboliten im Urin nachweisbar. Entsprechend der genetischen Veranlagung entwickeln Langsam-Acetylierer eine höhere Serumkonzentration an freiem Sulfapyridin und zeigen daher eher Nebenwirkungen. Der resorbierte Teil der 5-Aminosalicylsäure wird schnell mit dem Urin ausgeschieden, primär als Acetyl-5-Aminosalicylsäure. Ein größerer Teil wird über die Fäzes ausgeschieden.

16.20 Retinsäurerezeptor-Agonisten

(RAR-Agonisten)

Isotretinoin

Früherer Begriff

Retinoide

Wirkmechanismus

Reduktion der Aktivität, Differenzierung und Größe von Talgdrüsen durch Induktion der Apoptose und keratolytische Effekte. Entzündungshemmung. Aktiver Metabolit 4-Oxo-Isotretinoin.

Pharmakokinetik

Orale Bioverfügbarkeit (BV)	Plasmaproteinbindung (PPB)	Halbwertszeit (HWZ)	Elimination
25 %	99,9 %	10–20 h Metabolit 29 h	Renal Fäkal

Indikationen

2. Wahl bei schweren Formen der Akne.

Unerwünschte Arzneimittelwirkungen (UAW)

Trockenheit der Haut und Schleimhaut, teratogen und embryotoxisch, Anämie, Thrombozytopenie, Thrombozytose, Kopfschmerzen, Konjunktivitis.

Kontraindikationen

Frauen im gebärfähigen Alter ohne sichere Kontrazeption, Leberinsuffizienz, höhergradige Fettstoffwechselerkrankungen, Hypervitaminose A, Einnahme mit Tetrazyklinen.

Embryotox: **ja** (rot). Kontraindiziert.

Embryotox: **ja** (rot). Kontraindiziert.

Für Kinder < 12 Jahren nicht empfohlen.

PRISCUS-Liste (PIM): **nein.** Keine Angaben.

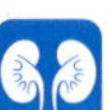
Bei schwerer Niereninsuffizienz initial 10 mg/d, Erhaltungsdosis maximal 1 mg/kg KG/d.

Kontraindiziert.

Vitamin-A-Einnahme, Tetrazykline, topische Keratolytika.

Nachtblindheit kann als Nebenwirkung auftreten.

16.21 Sphingosin-1-phosphat-Rezeptor-Agonisten

($S1P_1R$-Agonisten)

Fingolimod

Früherer Begriff

–

Wirkmechanismus

Hemmung des Sphingosin-1-phosphat-Rezeptors der Lymphozyten → Blockierung der Migration der Lymphozyten aus den Lymphknoten ins ZNS → verminderte Entzündung. Reichert sich mit einem Anteil von 86 % in den Erythrozyten an. Wird durch reversible, stereoselektive Phosphorylierung in das pharmakologisch aktive (S)-Enantiomer Fingolimod-Phosphat transformiert.

Pharmakokinetik

Orale Bioverfügbarkeit (BV)	Plasmaproteinbindung (PPB)	Halbwertszeit (HWZ)	Elimination
93 %	> 99,7 %	6–9 h	81 % als inaktive Metaboliten renal

Indikationen

Hochaktive, schubförmige Multiple Sklerose.

Unerwünschte Arzneimittelwirkungen (UAW)

Influenza, Sinusitis, Basalzellkarzinom, Lymphopenie, Depression, Kopfschmerz, Bradykardie, AV-Block, Hypertonie, Husten, Diarrhö, Rückenschmerzen, Makulaödem, erhöhte Leberenzyme.

Kontraindikationen

Schwere Leberinsuffizienz, Malignome, Infektionen, Immundefizienz, AV-Block II° oder III°, COPD.

Embryotox: **nein.** Kontraindiziert.

Embryotox: **nein.** Kontraindiziert.

Kontraindiziert.

PRISCUS-Liste (PIM): **nein.** Engmaschigere Überwachung.

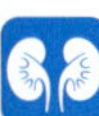
Keine Dosisanpassung notwendig.

Bei schwerer Leberinsuffizienz (Child-Pugh C) kontraindiziert.

Gleichzeitige Einnahme anderer antineoplastischer, immunmodulatorischer oder immunsuppressiver Substanzen, Impfungen, Bradykardie-induzierende Substanzen. CYP3A4 und CYP4F2 an Metabolisierung beteiligt.

Keine.

16.22 Tumornekrosefaktor-Inhibitoren

(TNF-Inhibitoren)

Adalimumab

Früherer Begriff

–

Wirkmechanismus und Kinetik

Antikörper, bindet spezifisch an das Zytokin TNF-alpha → verminderte proinflammatorische und immunmodulierende Wirkung

Pharmakokinetik

Orale Bioverfügbarkeit (BV)	Plasmaproteinbindung (PPB)	Halbwertszeit (HWZ)	Elimination
k. A. (nur parenteral)	k. A.	10–20 h	k. A.

Indikationen

Rheumatoide Arthritis, polyartikuläre juvenile idiopathische Arthritis, Psoriasis-Arthritis, Plaque-Psoriasis, ankylosierende Spondylitis, Morbus Crohn, Colitis ulcerosa, Acne inversa, Uveitis.

Unerwünschte Arzneimittelwirkungen (UAW)

Infektionskrankheiten, Blutbildveränderungen, allergische Reaktion, erhöhte Blutfettwerte, erhöhte Leberenzyme, Kopfschmerzen, muskuloskelettale Schmerzen, Reaktion an der Injektionsstelle.

Kontraindikationen

Aktive Tuberkulose, schwere Infektion, mittelschwere bis schwere Herzinsuffizienz (NYHA III/IV).

 Embryotox: **ja** (grau). Nicht empfohlen.

 Embryotox: **ja** (grau). Nicht empfohlen.

 Gewichts- und größenadaptierte Dosierung bei Kindern ab 4 Jahren.

 PRISCUS-Liste (PIM): **nein.** Keine Dosisanpassung notwendig.

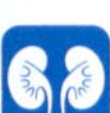 Keine Daten.

 Keine Daten.

 Anakinra, Abatacept.

 Keine.

Etanercept

Früherer Begriff

–

Wirkmechanismus

Rekombinantes dimeres Protein. Kompetitive Bindung und Hemmung (als „falscher Rezeptor“) TNF-alpha → Immunreaktion/-antwort ↓.

Pharmakokinetik

Orale Bioverfügbarkeit (BV)	Plasmaproteinbindung (PPB)	Halbwertszeit (HWZ)	Elimination
k. A. (nur parenteral)	k. A.	90–300 h	Urin

Indikationen

Rheumatoide Arthritis, schwere juvenile chronische Arthritis, ankylosierende Spondylitis, Psoriasis-Arthritis, schwere Plaque-Psoriasis, schwerer Morbus Crohn.

Unerwünschte Arzneimittelwirkungen (UAW)

Infektionskrankheiten, Reaktion an der Injektionsstelle, Pruritus, Neoplasmen.

Kontraindikationen

Schwangerschaft, Stillzeit, Infektionskrankheiten.

 Embryotox: : **ja** (grau). Kontraindiziert.

 Embryotox: : **ja** (grau). Kontraindiziert.

 <4 Jahren kontraindiziert, gewichtsadaptierte Dosierung bis zu einem Gewicht von 62,5 kg.

 PRISCUS-Liste (PIM): **nein.** Keine Dosisanpassung notwendig.

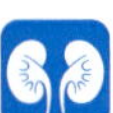 Keine Dosisanpassung notwendig.

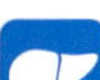 Keine Dosisanpassung notwendig.

 Sulfasalazin, Digoxin, Anakinra, Abatacept.

 Keine.

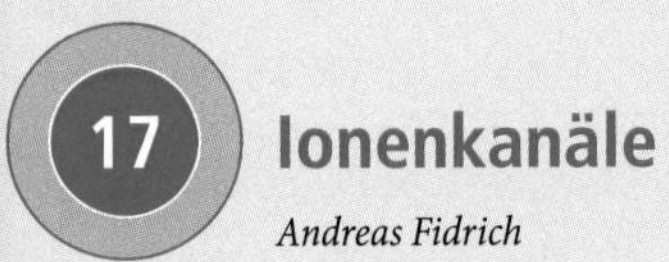

17 Ionenkanäle

Andreas Fidrich

17.1 Kalziumkanalblocker

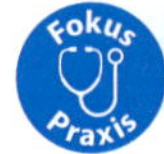

Amlodipin

Früherer Begriff

–

Wirkmechanismus

Kalziumkanalantagonist vom Nifedipin-Typ. Blockade spannungsabhängiger Kalziumkanäle durch Bindung an α_1-Untereinheit → Hemmung des Kalziumeinstroms → negativ inotrop, kardialer O_2-Verbrauch ↓, Nachlast ↓ (Vasodilatation v. a. der Arteriolen; Vorlast unbeeinflusst!).

Pharmakokinetik

Orale Bioverfügbarkeit (BV)	Plasmaproteinbindung (PPB)	Halbwertszeit (HWZ)	Elimination
60–80 %	93 %	35–50 h	Überwiegend renal

Indikationen

Arterielle Hypertonie. Chronisch stabile Angina pectoris. Vasospastische (Prinzmetal-)Angina.

Unerwünschte Arzneimittelwirkungen (UAW)

Knöchelödeme, Kopfschmerzen, Schläfrigkeit, Schwindel, Schwäche, Palpitationen (**Cave:** Reflextachykardie!), Übelkeit, Dyspepsie, Bauchschmerzen, Flush (Gesichtsrötung mit Hitzeempfindung).

17

Kontraindikationen

Überempfindlichkeit gegenüber anderen Dihydropyridinen. Kinder <6. LJ, schwere Leberinsuffizienz, schwere Hypotonie, Schock, kardiogener Schock, nach akutem Herzinfarkt (in den ersten 4 Wochen), Obstruktion des LV-Ausflusstrakts (z. B. hochgradige Aortenklappenstenose), instabile Angina pectoris, unbehandelte kongestive Herzinsuffizienz.

Embryotox: **ja** (grau). Bei Neueinstellung einer Hypertonie besser untersuchte Antihypertensiva bevorzugen (z. B. α-Methyldopa, Metoprolol).

Embryotox: **ja** (grau). Kalziumantagonisten (z. B. Nifedipin, Nitrendipin) oder andere Antihypertensiva (z. B. Metoprolol) sollten bevorzugt werden.

Therapie der Hypertonie bei Kindern und Jugendlichen > 6. LJ möglich. Dosierung s. Fachinformation.

PRISCUS-Liste (PIM): **nein.** Vorsichtige Dosissteigerungen (Start low, go slow).

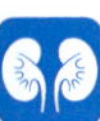

Keine Dosisanpassung erforderlich.

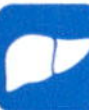

Vorsichtige Anwendung bei zunehmender Leberinsuffizienz. Verlängerte HWZ, evtl. Dosisreduktion. Bei schweren Leberfunktionsstörungen kontraindiziert.

Hepatisch metabolisiert via CYP3A4. **CYP3A4-Inhibitoren** erhöhen Amlodipin-Spiegel: Proteaseinhibitoren, Azol-Antimykotika, Makrolide. Verapamil, Diltiazem (schwere kardiale Dekompensation). **CYP3A4-Induktoren** vermindern Amlodipin-Spiegel: Rifampicin, Johanniskraut. Grapefruitsaft erhöht die Bioverfügbarkeit!

Keine.

PRAXISTIPPS

- Auf häufige UAW vor Behandlungsbeginn hinweisen → Kopfschmerzen, Gesichtsrötung, Hitzeempfinden. Unterschenkelödeme möglich.
- Lange HWZ → einmal tägliche Gabe ausreichend → Blutdruckschwankungen ↓ (z. B. unerkannte Blutdruckspitzen). Retardierte Form, sonst Gefahr der Reflextachykardie.
- Bei älteren Patienten Beginn mit niedrigster Dosis (2,5 mg). Blutdrucktagebuch führen (3×/Tag, 2 Wochen), Wiedervorstellung in 2 Wochen. Dann Anpassung.
- Ernährungsempfehlungen: Verzicht auf Grapefruit, grapefruitartige Früchte (z. B. Pomelo) und entsprechende Lebensmittel!

Ethosuximid

Früherer Begriff

Antiepileptikum (Antikonvulsivum)

Wirkmechanismus

Gruppe der klassischen Antikonvulsiva. Hemmung der spannungsabhängigen Kalziumkanäle vom T-Typ in Neuronen des Thalamus.

Pharmakokinetik

Orale Bioverfügbarkeit (BV)	Plasmaproteinbindung (PPB)	Halbwertszeit (HWZ)	Elimination
93 %	Keine	33–55 h	Überwiegend renal

Indikationen

Absence-Epilepsie des Kindesalters (pyknoleptische, komplexe und atypische). Myoklonisch-astatisches Petit Mal und myoklonische Anfälle des Jugendlichen (Impulsiv-Petit Mal), wenn andere Arzneistoffe nicht wirksam waren und/oder nicht vertragen wurden.

Unerwünschte Arzneimittelwirkungen (UAW)

Gastrointestinale Beschwerden (Übelkeit, Erbrechen, Schluckauf, Bauchschmerzen, Appetitstörungen, Obstipation, Diarrhö), allergische Hautreaktionen bis zum Stevens-Johnson-Syndrom, Lethargie, Kopfschmerzen, Schlafstörungen, Gewichtsverlust, Depression. UAW grundsätzlich dosisabhängig. **Cave:** Gering erhöhtes Risiko für das Auftreten von Suizidgedanken und suizidalem Verhalten!

Kontraindikationen

Schwangerschaft, Stillzeit.

Embryotox: **nein.** Nicht empfohlen. Bei vorbestehender Therapie kein abruptes Beenden ohne ärztliche Rücksprache. Bei Therapienotwendigkeit, nach Risiko-Nutzen-Abwägung und strenger Indikationsstellung ist Lamotrigin Mittel der Wahl.

Embryotox: **nein.** Kontraindiziert. Bei Therapienotwendigkeit, nach Risiko-Nutzen-Abwägung und strenger Indikationsstellung ist Lamotrigin Mittel der Wahl.

Für Kinder < 6. LJ steht eine Lösung zur Einnahme zur Verfügung. Kinder > 6. LJ erhalten i. d. R. gleiche Dosis wie Erwachsene (Dosierung s. Fachinformation).

PRISCUS-Liste (PIM): **nein.** Keine altersspezifische Dosisanpassung erforderlich.

Grundsätzlich keine Dosisanpassung erforderlich. Ethosuximid ist dialysierbar (ergänzende Dosis oder alternatives Einnahmeschema nötig).

Keine Dosisanpassung erforderlich.

Hepatische Metabolisierung über CYP3A4 und CYP2E1. Stark additive Wirkung in Kombination mit Valproat. Carbamazepin erhöht die Plasma-Clearance von Ethosuximid verringert seine Wirkung. Gleichzeitige Anwendung zentral wirksamer Arzneistoffe und Alkohol vermeiden.

Einsatz ausschließlich bei Abscencen, bei anderen Epilepsieformen unwirksam. Auf Zeichen einer Knochenmarkschädigung bei Dauertherapie achten und Patienten auf Red Flags hinweisen (Fieber, Angina, Hämorrhagie) und regelmäßige Blutbild- und Leberwertkontrollen monatlich im 1. Therapiejahr, dann alle 6 Monate.

Pregabalin

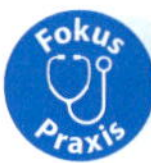

Früherer Begriff

Antiepileptikum (Antikonvulsivum)

Wirkmechanismus

Hochaffine Bindung an die regulatorische $\alpha_2\delta$-Untereinheit spannungsabhängiger Kalziumkanäle vom P-/Q-Typ präsynaptischer Neurone (Cerebellum, Purkinje-Zellen). In Folge Konformationsänderung und Reduktion des Kalziumeinstroms. Verminderte Freisetzung von Neurotransmittern aus Vesikeln (Glutamat, Noradrenalin, Substanz P).

Pharmakokinetik

Orale Bioverfügbarkeit (BV)	Plasmaproteinbindung (PPB)	Halbwertszeit (HWZ)	Elimination
> 90 %	Keine	6,3 h	Überwiegend renal (unverändert)

Indikationen

Kombinationspräparat zur Dauertherapie bei partiell epileptischen Anfällen. Generalisierte Angststörungen. Neuropathische Schmerzen (Ko-Analgetikum).

Unerwünschte Arzneimittelwirkungen (UAW)

Somnolenz, Schwindel, Sehstörungen (insbesondere Diplopie und unscharfes Sehen), Gewichtszunahme.

Kontraindikationen

Keine weiteren KI genannt.

Embryotox: **ja** (grau). Darf grundsätzlich nicht angewendet werden, außer es ist nach Risiko-Nutzen-Abwägung zwingend erforderlich. Frauen im gebärfähigen Alter müssen wirksam verhüten. Bei Neueinstellung besser untersuchte Substanzen bevorzugen (neuropathische Schmerzen: z. B. Amitriptylin; Epilepsie: Lamotrigin, Levetiracetam).

Embryotox: **ja** (grau). Anwendung nicht empfohlen.

Anwendung nicht empfohlen. Sicherheit und Wirksamkeit nicht nachgewiesen.

PRISCUS-Liste (PIM): **nein.** Keine altersbedingte Dosisreduktion erforderlich. Nierenfunktion beachten! Bei Insuffizienz Anpassung erforderlich.

Individuelle Dosisanpassung gemäß Kreatinin-Clearance (s. Fachinformation). Dialysierbar.

Keine Dosisanpassung erforderlich.

Hauptsächlich unverändert über Nieren ausgeschieden und praktisch nicht metabolisiert (< 2 %). Nicht an Plasmaproteine gebunden. Grundsätzlich keine starken Wechselwirkungen zu erwarten. Kann Wirkung von Ethanol und Lorazepam verstärken.

17

Ausschleichen! Schwere Entzugssymptomatik nach abruptem Absetzen beschrieben.

PRAXISTIPPS

- Häufig eingesetztes Koanalgetikum bei neuropathischen Schmerzen, insbesondere bei Vorliegen einer diabetischen Polyneuropathie
- Immer Ausschleichen, da sonst teils schwere Entzugssymptome bis hin zu Kramapfanfällen auftreten können (z. B. Kopfschmerzen, Übelkeit, Angst, Diarrhö, Grippesymptome, Depression, Hyperhidrose, Somnolenz etc.). Patient bereits bei Therapiebeginn auf Red Flags hinweisen.
- Gewichtszunahme möglich, bei antidiabetischer Therapie ggf. Therapieanpassung notwendig

Verapamil

Früherer Begriff

Kalziumantagonist

Wirkmechanismus

Blockade spannungsabhängiger Kalziumkanäle vom L-Typ durch Bindung an α_1-Untereinheit → Hemmung des Kalziumeinstroms → negativ inotrop, kardialer O_2-Verbrauch ↓, Nachlast ↓ (Vasodilatation v. a. der Arteriolen; Vorlast unbeeinflusst!). Negativ chronotrop, negativ dromotrop, AV-Refraktärzeit ↑.

Pharmakokinetik

Orale Bioverfügbarkeit (BV)	Plasmaproteinbindung (PPB)	Halbwertszeit (HWZ)	Elimination
10–30 %	90 %	3–7 h	Überwiegend renal

Indikationen

Langzeitbehandlung der hypertrophen Kardiomyopathie. Tachykarde Rhythmusstörungen wie paroxysmale supraventrikuläre Tachykardie, Vorhofflimmern/-flattern mit hoher Kammerfrequenz (außer WPW-Syndrom). Essenzielle arterielle Hypertonie.

Unerwünschte Arzneimittelwirkungen (UAW)

Übelkeit, Brechreiz, Völlegefühl, Obstipation, Müdigkeit, Nervosität, Schwindel, Benommenheit, Schläfrigkeit, Parästhesie, Neuropathie, Tremor, Neuropathie, Verschlechterung/Entwicklung einer Herzinsuffizienz, Hypotonie, Bradykardie, AV-Block I°, Knöchelödeme, Flush, Hautrötung, Wärmegefühl, allergische Reaktionen, Erythem, Pruritus, Urtikaria, Schwitzen, Kopfschmerz.

Kontraindikationen

Kardiogener Schock, akuter komplizierter Herzinfarkt, schwere Leitungsstörungen (SA-, AV-Block II. und III. Grades), Sinusknotensyndrom (Tachykardie-Bradykardie-Syndrom), manifeste Herzinsuffizienz (EF < 35 %, und/oder pulmonalkapillärer Verschlussdruck > 20 mmHg), Vorhofflimmern-/flattern mit akzessorischem Leitungsbündel (z. B. WPW-Syndrom).

Embryotox: **ja** (grau). Nur unter strenger Risiko-Nutzen-Abwägung und ab dem 3. Trimenon. Grundsätzlich Kalziumantagonist der Wahl in der Schwangerschaft, wenn antiarrhythmischer Effekt erwünscht ist. Bei arterieller Hypertonie auf First-Line-Therapie zurückgreifen (α-Methyldopa, Metoprolol).

Embryotox: **ja** (grau). Nicht empfohlen, muttermilchgängig. Zur Behandlung der arteriellen Hypertonie aus Gruppe der Kalziumantagonisten Nifedipin bevorzugen.

Dosisanpassung erforderlich (s. Fachinformation).

PRISCUS-Liste (PIM): **nein.** Keine Dosisanpassung erforderlich.

Keine Dosisanpassung erforderlich. Anwendung mit Vorsicht.

Verlangsamter Metabolismus bei fortschreitender Leberinsuffizienz, deshalb vorsichtige Dosierung.

Substrat diverser Cytochrom-P450-Isoenzyme (CYP3A4, CYP1A2, CYP2C8, CYP2C9, CYP2C18). Verapamil hemmt zugleich CPYP3A4 und P-Glykoprotein (P-gp). Multiple Medikamenteninteraktionen (s. Fachinformation). In Verbindung mit ASS verstärkte Blutungsneigung. Verstärkung der Wirkung von Alkohol. Gleichzeitige Therapie mit Simvastatin erhöht Gefahr der Myopathie und Rhabdomyolyse. Verstärkter antihypertensiver Effekt bei gleichzeitiger Therapie mit Antihypertensiva, Diuretika und Vasodilatatoren.

Keine Kombination mit Betablockern (AV-Block) oder Kalziumantagonisten vom Nifedipin-Typ (kardiale Dekompensation).

17.2 HCN4-Kanal-Blocker

Ivabradin

Früherer Begriff

–

Wirkmechanismus

Selektive Hemmung des If-Kanals in den Schrittmacherzellen des Sinusknotens → Verlangsamung der diastolischen Depolarisation (insbesondere unter Belastung) → Herzfrequenz ↓ und verlängerte Diastole → myokardialer O_2-Verbrauch ↓, Koronarperfusion ↑.

Pharmakokinetik

Orale Bioverfügbarkeit (BV)	Plasmaprotein-bindung (PPB)	Halbwertszeit (HWZ)	Elimination
Ca. 40 %	70 %	2 h	Renal 50 % Fäkal 50 %

Indikationen

Reservemittel zur symptomatischen Therapie einer stabilen KHK und chronischen Herzinsuffizienz (NYHA II–IV) mit Sinusrhythmus.

Unerwünschte Arzneimittelwirkungen (UAW)

Bradykardie, AV-Block, VES, SVES, Palpitationen, Kopfschmerzen, Schwindel, Übelkeit, lichtbedingte visuelle Symptome.

Kontraindikationen

HF <70/min, kardiogener Schock, akuter Myokardinfarkt, schwere Hypotonie, schwere Leberinsuffizienz, Sick-Sinus-Syndrom, SA-Block, instabile/akute Herzinsuffizienz, instabile AP, AV-Block III°, Kombination mit starken CYP3A4-Inhibitoren (s. u.), Schwangerschaft, Stillzeit, Frauen im gebärfähigen Alter ohne suffiziente Kontrazeption.

Embryotox: **nein.** Kontraindiziert.

Embryotox: **nein.** Kontraindiziert.

Kontraindiziert. Sicherheit und Wirksamkeit nicht erwiesen.

PRISCUS-Liste (PIM): **nein.** Geringere Anfangsdosis und schrittweise Steigerung (Start low, go slow).

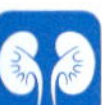
Keine Dosisanpassung bei Kreatinin-Clearance > 15 ml/min notwendig. Vorsichtige Anwendung bei Kreatinin-Clearance < 15 ml/min.

Vorsichtige Anwendung bei geringer bis mäßiger Leberfunktionsstörung. Kontraindiziert bei schwerer Leberfunktionsstörung.

Ausschließlich durch CYP3A4 metabolisiert (Substrat). Ivabradin ist selbst sehr schwacher Hemmstoff des CYP3A4. Kontraindizierte CYP3A4-Inhibitoren: starke Inhibitoren → Azol-Antimykotika, Makrolid-Antibiotika, HIV-Proteasehemmer; mäßige Inhibitoren → Diltiazem, Verapamil. Von gleichzeitiger Einnahme mit Grapefruitsaft wird abgeraten. Keine Kombination mit QT-Zeit verlängernden Arzneimitteln (z. B. Sotalol, Amiodaron, Chinidin, Mefloquin etc.).

17

Cave: Schwere Bradykardie unter Therapie (Rote-Hand-Brief 10/14)! → Ruhe-HF vor Therapiebeginn > 70/min (wiederholt EKG-Kontrollen). Absetzen, wenn Symptome der Angina pectoris nicht nach 3 Monaten besser. Anwendung mit Diltiazem und Verapamil kontraindiziert. Erhöhtes Risiko für VHF.

17.3 Kaliumkanalblocker

Glibenclamid

Früherer Begriff

Orales Antidiabetikum

Wirkmechanismus

Blockade ATP-sensitiver Kaliumkanäle der β-Zellen pankreatischer Langerhans-Inseln → Ausstrom von K^+ wird verhindert, die Zellen depolarisiert → Aktivierung spannungsabhängiger Kalziumkanäle mit verstärktem Kalziumeinstrom → Insulinfreisetzung ↑ (insulinotrop).

Pharmakokinetik

Orale Bioverfügbarkeit (BV)	Plasmaproteinbindung (PPB)	Halbwertszeit (HWZ)	Elimination
100 %	99 %	3–5 h (max. 10 h beschrieben)	Renal 50 % Biliär 50 %

Indikationen

Diabetes mellitus Typ 2, wenn Basistherapie (Stufe 1) nicht ausreichend → Alternative in der Monotherapie, in Kombination mit Metformin oder anderen Antidiabetika (s. u.).

Unerwünschte Arzneimittelwirkungen (UAW)

17

Schwere Hypoglykämien bis zum hypoglykämischen Schock, appetitanregend, Gewichtszunahme (insulinotrop), Magen-Darm-Beschwerden (Völlegefühl, Aufstoßen, Übelkeit/Erbrechen, Bauchschmerzen, Diarrhö), Hautreaktionen (Exanthem, Urtikaria, Juckreiz).

Kontraindikationen

Kreuzreaktion mit anderen Sulfonylharnstoffen, Sulfonamiden, Sulfonamiddiuretika und Probenecid beschrieben. Hyperglykämisches Koma (ketoazidotisches Koma, v. a. Typ 1; hyperosmolares Koma, v. a. Typ 2). Diabetes mellitus Typ 1, schwere Leberfunktionsstörungen, Alkoholintoxikation und -abusus, schwere Niereninsuffizienz, Schwangerschaft, Stillzeit, Bosentan-Therapie (Endothelin-R-Antagonist, z. B. bei PAH oder Cor pulmonale). Kinder/Jugendliche < 18. LJ.

Embryotox: **ja** (grau). Typ-2-Diabetikerinnen, die mit Glibenclamid behandelt werden, sollten idealerweise bereits im Rahmen der Schwangerschaftsplanung auf Insulin umgestellt werden. Besser geeignete Alternative: Humaninsulin.

Embryotox: **ja** (grau). Kontraindiziert. Besser geeignete Alternative Humaninsulin oder abstillen.

Kontraindiziert < 18. LJ.

PRISCUS-Liste (PIM): **nein.** Hypoglykämiegefahr! Reduktion der Initial- und Erhaltungsdosis.

Hypoglykämiegefahr! Reduktion der Initial- und Erhaltungsdosis. Kontraindiziert bei GFR < 30 ml/min.

Hypoglykämiegefahr! Reduktion der Initial- und Erhaltungsdosis. Kontraindiziert bei schwerer Insuffizienz/Zirrhose.

Hepatische Metabolisierung via CYP2C. Multiple Interaktionen (s. Übersicht, Anhang). Wirkungsverstärkung von Glibenclamid durch CYP2C9-Hemmer mit erhöhter Hypoglykämiegefahr: Fluconazol, Cotrimoxazol (Clarithromycin, Levofloxacin). Wirkungsverstärkung durch: NSAR, Clonidin, ACE-Hemmer, Betablocker, MAO-Hemmer, Sulfonamid-AB, Tetrazykline. Wirkungsminderung durch: Kortison, SD-Hormone, Thiazide, Schleifendiuretika. Mit Metformin erhöhtes kardiovaskuläres Risiko (Daten der Diabetes-Studie UKPDS, 1998).

Einschleichende Dosierung. Compliance erforderlich (v. a. regelmäßige Nahrungsaufnahme). Hyperglykämierisiko. Red Flags: Unruhe, Schwitzen, blasse Haut, Tachykardie/Herzrasen, Tremor, Heißhunger, Erbrechen. Notfallplan besprechen. Pause bei z. B. Gastroenteritis.

17.4 Natriumkanalblocker

Bupivacain

Früherer Begriff

Lokalanästhetikum

Wirkmechanismus

Prototyp eines langwirksamen Lokalanästhetikums vom Amidtyp mit analgetischer und anästhetischer Wirkung. Langwirkende Blockade spannungsabhängiger Natriumkanäle von der Innenseite der Plasmamembran der Nerven aus → Hemmung der Reizleitung/Erregungsausbreitung → Schmerzempfinden ↓. Reihenfolge des Funktionsausfalls peripherer Nerven: Schmerz > Temperatur > Berührung > Tiefensensibilität > Motorik.

Pharmakokinetik

Orale Bioverfügbarkeit (BV)	Plasmaproteinbindung (PPB)	Halbwertszeit (HWZ)	Elimination
100 %	92–96 %	3,5 h	Renal

Indikationen

Lokal- und Regionalanästhesie: Anästhesie in der Chirurgie bei Erwachsenen und Kindern > 12. LJ. Behandlung akuter Schmerzen bei Erwachsenen, Kindern und Kleinkindern > 1. LJ.

Unerwünschte Arzneimittelwirkungen (UAW)

Schwindel, Hypotonie, Hypertonie, Übelkeit/Erbrechen, Herzrhythmusstörungen, Bradykardie, Palpitationen, Krämpfe, Zittern, Hör-/Seh- und Sprachstörungen, allergische Reaktionen, Diarrhö, Asthmaanfall.

Kontraindikationen

Kinder < 1. LJ. Schwere Störungen des Herz-Reizleitungs-Systems, akute dekompensierte Herzinsuffizienz, intravasale Injektion, Parazervikalanästhesie, Periduralanästhesie unter der Geburt. Bei Spinal-/Peridualanästhesie: unkorrigierter Blutvolumenmangel, Gerinnungsstörungen, erhöhter Hirndruck, ZNS-Infektionen, Infektionen im Punktionsgebiet, pathologische anatomische Veränderungen.

Embryotox: **ja** (grün). Kann indikationsgerecht in der Schwangerschaft eingesetzt werden (auch mit Zusatz von Epinephrin, reduzierte systemische BV). In der Zahnheilkunde besser geeignete Alternative: Articain.

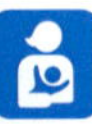
Embryotox: **ja** (grün). Kann indikationsgerecht in der Stillzeit angewendet werden.

Kontraindiziert < 1. LJ. Dosierungen s. Fachinformation.

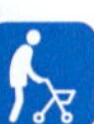
PRISCUS-Liste (PIM): **nein.** Aufgrund möglichen reduzierten Allgemeinzustands und von Komorbiditäten (z. B. Arteriosklerose, diabetische Neuropathie, Nieren-/Leberinsuffizienz) grundsätzlich geringere Dosen und Dosisreduktion gemäß Fachinformationen.

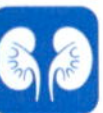
Niedriger Dosisbereich und Dosisanpassung empfohlen.

Niedriger Dosisbereich und Dosisanpassung empfohlen.

Gleichzeitige Anwendung gefäßverengender Wirkstoffe verlängert Wirkdauer. Bupivacain verlängert die Wirkdauer gewisser Muskelrelaxanzien (z. B. Atracurium, Cisatracurium, Mivacurium, Pancuronium, Rocuronium).

In entzündetem Gewebe mit niedrigem pH-Wert verminderte Diffusion durch Zellmembran und somit Wirkungsabschwächung.

Carbamazepin

Früherer Begriff

Antiepileptikum (Antikonvulsivum)

Wirkmechanismus

Stabilisation übererregter Nervenmembranen, wahrscheinlich durch Blockade spannungsabhängiger Natriumkanäle → Verminderung synaptischer Ausbreitung exzitatorischer Impulse (antikonvulsiv).

Pharmakokinetik

Orale Bioverfügbarkeit (BV)	Plasmaproteinbindung (PPB)	Halbwertszeit (HWZ)	Elimination
80–90 %	70–80 %	36 h (Einmaldosis) 15 h (mult. Dosis)	Renal ca. 70 % Fäkal ca. 30 %

Indikationen

Monotherapie fokaler Epilepsien. Trigeminus- und Glossopharyngeusneuralgie (Ko-Analgetikum). Schmerzhafte diabetische Neuropathie (Ko-Analgetikum). Anfallsverhütung beim Alkoholentzugssyndrom.

Unerwünschte Arzneimittelwirkungen (UAW)

Somnolenz, Sedierung, Schläfrigkeit, Schwindel, Ataxie, cholestatische Hepatitis, Hämatopoesestörung (Leukopenie, Panzytopenie), Hautreaktionen (schwere: Toxische epidermale Nekrolyse, TEN; Stevens-Johnson-Syndrom, SJS), Appetitlosigkeit, Mundtrockenheit, Übelkeit/Erbrechen, Hyponatriämie, Hyperhydratation und Ödeme (ADH-ähnlicher Effekt), teratogen im 1. Trimenon (Gefahr Spina bifida).

Kontraindikationen

Überempfindlichkeit gegenüber strukturell verwandten Medikamenten (trizyklische Antidepressiva → Amitriptylin, Desipramin, Nortriptylin). Bestehende Knochenmarksschädigung, anamnestisch Z. n. Knochenmarksdepression, AV-Block, hepatische Porphyrie, gleichzeitige Behandlung mit MAO-Hemmer oder Beendigung innerhalb der letzten 14 Tage, gleichzeitige Therapie mit Voriconazol (Therapieversagen von Voriconazol möglich).

Embryotox: **ja** (rot). Kontraindiziert! Teratogen im 1. Trimenon. Besser geeignete Alternativen: **Epilepsie und Trigeminusneuralgie** → Lamotrigin, Levetiracetam.

Embryotox: **ja** (rot). Sorgfältige Risiko-Nutzen-Abwägung. Stillen unter Monotherapie und guter Beobachtung (insbesondere hepatobiliäre Nebenwirkungen) des Kindes akzeptabel.

Indikationsgerechte Anwendung. Dosierung s. Fachinformation.

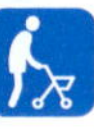

PRISCUS-Liste (PIM): **nein.** Keine altersbedingte Dosisanpassung erforderlich. Bei Herz-Kreislauf-Erkrankungen und/oder Niereninsuffizienz Dosisanpassung (s. Fachinformation).

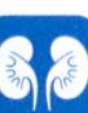

Retentionsparameter und Urinstatus vor und während Behandlung kontrollieren. Dosisanpassung bei Niereninsuffizienz.

Leberwerte vor und während Behandlung kontrollieren. Dosisreduktion/-anpassung bei Leberinsuffizienz.

CYP3A4-Substrat und -Induktor, CYP2C19-Induktor. Multiple Interaktionen. **Carbamazepin-Plasmakonzentration ↑:** Makrolide, Isoniazid, Kalziumantagonisten, Antimykotika vom Azol-Typ, Fluoxetin, Loratadin, Cimetidin. **Carbamazepin-Plasmakonzentration ↓:** Antikonvulsiva, Rifampicin, Theophyllin, Cisplatin, Doxorubicin, Johanniskraut. **Carbamazepin vermindert Plasmakonzentrationen von:** z. B. Antikonvulsiva, Neuroleptika, trizyklischen Antidepressiva, Tetrazyklinen, Antimykotika vom Azol-Typ, Fentanyl, Midazolam, Methadon, Digoxin, Kortikosteroiden, Phenprocoumon, oralen Kontrazeptiva.

Red Flags: Fieber, Halsschmerzen, allergische Hautreaktionen, Lymphknotenschwellungen, grippeähnliche Symptome, Geschwüre im Mund, Hämatome/Petechien/Purpura, Ikterus, rechtsseitige Oberbauchschmerzen, Fatigue.

Flecainid

Früherer Begriff

Klasse-ICc-Antiarrhythmikum

Wirkmechanismus

Klasse-IC-Antiarrhythmikum (nach Vaughan-Williams). Ausgeprägte Hemmung des schnellen Natriumkanals am Herzen → Verlangsamung der Depolarisationsgeschwindigkeit → Überleitung in Vorhof/AV-Knoten/Ventrikel/Purkinje-Fasern ↓ → antiarrhythmisch, negativ inotrop (potenziell proarrhythmisch! S. u.).

Pharmakokinetik

Orale Bioverfügbarkeit (BV)	Plasmaproteinbindung (PPB)	Halbwertszeit (HWZ)	Elimination
Ca. 90 %	40 %	20 h	Überwiegend renal

Indikationen

Supraventrikuläre Tachykardien. Medikamentöse Kardioversion eines Vorhofflimmerns (auch „Pill-in-the-pocket"-Therapie).

Unerwünschte Arzneimittelwirkungen (UAW)

Schwindel, Depression, Angstzustände, Schlaflosigkeit, Kopfschmerzen, Parästhesien, Hypästhesien, Ataxien, Synkope, Hautrötung, vermehrtes Schwitzen, Zittern, Sehstörungen, Tinnitus, proarrhythmische Wirkung, Atemnot, Übelkeit, Erbrechen, Durchfall, Verdauungsstörungen, Verstopfung, Exanthem, Schwäche, Müdigkeit, Ödeme.

Kontraindikationen

Strukturelle Herzerkrankungen und/oder eingeschränkte LV-Funktion (< 35 %), nach Myokardinfarkt (außer bei lebensbedrohenden ventrikulären Herzrhythmusstörungen), kardiogener Schock, schwere Bradykardie, SA-Block, AV-Block II°, III°, intraventrikuläre Leitungsstörungen, Tachykardie-Bradykardie-Syndrom (wenn kein SM implantiert ist). Permanentes Vorhofflimmern, hämodynamisch wirksame Herzklappenfehler, gleichzeitige Anwendung anderer AA der Klasse I.

Embryotox: **ja** (grau). Plazentagängig. Anwendung grundsätzlich nicht empfohlen. Bei Indikation nach ärztlicher Risiko-Nutzen-Abwägung regelmäßige Plasmaspiegelkontrollen und Überwachung.

Embryotox: **ja** (grau). Muttermilchgängig. Grundsätzlich nicht empfohlen. Nur in Ausnahmefällen nach ärztlicher Risiko-Nutzen-Abwägung.

Kontraindiziert bei Kindern < 12. LJ. Dosierung s. Fachinformation.

PRISCUS-Liste (PIM): **ja.** Gehäuftes Auftreten von UAW. Therapiealternativen: Betablocker, Amiodaron. Dosisanpassung erforderlich, reduzierte Tageshöchstdosis.

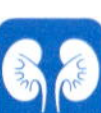

Dosisreduktion und Plasmaspiegelkontrollen, HWZ ↑ (GFR < 35 ml/min, HWZ bis 60–70 h möglich).

Dosisreduktion erforderlich. Reduzierte Tageshöchstdosis. Engmaschige Überwachung.

Hepatische Metabolisierung. Beteiligung CYP2D6 vermutet. **Flecainid Wirkungsverstärkung:** Cimetidin, Paroxetin, Fluoxetin, Chinin, Chinidin, Ritonavir, Lopinavir, Indinavir, Thiazide, Schleifendiuretika, Terbinafin. **Flecainid Wirkungsabschwächung:** Phenytoin, Phenobarbital, Carbamazepin. Digoxin-Konzentration bis 25 % erhöht. Gegenseitige Wirkungsverstärkung bei Amiodaron und Propranolol. Negativ inotrope Wirkung mit Betablockern und Kalziumantagonisten vom Verapamil-Typ.

Proarrhythmisch und negativ inotrop → nach Herzinfarkt und bei Herzinsuffizienz Nachweis der Zunahme der Gesamtmortalität und arrhythmogener Todesfälle. Zurückhaltende Indikationsstellung, keine Dauertherapie (CAST-Studie, SWORD-Studie).

Lamotrigin

Früherer Begriff

Antiepileptikum (Antikonvulsivum)

Wirkmechanismus

Hemmung der Glutamatfreisetzung durch Blockade spannungsabhängiger Natriumkanäle → antiepileptisch. V. a. Hemmung pathologischer Aktivität glutamaterger Neurone. Außerdem stimmungsstabilisierend.

Pharmakokinetik

Orale Bioverfügbarkeit (BV)	Plasmaproteinbindung (PPB)	Halbwertszeit (HWZ)	Elimination
100 %	55 %	Ca. 29 h	Überwiegend renal

Indikationen

Erwachsene und Jugendliche > 12. LJ: Zusatz- oder Monotherapie partieller (1. Wahl) und generalisierter Anfälle (2. Wahl) einschließlich tonisch-klonischer Anfälle. Kinder und Jugendliche < 12. LJ: Zusatztherapie partieller und generalisierter Anfälle, einschließlich tonisch-klonischer Anfälle. Monotherapie typischer Absencen. Bipolare Störung bei Erwachsenen (Prävention bipolarer Störungen und überwiegend depressiver Episoden).

Unerwünschte Arzneimittelwirkungen (UAW)

Aggressivität, Reizbarkeit, Agitiertheit, Kopfschmerzen, Schläfrigkeit, Insomnie, Tremor, Ataxie, Nystagmus, Diplopie, Verschwommen-Sehen, Müdigkeit, Schwindel, Übelkeit/Erbrechen, Diarrhö, Hautausschlag (s. u.), Arthralgie, Rückenschmerzen.

Kontraindikationen

Akuttherapie manischer und/oder depressiver Episoden.

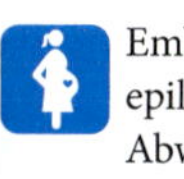

Embryotox: **ja** (grau). Hoher Erfahrungsumfang. Indikationsgerecht Antiepileptikum der 1. Wahl in der Schwangerschaft nach Risiko-Nutzen-Abwägung und Beratung durch den Facharzt. Möglichst als Monotherapie in geringster Erhaltungsdosis. Bei psychiatrischer Indikation und Neueinstellung besser geeignete Alternativen prüfen (z. B. Quetiapin). Lamotrigin-Spiegel während Schwangerschaft regelmäßig kontrollieren (Clearance steigt bis auf das 3-Fache).

Embryotox: **ja** (grau). Begrenzte Datenlage. Übergang in Muttermilch, Plasmaspiegel bis 50 % des maternalen Spiegels beschrieben. Risiko-Nutzen-Abwägung, im Zweifel abstillen. Bei Indikation erscheint Monotherapie in geringer Dosis akzeptabel, ggf. Plasmaspiegel bei Säugling nach 2–3 Wochen.

Anwendung < 6. LJ nicht empfohlen. Dosierung s. Fachinformation.

PRISCUS-Liste (PIM): **nein.** Keine Dosisanpassung erforderlich, da Pharmakokinetik ohne signifikante Unterschiede zu Population jüngerer Erwachsener.

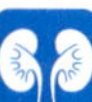

Anwendung mit Vorsicht. Bei terminaler Niereninsuffizienz Dosisanpassung, s. Fachinformation.

Dosisanpassung erforderlich, s. Fachinformation.

Verminderte Lamotrigin-Wirkung durch gleichzeitige Therapie mit: Östrogen-Gestagen-Kombipräparaten (Kontrazeption), Carbamazepin, Phenobarbital, Primidon, Phenytoin, Rifampicin. Wirkungsverstärkung von Lamotrigin bei gleichzeitiger Therapie mit Valproinsäure. Paracetamol verkürzt die Wirkdauer von Lamotrigin.

Einschleichende Dosierung, sonst Gefahr schwerer Haut-/Schleimhautreaktionen (z. B. Exanthem, exfoliate Dermatitis, Stevens-Johnson-Syndrom).

Lidocain

Früherer Begriff

Lokalanästhetikum oder Klasse-Ib-Antiarrhythmikum

Wirkmechanismus

Prototyp eines kurzwirksamen Lokalanästhetikums vom Amidtyp. Analgetisch und anästhetisch. Blockade spannungsabhängiger Natriumkanäle → Reizleitung/Erregungsausbreitung ↓ → Schmerzempfinden ↓. Reihenfolge des Funktionsausfalls peripherer Nerven: Schmerz > Temperatur > Berührung > Tiefensensibilität > Motorik.

Pharmakokinetik

Orale Bioverfügbarkeit (BV)	Plasmaproteinbindung (PPB)	Halbwertszeit (HWZ)	Elimination
35 %	60–80 %	1,5–2 h (i. v. 42 min)	Renal

Indikationen

Oberflächenanästhesie: Halsschmerzen, Aphthen, Hauterkrankungen, postherpetische Neuralgie; **Infiltrationsanästhesie:** chirurgische, geburtshilfliche, medizinische und zahnmedizinische Eingriffe; **Herzrhythmusstörungen** (Klasse-Ib-Antiarrhythmikum, Mittel 2. Wahl bei ventrikulärer Extrasystolie).

Unerwünschte Arzneimittelwirkungen (UAW)

Benommenheit, Schwindel, Sprachstörungen, Parästhesien, Krampfanfälle, Hypotonie, Bradykardie, AV-Blockierung, Asystolie, proarrhythmische Wirkung mit Kreislaufstillstand (erhöhte Schwelle zur Defibrillation), Koma, Atemstillstand, Übelkeit/Erbrechen.

Kontraindikationen

Bekannte Überempfindlichkeit gegen Lokalanästhetika vom Säureamid-Typ oder einen der sonstigen Bestandteile. AV-Block II°, III° (ohne Schrittmacher), innerhalb 3 Monate nach Myokardinfarkt, eingeschränkte LV-Funktion (EF < 35 %), akute dekompensierte Herzinsuffizienz, Spinal- und Periduralanästhesie, Epiduralanästhesie bei manifester Hypotonie > 1 %-ig in Geburtshilfe, kardiogener oder hypovolämischer Schock.

Embryotox: **ja** (grau). Anwendung indikationsgerecht zur Lokalanästhesie möglich. Antiarrhythmische Anwendung der Therapie lebensbedrohlicher ventrikulärer Tachykardien vorbehalten (Kontrolle der fetalen Herzfrequenz).

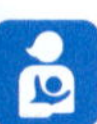

Embryotox: **ja** (grau). Kann indikationsgerecht während der Stillzeit angewendet werden.

Individuelle Dosierung nach Indikation, Applikationsform und Präparat. Siehe Fachinformation der Hersteller.

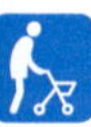

PRISCUS-Liste (PIM): **nein.** Keine generelle Dosisanpassung erforderlich. Dosierung je nach Indikation und Fachinformationen der Hersteller.

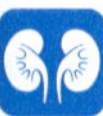

Siehe Präparate-/Fachinformation.

Siehe Präparate-/Fachinformation. Hepatische Metabolisierung, u. a. über CYP1A2, CYP3A4, CYP2A6. Eingeschränkte Leberfunktion führt zu deutlich verlängerter HWZ.

Siehe Produkt-/Fachinformation.

In entzündetem Gewebe mit niedrigem pH-Wert verminderte Diffusion durch Zellmembran und somit Wirkungsabschwächung.

Phenytoin

Früherer Begriff

Antiepileptikum (Antikonvulsivum)

Wirkmechanismus

Blockade spannungsabhängiger Natriumkanäle im inaktiven Zustand, dadurch bevorzugt Hemmung pathologisch aktiver Neurone → antiepileptisch.

Pharmakokinetik

Orale Bioverfügbarkeit (BV)	Plasmaprotein-bindung (PPB)	Halbwertszeit (HWZ)	Elimination
Gut (k. A.)	83–94 %	22 h	Überwiegend renal

Indikationen

Fokal eingeleitete generalisierte und generalisierte tonisch-klonische Anfälle (Grand Mal) sowie einfache und komplexe Partialanfälle (alle Formen der Epilepsie außer Absencen). Prophylaxe von Krampfanfällen, z. B. bei neurochirurgischen Eingriffen. Idiopathische Trigeminusneuralgie, wenn andere Therapiemaßnahmen nicht erfolgreich waren oder nicht durchführbar waren.

Unerwünschte Arzneimittelwirkungen (UAW)

Zahlreiche UAW ohne Häufigkeitsangabe (s. Fachinformation). Schwindel, Nystagmus, Diplopie, Ataxie, Polyneuropathie, Übelkeit, Gingivahyperplasie, Hirsutismus, Störungen der Hämatopoese und des Blutbildes (z. B. Agranulozytose, Panzytopenie), Lymphadenopathie, Leberfunktionsstörungen, allergische Reaktionen.

Kontraindikationen

Überempfindlichkeit gegenüber dem Wirkstoff, anderen Hydantoinen oder einem der sonstigen Bestandteile. Vorbestehende schwere Schädigung der Blutzellen oder des Knochenmarks. AV-Block II°, III°, Sick-Sinus-Syndrom. Innerhalb der ersten 3 Monate nach Myokardinfarkt. Eingeschränkte LV-Funktion (< 35 %), Kombination mit nicht-nukleosidischen Reverse-Transkriptase-Inhibitoren (z. B. Delavirdin).

Embryotox: **nein.** Kontraindiziert. Nur in Ausnahmefällen nach sorgfältiger fachärztlicher Risiko-Nutzen-Abwägung (s. Fachinformation).

Embryotox: **nein.** Geht in geringen Mengen in Muttermilch über. Abstillen nicht erforderlich. Bei Säugling auf fehlende Gewichtszunahme und erhöhtes Schlafbedürfnis achten.

Dosisanpassung. Kinder haben i.d.R. höheren Phenytoinbedarf als Erwachsene. Dosierung s. Fachinformation.

PRISCUS-Liste (PIM): **nein.** Keine Dosisanpassung erforderlich.

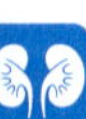

Vorsichtige Anwendung, regelmäßige Laborkontrollen.

Niedrige Albuminwerte bei Leberinsuffizienz erhöhen den freien Anteil von Phenytoin. Vorsichtige Anwendung, regelmäßige Laborkontrollen.

Klassischer und effektiver CYP-Induktor. Induktor von CYP3A4, CYP2C9. Multiple Interaktionen möglich (s. Fachinformation). Phenytoin beschleunigt den Abbau von Phenprocoumon und verringert so die antikoagulatorische Wirkung. Johanniskraut vermindert den Phenytoin-Spiegel. Folsäure kann die Phenytoin-Wirkung abschwächen. Phenytoin kann Hyperthyreose auslösen (konkurriert mit T_3 und T_4 um plasmatische Transportproteine).

Bei allen Epilepsieformen außer Absencen wirksam.

Valproinsäure

Früherer Begriff

Antiepileptikum (Antikonvulsivum) oder Stimmungsstabilisator

Wirkmechanismus

Blockade spannungsabhängiger Natriumkanäle → Hemmung pathologischer Neuronenaktivitäten. Außerdem Hemmung des Abbaus und Steigerung der Synthese von GABA → Förderung der Aktivität GABAerger Neurone. Antiepileptisch, stimmungsstabilisierend.

Pharmakokinetik

Orale Bioverfügbarkeit (BV)	Plasmaproteinbindung (PPB)	Halbwertszeit (HWZ)	Elimination
86–100 %	80–95 %	9–16 h	Überwiegend renal

Indikationen

Generalisierte Krampfanfälle (**Mittel 1. Wahl**) in Form von Absencen, myoklonischen und tonisch-klonischen Anfällen. Fokale Anfälle und sekundärgeneralisierte Anfälle. **Mittel 2. Wahl** zur Dauertherapie bei fokalen Anfällen.

Unerwünschte Arzneimittelwirkungen (UAW)

Anämie, Thrombopenie, Leukopenie, Hyperammonämie, Gewichtszu-/-abnahme, Appetitlosigkeit, erhöhter Appetit, Hyponatriämie, Verwirrtheitszustände, Aggression, Agitiertheit, Aufmerksamkeitsstörungen, Tremor, EPMS, Stupor, Schläfrigkeit, Parästhesien, Konvulsion, Amnesie, Kopfschmerzen, Nystagmus, Taubheit, Blutungen, Übelkeit, Diarrhö, Bauchschmerzen, Haarausfall, Leberschäden, Dysmenorrhö.

Kontraindikationen

Anamnestisch/familiäre Lebererkrankungen, schwere Leber- und Pankreasfunktionsstörungen, Leberfunktionsstörungen mit Todesfolge bei Geschwistern unter Valproattherapie, hepatische Porphyrie, Blutgerinnungsstörungen, mitochondriale Erkrankungen, Kinder < 2. LJ, bei denen V. a. auf POLG-verwandte Erkrankung besteht, Störungen des Harnstoffzyklus. Bekannte Genmutation im Kerngen, das für das Enzym POLG kodiert.

Embryotox: **ja** (rot). **Höchstes teratogenes Potenzial aller Antiepileptika (Rote-Hand-Brief** 2014**).** Kontraindiziert. Besser geeignete Alternativen **bei Epilepsie:** Lamotrigin, Levetiracetam. Bei **bipolar affektiver Störung:** Quetiapin. Frauen im gebärfähigen Alter → effektives Verhütungsprogramm.

Embryotox: **ja** (rot). Risiko-Nutzen-Abwägung. Bei dringender Indikation Stillen unter gering dosierter Monotherapie unter Beobachtung des Kindes akzeptabel. Hämatologische Störungen beschrieben. Teratogenes Risiko bei einer anschließenden erneuten Schwangerschaft.

Anwendung nur in Ausnahmefällen und unter strenger Risiko-Nutzen-Abwägung. Anwendung möglichst als Monotherapie. Dosisanpassung erforderlich. Nicht empfohlen < 3. LJ.

PRISCUS-Liste (PIM): **nein.** Start low, go slow.

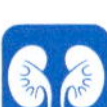

Vorsichtige Therapie und Laborkontrollen. Ggf. Dosisanpassung nach klinischem Bild erforderlich.

Bei Leberfunktionsstörungen und Leberzirrhose **kontraindiziert.** Bei notwendiger Therapie regelmäßige Leberwert- und INR-Kontrollen sowie Spiegelbestimmungen.

Hepatische Metabolisierung via CYP2C19, CYP2C9. Wirkungsverstärkung von ASS und Phenprocoumon. **Valproat erhöht den Spiegel von:** ASS, trizyklischen Antidepressiva, OAK, Barbituraten, Lamotrigin, Phenytoin. **Erhöhen Valproat-Spiegel:** ASS, Clarithromycin, Kodein, Erythromycin, Felbamat, Lamotrigin. **Senken Valproatspiegel:** Carbamazepin, Phenytoin.

Häufig verwendete Substanz, da im Vergleich zu Alternativpräparaten wenige UAW.

17.5 Pleiotrope Ionenkanalblocker

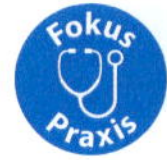

Amiodaron

Früherer Begriff

Klasse-III-Antiarrhythmikum

Wirkmechanismus

Hemmung des Kaliumausstroms in Phase III des Aktionspotenzials im Myokardgewebe → selektive Verlängerung der Repolarisationsdauer und Refraktärperiode des Aktionspotenzials → Unterdrückung von Ektopien und Reentry-Mechanismen (ohne Beeinträchtigung der Inotropie).

Pharmakokinetik

Orale Bioverfügbarkeit (BV)	Plasmaproteinbindung (PPB)	Halbwertszeit (HWZ)	Elimination
22–86 %	95 %	20–100 d (100 d bei Dauertherapie)	v. a. biliär

Indikationen

Akute ventrikuläre Tachykardien sowie VF nach erfolgloser Defibrillation und akute supraventrikuläre Tachykardien bei Patienten mit Herzinsuffizienz (LV-Funktion < 30 %). Therapierefraktäres symptomatisches Vorhofflimmern zur Rhythmuskontrolle (nicht alleinige Frequenzkontrolle → Betablocker!).

Unerwünschte Arzneimittelwirkungen (UAW)

17

Häufig Korneaablagerungen → Sehstörungen (reversibel). Photosensibilität der Haut. Selten Lungenfibrose (aber schwerwiegende UAW). Leberfunktionsstörungen (selten: Hepatitis, Cholestase, Leberzirrhose. Häufig: Erhöhung der Transaminasen), QT-Zeit-Verlängerung, periphere Neuropathie, Schilddrüsenfunktionsstörungen.

Kontraindikationen

Iodallergie, Sinusbradykardie, alle Formen einer Erregungsleitungsstörung (wenn kein SM implantiert), Schilddrüsenerkrankungen, vorbestehende QT-Verlängerung, Hypokaliämie, anamnestisch bekanntes angioneurotisches Ödem, Behandlung mit MAO-Hemmern, Behandlung mit Medikamenten mit Potenzial für Torsades de Pointes, Schwangerschaft (s. u.), Stillzeit, chronische Lungenerkrankungen.

Embryotox: **ja** (rot). **Kontraindiziert.** Nur in schweren lebensbedrohlichen Ausnahmefällen nach sorgfältiger Risiko-Nutzen-Abwägung. Sotalol (Klasse III) bevorzugen. Amiodaron Monate vor Konzeption absetzen!

Embryotox: **ja** (rot). **Kontraindiziert.** Nur in schweren lebensbedrohlichen Ausnahmefällen nach sorgfältiger Risiko-Nutzen-Abwägung. Sotalol (Klasse III) bevorzugen.

Kontraindiziert. Wirksamkeit und Sicherheit nicht belegt.

PRISCUS-Liste (PIM): **nein.** Keine altersbedingte Dosisanpassung erforderlich.

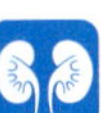
Keine Dosisanpassung erforderlich.

Bei schwerer Leberinsuffizienz Dosis reduzieren und Anwendung mit Vorsicht. Bei offensichtlicher Hepatotoxizität Amiodaron absetzen.

Hepatische Metabolisierung. **Substrat:** CYP3A4, CYP2C8. **Inhibitor:** CYP1A1, CYP1A2, CYP2C9, CYP2D6, CYP3A4, CYP2A6, CYP2B6, CYP2C8, P-Glykoprotein (Amiodaron und Desethylamiodaron). Multiple Interaktionen. **Amiodaron verstärkt u. a. die Wirkung** von: Vitamin-K-Antagonisten, Simvastatin, Digoxin, Ciclosporin. Grapefruit(-saft) kann Amiodaronspiegel erhöhen.

Von allen Antiarrhythmika beste Wirkung bei VHF und VT.

17

PRAXISTIPPS

- **Vor Therapiebeginn**: SD-Werte, Leberwerte. Lungenfunktion, Röntgen-Thorax, Ruhe-EKG.
- **Regelmäßige Verlaufskontrollen! EKG** → bei QT-Zeit > 500 ms → absetzen! **Lungenfunktion** → restriktive Ventilationsstörung? **Labor** → Leberwerte, SD-Werte. Augenarzt.
- Initial Aufsättigungstherapie nötig. Steady-State-Konzentration erst nach Wochen (lange und variable HWZ). Als Erhaltungsdosis niedrigste effektive Dosis (z. B. 200 mg/d, 5 ×/Woche). Aufsättigung nur stationär empfohlen.

18 Klassische Zytostase

Hermann C. Römer

18.1 Alkylanzien

Cyclophosphamid

Früherer Begriff

Basiszytostatikum

Wirkmechanismus

Alkylierung von DNA/RNA → Vernetzung und Strangbrüche → DNA-Synthese gestört. In der Leber über eine Phase-I-Metabolisierung durch Cytochrom-P450(CYP) Enzyme zu den aktiven Metaboliten 4-Hydroxycyclophosphamid und Aldophosphamid (tautomere Form von 4-Hydroxycyclophosphamid) aktiviert.

Pharmakokinetik

Orale Bioverfügbarkeit (BV)	Plasmaproteinbindung (PPB)	Halbwertszeit (HWZ)	Elimination
75 %	15 % Metaboliten 50 %	4–8 h HWZ aktiver Metaboliten nicht bekannt	Renal

Indikationen

Leukämien, Lymphome, solide Tumoren (z. B. Mammakarzinom), schwer verlaufende Autoimmunerkrankungen (z. B. systemischer Lupus erythematodes), Vorbereitung auf allogene Transplantation hämatopoetischer Stammzellen.

Unerwünschte Arzneimittelwirkungen (UAW)

Gastrointestinale Toxizität, Knochenmarksdepression, Haarausfall, hämorrhagische Zystitis, Sterilität, Hyperpigmentation, Leberfunktionsstörungen, Hyponatriämie, (SIADH), Herzinsuffizienz, Perikarderguss, interstitielle Lungenveränderungen.

Kontraindikationen

Leukopenie, Thrombozytopenie, systemische Infekte, Schwangerschaft, Stillzeit.

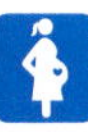

Embryotox: **ja** (rot). Kontraindiziert. Kontrazeption auch 3–4 Monate nach Therapie.

Embryotox: **ja** (rot). Kontraindiziert.

Dosisanpassung.

PRISCUS-Liste (PIM): **nein.** Dosisanpassung. Gute Flüssigkeitsversorgung.

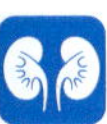

Dosisanpassung, ggf. Halbierung bei Kreatinin-Clearance < 20 ml/min.

Gegebenenfalls keine Bildung aktiver Metaboliten möglich, keine Wirkung, HWZ ++.

Prodrug, heapatische Aktivierung zu aktiven Metaboliten via CYP2B6, CYP2C19, CYP2C9, CYP3A4. Allopurinol kann Wirkung verstärken.

Spätfolgen Leukämien und Harnblasenkarzinome möglich.

Temozolomid

Früherer Begriff

–

Wirkmechanismus

Alkylierung von DNA/RNA → Vernetzung und Strangbrüche → DNA-Synthese gestört.

Pharmakokinetik

Orale Bioverfügbarkeit (BV)	Plasmaproteinbindung (PPB)	Halbwertszeit (HWZ)	Elimination
Hoch, keine genauen Angaben	10–20 %	1,8 h	Renal

Indikationen

Hirntumoren, Glioblastoma multiforme, rezidivierende maligne Gliome.

Unerwünschte Arzneimittelwirkungen (UAW)

Haarausfall, Hautausschlag, Müdigkeit, Schwäche, Übelkeit, Erbrechen, Appetitmangel, Verstopfung, Durchfall, Kopfschmerzen, Fieber, Schwindel, Koordinationsstörungen, Infektionskrankheiten, Amnesie, Schlafstörungen, Knochenmarkstoxizität, allergische Reaktionen, Lebertoxizität.

Kontraindikationen

Schwangerschaft, Stillzeit, Leber-, Niereninsuffizienz, schwere Myelosuppression.

Embryotox: **nein.** Kontraindiziert.

Embryotox: **nein.** Kontraindiziert.

Keine Datenlage.

PRISCUS-Liste (PIM): **nein.** Keine Datenlage > 65. LJ.

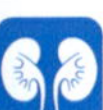
Kontraindiziert.

Kontraindiziert.

Valproinsäure.

Infusion über 90 min. Überwindet Blut-Hirn-Schranke.

18.2 DNA-Interkalatoren

Bleomycin

Früherer Begriff

–

Wirkmechanismus

Einzel- und Doppelstrangbrüche der DNA als Folge einer Redoxreaktion (Interkalation und Alkylierung der DNA) → Behinderung des Ableseprozesses → RNA-Synthese ↓.

Pharmakokinetik

Orale Bioverfügbarkeit (BV)	Plasmaproteinbindung (PPB)	Halbwertszeit (HWZ)	Elimination
i.v. i.m. Intrapleural	Keine Angaben	Biphasisch 24 min, 2–4 h	Renal (60–70 %)

Indikationen

Plattenepithelkarzinom, Morbus Hodgkin, malignes Lymphom, Mycosis fungoides, Hodenteratom, maligner Pleuraerguss.

Unerwünschte Arzneimittelwirkungen (UAW)

Lungenfibrose, Niereninsuffizienz, Teleangiektasie-Ataxie-Syndrom.

Kontraindikationen

Pneumonie, stark eingeschränkte Lungenfunktion, Schwangerschaft, Stillzeit.

Embryotox: **nein.** Kontraindiziert, Kontrazeption.

Embryotox: **nein.** Kontraindiziert.

> 2. LJ, Dosisanpassung.

PRISCUS-Liste (PIM): **nein.** Dosisanpassung.

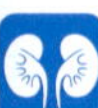
Dosisanpassung, Verlängerung der HWZ.

Keine Datenlage.

Vorsicht bei Lymphom-Patienten, Gefahr einer idiosynkratischen Reaktion (1 % dieser Patientengruppe), Digoxin, Phenytoin, Lebendvakzine, Ocrelizumab, Cladribin, Natalizumab, Brivudin, Brentuximab, Imiquimod, Hydantoine, Dimethylfumarat, Tamoxifen, Atezolizumab, Streptozocin, reiner Sauerstoff, gleichzeitige Radiotherapie, Mitomycin C. („Der Begriff **Idiosynkrasie** beschreibt die meist angeborene Überempfindlichkeit gegenüber gewissen Stoffen, Nahrungs- oder Arzneimittel. Nach Kontakt oder Aufnahme tritt eine Überempfindlichkeitsreaktion auf, die jedoch keine immunologische Ursache besitzt." [https://flexikon.doccheck.com])

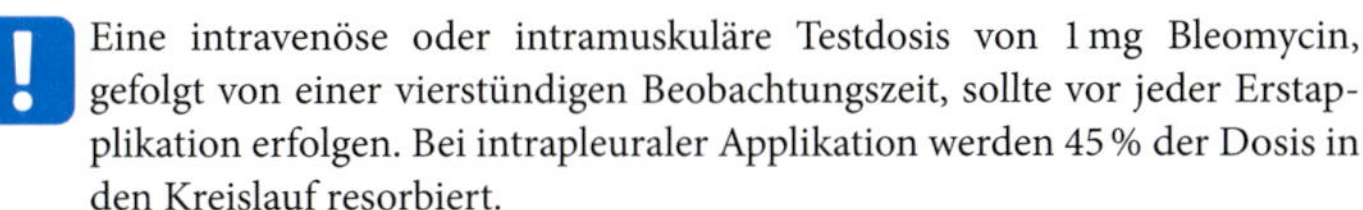
Eine intravenöse oder intramuskuläre Testdosis von 1 mg Bleomycin, gefolgt von einer vierstündigen Beobachtungszeit, sollte vor jeder Erstapplikation erfolgen. Bei intrapleuraler Applikation werden 45 % der Dosis in den Kreislauf resorbiert.

Doxorubicin

Früherer Begriff

–

Wirkmechanismus

Interkalation in die DNA → Hemmung der Topoisomerase II → DNA-Replikation ↓. Aktiver Metabolit Doxorubinicol.

Pharmakokinetik

Orale Bioverfügbarkeit (BV)	Plasmaproteinbindung (PPB)	Halbwertszeit (HWZ)	Elimination
Nur parenteral (100 %)!	75 %	30–50 h	Überwiegend biliär

Indikationen

Mammakarzinom, Bronchialkarzinom, Sarkome, Schilddrüsenkarzinom, Non-Hodgkin-Lymphom, Morbus Hodgkin.

Unerwünschte Arzneimittelwirkungen (UAW)

Haarausfall, Hand-Fuß-Syndrom, Schwäche, Blutbildstörungen (Leukopenie, Neutropenie, Anämie, Thrombozytopenie), Infektionen, Fieber, Schüttelfrost, Schleimhautentzündung, Erbrechen, Appetitmangel, Übelkeit, Durchfall, erhöhte Leberenzyme. Knochenmarksdepression, Herzerkrankungen (Kardiomyopathien).

Kontraindikationen

Schwere Leberinsuffizienz, ausgeprägte Myelosuppression, erhöhte Blutungsneigung, Herzrhythmusstörungen, Zustand nach Myokardinfarkt, akute entzündliche Myokarderkrankungen.

 Embryotox: **nein.** Genotoxische Wirkung. Kontrazeption bis 6 Monate nach Behandlung.

 Embryotox: **nein.** Kontraindiziert.

 Dosisanpassung.

 PRISCUS-Liste (PIM): **nein.** Dosisanpassung.

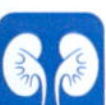 Dosisanpassung.

 Dosisanpassung, bei schwerer Leberinsuffizienz kontraindiziert.

 Hepatische Metabolisierung via CYP3A4 und CYP2D6. Jede vorausgehende, gleichzeitige oder anschließende Bestrahlungstherapie kann die Kardio- oder Hepatotoxizität von Doxorubicin erhöhen. Vorherige oder gleichzeitige Anwendung anderer Anthrazykline oder potenziell kardiotoxischer Arzneistoffe (z. B. 5-Fluorouracil, Cyclophosphamid oder Paclitaxel) oder Arzneistoffe, welche die Herzfunktion beeinträchtigen (wie Kalziumantagonisten), erhöht die Kardiotoxizität von Doxorubicin. Rifampicin, Barbiturate, Ciclosporin, weitere Zytostatika (Cytarabin, Cisplatin).

 Bei Risiken für eine Kardiomyopathie Gesamtlebenszeitdosis berücksichtigen.

18.3 Folsäure-Analoga

Methotrexat

Früherer Begriff

–

Wirkmechanismus

Kompetitive Hemmung der Enzyme Dihydrofolat-Reduktase und Thymidylat-Synthase (Schlüsselenzym in der Biosynthese der Folsäure und von Purinnukleotiden) → Bildung von Purinnukleotiden ↓.

Pharmakokinetik

Orale Bioverfügbarkeit (BV)	Plasmaproteinbindung (PPB)	Halbwertszeit (HWZ)	Elimination
33–90 %	50 %	12–24 h	Renal

Indikationen

Niedrig dosiert bei Autoimmunerkrankungen: rheumatoide Arthritis, Psoriasis. Zytostatische Therapie: Chorionkarzinom, Osteosarkom, akute lymphatische Leukämie, Non-Hodgkin-Lymphom, Ovarialkarzinom, Blasenkarzinom.

Unerwünschte Arzneimittelwirkungen (UAW)

Gastrointestinale Beschwerden, Diarrhöen, Stomatitis, Haarausfall, Transaminasenanstieg, Myelosuppression (Leukozytopenie, Thrombozytopenie), Knochenmarksdepression, Nierenfunktionsstörung, Zoster-Infektionen, Neurotoxizität, Kopfschmerzen, Müdigkeit, Benommenheit, Schwindel, Verwirrtheit.

Kontraindikationen

Schwangerschaft, fortgeschrittene Leber-, Niereninsuffizienz, Leukozytopenie, Thrombozytopenie, Pleuraerguss, Aszites.

Embryotox: **ja** (rot). Kontraindiziert, Kontrazeption 3 Monate nach Therapie.

Embryotox: **ja** (rot). Stillpause (ggf. unter Low-Dose-Therapie akzeptabel).

Dosisanpassung.

PRISCUS-Liste (PIM): **nein.** Dosisanpassung, erhöhtes Risiko von toxischen Effekten, Nierenfunktionskontrolle.

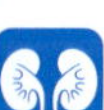
Dosisreduktion, bei schwerer Insuffizienz kontraindiziert.

Dosisreduktion, bei schwerer Insuffizienz kontraindiziert. Kein Alkohol!

NSAR, Cotrimoxazol, Thiaziddiuretika, Phenytoin. Verstärkt Wirkung von anderen Immunsuppressiva und Zytostatika.

Erhöht Sensibilität gegen UV-Strahlen, Kontrazeption auch für Männer.

18.4 Mikrotubuli-Inhibitoren

Colchicin

Früherer Begriff

–

Wirkmechanismus

Mitosehemmstoff, der die Ausbildung der Spindelfasern hemmt, indem er an freie Mikrotubuli-Untereinheiten bindet. Explizit bei Hyperurikämie/Gicht → Verhinderung der Phagozytose abgelagerter Uratkristalle durch Leukozyten → freigesetzte Entzündungsmediatoren ↓.

Pharmakokinetik

Orale Bioverfügbarkeit (BV)	Plasmaproteinbindung (PPB)	Halbwertszeit (HWZ)	Elimination
45 %	34–50 %	12–30 h	Renal, biliär

Indikationen

Gichtanfall, Familiäres Mittelmeerfieber (FMF), Morbus Behçet.

Unerwünschte Arzneimittelwirkungen (UAW)

Durchfälle, Nierenschädigung, Knochenmarkschäden, Haarausfall, Übelkeit, Bauchschmerzen, Erbrechen, Hautbeschwerden wie Juckreiz, Hautbrennen und/oder Hautblutungen, Blutbildveränderungen mit Abfall der weißen Blutkörperchen, Blutarmut, Nerven- und Muskelschwäche, Benommenheit.

Kontraindikationen

Niereninsuffizienz, Blutbildveränderungen (z. B. Anämie), Leberinsuffizienz, schlechter AZ.

Embryotox: **ja** (grau). Bei FMF, für Gichtanfall Ibuprofen, ansonsten kontraindiziert.

Embryotox: **ja** (grau). Abstillen.

> 18. LJ keine Zulassung.

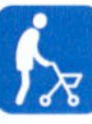
PRISCUS-Liste (PIM): **nein.** Dosisanpassung, Nierenwertkontrolle.

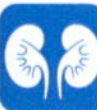
Dosisanpassung, bei fortgeschrittener Insuffizienz kontraindiziert.

Dosisanpassung, bei fortgeschrittener Insuffizienz kontraindiziert.

Hepatische Metabolisierung via CYP3A4. Starke CYP-Inhibitoren, z. B. Ciclosporin, Makrolide (z. B. Clarithromycin), Azol-Antimykotika, HIV-Proteasehemmer, z. B. Ranolazin: starker P-Glykoprotein-Hemmer. Statine, Fibrate, nierentoxische Substanzen. P-Glykoprotein-Hemmer, starke CYP3A4-Hemmer; mit Arzneimitteln, die über CYP3A4 metabolisiert werden, Kalziumkanalblocker, Fibrate, HMG-CoA-Reduktase-Hemmer, Glukokortikoide, Grapefruitsaft.

Geringe therapeutische Breite. Reaktionsvermögen kann eingeschränkt sein. Männer Kontrazeption bis 6 Monate nach Therapie. Grapefruitsaft kann Plasmaspiegel beeinflussen.

Paclitaxel

Früherer Begriff

–

Wirkmechanismus

Mikrotubuli-Stabilisierung → Spindelapparat ↓ → Stillstand der Mitose in der Metaphase. CYP2C8, CYP3A4 katalysiert Paclitaxel zu 6α-Hydroxypaclitaxel.

Pharmakokinetik

Orale Bioverfügbarkeit (BV)	Plasmaproteinbindung (PPB)	Halbwertszeit (HWZ)	Elimination
k. A. (nur parenteral)	89–98 %	13–27 h	Biliär

Indikationen

Ovarialkarzinom, Mammakarzinom, fortgeschrittenes nicht-kleinzelliges Brochialkarzinom, Karposi-Sarkom bei HIV.

Unerwünschte Arzneimittelwirkungen (UAW)

Überempfindlichkeitsreaktion, Knochenmarksuppression, Herzüberleitungsstörungen, EKG-Veränderungen, periphere Neuropathie, Myalgien, Arthralgien, Leberfunktionsstörungen, pseudomembranöse Kolitis.

Kontraindikationen

Schwere Leberinsuffizienz, Schwangerschaft, Stillzeit.

 Embryotox: **nein.** Kontrazeption bis 6 Monate nach Therapie.

 Embryotox: **nein.** Kontraindiziert.

 < 18. LJ keine Zulassung.

 PRISCUS-Liste (PIM): **nein.** Keine Dosisanpassung.

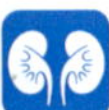 Keine Daten über Patienten mit starker bis terminaler Niereninsuffizienz.

 Dosisanpassung. Bei fortgeschrittener Insuffizienz kontraindiziert.

 Mit CYP2C8- und CYP3A4-Substraten: Cisplatin, Doxorubicin.

 Männer bis 6 Monate nach Behandlung Kontrazeption, ggf. Kryokonservierung von Spermien, Risiko der Infertilität. Vor der Gabe von Paclitaxel muss allen Patienten eine Prämedikation, bestehend aus Kortikosteroiden, Antihistaminika und H_2-Rezeptor-Antagonisten, verabreicht werden, um schwere Überempfindlichkeitsreaktionen zu vermeiden.

Vinblastin

Früherer Begriff

–

Wirkmechanismus

Bindung und Zerstörung von Tubulin der Mikrotubuli → Stillstand der Mitose in der Metaphase.

Pharmakokinetik

Orale Bioverfügbarkeit (BV)	Plasmaproteinbindung (PPB)	Halbwertszeit (HWZ)	Elimination
k. A. (nur parenteral)	44–75 %	Biphasisch 4 min, 25 h	Biliär

Indikationen

Häufig in Kombination mit anderen Zytostatika und/oder Strahlentherapie zur Behandlung maligner Non-Hodgkin-Lymphome, von Morbus Hodgkin, fortgeschrittenem Hodenkarzinom, rezidivierendem oder metastasierendem Mammakarzinom (wenn Anthracycline nicht erfolgreich), Langerhans-Zell-Histiozytose, Chorionkarzinom, Karposi-Sarkom.

Unerwünschte Arzneimittelwirkungen (UAW)

Überempfindlichkeit, Übelkeit, Erbrechen, Haarausfall, Leukopenie, Anämie, Thrombozytopenie, Myelosuppression, Depression, Parästhesien, periphere Neuritis, Hirnnervenausfälle, Areflexie, Ototoxizität, Obstipation, Sinustachykardie, AP-Beschwerden, Arrhythmien, Pharyngitis.

Kontraindikationen

Schwangerschaft, Stillzeit, fortgeschrittene Leberinsuffizienz, Strahlentherapie mit Leberbeteiligung.

Embryotox: **nein.** Genotoxizität, Teratogenität. Kontrazeption.

Embryotox: **nein.** Abstillen. Kontraindiziert.

Dosisanpassung.

PRISCUS-Liste (PIM): **nein.** Dosisanpassung, Leberwertkontrolle.

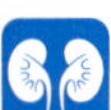
Keine Dosisanpassung erforderlich.

Dosisanpassung erforderlich, bei fortgeschrittener Leberinsuffizienz kontraindiziert.

Cave: Bei gleichzeitiger Gabe von weiteren chemotherapeutischen und immunsuppressiven Wirkstoffen! Immer toxikologisches Risiko prüfen! Orale Antikoagulanzien (Blutungsneigung), Strahlentherapie (Leberfelder ergibt KI), Digitoxin, Erythromycin, Antikonvulsiva. Metabolisierung über CYP3A.

Männer bis 6 Monate nach Behandlung Kontrazeption, ggf. Kryokonservierung von Spermien, Risiko der Infertilität. Keine Lebendimpfstoffe.

18.5 Platin-Derivate

Carboplatin

Früherer Begriff

–

Wirkmechanismus

Quervernetzung DNA-Einzel- und -Doppelstränge durch Alkylierung, Verknüpfungen, Zelltod.

Pharmakokinetik

Orale Bioverfügbarkeit (BV)	Plasmaproteinbindung (PPB)	Halbwertszeit (HWZ)	Elimination
k. A. (nur parenteral)	< 25 %	2 (24) h	Renal

Indikationen

Fortgeschrittenes Ovarialkarzinom, kleinzelliges Bronchialkarzinom, Zervixkarzinom, Plattenepithelkarzinom Kopf-, Halsbereich.

Unerwünschte Arzneimittelwirkungen (UAW)

Allergische Reaktionen, Haarausfall, Myelosuppression, infektiöse Komplikationen, hämatologische Toxizität, Anämie, hämolytisch-urämisches Syndrom (HUS), Tumorlysesyndrom (TLS), Nieren-, Lebertoxizität, Neurotoxizität, periphere Neuropathie, Ototoxizität, Optikusneuritis.

Kontraindikationen

Schwere Myelosuppression, schwere Nieren- und Leberinsuffizienz, Patienten mit blutenden Tumoren, Schwangerschaft, fehlende Kontrazeption.

 Embryotox: **nein.** Kontrazeption.

 EVmbryotox: **nein.** Abstillen.

 Dosisanpassung, keine ausreichende Datenlage.

 PRISCUS-Liste (PIM): **nein.** Dosisanpassung.

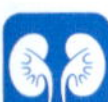 Dosisanpassung, Nierenwertkontrolle. Bei fortgeschrittener Insuffizienz kontraindiziert.

 Bei fortgeschrittener Insuffizienz kontraindiziert.

 Mit nierentoxischen, ototoxischen und myelosuppressiven Wirkstoffen möglich. Phenytoin, Fosphenytoin, Cyclosporin, Aminoglykoside, Vancomycin, Diuretika, andere Chemotherapeutika (Dosisanpassung).

 Kann mit Aluminium reagieren (Kanülen, Spritzen, Katheter etc.). Keine Lebendimpfstoffe, keine Gelbfieberimpfung. Männer bis 6 Monate nach Behandlung Kontrazeption. Gegebenenfalls Kryokonservierung von Spermien. Risiko der Infertilität.

18.6 Purin-Analoga

6-Mercaptopurin

Früherer Begriff

–

Wirkmechanismus

Purin-Analogon (Antimetabolit). Aktiver Metabolit 6-Thioguaninnu-kleotid (6-TGN). Wird anstelle der Purinbasen Adenin und Guanin in die DNA eingebaut → Hemmung Hypoxanthin-Guanin-Phosphoribosyl-Transferase (HGPRTase) → Hemmung Purinsynthese. Azathioprin ist Prodrug von 6-Mercaptopurin.

Pharmakokinetik

Orale Bioverfügbarkeit (BV)	Plasmaproteinbindung (PPB)	Halbwertszeit (HWZ)	Elimination
50 %	19 %	1,5 h (6-TGN: 3–13 Tage)	Renal

Indikationen

ALL, AML, CML, chronisch-entzündliche Darmerkrankungen.

Unerwünschte Arzneimittelwirkungen (UAW)

Knochenmarksdepression, erhöhte Blutungsneigung, Cholestase, Lebertoxizität, Übelkeit, Erbrechen.

Kontraindikationen

Knochenmarksdepression, Leukopenie, Granulozytopenie, Thrombozytopenie, Anämie, erhöhte Blutungsneigung, Cholestase, Lebertoxizität, Übelkeit und Erbrechen.

 Embryotox: **nein.** Vermeiden.

 Embryotox: **nein.** Vermeiden.

 Dosisanpassung.

 PRISCUS-Liste (PIM): **nein.** Gegebenenfalls Dosisanpassung in Abhängigkeit von Leber- und Nierenfunktion.

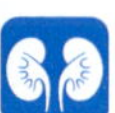 Dosisanpassung.

 Dosisanpassung.

 Hepatische Metabolisierung (Xantihinoxydase) zu inaktivem Metaboliten 6-Thioharnsäure. Lebendimpfstoffe, Xanthinoxidasehemmer (Allopurinol), Aminosalicylate, Ribavirin, Methotrexat, Salicylate, Sulfonamide, Sedativa (Benzodiazepine), Antikoagulanzien. Nicht in Verbindung mit Milchprodukten einnehmen. MTX (Myelotoxizität), Warfarin (Wirkungsverminderung).

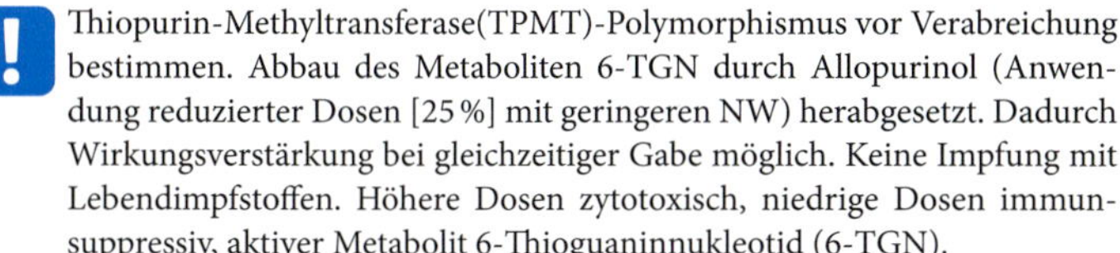
Thiopurin-Methyltransferase(TPMT)-Polymorphismus vor Verabreichung bestimmen. Abbau des Metaboliten 6-TGN durch Allopurinol (Anwendung reduzierter Dosen [25 %] mit geringeren NW) herabgesetzt. Dadurch Wirkungsverstärkung bei gleichzeitiger Gabe möglich. Keine Impfung mit Lebendimpfstoffen. Höhere Dosen zytotoxisch, niedrige Dosen immunsuppressiv, aktiver Metabolit 6-Thioguaninnukleotid (6-TGN).

Azathioprin (s. 6-Mercaptopurin)

Früherer Begriff

–

Wirkmechanismus

Prodrug. Umwandlung in 6-Mercaptopurin → Purin-Analogon (Antimetabolit). Aktiver Metabolit 6-Thioguaninnukleotid (6-TGN). Wird anstelle der Purinbasen Adenin und Guanin in die DNA eingebaut → Hemmung Hypoxanthin-Guanin-Phosphoribosyl-Transferase (HGPRTase) → Hemmung Purinsynthese. Metabolisiert zu aktiven Metaboliten 6-Thioinosinsäure und Methylmercaptopurin-Ribonukleotid.

Pharmakokinetik

Orale Bioverfügbarkeit (BV)	Plasmaproteinbindung (PPB)	Halbwertszeit (HWZ)	Elimination
46 %	30 %	4,5 h Aktiver Metabolit 1,5 h	Renal 50 % Fäkal 10 %

Indikationen

Zur Vorbeugung der Abstoßungsreaktion nach allogener Organtransplantation, bei schweren Autoimmunerkrankungen wie z. B. rheumatoider Arthritis, Morbus Crohn, Colitis ulcerosa, systemischer Lupus erythematodes, Myasthenia gravis.

Unerwünschte Arzneimittelwirkungen (UAW)

Infektionskrankheiten mit Viren, Pilzen und Bakterien. Übelkeit, Erbrechen, Störung der Knochenmarksfunktion mit Thrombozytopenie, Leukopenie, Überempfindlichkeitsreaktionen, Blutarmut, Pankreatitis, Cholestase, kann die Bildung gutartiger und bösartiger Tumore begünstigen.

Kontraindikationen

Schwere Infektionen, Leber- und Niereninsuffizienz, Pankreatitis, Z. n. zeitnaher Impfung mit Lebendimpfstoff.

Embryotox: **ja** (grau). Nach Exposition im 1. Trimenon und bei langfristiger Einnahme zur Kontrolle des fetalen Wachstums kann eine weiterführende Ultraschalluntersuchung durchgeführt werden. Bei Leukopenie der Schwangeren im 3. Trimenon sollte, wenn möglich, die AZA-Dosis verringert werden und eine Blutbildkontrolle beim Neugeborenen erfolgen. Alternativmedikament z. B. Glukokortikoide.

Embryotox: **ja** (grau). Nicht unbedingt kontraindiziert, es ist selten eine vorübergehende Funktionsstörung des Knochenmarks möglich.

Die Behandlung von Kindern unter 18 Jahren mit den folgenden Erkrankungen wird nicht empfohlen: juvenile chronische Arthritis, systemischer Lupus erythematodes, Dermatomyositis, Polyarteriitis nodosa. Ansonsten übliche Dosierung.

PRISCUS-Liste (PIM): **nein.** Gegebenenfalls Dosisanpassung.

Dosisanpassung.

Dosisanpassung, bei schwerer Leberinsuffizienz kontraindiziert.

Allopurinol, Oxipurinol, Thiopurinol, Muskelrelaxanzien wie Curare, d-Tubocurarin, Pancuronium, Succinylcholin, Ciclosporin, Tacrolimus, Infliximab, Olsalazin, Mesalazin, Sulfasalazin, Warfarin, Phenprocoumon, ACE-Hemmer, Trimethoprim, Sulfamethoxazol, Cimetidin, Indometacin, Furosemid, Impfstoffe, z. B. gegen Hepatitis, Lebendimpfstoffe.

Thiopurin-Methyltransferase (TPMT)-Polymorphismus vor Verabreichung bestimmen. Unter Therapie Vermeidung von starkem Sonnenlicht und UV-Strahlen, Kontrazeption für Männer und Frauen unter Behandlung bis 3 Monate nach Behandlung.

18.7 Pyrimidin-Analoga

5-Fluorouracil

(5-FU)

Wirkmechanismus

Fluoriertes Pyrimidin, Hemmung der Thymidylat-Synthase, Methylierung von dUMP, phosphorylierte Metaboliten bauen sich in RNA und DNA ein, DNS-Synthese fehlerhaft und/oder blockiert. Dihydropyrimidin-Dehydrogenase (DPD) hauptverantwortlich für 5-FU-Inaktivierung.

Pharmakokinetik

Orale Bioverfügbarkeit (BV)	Plasmaproteinbindung (PPB)	Halbwertszeit (HWZ)	Elimination
k. A. (nur parenteral)	Keine	8–40 h	Renal

Indikationen

Kolonkarzinom, Pankreaskarzinom, Mammakarzinom, Magenkarzinom, solare und solide Keratosen, Morbus Bowen, Basaliome (lokale Therapie), in Kombination mit Salicylsäure auch zur Behandlung von Dornwarzen und vulgären Warzen.

Unerwünschte Arzneimittelwirkungen (UAW)

Stomatitis, Ösophagitis, Übelkeit, Erbrechen, Diarrhö, Proktitis, Knochenmarksdepression (Leukopenie, Thrombozytopenie), Haarausfall, Exantheme, Photosensibilität, Hand-Fuß-Mund-Krankheit, kardiale Symptome (Angina pectoris, Arrhythmien), neuropsychiatrische Symptome (Ataxie, Verwirrtheit), ophthalmologische NW.

Kontraindikationen

Zytopenien, Schwangerschaft, fortgeschrittene Leberinsuffizienz, gleichzeitige Anwendung von antiviralen Nukleosiden, Brivudintherapie.

 Embryotox: **nein.** Kontraindikation.

 Embryotox: **nein.** Kontraindikation.

 Keine aktuelle Studienlage. Vermeiden.

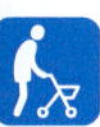 PRISCUS-Liste (PIM): **nein.** Keine Einschränkung.

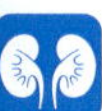 Dosisanpassung.

 Dosisanpassung, bei fortgeschrittener Insuffizienz kontraindiziert.

 Zytostatika (Toxizitätsteigerung), Brivudin.

 Bei kolorektalem Karzinom mit Calciumfolinat (Leucovorin) verabreicht. Gegebenenfalls Dreierkombination noch mit Oxaliplatin. Bei topischer Anwendung gesundes Gewebe schützen (Vorsicht bei Kontakt mit Augen und Schleimhaut!).

18.8 Topoisomerase-I-Inhibitoren

(TOPO-I-Inhibitoren)

Irinotecan

Früherer Begriff

–

Wirkmechanismus

Hemmung der Topoisomerase I → Einzelstrangbrüche in der DNA → Zelltod. Hydrolyse durch eine Carboxylesterase zum aktiven Metaboliten SN-38. Substrat von CYP3A4, aktiver Metabolit von UGT1A1 glukuronidiert.

Pharmakokinetik

Orale Bioverfügbarkeit (BV)	Plasmaproteinbindung (PPB)	Halbwertszeit (HWZ)	Elimination
Parenteral	65 %	14,2 h	Renal Biliär

Indikationen

Fortgeschrittenes und metastasierendes Kolon- und Rektumkarzinom, Pankreaskarzinom.

Unerwünschte Arzneimittelwirkungen (UAW)

Übelkeit, Erbrechen, Bauchschmerzen, Durchfall, Verstopfung, Appetitmangel, Neutropenie, Leukopenie, Thrombozytopenie, Anämie, Schwäche, Fieber, Gewichtsabnahme und Haarausfall.

Kontraindikationen

Bilirubin > 3 obere Norm, Knochenmarksdepression.

Embryotox: **nein.** Kontraindiziert, sofern nicht unbedingt erforderlich.

Embryotox: **nein.** Kontraindiziert.

Kontraindiziert.

PRISCUS-Liste (PIM): **nein.** Dosisanpassung.

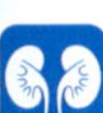
Keine Studienlage.

Keine Studienlage.

Johanniskrautpräparate.

Auch in Kombination mit anderen Zytostatika möglich (z. B. 5-FU). Auswirkungen auf die Fahrtüchtigkeit. Bei Patienten mit einer Bilirubinämie zwischen dem 1,5- bis 3-Fachen ist die Irinotecan-Clearance ca. 40 %.

18.9 Topoisomerase-II-Inhibitoren

(TOPO-II-Inhibitoren)

Etoposid

Wirkmechanismus

Hemmung der Topoisomerase II → definitive Doppelstrangbrüche der DNA → DNA-Replikation ↓. CYP3A4 O-Demethylierung des Dimethoxyphenolrings.

Pharmakokinetik

Orale Bioverfügbarkeit (BV)	Plasmaproteinbindung (PPB)	Halbwertszeit (HWZ)	Elimination
48–76 % (dosisabhängig)	98 %	4–11 h	Renal Fäkal

Indikationen

Akute myeloische Leukämie, Morbus Hodgkin, Nicht-Hodgkin-Lymphome, kleinzelliges Bronchialkarzinom, Keimzelltumoren, weitere Malignome, therapieresistente und rezidivierende Hodenkarzinome, Ovarialkarzinom.

Unerwünschte Arzneimittelwirkungen (UAW)

Allergien bis zur Anaphylaxie, periphere Neuropathie, Hypotonie, gastrointestinale Beschwerden, Leberfunktionsstörungen, Myelosuppression, Tumorlysesyndrom, gastrointestinale Beschwerden, Schwindel, Alopezie, Pruritus, Asthenie, hämatologische Toxizität.

Kontraindikationen

Neutropenie, Thrombozytopenie.

Embryotox: **nein.** Kontrazeption während und bis 6 Monate nach Behandlung.

Embryotox: **nein.** Wirkstoff geht in Muttermilch über. Kontraindiziert. Abstillen.

Dosisanpassung. Keine ausreichende Studienlage.

PRISCUS-Liste (PIM): **nein.** Gegebenenfalls Dosisanpassung, regelmäßige Kontrolle von Blutbild, Leber- und Nierenparametern.

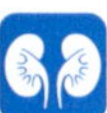
Dosisanpassung.

Regelmäßige Kontrolle.

Natriumsalicylat: Plasmaproteinkonkurrenz, Warfarin: INR-Anstieg.

Benzylalkohol als ein Bestandteil stellt ein Risiko für Leberkranke, Alkoholiker, Epileptiker, Hirngeschädigte, Schwangere, Stillende und Kinder dar und kann bei Säuglingen und Kindern bis zu 3 Jahren toxische und allergische Reaktionen hervorrufen. Männer bis 6 Monate nach Behandlung Kontrazeption. Gegebenenfalls Kryokonservierung von Spermien. Risiko der Infertilität.

19 Lipidstoffwechsel

Hermann C. Römer

19.1 Cholesterinresorptions-Inhibitoren

Ezetimib

Früherer Begriff

–

Wirkmechanismus

Spezifische Hemmung der Aufnahme von endo- und exogenem Cholesterin im Dünndarm durch Bindung an Transportprotein NPC1L1 (NPC1L1 befindet sich in der apikalen Membran der Darmenterozyten). Aufgrund der Spezifität ist die Absorption von fettlöslichen Vitaminen und Triglyzeriden unbeeinflusst.

Pharmakokinetik

Orale Bioverfügbarkeit (BV)	Plasmaprotein-bindung (PPB)	Halbwertszeit (HWZ)	Elimination
k. A.	99,7 %	22 h	Überwiegend biliär

Indikationen

Primäre Hypercholesterinämie, homozygote familiäre Hypercholesterinämie, homozygote Sitosterinämie (Phytosterinämie).

Unerwünschte Arzneimittelwirkungen (UAW)

Bauchschmerzen, Diarrhö, Müdigkeit, Blähungen, Kopfschmerzen, Transaminasenanstieg.

Kontraindikationen

Schwangerschaft, Stillzeit, fortgeschrittene Leberinsuffizienz.

Embryotox: **nein.** Kontraindikation.

Embryotox: **nein.** Kontraindikation.

< 6. LJ keine klinischen Daten. Zwischen 6.–17. LJ: eingeschränkte Datenlage, nur bei absoluter Indikation und fehlenden Ersatzpräparaten.

PRISCUS-Liste (PIM): **nein.** Keine Dosisanpassung erforderlich.

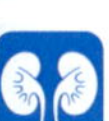
Kann zu Wirkstoffsteigerung führen.

Bei mittelschwerer (Child-Pugh 7–9) und schwerer (Child-Pugh > 9) Leberinsuffizienz kontraindiziert.

CSE-Hemmer (Statine), Antazida, Colestyramin, Fibrate, Warfarin, Ciclosporin.

Häufig in Verbindung mit Fibraten als Kombimedikament verordnet.

19

19.2 HMG-CoA-Reduktase-Inhibitoren

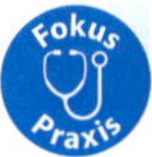

Simvastatin

Früherer Begriff

Statine

Wirkmechanismus

Kompetitive Hemmung der HMG-CoA-Reduktase (= Cholesterol-Synthese-Enzym = CSE) → intrazelluläre Cholesterinsynthese ↓, LDL ↓, HDL ↑. Prodrug und Substrat von CYP3A4 in aktiven Metaboliten, Betahydroxysäure und vier weiteren.

Pharmakokinetik

Orale Bioverfügbarkeit (BV)	Plasmaprotein-bindung (PPB)	Halbwertszeit (HWZ)	Elimination
<5 %	95 %	1,9 h Metaboliten 32 h	Fäkal Renal

Indikationen

Hypercholesterinämie, Hyperlipidämie, Vorbeugung kardiovaskulärer Komplikationen, Sekundärprophylaxe Herzinfarkt.

Unerwünschte Arzneimittelwirkungen (UAW)

Atemwegsinfektionen, Kopfschmerzen, Bauchschmerzen, Verstopfung, Übelkeit, Myalgien, Rhabdomyolyse, hepatozelluläre Toxizität.

Kontraindikationen

Aktive Lebererkrankung, nicht abgeklärte und anhaltende Erhöhung der Serum-Transaminasen, Schwangerschaft und Stillzeit.

 Embryotox: **ja** (grau). Kontraindiziert.

 Embryotox: **ja** (grau). Sollte nicht verordnet werden.

 Keine Studienlage, sollte nicht verordnet werden.

 Priscus-Liste (PIM): **nein.** Keine Dosisanpassung erforderlich.

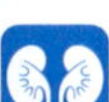 Dosisanpassung, max. Tagesdosis 10 mg.

 Kontraindiziert.

 Gemfibrozil, Amiodaron, Azol-Antimykotika, Diltiazem, Makrolide, Proteasehemmer, Ciclosporin, Colchicin, Fibrate, Johanniskraut.

 Regelmäßige Transaminasenkontrolle.

PRAXISTIPPS

- Abendliche Einnahme (endogene Cholesterinsynthese abends am höchsten). **Merke:** Bei Atorvastatin bessere Compliance, da Einnahme mahlzeitunabhängig und zu jeder Tageszeit!
- „*Treat to target*" (Aufdosierung nach individuellem LDL-Zielwert) oder „*Fire and forget*" (fixe Standarddosierung wird beibehalten). Unterschiedliche Empfehlungen der Fachgesellschaften.
- Unspezifische Muskel- und Gelenkschmerzen treten verhältnismäßig häufig auf.
- Bei Patienten > 85 Jahren Indikation und prognostische Bedeutung infrage stellen. Myopathie bei Sarkopenie erhöht Sturzgefahr und verringert Mobilität.

19

19.3 PCSK9-Inhibitoren

Evolocumab

Früherer Begriff

–

Wirkmechanismus

PCSK9-Inhibitor → Bindet an PCSK9 → LDL-Cholesterin-Aufnahme und -Abbau in Leberzelle ↑ → LDL-Cholesterin im Blut ↓ (Proproteinkonvertase Subtilisin/Kexin Typ 9 [PCSK9]-Antikörper. Bindet an und zerstört LDL-Rezeptoren an der Leberzelle → LDL-Cholesterin-Aufnahme und -Abbau in Leberzelle ↓ → LDL-Cholesterin im Blut ↑).

Pharmakokinetik

Orale Bioverfügbarkeit (BV)	Plasmaproteinbindung (PPB)	Halbwertszeit (HWZ)	Elimination
k. A. (nur subkutan)	k. A.	11–17 Tage	k. A.

Indikationen

Hypercholesterinämie, homozygote und heterozygote Hypercholesterinämie.

Unerwünschte Arzneimittelwirkungen (UAW)

Nasopharyngitis, Infektionen der oberen Atemwege, Grippe, Rückenschmerzen, Gelenkschmerzen, Übelkeit.

Kontraindikationen

Nasopharyngitis, Infektionen oberen Atemwege, Grippe, Rückenschmerzen, Gelenkschmerzen, Übelkeit.

Embryotox: **nein.** Kontraindiziert.

Embryotox: **nein.** Kontraindiziert.

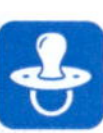
Es liegt keine Studienlage vor.

PRISCUS-Liste (PIM): **nein.** Keine Dosisanpassung.

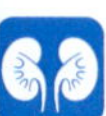
Dosisanpassung. Keine Dosisanpassung bei geringer bis mäßiger Leberfunktionsstörung (Child-Pugh A).

Dosisanpassung.

Zu Wechselwirkungen liegt keine Studienlage vor. Leichte Wechselwirkungen mit Statinen über PCSK9-Anstieg, aber keine Dosisanpassung erforderlich.

Kann mit Statinen verabreicht werden. 1× oder 2× monatlich. Darreichungsform Injektionslösung nur subkutan! Nie i. m. oder i. v.

19.4 PPAR-α-Agonisten

Fenofibrat

Früherer Begriff

Fibrate

Wirkmechanismus

Aktivitätssteigerung der Lipoproteinlipase → Abbau von VLDL und Triglyzeriden durch Aktivierung des PPAR-α-Rezeptors ↑ → Gesamtcholesterin, Triglyzeride und (geringfügig) LDL ↓, HDL-Konzentration ↑. Wird nahezu vollständig resorbiert und zu aktivem Metaboliten Fenofibrinsäure metabolisiert.

Pharmakokinetik

Orale Bioverfügbarkeit (BV)	Plasmaproteinbindung (PPB)	Halbwertszeit (HWZ)	Elimination
Nahezu vollständig (keine genauen Angaben)	99 %	Biphasisch 5 h 22 h	Renal 60 % Fäkal 25 %

Indikationen

Hypercholesterinämie, Hypertriglyzeridämie.

Unerwünschte Arzneimittelwirkungen (UAW)

Nausea, Erbrechen, Diarrhö, Flatulenz, ventrikuläre Herzrhythmusstörungen, Anstieg der Leberenzyme (ASAT/ALAT), Myalgien, Rhabdomyolyse (v. a. bei Kombination mit Statinen), Pankreatitis.

Kontraindikationen

Schwangerschaft und Stillzeit, primär biliäre Zirrhose.

Embryotox: **nein.** Kontraindikation.

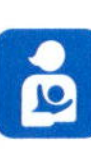
Embryotox: **nein.** Kontraindikation.

Kontraindikation.

PRISCUS-Liste (PIM): **nein.** Dosisanpassung nicht erforderlich.

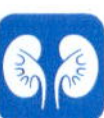
Dosisanpassung. Bei GFR < 30 ml/min kontraindiziert.

Regelmäßige Transaminasenkontrolle vor allem zu Beginn der Therapie. Bei massiver Steigerung der Transaminasen Therapieabbruch.

Hemmt schwach CYP2C19, CYP2A6, CYP2C9. Wechselwirkungen mit oralen Antikoagulanzien, Ciclosporin, hepatotoxischen Substanzen, MAO-Hemmern möglich.

Häufig diffuse Myalgien. Bei massivem CPK-Anstieg Therapie beenden.

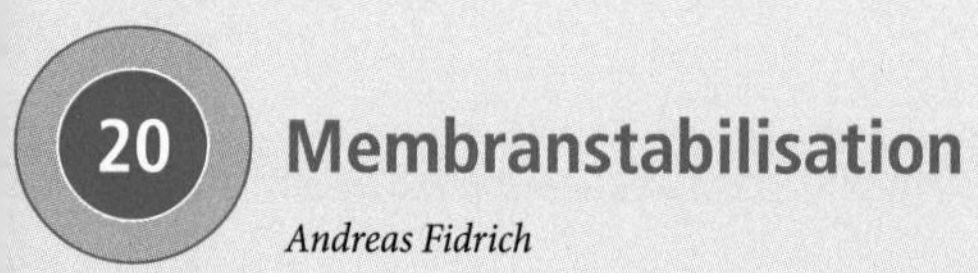

20 Membranstabilisation

Andreas Fidrich

20.1 Haloether

Desfluran

Früherer Begriff

Inhalationsnarkotika

Wirkmechanismus

Hypnotisch (+++), analgetisch (+) und muskelrelaxierend (+). Wirkmechanismus bisher nicht ausreichend geklärt. Zahlreiche Theorien. Verschiedene Wechselwirkungen mit Zellmembran und Beeinflussung membranständiger Rezeptoren diskutiert (z. B. NMDA- und GABA-Rezeptor).

Pharmakokinetik

Blut-/Gas-Verteilungskoeffizient	MAC-Wert* (Vol%)	Elimination
0,45	6,0	Überwiegend Exspiration

* Definition „MAC-Wert": → Anhang

Indikationen

Erwachsene: Einleitung und Aufrechterhaltung einer Narkose. Kleinkinder und Kinder: Aufrechterhaltung einer Narkose.

Unerwünschte Arzneimittelwirkungen (UAW)

Übelkeit/Erbrechen (PONV), Hautreaktionen (Urtikaria, Juckreiz, Erythem), Exzitationen im Exzitationsstadium (Narkosestadium II), postoperatives Shivering, Hypotonie (Vasodilatation), Blutdruckanstieg und Tachykardie (sympathoadrenerg), Laryngo-/Bronchospasmus, Husten, maligne Hyperthermie, Speichelfluss ↑, Hirndruck ↑, Herzrhythmusstörungen (z. B. Torsade de Pointes, QT-Verlängerung, VHF.

Kontraindikationen

Überempfindlichkeit gegenüber halonierten Substanzen. Bei Risiko für KHK. Wenn Anstieg von Blutdruck oder Puls vermieden werden sollte (z. B. erhöhter Hirndruck). Bekannte oder erblich bedingte maligne Hyperthermie. Anamnestisch in Folge einer Inhalationsnarkose mit halogenierten Anästhetika Hepatitis und/oder mittelschwere bis schwere Leberfunktionsstörungen. Narkoseeinleitung bei Kindern. Schwangerschaft und Stillzeit. Patienten mit Risiko für Torsade-de-Pointes-Tachykardie. Kinder mit Asthma oder Z. n. Atemwegsinfekt.

Embryotox: **nein**. Kontraindiziert.

Embryotox: **nein**. Kontraindiziert.

Nicht empfohlen. Beißender Geruch, Reizung der Atemwege mit Gefahr des Broncho-/Laryngospasmus. Dosierung/MAC-Wert altersabhängig, s. Fachinformation.

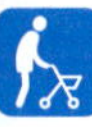
PRISCUS-Liste (PIM): **nein.** Dosierung/MAC-Wert altersabhängig, s. Fachinformation.

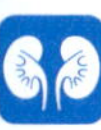
Keine Dosisanpassung erforderlich.

Keine Dosisanpassung erforderlich.

Lachgas, Opioide, Benzodiazepine und andere Sedativa reduzieren MAC-Wert von Desfluran → niedriger dosieren! Wirkung von Muskelrelaxanzien wird durch Desfluran verstärkt.

Stechender Geruch reizt die Atemwege, kann zu Husten und Laryngo-/Bronchospasmus führen → nicht geeignet zur Narkoseeinleitung. Geringster Blut-/Gas-Verteilungskoeffizient der volatilen Anästhetika → gute Steuerbarkeit. Weniger potent als Sevofluran. Hohe Fettlöslichkeit, dadurch schnelle Anreicherung im Gehirn und schneller Wirkeintritt. Verlängerte HWZ bei Einlagerung im Fettgewebe adipöser Patienten. Geringe Metabolisierung, deshalb auch bei Leberfunktionsstörungen gut einsetzbar.

Sevofluran

Früherer Begriff

Inhalationsnarkotika

Wirkmechanismus

Hypnotisch (+++), analgetisch (+) und muskelrelaxierend (+). Wirkmechanismus bisher nicht ausreichend geklärt. Zahlreiche Theorien. Verschiedene Wechselwirkungen mit Zellmembran und Beeinflussung membranständiger Rezeptoren diskutiert (z. B. NMDA- und GABA-Rezeptor).

Pharmakokinetik

Blut-/Gas-Verteilungskoeffizient	MAC-Wert* (Vol %)	Elimination
0,65	2,05	Überwiegend Exspiration

* Definition „MAC-Wert“: → Anhang

Indikationen

Einleitung und Aufrechterhaltung einer Inhalationsnarkose bei Erwachsenen und Kindern.

Unerwünschte Arzneimittelwirkungen (UAW)

Übelkeit/Erbrechen (PONV), Hautreaktionen (Urtikaria, Juckreiz, Erythem), Exzitationen im Exzitationsstadium (Narkosestadium II), postoperatives Shivering, Hypotonie (Vasodilatation), Blutdruckanstieg und Tachykardie (sympathoadrenerg), Laryngo-/Bronchospasmus, Husten, maligne Hyperthermie, Speichelfluss ↑, Hirndrucksteigerung, Herzrhythmusstörungen (z. B. Torsade de Pointes, QT-Verlängerung, VHF), Blutdruckanstieg und Tachykardie (sympathoadrenerg), Anstieg der Nierenwerte.

Kontraindikationen

Überempfindlichkeit gegenüber halonierten Substanzen. Maligne Hyperthermie. KHK. Wenn Anstieg von Blutdruck oder Puls vermieden werden sollte (z. B. erhöhter Hirndruck). Anamnestisch in Folge Inhalationsnarkose mit halogenierten Anästhetika. Hepatitis und/oder mittelschwere bis schwere Leberfunktionsstörungen. Narkosveeinleitung bei Kindern. Schwangerschaft und Stillzeit. Patienten mit Risiko für Torsade-de-Pointes-Tachykardie. Fortgeschrittene Niereninsuffizienz.

Embryotox: **nein.** Kontraindiziert.

Embryotox: **nein.** Kontraindiziert.

Angenehmer Geruch, keine Atemwegsreizung. Maskeneinleitung möglich und gern genutzt. Dosierung/MAC-Wert altersabhängig, s. Fachinformation.

PRISCUS-Liste (PIM): **nein.** Dosierung/MAC-Wert altersabhängig, s. Fachinformation.

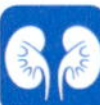
Keine Dosisanpassung erforderlich.

Keine Dosisanpassung erforderlich.

Interaktion mit Atemkalk. Ausreichende Frischluftzufuhr, sonst nephrotoxische Abbauprodukte (Compound A–E). Lachgas, Opioide, Benzodiazepine und andere Sedativa reduzieren MAC-Wert von Sevofluran → niedriger dosieren! Wirkung von Muskelrelaxanzien wird durch Sevofluran verstärkt.

Hohe Fettlöslichkeit, dadurch schnelle Anreicherung im Gehirn und schneller Wirkeintritt. Verlängerte HWZ bei Einlagerung im Fettgewebe adipöser Patienten.

20.2 Stickoxide

N_2O (Stickoxydul)

Früherer Begriff

Inhalationsnarkotika

Wirkmechanismus

Aufnahme via Diffusion in die Blutbahn. Passiert die Blut-Hirn-Schranke. Vermutlich (nicht vollständig geklärt) nichtkompetitive Hemmung des NMDA-Subtyps von Glutamat-Rezeptoren → Hemmung exzitatorischer Neurone. Zudem analgetische Wirkung über Aktivierung von Opiat-Rezeptoren (Sanders RD, Weimann J, Maze M, 2008). Analgesie (+), schwach hypnotisch, keine Muskelrelaxierung. Negativ inotrop und atemdepressiv (gering).

Pharmakokinetik

Blut/Gas-Verteilungskoeffizient	MAC-Wert* (Vol%)	Elimination
0,47	105	Überwiegend Expiration

* Definition „MAC-Wert": → Anhang

Indikationen

Inhalationsanästhetikum (balancierte Anästhesie) und gemischt mit Sauerstoff als Kurzzeit-Analgetikum (z. B. Zahnmedizin).

Unerwünschte Arzneimittelwirkungen (UAW)

Übelkeit/Erbrechen (PONV), Schwindel, Benommenheit, Euphorie, Druckgefühl im Mittelohr, megaloblastäre Anämie und Symptome einer Hypovitaminose B_{12} (Lachgas oxidiert Vitamin B_{12} bei längerfristiger Anwendung), Blähungen, Diffusionshypoxie.

Kontraindikationen

Kürzlich stattgefundene Augenoperationen mit intraokularem Gas (z. B. Vitrektomie), Pneumothorax, Pneumoperikard, Drogenabusus, Ileus, Otitis media, Mastoiditis, Schwangerschaft (v. a. 1. und 2. Trimenon), Stillzeit, COPD und Lungenemphysem, unbehandelter Vitamin-B_{12}-Mangel, Folsäuremangel, Behandlung mit Bleomycin, schweres Asthma, psychische Erkrankungen/Psychosen, Gesichtsverletzungen.

 Embryotox: **nein.** Kontraindiziert (v. a. 1. und 2. Trimenon).

 Embryotox: **nein.** Kontraindiziert.

 Dosierung/MAC-Wert altersabhängig, s. Fachinformation.

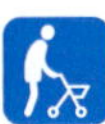 PRISCUS-Liste (PIM): **nein.** Dosierung/MAC-Wert altersabhängig, s. Fachinformation.

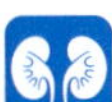 Keine Dosisanpassung erforderlich.

 Keine Dosisanpassung erforderlich.

 Wechselwirkungen beschrieben bei gleichzeitiger Anwendung mit Anästhetika, Opioiden, zentral dämpfenden Mitteln, Alkohol, Naloxon, MTX.

 Niedrige anästhetische Potenz → Notwendigkeit eines ergänzenden Anästhetikums. Der Diffusionshypoxie durch reine Sauerstoffbeatmung zum Ende der Narkose entgegenwirken.

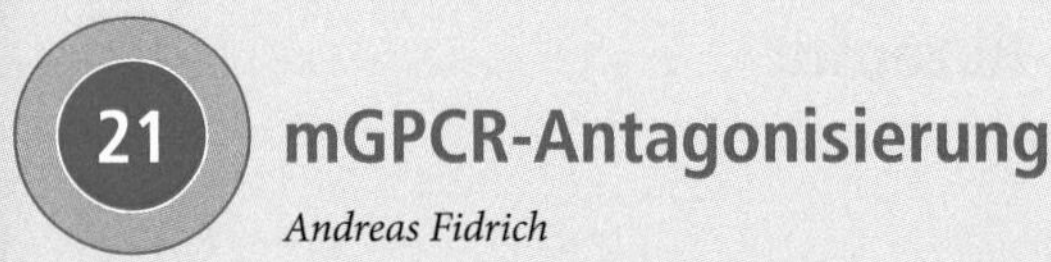

21 mGPCR-Antagonisierung

Andreas Fidrich

21.1 Antagonisten an multiplen G-Protein-gekoppelten Rezeptoren mit Präferenz für den Dopamin-D_2-Rezeptor

(D_2R-mGPCR-Antagonisten)

Haloperidol

Früherer Begriff

Typische Antipsychotika/Neuroleptika

Wirkmechanismus

Spezifischer Antagonismus am Dopamin-Rezeptor D_2 des ZNS → antipsychotisch, sedierend, antiemetisch.

Pharmakokinetik

Orale Bioverfügbarkeit (BV)	Plasmaproteinbindung (PPB)	Halbwertszeit (HWZ)	Elimination
60 % (40–75 %)	92 %	24 h (i. m. ca. 3 Wochen)	Renal > biliär

Indikationen

Akute psychotische Syndrome (paranoid-halluzinatorische Syndrome, Manien und maniforme Zustände). Schizophrenie, schizoaffektive Störungen. Psychomotorische Erregungszustände (z. B. ältere Patienten und Alkoholentzugssyndrom). Tic-Störungen einschließlich Tourette-Syndrom (nach Versagen anderer Maßnahmen).

Unerwünschte Arzneimittelwirkungen (UAW)

Agitation, Insomnie, psychotische Störung, Hyperkinesie, Kopfschmerzen, Tremor, Maskengesicht, Hypertonie, Dystonie, Somnolenz, Schwindel, Dyskinesie, Sehstörungen, okulogyre Krise, orthostatische Hypotonie, Mundtrockenheit, Hypersalivation, Übelkeit/Erbrechen, Exanthem, Harnretention, erektile Dysfunktion, Gewichtszu-/-abnahme.

Kontraindikationen

Koma. Sedierung durch Alkoholkonsum oder andere sedierende Arzneistoffe. Basalganglienläsion, Parkinson-Krankheit, anamnestisch bekanntes malignes neuroleptisches Syndrom nach Haloperidol. Kind < 3. LJ, Kinder und Jugendliche (parenterale Applikation).

Embryotox: **ja** (grau). Sollte vermieden werden. Nur wenn zwingend notwendig und keine Alternative, dann in fachärztlicher Begleitung unter Risiko-Nutzen-Abwägung. Bessere Alternativen: Quetiapin, Risperidon.

Embryotox: **ja** (grau). Geht in die Muttermilch über. Einzeldosis hat keine Auswirkungen auf das Stillen. Nach sorgfältiger Risiko-Nutzen-Abwägung und bei zwingender Indikation in geringster Dosis und bei regelmäßiger Überwachung akzeptabel.

Kontraindiziert < 3. LJ. Dosisanpassung, s. Fachinformation.

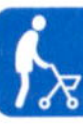

PRISCUS-Liste (PIM): **ja.** Häufiger Hypotonien. Stärkere sedierende Wirkung. Häufiger extrapyramidale Symptome und ausgeprägtere anticholinerge Wirkung (bereits bei geringen Dosen). Gefahr für Spätdyskinesien erhöht. Start low, go slow.

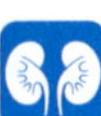

Keine Dosisanpassung erforderlich.

Bei fortgeschrittener Leberinsuffizienz Reduktion der Anfangsdosis um 50 %. Dosis in längeren Intervallen anpassen.

Hepatisch metabolisiert. Substrat von CYP3A4 und CYP2D6. Inhibitor CYP2D6. Koffein schwächt Haloperidol-Wirkung ab. Bei folgenden Medikamenten wird der Abbau durch Haloperidol verzögert: Phenytoin, Propranolol, trizyklische Antidepressiva, Lithium. Weitere Interaktionen s. Fachinformation.

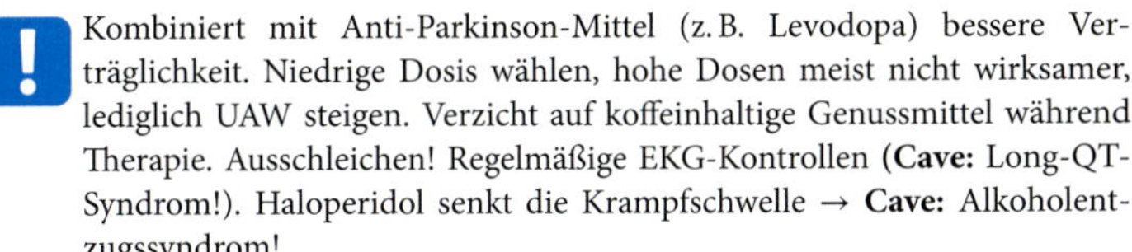

Kombiniert mit Anti-Parkinson-Mittel (z. B. Levodopa) bessere Verträglichkeit. Niedrige Dosis wählen, hohe Dosen meist nicht wirksamer, lediglich UAW steigen. Verzicht auf koffeinhaltige Genussmittel während Therapie. Ausschleichen! Regelmäßige EKG-Kontrollen (**Cave:** Long-QT-Syndrom!). Haloperidol senkt die Krampfschwelle → **Cave:** Alkoholentzugssyndrom!

21.2 Antagonisten an multiplen G-Protein-gekoppelten Rezeptoren mit pleiotropen Wirkungen

(p-mGPCR-Antagonisten)

Clozapin

21

Früherer Begriff

Atypische Antipsychotika/Neuroleptika

Wirkmechanismus

Dopaminrezeptorantagonist, hohe Affinität zum D4-Rezeptor im ZNS. Starke anti-α-adrenerge, anticholinerge und antihistaminerge Aktivität → stark sedierend, antipsychotisch.

Pharmakokinetik

Orale Bioverfügbarkeit (BV)	Plasmaproteinbindung (PPB)	Halbwertszeit (HWZ)	Elimination
50–60 %	95 %	8–12 h	Renal > biliär

Indikationen

Akute und chronische schizophrene Psychose. Psychose im Verlauf eines Morbus Parkinson. Wahnhafte Symptome bei Lewy-Body-Demenz.

Unerwünschte Arzneimittelwirkungen (UAW)

EPS (gering), QT-Zeit-Verlängerungen (s. Anhang), Agranulozytose, Schläfrigkeit, Sedierung, verschwommenes Sehen, Kopfschmerzen, Tremor, Rigor, Krampfanfälle, myoklonische Zuckungen, Tachykardie, Hypertonie, orthostatische Hypotonie, Synkope, Obstipation, Hypersalivation, Übelkeit/Erbrechen, trockener Mund, Transaminaseerhöhung, Müdigkeit, Fieber.

Kontraindikationen

Gefahr der Agranoluzytose → keine regelmäßigen Blutkontrollen möglich, anamnestisch toxische oder allergische Granulozytopenie/Agranulozytose, gestörte Knochenmarksfunktion, gleichzeitige Therapie mit Medikamenten, die Agranulozytose auslösen können. Koma. Intoxikation mit Alkohol, Schlafmitteln, Analgetika, Opioiden, Psychopharmaka. Unkontrollierte Epilepsie. Gleichzeitige Anwendung von „Depot-Neuroleptika". Schwere Herz-Kreislauf-Erkrankungen (z.B. Myokarditis). Schwere Niereninsuffizienz, akute/fortschreitende Lebererkrankungen, paralytischer Ileus.

Embryotox: **ja** (grau). Indikationsgerecht nur in Ausnahmefällen unter strenger ärztlicher Risiko-Nutzen-Abwägung einzusetzen.

Embryotox: **ja** (grau). Anwendung nicht empfohlen.

Sicherheit und Wirksamkeit bei Kindern/Jugendlichen < 16. LJ nicht erwiesen. Anwendung nicht empfohlen.

PRISCUS-Liste (PIM): **ja.** Erhöhtes Risiko für Agranulozytose und Myokarditis. Empfindlicher für anticholinerge UAW, orthostatische Hypotension und Tachykardie. Start low, go slow.

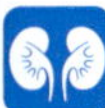
Dosisanpassung bei leichter bis mittelschwerer Niereninsuffizienz. Kontraindiziert bei schwerer Niereninsuffizienz.

Bei leichter bis mittelschwerer Leberinsuffizienz vorsichtige Dosierung und regelmäßige Kontrolle der Leberwerte. Kontraindiziert bei schwerer Leberinsuffizienz.

Cimetidin und Erythromycin können Wirkung verstärken. Kaffee und Nikotin beeinflussen die Wirksamkeit von Clozapin. Wirkung von α-Sympathomimetika und Levodopa wird abgeschwächt. Zusammen mit Lithium Verstärkung zentralnervöser UAW.

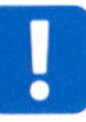
Senkt die Krampfschwelle. Gemäß Leitlinien keine Therapie Ersterkrankter. Nach Wirkungseintritt Therapie für mindestens 6 Monate sinnvoll. Ausschleichend absetzen. Ziel bei jedem Patienten ist die niedrigste wirksame Dosis.

Melperon

Fokus Praxis

Früherer Begriff

Atypische Antipsychotika/Neuroleptika

Wirkmechanismus

„Niedrig potente" Antipsychotika → gering antipsychotisch, stark sedierend, antiemetisch und anticholinerg. Schwach antidopaminerg durch Blockade des postsynaptischen D_2-Rezeptors in mesolimbischen und mesokortikalen Bereichen des ZNS (nigrostriatal noch geringere Potenz → wenig EPS). Zudem Wirkung an Serotoninrezeptoren und geringer α_1-Antagonismus (kurzfristige Hypotension und sedierende Wirkung).

21

Pharmakokinetik

Orale Bioverfügbarkeit (BV)	Plasmaproteinbindung (PPB)	Halbwertszeit (HWZ)	Elimination
60 %	50 %	4–8 h	Überwiegend renal

Indikationen

Behandlung von Schlafstörungen, Verwirrtheitszuständen und zur Dämpfung von psychomotorischer Unruhe und Erregungszuständen, insbesondere bei Patienten der Geriatrie und Psychiatrie. Psychosen, Oligophrenie, organisch bedingte Demenz, Psychoneurosen (wenn Tranquilizer aufgrund von Unverträglichkeit oder Abhängigkeitsgefahr nicht angewendet werden können). Alkoholkrankheit.

Unerwünschte Arzneimittelwirkungen (UAW)

Müdigkeit, Überhang am Morgen, orthostatische Dysregulation, Hypotonie, Tachykardie, EPS, Parkinson-Syndrom, Akathisie.

Kontraindikationen

Überempfindlichkeit gegenüber anderen Butyrophenonen. Akute Vergiftungen und komatöse Zustände durch Alkohol, Opiate, Hypnotika oder zentral dämpfende Psychopharmaka. Hochgradige Leberinsuffizienz. Anamnestisch bekanntes malignes neuroleptisches Syndrom. Kinder < 12. LJ. Stillzeit.

Embryotox: **ja** (grau). Sollte grundsätzlich nicht angewandt werden. Bei Neueinstellung besser erprobte Sedativa bevorzugen (z. B. Promethazin). Bei Schlafstörungen: Diphenhydramin, Amitriptylin.

Embryotox: **ja** (grau). Kontraindiziert. Wenn zwingend erforderlich nach sorgfältiger Risiko-Nutzen-Abwägung, dann abstillen.

Kontraindiziert < 12. LJ. Dosierung s. Fachinformation.

PRISCUS-Liste (PIM): **nein.** Empfohlene Substanz der PRISCUS-Liste. Vorsichtig dosieren, häufig geringe Dosis ausreichend (höhere Empfindlichkeit).

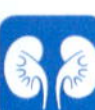
Vorsichtig dosieren. Retentionsparameter regelmäßig kontrollieren und ggf. Dosisanpassung.

Vorsichtig dosieren. Leberwerte regelmäßig kontrollieren und ggf. Dosisanpassung. Kontraindiziert bei schwerer Leberinsuffizienz (Child-Pugh C).

Mittelstarker Inhibitor von CYP2D6. U. a. Wirkungsabschwächung von Codein und Tramadol (Prodrugs, aktiviert durch CYP2D6). Koffein hemmt Aufnahme von Melperon. Wirkung von Dopaminagonisten kann abgeschwächt werden (z. B. Levodopa). Anticholinergika und Antihypertensiva in Wirkung verstärkt.

Melperon senkt wie alle antipsychotischen Medikamente die Krampfschwelle. Günstigstes Nutzen-Risiko-Verhältnis aller Neuroleptika.

PRAXISTIPPS

- Achtung bei Demenz! So kurz und gering dosiert wie möglich. Erhöhtes Mortalitätsrisiko (v. a. Haloperidol) und Risiko für zerebrovaskuläre Ereignisse! Sturzrisiko durch zu starke Sedierung (Kim et al., 2011).
- Zugelassen für Schlafstörungen bei geriatrischen Patienten. Vorteil ist die fehlende anticholinerge Wirkung (z. B. 10 ml zur Nacht bei Bedarf).

21

Olanzapin

Früherer Begriff

Atypische Antipsychotika/Neuroleptika

Wirkmechanismus

Antagonismus an zentralen Serotonin ($5HT_2$)- und Dopamin (D_2)-Rezeptoren ($5HT_2 > D_2$) → antimanisch und stimmungsstabilisierend.

Pharmakokinetik

Orale Bioverfügbarkeit (BV)	Plasmaproteinbindung (PPB)	Halbwertszeit (HWZ)	Elimination
Ca. 80 %	93 %	21–54 h	Überwiegend renal

Indikationen

Schizophrenie. Mäßig schwere bis schwere manische Episoden. Phasenprophylaxe bei Patienten mit bipolarer Störung.

Unerwünschte Arzneimittelwirkungen (UAW)

Eosinophilie, Appetit- und Gewichtszunahme, Anstieg diverser Laborparameter (Transaminasen, Cholesterin, Glukose, Triglyzeride), Glukosurie, Müdigkeit und Schläfrigkeit, Schwindel, Akathisie, Parkinson-Syndrom, Dyskinesie, orthostatische Hypotonie, Obstipation, Mundtrockenheit, Exanthem, erektile Dysfunktion, Libidoverlust, Asthenie, Ödeme.

Kontraindikationen

Patienten mit bekanntem Risiko für ein Engwinkelglaukom.

Embryotox: **ja** (grau). Anwendung grundsätzlich nicht empfohlen, nur in Ausnahmefällen nach sorgfältiger Risiko-Nutzen-Abwägung. Bei Neueinstellung besser verträgliche Antipsychotika bevorzugen (z. B. Quetiapin oder Risperidon). Gut eingestellte Patienten und Gravidität: kein Therapiewechsel empfohlen.

Embryotox: **ja** (grau). Übergang in Muttermilch. Patientin sollte geraten werden, während Therapie nicht zu stillen.

Anwendung < 18. LJ nicht empfohlen. Fehlende Daten zu Sicherheit und Wirksamkeit.

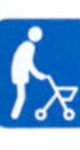

PRISCUS-Liste (PIM): **ja.** Niedrigste Anfangsdosis. Start low, go slow. Vorsichtig dosieren. Erhöhtes Risiko zerebrovaskulärer Ereignisse in Verbindung mit Alter > 75. LJ und Demenz. Höheres Sterblichkeitsrisiko bei Patienten > 65. LJ. Alternativ empfohlene Substanzen der PRISCUS-Liste: Melperon, Pipamperon.

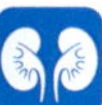

Niedrigste Anfangsdosis. Start low, go slow. Vorsichtig dosieren. Retentionsparameter regelmäßig kontrollieren.

Niedrigste Anfangsdosis. Start low, go slow. Vorsichtig dosieren. Leberwerte regelmäßig kontrollieren.

Hepatische Metabolisierung via CYP1A2 und CYP2D6 (Substrat). Zunahme der Olanzapin-Clearance bei gleichzeitiger Behandlung mit Carbamazepin und bei Nikotinkonsum (Induktoren von CYP1A2). Fluvoxamin vermindert die Olanzapin-Clearance (Hemmer CYP2A1). Olanzapin kann Wirkung von direkten und indirekten Dopaminantagonisten abschwächen.

Cave: Malignes neuroleptisches Syndrom (MNS) möglich! Red Flags: hohes Fieber, Tachykardie, Tachypnoe, Vigilanzminderung, Verwirrtheit, Akinese, Tremor, Rigor.

Opipramol

Früherer Begriff

Atypische Antipsychotika/Neuroleptika

Wirkmechanismus

Antagonismus an H_1-, D_2-, $5HT_2A$-, α_1-Rezeptoren, Beeinflussung von NMDA-Rezeptoren sowie Transmission/Stoffwechsel von Dopamin im ZNS → sedierend, anxiolytisch, stimmungsaufhellend.

Pharmakokinetik

Orale Bioverfügbarkeit (BV)	Plasmaproteinbindung (PPB)	Halbwertszeit (HWZ)	Elimination
Sehr gut	91 %	6–9 h	Renal (70 %) > biliär (ca. 30 %)

Indikationen

Generalisierte Angststörungen. Somatoforme Störungen.

Unerwünschte Arzneimittelwirkungen (UAW)

Hypotonie, orthostatische Dysregulation, Müdigkeit, Mundtrockenheit, verstopfte Nase.

Kontraindikationen

Gleichzeitige Anwendung mit MAO-Hemmern. Akute Vergiftungen und komatöse Zustände durch Alkohol, Opiate, Hypnotika oder zentral dämpfende Psychopharmaka. Akuter Harnverhalt, akutes Delir, unbehandeltes Engwinkelglaukom, Prostatahypertrophie mit Restharnbildung, paralytischer Ileus, höhergradiger AV-Block, diffuse (supra-)ventrikuläre Reizleitungsstörungen.

Embryotox: **ja** (grau). Anwendung nur in Ausnahmefällen nach sorgfältiger Risiko-Nutzen-Abwägung. Bei Neueinstellung besser erprobte Medikamente bevorzugen (z. B. Promethazin oder Amitriptylin).

Embryotox: **ja** (grau). Anwendung grundsätzlich nicht empfohlen. Bei zwingender Indikation abstillen.

Anwendung < 18. LJ nicht empfohlen. Wirksamkeit und Sicherheit nicht nachgewiesen.

PRISCUS-Liste (PIM): **nein.** Empfohlene Substanz der PRISCUS-Liste. Vorsichtige Anwendung. Start low, go slow.

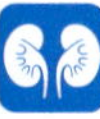
Vorsichtige Anwendung, ggf. Dosisreduktion.

Vorsichtige Anwendung.

Nicht mit MAO-Hemmern kombinieren (mindestens 14 Tage Pause!). Keine gleichzeitige Therapie mit potenziell die QT-Zeit verlängernden Medikamenten: Amiodaron, Makrolidantibiotika, Anti-Malaria-Mittel, Neuroleptika, H_1-Antihistaminika. SSRI können in ihrer Wirkung verstärkt werden. Fluoxetin und Fluvoxamin steigern die Blutkonzentration von Opipramol.

Bei Langzeitbehandlung Kontrolle der Leberwerte. Bei gleichzeitiger Einnahme von Thyroidpräparaten auf das Auftreten unerwünschter kardiovaskulärer Wirkungen achten. Suizidgedanken und -pläne vor Therapiebeginn aktiv erfragen, Suizide im Zusammenhang mit Opipramol beschrieben. Opipramol verursacht keine Abhängigkeit.

21

Pipamperon

Früherer Begriff

Atypische Antipsychotika/Neuroleptika

Wirkmechanismus

Zentrale Blockade von Dopaminrezeptoren (D_4 >> D_2). Ebenfalls hohe Affinität zu serotonergen ($5HT_2$-)Rezeptoren → gering antipsychotisch, stark sedativ-hypnotisch und erregungsdämpfend. Keine anticholinerge Wirkung, sehr gering ausgeprägte extrapyramidal-motorische Wirkung.

Pharmakokinetik

Orale Bioverfügbarkeit (BV)	Plasmaproteinbindung (PPB)	Halbwertszeit (HWZ)	Elimination
k. A.	36 %	17–22 h	Überwiegend renal

Indikationen

Schwach potentes Neuroleptikum bei Schlafstörungen, insbesondere bei geriatrischen Patienten, psychomotorischen Erregungszuständen.

Unerwünschte Arzneimittelwirkungen (UAW)

Depression, Somnolenz, Zahnradphänomen, Hypertonie, Akathisie, okulogyre Krise, Opisthotonus, Dyskinesie, Tachykardie, orthostatische Hypotonie, Erbrechen, Urtikaria, muskuläre Spastik, Amenorrhö, Gangstörungen, Asthenie.

Kontraindikationen

Überempfindlichkeit gegenüber anderen Butyrophenonen. Akute Vergiftungen und komatöse Zustände durch Alkohol, Opiate, Hypnotika oder zentral dämpfende Psychopharmaka. Erkrankungen der Basalganglien (z. B. Morbus Parkinson). Schwangerschaft, Stillzeit.

Embryotox: **ja** (grau). Kontraindiziert! Bei Neueinstellung besser erprobte Sedativa bevorzugen (z. B. Promethazin; bei Schlafstörungen auch Diphenhydramin, Amitriptylin).

Embryotox: **ja** (grau). Kontraindiziert!

Begrenzte Wirksamkeit und Verträglichkeit. Anwendung nur nach sorgfältiger Risiko-Nutzen-Abwägung. Dosisanpassung erforderlich (s. Fachinformation).

PRISCUS-Liste (PIM): **nein.** Empfohlene Substanz der PRISCUS-Liste. Vorsichtig dosieren, häufig geringe Dosis ausreichend (höhere Empfindlichkeit möglich). Start low, go slow.

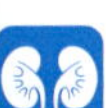
Grundsätzlich keine Dosisanpassung erforderlich.

Grundsätzlich keine Dosisanpassung erforderlich.

Interaktionspotenzial niedrig potenter Neuroleptika maßgeblich vom Verhalten zum Isoenzym CYP2D6 abhängig. Interaktion mit CYP2D6 von Pipamperon nicht sicher geklärt → vereinzelte Interaktionen (s. Fachinformation).

Pipamperon senkt wie alle antipsychotischen Medikamente die Krampfschwelle. Günstigstes Nutzen-Risiko-Verhältnis aller Neuroleptika. Aufgrund möglicher hypotensiver Effekte und möglicher QT-Zeit-Verlängerung Risikofaktoren beachten (z. B. Hypotonie, Bradykardie, Hypokaliämie, bekanntes Long-QT-Syndrom, Therapie mit Medikamenten, die eine potenzielle QT-Zeit-Verlängerung bewirken).

Promethazin

Früherer Begriff

Atypische Antipsychotika/Neuroleptika

Wirkmechanismus

Potentes Antihistaminikum durch Antagonismus am zentralen H_1-Rezeptor („H_1-Antihistaminikum") → antihistaminerg (H_1-R) und anticholinerg (ACh-R). Geringer Antagonismus an 5-HT- (antiserotonerg), α_1- und NMDA-Rezeptoren beschrieben → stark sedierende und gering antipsychotische Eigenschaften. Zudem antiemetisch.

Pharmakokinetik

Orale Bioverfügbarkeit (BV)	Plasmaproteinbindung (PPB)	Halbwertszeit (HWZ)	Elimination
25 % (First-Pass-Effekt ↑)	76–93 %	10–12 h	Überwiegend renal

Indikationen

Akute Unruhe- und Erregungszustände im Rahmen psychiatrischer Grunderkrankungen. Übelkeit und Erbrechen (wenn therapeutische Alternativen nicht durchführbar sind oder nicht erfolgreich waren). Schlafstörungen im Erwachsenenalter (wenn therapeutische Alternativen nicht durchführbar sind oder nicht erfolgreich waren).

Unerwünschte Arzneimittelwirkungen (UAW)

Sedierung, Mundtrockenheit, Störung der Speichelsekretion, Reflextachykardie, EKG-Veränderungen, Hautreaktionen, verstopfte Nase, Gewichtszunahme, sexuelle Funktionsstörungen, Miktionsstörungen, Cholestase und Ikterus, Akkommodationsstörungen und Sehstörungen, Blutbildveränderungen, Agranulozytose (sehr selten).

Kontraindikationen

Überempfindlichkeit gegenüber anderen Phenothiazinen. Akute Intoxikationen mit zentraldämpfenden Arzneistoffen oder Alkohol. Schwere Blutzell- oder Knochenmarkschädigung. Kreislaufschock oder Koma. Anamnestisch bekanntes malignes neuroleptisches Syndrom (MNS) nach Promethazin. Kinder < 2. LJ.

Embryotox: **ja** (grau). Kann bei entsprechender Indikation in der Schwangerschaft und bei Kinderwunsch verordnet werden. Grundsätzlich nur bei zwingender Notwendigkeit nach Risiko-Nutzen-Abwägung.

Embryotox: **ja** (grau). Sollte während der Stillzeit nicht angewendet werden.

Kontraindiziert < 2. LJ! Dosisanpassung erforderlich (s. Fachinformation).

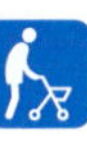

PRISCUS-Liste (PIM): **nein.** Keine altersbedingte Dosisanpassung erforderlich. Erhöhte Sturzgefahr aufgrund des sedierenden Effekts. Erhöhte Mortalität aufgetreten bei älteren Menschen mit Demenz, die mit konventionellen Antipsychotika behandelt wurden → nicht zugelassen zur Behandlung von Verhaltensstörungen, die mit einer Demenzerkrankung zusammenhängen.

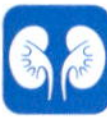

Keine Dosisanpassung erforderlich.

Keine Dosisanpassung erforderlich.

Hepatische Metabolisierung via CYP2D6 (Substrat). Keine gleichzeitige Therapie mit potenziell die QT-Zeit verlängernden Medikamenten: Amiodaron, Makrolidantibiotika, Anti-Malaria-Mittel, Neuroleptika, H_1-Antihistaminika.

Cave: Malignes neuroleptisches Syndrom (MNS) möglich! Red Flags: hohes Fieber, Tachykardie, Tachypnoe, Vigilanzminderung, Verwirrtheit, Akinese, Tremor, Rigor.

Quetiapin

Früherer Begriff

Atypische Antipsychotika/Neuroleptika

Wirkmechanismus

Blockade von zentralen D_1-/D_2-Rezeptoren, antiserotonerg ($5HT_2$-Rezeptor), antihistaminerg (H_1-Rezeptor), anti-αA_1-adrenerg → antipsychotisch, antidepressiv. Aktiver Metabolit: N-Desalkylquetiapin.

Pharmakokinetik

Orale Bioverfügbarkeit (BV)	Plasmaproteinbindung (PPB)	Halbwertszeit (HWZ)	Elimination
Sehr gut	Ca. 83 %	7 h	Renal (ca. 73 %) > biliär (ca. 21 %)

Indikationen

Schizophrenie. Bipolare Störungen.

Unerwünschte Arzneimittelwirkungen (UAW)

Blutbildveränderungen (Hb ↓, Leukopenie), Hyperprolaktinämie, Abnahme von $T_3/_4$, Anstieg diverser Laborparameter (TSH, Triglyzeride, Glukose, Cholesterin, Transaminasen, GGT), Appetit und Gewicht ↑, abnormale Träume, Suizidgedanken/-verhalten, Schwindel, Somnolenz, Kopfschmerzen, Synkopen, EPS, Dysarthrie, Tachykardie und Palpitationen, verschwommenes Sehen, orthostatische Hypotonie, Dyspnoe, Dyspepsie, Mundtrockenheit, Übelkeit/Erbrechen, Ödeme.

Kontraindikationen

Gleichzeitige Anwendung von Quetiapin und CYP3A4-Inhibitoren wie HIV-Proteasehemmer, Antimykotika vom Azoltyp, Erythromycin, Clarithromycin und Nefazodon.

Embryotox: **ja** (grau). Anwendung grundsätzlich nur nach Risiko-Nutzen-Abwägung. Sicherheit und Wirksamkeit in der Schwangerschaft nicht belegt. Verordnung bei entsprechender Indikation in der Schwangerschaft und bei Kinderwunsch möglich.

Embryotox: **ja** (grau). Anwendung grundsätzlich nur nach Risiko-Nutzen-Abwägung. Bisher gute Verträglichkeit beobachtet. Stillen bei Monotherapie und guter Beobachtung des Kindes akzeptabel.

Anwendung < 18. LJ nicht empfohlen (unzureichende Datenlage).

PRISCUS-Liste (PIM): **nein.** Vorsichtige Dosierung. Start low, go slow.

Keine Dosisanpassung erforderlich.

Vorsichtige Dosierung. Start low, go slow. Dosis je nach individuellem Ansprechen und Verträglichkeit.

Hepatische Metabolisierung via CYP3A4 (Substrat) → keine Kombination von Quetiapin und CYP3A4-Inhibitoren wie HIV-Proteasehemmer, Antimykotika vom Azoltyp, Erythromycin, Clarithromycin und Nefazodon. Nicht mit Grapefruitsaft einnehmen. Carbamazepin, Phenytoin → Plasmaspiegel Quetiapin ↓.

Für jede Indikation unterschiedliches Dosierungsschema → sicherstellen, dass Patient eindeutige Informationen zu geeigneter Dosierung für seine Erkrankung erhält. Vor Therapiebeginn Suizidgedanken und -pläne aktiv und direkt erfragen! **Cave:** Malignes neuroleptisches Syndrom (MNS) möglich!

Risperidon

Früherer Begriff

Atypische Antipsychotika/Neuroleptika

Wirkmechanismus

Selektive Hemmung von Serotonin- ($5HT_2$-), Dopamin-(D_2-) und α_1-Rezeptoren. Aktiver Metabolit: 9-Hydroxy-Risperidon (CYP2D6).

21

Pharmakokinetik

Orale Bioverfügbarkeit (BV)	Plasmaproteinbindung (PPB)	Halbwertszeit (HWZ)	Elimination
70 %	90 %	3 h	Renal (70 %) > biliär (14 %)

Indikationen

Chronische Schizophrenie. Kurzzeitbehandlung (bis 6 Wochen) anhaltender Aggression bei mäßiger bis schwerer Alzheimer-Demenz mit einem Risiko für Eigen- und Fremdgefährdung.

Unerwünschte Arzneimittelwirkungen (UAW)

Kopfschmerzen, Angstzustände, Schlaflosigkeit, Agitation, Sedierung.

Kontraindikationen

Nichtmedikamentös bedingte Hyperprolaktinämie.

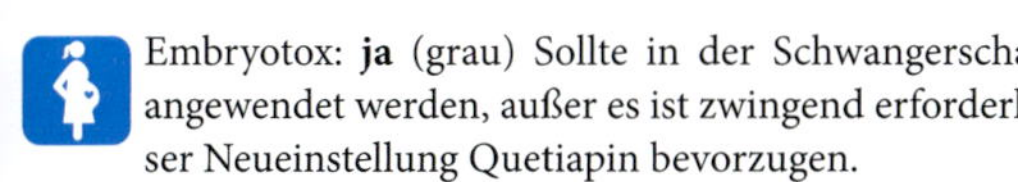
Embryotox: **ja** (grau) Sollte in der Schwangerschaft grundsätzlich nicht angewendet werden, außer es ist zwingend erforderlich. Bei medikamentöser Neueinstellung Quetiapin bevorzugen.

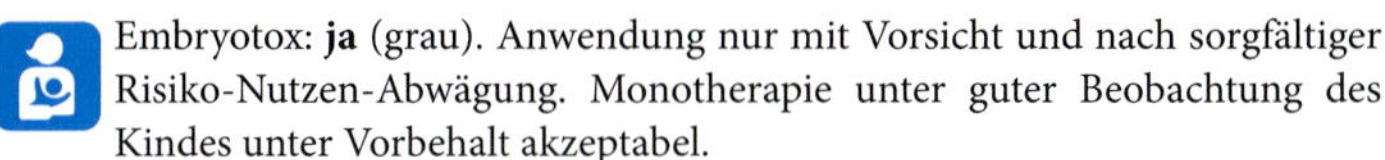
Embryotox: **ja** (grau). Anwendung nur mit Vorsicht und nach sorgfältiger Risiko-Nutzen-Abwägung. Monotherapie unter guter Beobachtung des Kindes unter Vorbehalt akzeptabel.

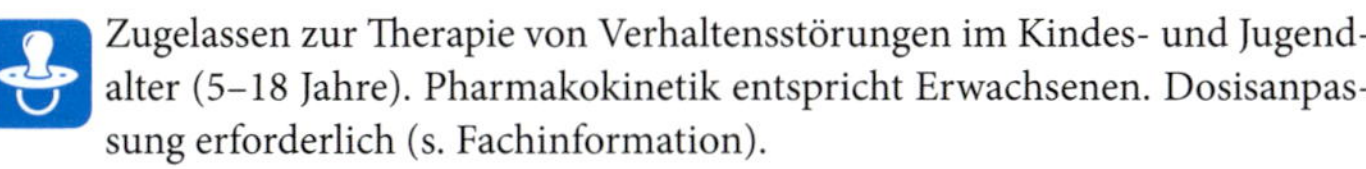
Zugelassen zur Therapie von Verhaltensstörungen im Kindes- und Jugendalter (5–18 Jahre). Pharmakokinetik entspricht Erwachsenen. Dosisanpassung erforderlich (s. Fachinformation).

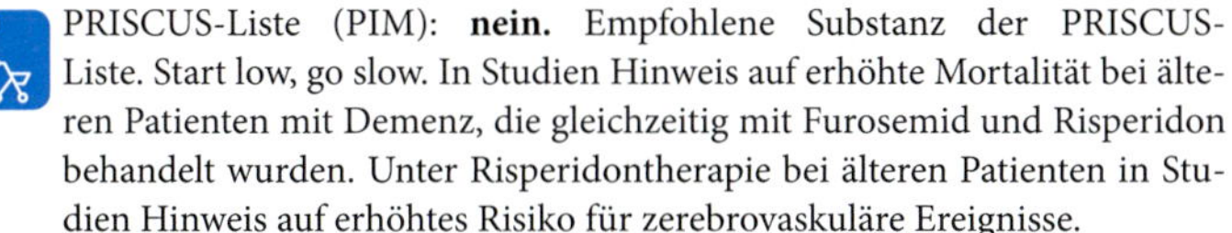
PRISCUS-Liste (PIM): **nein.** Empfohlene Substanz der PRISCUS-Liste. Start low, go slow. In Studien Hinweis auf erhöhte Mortalität bei älteren Patienten mit Demenz, die gleichzeitig mit Furosemid und Risperidon behandelt wurden. Unter Risperidontherapie bei älteren Patienten in Studien Hinweis auf erhöhtes Risiko für zerebrovaskuläre Ereignisse.

Vorsichtige Dosierung. Beginn mit halber Standarddosis.

Vorsichtige Dosierung. Beginn mit halber Standarddosis.

Hepatische Metabolisierung via CYP3A4 und CYP2D6. Folgende Medikamente verringern den Plasmaspiegel von Risperidon: Carbamazepin, Induktoren CYP3A4 (Rifampicin, Phenytoin, Phenobarbital). Inhibitoren von CYP2D6 erhöhen den Plasmaspiegel (Fluoxetin, Paroxetin, Chinidin).

Cave: malignes neuroleptisches Syndrom (MNS) möglich.

NE-/5-HT-Verstärkung (Norepinephrin-/5-Hydroxytryptamin-Verstärkung)

Hermann C. Römer

22.1 Monoaminoxidase-Inhibitoren

Moclobemid

Früherer Begriff

–

Wirkmechanismus

Moclobemid ist ein Morpholin- und chloriertes Benzamidderivat, hemmt die Monoaminoxidase A reversibel und erhöht die extrazelluläre Konzentrationen der Neurotransmitter Noradrenalin, Dopamin und Serotonin.

Pharmakokinetik

Orale Bioverfügbarkeit (BV)	Plasmaproteinbindung (PPB)	Halbwertszeit (HWZ)	Elimination
60 % (bis 80 % nach Mehrfachverabreichung)	50 %	1–4 h	Renal

Indikationen

Depressive Syndrome, soziale Phobie.

Unerwünschte Arzneimittelwirkungen (UAW)

Hautausschläge, Schlafstörungen, Angstgefühle, Schwindel, Kopfschmerzen, Übelkeit und Mundtrockenheit.

Kontraindikationen

Akute Verwirrtheitszustände, Kombination mit Selegilin, Pethidin und serotoninergen Arzneistoffen, wie beispielsweise SSRI und anderen Antidepressiva, Phäochromozytom.

Embryotox: **ja** (grau). Im Tierversuch kein Hinweis auf Teratogenität, bei geplanter Schwangerschaft besser erprobtes Antidepressivum, eine Neueinstellung vermeiden.

Embryotox: **ja** (grau). Unter Vorbehalt akzeptabel, gute Beobachtung des Kindes erforderlich.

Kontraindiziert.

PRISCUS-Liste (PIM): **nein.** Dosisanpassung nicht erforderlich.

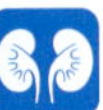
Dosisanpassung nicht erforderlich.

Dosisanpassung nicht erforderlich.

Opioide, MAO-Hemmer, Cimetidin, serotoninerge Wirkstoffe, Antidepressiva, Benzodiazepine, Sympathomimetika, Triptane und tyraminhaltige Lebensmittel.

Keine.

Tranylcypromin

Früherer Begriff

–

Wirkmechanismus

Hemmt die Monoaminoxidase A und B irreversibel und erhöht die extrazellulären Konzentrationen der Neurotransmitter Noradrenalin, Dopamin und Serotonin.

Pharmakokinetik

Orale Bioverfügbarkeit (BV)	Plasmaproteinbindung (PPB)	Halbwertszeit (HWZ)	Elimination
k. A.	k. A.	1,5–2,5 h	Renal Biliär

Indikationen

Depression (Reservemittel bei Therapieversagen oder Kontraindikationen anderer antidepressiver Standardmedikamente).

Unerwünschte Arzneimittelwirkungen (UAW)

Schlafstörungen, Hypotonie, Orthostase-Reaktionen, Angstzustände, Agitiertheit, Unruhe, Schwindel, Mundtrockenheit, Müdigkeit, Herzklopfen, Gewichtszunahme, Schwächegefühl.

Kontraindikationen

Phäochromozytom, Karzinoid, vaskuläre Erkrankungen des Gehirns, Gefäßfehlbildungen, schwere Formen der Hypertonie, Leber-, Niereninsuffizienz, Diabetes insipidus, maligne Hyperthermie, akutes Delir, Kombination mit SSRI, Clomipramid, Venlafaxin, Duloxetin, Sibutramin, Milnacipran, L-Tryptophan, Serotoninagonisten (Triptane, Buspiron Imipramin), indirekte Sympathomimetika, Amphetamine, Pethidin, Tramadol, Dextromethorphan, Disulfiram, Levodopa ohne Decarboxylase-Hemmstoffe.

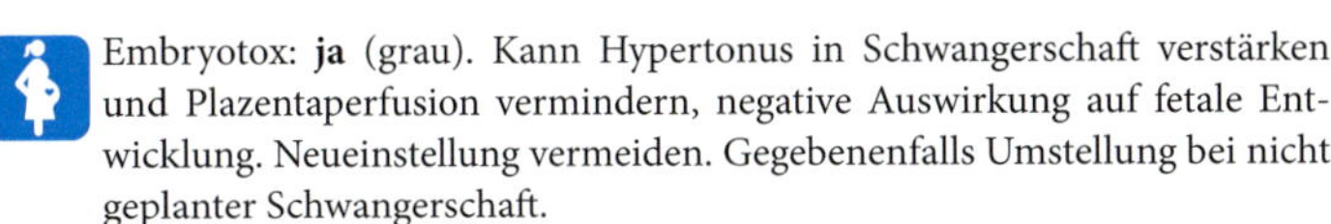

Embryotox: **ja** (grau). Kann Hypertonus in Schwangerschaft verstärken und Plazentaperfusion vermindern, negative Auswirkung auf fetale Entwicklung. Neueinstellung vermeiden. Gegebenenfalls Umstellung bei nicht geplanter Schwangerschaft.

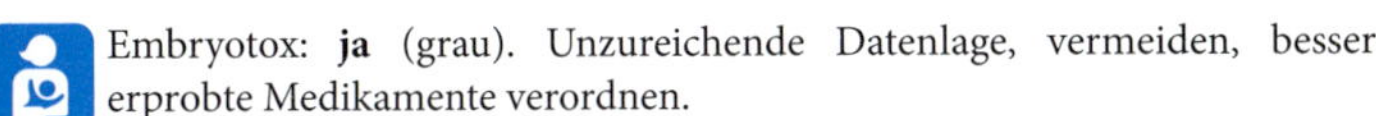

Embryotox: **ja** (grau). Unzureichende Datenlage, vermeiden, besser erprobte Medikamente verordnen.

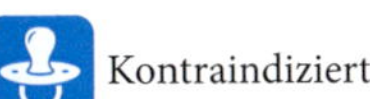

Kontraindiziert.

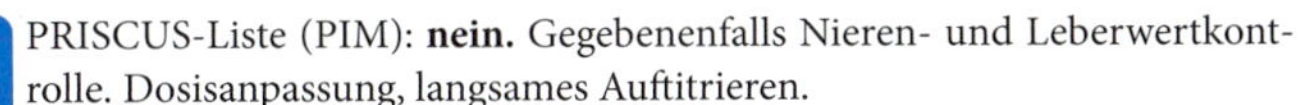

PRISCUS-Liste (PIM): **nein.** Gegebenenfalls Nieren- und Leberwertkontrolle. Dosisanpassung, langsames Auftitrieren.

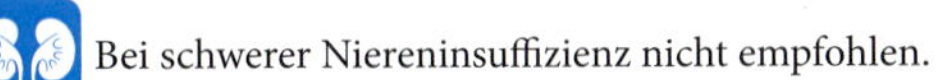

Bei schwerer Niereninsuffizienz nicht empfohlen.

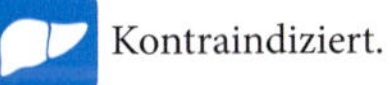

Kontraindiziert.

Insulin, orale Antidiabetika, Bupropion, zentral dämpfende Medikamente (Neuroleptika, Antidepressiva, Schmerzmedikamente, Benzodiazepine).

Da MAO-A und MAO-B auch am Abbau des blutdrucksteigernden Tyramins beteiligt sind, kann die gleichzeitige Einnahme von tyraminreichen Nahrungsmitteln (z. B. Käse) und Tranylcypromin, hypertensive Krisen auslösen. Daher müssen Patienten, die mit Tranylcypromin behandelt werden, besondere Diätvorschriften einhalten. Nach Absetzen von Tranylcypromin ist eine 14-tägige Behandlungspause vor Beginn einer Behandlung mit einem Medikament empfohlen, das mit Tranylcypromin unverträglich ist. Bei planbaren operativen Eingriffe ggf. Medikament vorher absetzen (Interaktion mit Narkosemitteln).

22.2 Nichtselektive Monoamin-Wiederaufnahme-Inhibitoren

(NSMRIs)

Amitriptylin

Früherer Begriff

Trizyklische Antidepressiva (TZA)

Wirkmechanismus

Hemmt die Wiederaufnahme von Noradrenalin und Serotonin aus dem synaptischen Spalt, auch antiadrenerge, anticholinerge und antihistaminerge Eigenschaften. Wird von CYP3A4 biotransformiert in Hauptmetabolit Nortriptylin (Noradrenalin-Wiederaufnahmehemmer).

22

Pharmakokinetik

Wird auch als Amitriptylinoxid als Prodrug von Amitriptylin verabreicht.

Orale Bioverfügbarkeit (BV)	Plasmaproteinbindung (PPB)	Halbwertszeit (HWZ)	Elimination
50 %	95 %	10–28 h Metabolit Nortriptylin 30 h	Extrarenal

Indikationen

Depression, chronische Schmerzen.

Unerwünschte Arzneimittelwirkungen (UAW)

Sehstörungen, Gewichtszunahme, Kopfschmerzen, Schwindel, Tremor, Schläfrigkeit, Mundtrockenheit, Verstopfung, Übelkeit, Herzklopfen, Hypotonie und vermehrtes Schwitzen.

Kontraindikationen

MAO-Hemmer (nichtselektive, ebenso wie selektive Inhibitoren der MAO-A [Moclobemid] und MAO-B [Selegilin]), Thioridazin (ein CYP2D6-Substrat), Tramadol (ein CYP2D6-Substrat).

Embryotox: **ja** (grau). Plazentagängig, kein Verdacht auf teratogene Eigenschaften, Mittel der Wahl in der Schwangerschaft.

Embryotox: **ja** (grau). Wird in die Muttermilch übertragen. Gehört zu Antidepressiva der Wahl in der Stillzeit.

Keine Studienlage, daher vermeiden. Bei Enuresis nocturna ab 6. LJ.

PRISCUS-Liste (PIM): **nein.** Dosisanpassung nicht erforderlich.

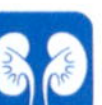
Dosisanpassung nicht erforderlich.

Gegebenenfalls Dosisanpassung, regelmäßige Kontrolle.

Hepatische Metabolisierung via CYP2C19, CYP2D6, CYP3A4, P-Glykoprotein. Bupropion, Chinidin, Fluoxetin, Paroxetin, trizyklische Antidepressiva (TZA), Sympathomimetika, Adrenozeptorblocker, Anticholinergika, Arzneistoffe, die das QT-Intervall verlängern; Methadon, Hypokaliämie induzierende Diuretika, Antimykotika.

Bei hoher Dosierung können kardiale Arrhythmien und schwere Hypotonie auftreten. Bei Patienten mit vorbestehender Herzkrankheit kann dies auch unter normaler Dosierung der Fall sein. Bei Vergiftungen ist wegen hoher Kardiotoxizität intensivmedizinische Überwachung erforderlich.

Clomipramin

Früherer Begriff

Trizyklische Antidepressiva (TZA)

Wirkmechanismus

Hemmt die Wiederaufnahme von Noradrenalin und Serotonin aus dem synaptischen Spalt.

Pharmakokinetik

Aktiver Metabolit wird von CYP2D6-N-Desmethylclomipramin gebildet.

Orale Bioverfügbarkeit (BV)	Plasmaproteinbindung (PPB)	Halbwertszeit (HWZ)	Elimination
50 % Retardierte Form 90 %	98 %	21 h Metabolit 36 h	Renal (2/3) > biliär (1/3)

Indikationen

Depression, Zwangsstörung, Phobien, chronische Schmerzen, Halluzinationen, Schlaflähmung, Kataplexie, Enuresis nocturna.

Unerwünschte Arzneimittelwirkungen (UAW)

Gewichtszunahme, sexuelle Funktionsstörungen (Störung von Libido und Potenz), Galaktorrhö, Gynäkomastie, Benommenheit, Müdigkeit, innere Unruhe, Appetitsteigerung.

Kontraindikationen

Akute Intoxikationen mit zentraldämpfenden Pharmaka wie Hypnotika, Analgetika oder Psychopharmaka oder mit Alkohol, akutes Harnverhalten, akute Delirien, unbehandeltes Engwinkelglaukom, Prostatahyperplasie mit Restharnbildung, Pylorusstenose, paralytischer Ileus, gleichzeitige Gabe von MAO-Hemmern (nach Behandlung mit MAO-Hemmern Intervall von mindestens 14 Tagen einhalten), akutes Stadium eines Myokardinfarkts, angeborenes QT-Syndrom mit verlängertem QT-Intervall.

Embryotox: **ja** (grau). Bei geplanter Schwangerschaft anderes Medikament, bei gut eingestellter Patientin kein Therapiewechsel indiziert.

Embryotox: **ja** (grau). Stillen bei Monotherapie und guter Beobachtung des Kindes akzeptabel.

Ab 5. LJ Dosisanpassung, keine Daten zur Langzeitbehandlung.

PRISCUS-Liste (PIM): **nein.** Dosisanpassung nicht erforderlich.

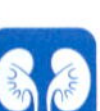
Dosisanpassung nicht erforderlich.

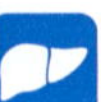
Dosisanpassung nicht erforderlich.

Antidepressiva, Gyrase-Hemmer, Clonidin, Antiarrhythmika, tri- und tetrazyklische Stoffe, die das QT-Intervall verlängern; Serotonin-Wiederaufnahmehemmer, Neuroleptika, Antibiotika, Proteinkinase-Inhibitoren, MAO-Hemmer, Clozapin, Stoffe mit potenziell myelotoxischen UAW, CYP2D6-Substrate, Artemether, Lumefantrin.

Plötzliches Absetzen einer längerfristigen, hochdosierten Therapie vermeiden, da mit Absetzsymptomen wie Unruhe, Schweißausbrüchen, Übelkeit, Erbrechen und Schlafstörungen zu rechnen ist.

22.3 Selektive Serotonin-Noradrenalin-Wiederaufnahme-Inhibitoren

(SSNRIs)

Venlafaxin

Früherer Begriff

Antidepressiva

Wirkmechanismus

Vermindert die Wiederaufnahme (**Reuptake**) von Serotonin und Noradrenalin in die präsynaptischen Vesikel an bestimmten Synapsen im Gehirn → dadurch vermehrtes Angebot dieser Neurotransmitter im synaptischen Spalt.

22

Pharmakokinetik

CYP2D6 aktiviert zum Metaboliten O-Desmethylvenlafaxin, CYP3A4 zum Metaboliten N-Desmethylvenlafaxin.

Orale Bioverfügbarkeit (BV)	Plasmaproteinbindung (PPB)	Halbwertszeit (HWZ)	Elimination
40–45 %	27–30 %	5 h 11 h aktiver Metabolit O-Desmethylvenlafaxin	Renal

Indikationen

Depression, Angststörungen, Panikstörungen.

Unerwünschte Arzneimittelwirkungen (UAW)

Magen-Darm-Beschwerden, vermehrte Unruhe und diffuse Angstzustände. Psychotische Reaktionen, eventuell als Folge der dopaminergen Wirkung. Vermehrte (Nacht-)Schweißbildung, Hypertonus, Herzbeschwerden, Übelkeit, Erbrechen, Appetitlosigkeit, Verstopfung, Schwindel, Schlaflosigkeit, Nervosität, Zähneknirschen, Zittern, Benommenheit und Müdigkeit, sexuelle Funktionsstörungen, Libido vermindert.

Kontraindikationen

MAO-Hemmer.

Embryotox: **ja** (grau). Nur bei zwingender Indikation.

Embryotox: **ja** (grau). Generell möglich. Beobachten des Kindes.

> 18. LJ. Geringe Studienlage, bei Jugendlichen Zunahme Suizidgefahr.

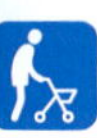
PRISCUS-Liste (PIM): **nein.** Dosisanpassung bzw. geringere Anfangsdosis.

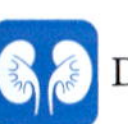
Dosisanpassung bei starker Niereninsuffizienz.

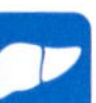
Dosisanpassung.

Andere Psychopharmaka. Wechselwirkungen: Johanniskraut, Lithium, Triptane, Serotonin-Wiederaufnahmehemmer (SSRI), Sibutramin, Tramadol, Atazanavir, Clarithromycin, Indinavir, Itraconazol, Voriconazol, Posaconazol, Ketoconazol, Nelfinavir, Ritonavir, Saquinavir und Telithromycin.

Bei langer und regelmäßiger Einnahme dieses Medikamentes sind lange Phasen des Ausschleichens erforderlich.

22.4 Selektive Serotonin-Wiederaufnahme-Inhibitoren

(SSRI)

Citalopram

Früherer Begriff

Antidepressiva

Wirkmechanismus

Spezifische Hemmung des Serotonintransporters (SERT).

Pharmakokinetik

Orale Bioverfügbarkeit (BV)	Plasmaproteinbindung (PPB)	Halbwertszeit (HWZ)	Elimination
70–100 %	<80 %	30–50 h	Hepatisch >>renal

Indikationen

Depression verschiedener Ursachen, Panikzustände, PMS.

Unerwünschte Arzneimittelwirkungen (UAW)

Schlafstörungen, Schlaflosigkeit, Übelkeit, Mundtrockenheit, Magen-Darm-Beschwerden, Nervosität, Kopfschmerzen, Schwindelgefühl, Zittern, Herzklopfen, vermehrtes Schwitzen, Akkommodationsstörungen der Augen, Kraftlosigkeit, sexuelle Störungen, Rhinitis, Serotonin-Syndrom.

Kontraindikationen

Gleichzeitige Verabreichung von MAO-Hemmern.

Embryotox: **ja** (grau). Mittel der Wahl bei Indikation. Gegebenenfalls Dosisreduktion vor Entbindung.

Embryotox: **ja** (grau). Generell möglich. Beobachten des Kindes.

Geringe Studienlage, bei Jugendlichen Zunahme Suizidgefahr.

PRISCUS-Liste (PIM): **nein.** Dosisanpassung bzw. geringere Anfangsdosis.

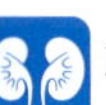

Dosisanpassung bei starker Niereninsuffizienz.

Dosisanpassung.

Hepatische Metabolisierung via CYP2D6, CYP2D19, CYP3A4. CYP1A2-Hemmung, CYP2D6-Hemmer. MAO-Hemmer wie Moclobemid, Tranylcypromin, serotonerge Wirkstoffe (z. B. Tramadol, Sumatriptan, Oxitriptan, Tryptophan (Serotoninvorstufe), Fentanyl, Johanniskrautpräparate.

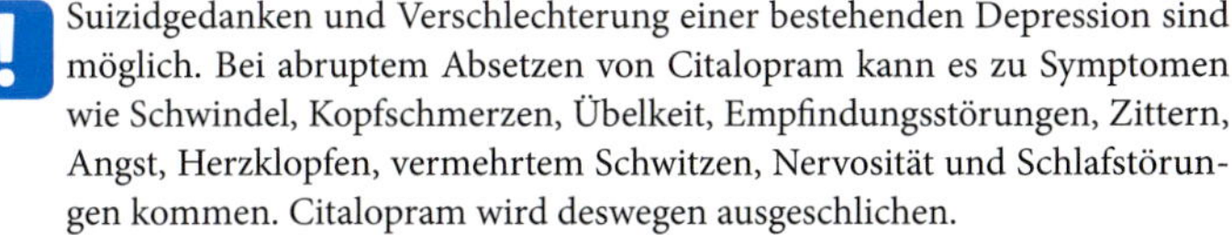

Suizidgedanken und Verschlechterung einer bestehenden Depression sind möglich. Bei abruptem Absetzen von Citalopram kann es zu Symptomen wie Schwindel, Kopfschmerzen, Übelkeit, Empfindungsstörungen, Zittern, Angst, Herzklopfen, vermehrtem Schwitzen, Nervosität und Schlafstörungen kommen. Citalopram wird deswegen ausgeschlichen.

Sertralin

Früherer Begriff

Antidepressiva

Wirkmechanismus

Selektive Wiederaufnahme von Serotonin in die präsynaptischen Nervenzellen, Serotoninanstieg im synaptischen Spalt.

Pharmakokinetik

Orale Bioverfügbarkeit (BV)	Plasmaproteinbindung (PPB)	Halbwertszeit (HWZ)	Elimination
70 %	98 %	24–26 h	Renal, fäkal

Indikationen

Episoden der Major-Depressionen, Rezidivprophylaxe von Episoden, Angst-, Zwangsstörung bei Erwachsenen und pädiatrischen Patienten im Alter von 6–17 Jahren, Panikstörungen mit oder ohne Agoraphobie, posttraumatische Belastungsstörung, soziale Phobie, PMDD (*Premenstrual dysphoric disorder*, z. B. USA).

Unerwünschte Arzneimittelwirkungen (UAW)

Schlafstörungen, Kopfschmerzen, Schwindel, Übelkeit, Diarrhö, Mundtrockenheit, Störung der Sexualfunktion beim Mann, Ejakulationsversagen, Müdigkeit.

Kontraindikationen

Kombination mit MAO-Hemmern, Kombination mit Pimozid, instabile Epilepsie, schwere Leberinsuffizienz.

Embryotox: **ja** (grau). Keine Hinweise auf erhöhte Fehlbildungsrate, funktionelle Auswirkungen beim Neugeborenen nach SSRI-Therapie. Hierzu zählen Übererregbarkeit, Tremor, erhöhter Muskeltonus, Trinkstörungen, Atemnotsyndrom, Hypoglykämie, auffälliges Schlafverhalten mit vermehrten Schreckreaktionen und verlängerten REM-Phasen sowie eine verringerte Variabilität an Verhaltensmustern. Diese postpartalen, bei zwei bis drei von zehn exponierten Kindern auftretenden Symptome wurden einerseits als Entzugssymptomatik interpretiert, andererseits aber auch als serotonerge Toxizität. Bei stabiler Einstellung Medikation unverändert fortsetzen.

Embryotox: **ja** (grau). Geringe wirksame Metaboliten im Plasma des Kindes, Antidepressivum der Wahl in der Stillzeit.

Kontraindiziert mit Ausnahme der Zwangsstörung, Erhöhtes Risiko für UAW Suizid.

PRISCUS-Liste (PIM): **nein.** Langsame Dosisanpassung, mögliches Auftreten einer Hyponatriämie.

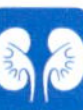

Keine Dosisanpassung erforderlich.

Reduzierte Dosis, bei schwerer Leberinsuffizienz kontraindiziert.

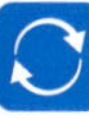

Hepatische Metabolisierung via CYP2D6 und CYP3A4. Hemmt schwach CYP2D6, CYP3A4, Alkohol; Substanzen, die QT-Intervall verlängern, Phenobarbital, Carbamazepin, Johanniskraut, Rifampicin, Triptane, Warfarin, Cimetidin, Mivacurium, Propafenon, Flecainid, trizyklische Antidepressiva, Grapefruitsaft, Proteaseinhibitoren, Ketoconazol, Itraconazol, Posaconazol, Voriconazol, Clarithromycin, Telithromycin, Nefazodon, Aprepitant, Erythromycin, Fluconazol, Verapamil, Diltiazem.

Bei einer Beendigung der Behandlung treten häufig Nebenwirkungen auf (Absetzreaktionen), besonders wenn die Behandlung plötzlich abgebrochen wird.

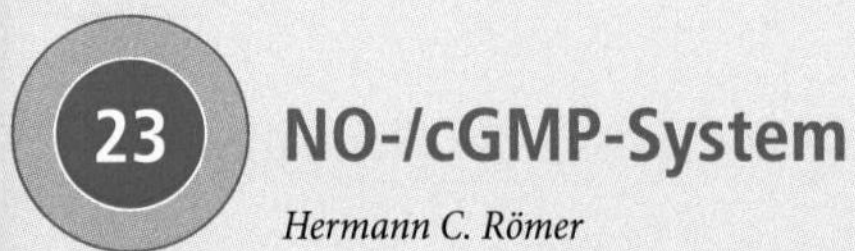

23 NO-/cGMP-System

Hermann C. Römer

23.1 NO-Donatoren

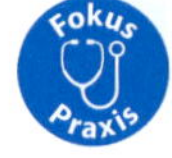

Glyceroltrinitrat

Früherer Begriff

Nitroglyzerin, „Nitro“

Wirkmechanismus

Bildung von Stickstoffmonoxid (NO), NO induziert die Guanylylzyklase → vermehrte Bildung von cGMP, Abnahme Kalziumkonzentration in Zytoplasma, Relaxation der glatten Muskulatur, Senken des myokardialen O_2-Bedarfs durch arterielle Dilatation im systemischen und pulmonalen Kreislauf (Nachlastsenker) und durch venöse Dilatation, Abnahme des venösen Rückflusses (Vorlastsenker).

Pharmakokinetik

Orale Bioverfügbarkeit (BV)	Plasmaprotein-bindung (PPB)	Halbwertszeit (HWZ)	Elimination
40–100 % (ausgeprägter First-Pass-Effekt)	60 %	3–5 min	Teilweise hepatisch

Prodrug, Metaboliten Glyceroldinitrat, -mononitrat, NO (Wirksubstanz), mit unterschiedlichen Halbwertszeiten.

Indikationen

Angina-pectoris-Anfälle, akuter Myokardinfarkt, akute Linksherzinsuffizienz, hypertone Notfälle.

Unerwünschte Arzneimittelwirkungen (UAW)

Kopfschmerzen, plötzliche Gesichtsröte, orthostatische Beschwerden, reflektorische Tachykardie, paradoxe Bradykardie, starke Hypotonie mit Kollaps, zerebrale Ischämie. Nitrattoleranz bei kontinuierlicher Verabreichung.

Kontraindikationen

Ausgeprägte Hypovolämie, erhöhter Hirndruck, obstruktive hypertrophe Kardiomyopathie, konstriktive Perikarditis, Perikarderguss, Herztamponade, Phosphodiesterase-5-Hemmer.

23

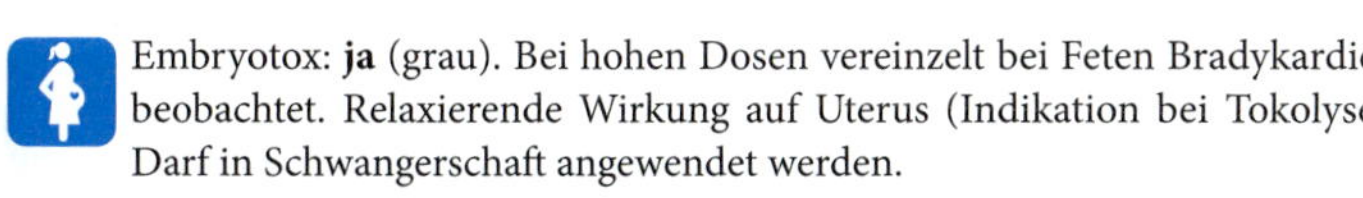

Embryotox: **ja** (grau). Bei hohen Dosen vereinzelt bei Feten Bradykardien beobachtet. Relaxierende Wirkung auf Uterus (Indikation bei Tokolyse). Darf in Schwangerschaft angewendet werden.

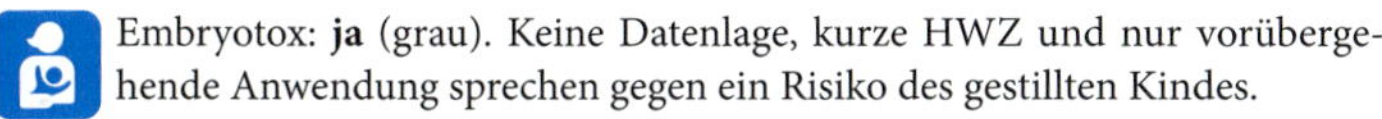

Embryotox: **ja** (grau). Keine Datenlage, kurze HWZ und nur vorübergehende Anwendung sprechen gegen ein Risiko des gestillten Kindes.

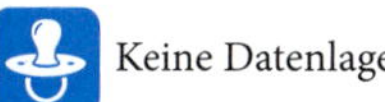

Keine Datenlage.

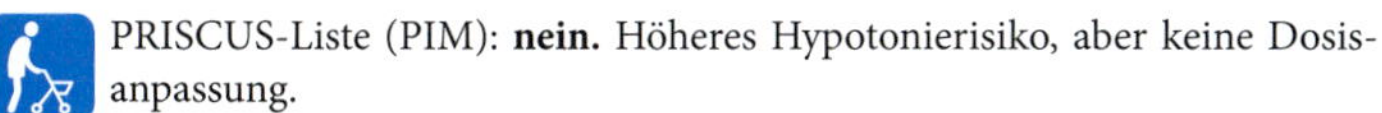

PRISCUS-Liste (PIM): **nein.** Höheres Hypotonierisiko, aber keine Dosisanpassung.

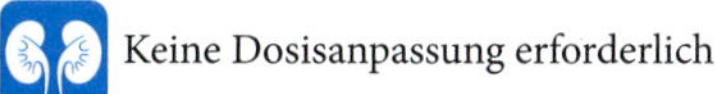

Keine Dosisanpassung erforderlich.

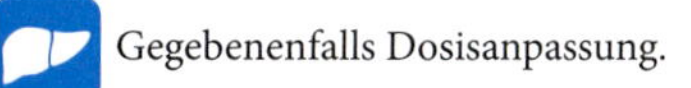

Gegebenenfalls Dosisanpassung.

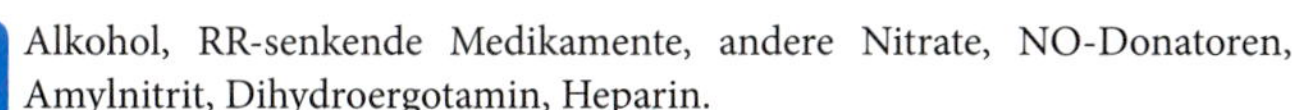

Alkohol, RR-senkende Medikamente, andere Nitrate, NO-Donatoren, Amylnitrit, Dihydroergotamin, Heparin.

Vorsicht bei Winkelblockglaukom und Hyperthyreose.

PRAXISTIPPS

- Bei sublingualer Applikation wird Glyceroltrinitrat aus der Mundhöhle rasch resorbiert. Aufgrund des ausgeprägten First-Pass-Effekts beträgt die absolute Bioverfügbarkeit bei sublingualer Gabe ca. 40 %, nach topischer Anwendung als Pflaster ca. 55–70 % und bei oraler Gabe weniger als 1 %.
- **Cave:** bei Männern vor Gabe von Glyceroltrinitrat immer nach der Einnahme von potenzsteigernden Substanzen (Phosphodiesterase-5-Hemmern [Sildenafil]) fragen. Dann kontraindiziert!

Natrium-Nitroprussid

Früherer Begriff

–

Wirkmechanismus

NO induziert die Guanylylzyklase → vermehrte Bildung von cGMP, Abnahme Kalziumkonzentration in Zytoplasma, Relaxation der glatten Muskulatur, Senken des myokardialen O_2-Bedarfs durch arterielle Dilatation im systemischen und pulmonalen Kreislauf (Nachlastsenker) und durch venöse Dilatation, Abnahme des venösen Rückflusses (Vorlastsenker).

Pharmakokinetik

Orale Bioverfügbarkeit (BV)	Plasmaprotein-bindung (PPB)	Halbwertszeit (HWZ)	Elimination
Nur als Infusion i. v.	k. A.	Sehr kurz	Renal

Indikationen

Akute hypertone Krise, akute Herzinsuffizienz, Reduktion Blutungsrisiko bei OP.

Unerwünschte Arzneimittelwirkungen (UAW)

Hypotone Krise, Methämoglobinämie, Cyanidtoxizität.

Kontraindikationen

Aortenisthmusstenose, Lebersche Optikusatrophie, Tabak-Amblyopie, Vitamin-B_{12}-Mangel, metabolische Azidose, Hypothyreose, intrapulmonale arteriovenöse Shunts, Sildenafil; Erkrankungen, die mit einem erhöhten intrakraniellen Druck einhergehen; Schwangerschaft, Stillzeit.

Embryotox: **nein.** Keine Datenlage, daher auf Anwendung verzichten.

Embryotox: **nein.** Keine Datenlage, daher auf Anwendung verzichten.

Keine Datenlage, daher auf Anwendung verzichten.

PRISCUS-Liste (PIM): **nein.** Gegebenenfalls Dosisanpassung.

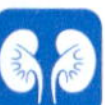
Bei mehrtägiger Anwendung Thiocyanidspiegelbestimmung wegen Gefahr der Intoxikation.

Gegebenenfalls Dosisanpassung.

Prodrug von NO, Fe^{2+} mit 5-Cyanidionen. Vasodilatatoren, Antihypertonika, Sedativa, Narkotika. Kann die blutdrucksenkende Wirkung von Nitroprussid-Natrium verstärken. Dies gilt insbesondere bei vorheriger Einnahme von Sildenafil.

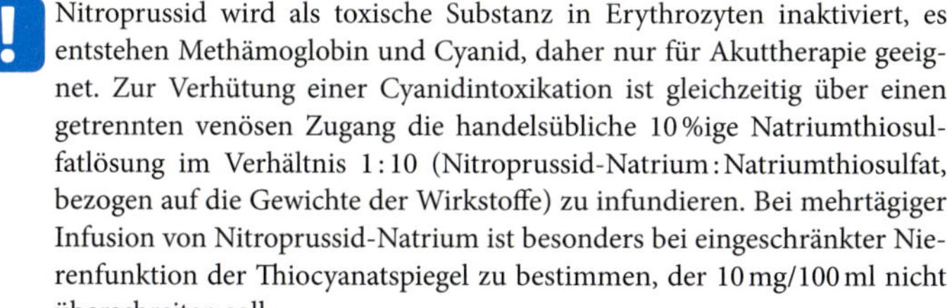
Nitroprussid wird als toxische Substanz in Erythrozyten inaktiviert, es entstehen Methämoglobin und Cyanid, daher nur für Akuttherapie geeignet. Zur Verhütung einer Cyanidintoxikation ist gleichzeitig über einen getrennten venösen Zugang die handelsübliche 10 %ige Natriumthiosulfatlösung im Verhältnis 1:10 (Nitroprussid-Natrium:Natriumthiosulfat, bezogen auf die Gewichte der Wirkstoffe) zu infundieren. Bei mehrtägiger Infusion von Nitroprussid-Natrium ist besonders bei eingeschränkter Nierenfunktion der Thiocyanatspiegel zu bestimmen, der 10 mg/100 ml nicht überschreiten soll.

23.2 Stimulatoren der löslichen Guanylylzyklase

(sGC-Stimulatoren)

Riociguat

Früherer Begriff

–

Wirkmechanismus

Verbessert Bindung von NO an lösliche Guanylylzyklase (sGC) und Stimulation der löslichen sGC, unabhängig von NO, Abnahme Kalziumkonzentration in Zytoplasma, Relaxation der glatten Muskulatur, Senken des myokardialen O_2-Bedarfs durch arterielle Dilatation im systemischen und pulmonalen Kreislauf (Nachlastsenker) und durch venöse Dilatation, Abnahme des venösen Rückflusses (Vorlastsenker).

Pharmakokinetik

Orale Bioverfügbarkeit (BV)	Plasmaproteinbindung (PPB)	Halbwertszeit (HWZ)	Elimination
k. A.	k. A.	k. A.	k. A.

Indikationen

Chronisch-thromboembolische pulmonale Hypertonie (CTEPH), pulmonale arterielle Hypertonie (PAH).

Unerwünschte Arzneimittelwirkungen (UAW)

Kopfschmerzen, Schwindel, Dyspepsie, periphere Ödeme, tiefer Blutdruck und Übelkeit. **Cave:** Blutungsrisiko!

Kontraindikationen

Schwangerschaft, gleichzeitige Verabreichung von Nitraten, NO-Donatoren, Phosphodiesterase-5-Hemmern und unspezifischen Phosphodiesterase-Hemmern.

Embryotox: **nein.** Fruchtschädigend, kontraindiziert, zuverlässige Kontrazeption bei Therapie.

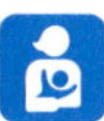
Embryotox: **nein.** Im Tierversuch Übergang in Milch, Risiko für Säuglinge kann nicht ausgeschlossen werden. Kontraindiziert.

Keine klinischen Daten. Präklinische Daten: unerwünschte Wirkung auf Knochenwachstum, Anwendung vermeiden.

PRISCUS-Liste (PIM): **nein.** Hypotonierisiko, ggf. Dosisanpassung.

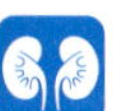
Individuelle Dosisanpassung, bei Kreatinin-Clearance <30 ml/min keine Datenlage, daher nicht empfohlen.

Child-Pugh B höhere Arzneistoffexposition, Dosisanpassung. Höherer Child-Pugh C keine Datenlage, daher kontraindiziert.

Hepatische Metabolisierung via CYP1A1, CYP3A4, CYP2C8, CYP2J2. Substrat von P-Glykoprotein und BCRP. Azol-Antimykotika, HIV-Protease-Inhibitoren, Tyrosinkinase-Hemmer (Erlotinib), P-Glykoprotein-/BCRP-Inhibitoren (Ciclosporin A).

Dosistitration, Plasmakonzentration von Riociguat bei Rauchern niedriger, ändert sich beim Aufhören (Dosisanpassung). Erhöhtes Blutungsrisiko der oberen Atemwege, besondere Vorsicht und regelmäßige Kontrolle bei antikoagulierten Patienten.

24 Peptiderge Systeme

Andreas Fidrich

24.1 Dipeptidylpeptidase-4-Inhibitoren

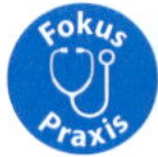

(DPP4-Inhibitoren)

Sitagliptin

Früherer Begriff

Gliptine

Wirkmechanismus

Orales Antidiabetikum (OAD). Hemmung der Dipeptidylpeptidase-4 (= DPP-4-Inhibitor) → Spiegel aktiver Inkretin-Hormone (GLP-1, GIP) ↑ → glukoseabhängige Insulinfreisetzung aus pankreatischen β-Zellen ↑ (insulinotrop) und Glukagonfreisetzung aus pankreatischen α-Zellen ↑.

Pharmakokinetik

Orale Bioverfügbarkeit (BV)	Plasmaproteinbindung (PPB)	Halbwertszeit (HWZ)	Elimination
87 %	38 %	12 h	Renal (79 % unverändert)

Indikationen

Diabetes mellitus Typ 2 beim Erwachsenen: Monotherapie (wenn Diät und Life-Style-Change nicht ausreichen und Metformin nicht vertragen wird oder kontraindiziert ist). Zweifachtherapie (mit Metformin, Sulfonylharnstoff, PPARγ-Agonisten/Glitazone). Dreifachtherapie (mit Sulfonylharnstoff/Metformin, Glitazone/Metformin). In Ergänzung zu Insulin (mit oder ohne Metformin), z. B. im Rahmen einer BOT (basal unterstützte orale Therapie).

Unerwünschte Arzneimittelwirkungen (UAW)

Gastrointestinale Beschwerden (geringer als Metformin oder GLP-1-Analoga), Kopfschmerzen, Schwindel, Hypoglykämie (sehr selten), erhöhtes Risiko für Pankreatitis (evtl. auch Pankreaskarzinom, nicht ausreichend geklärt). Juckreiz.

Kontraindikationen

Keine weiteren KI genannt.

Embryotox: **nein.** Sollte nicht angewendet werden (keine ausreichenden Daten zur Anwendung bei schwangeren Frauen).

Embryotox: **nein.** Sollte nicht eingenommen werden.

Kontraindiziert < 18. LJ (Sicherheit und Wirksamkeit nicht erwiesen).

PRISCUS-Liste (PIM): **nein.** Keine altersabhängige Dosisanpassung erforderlich.

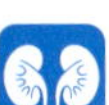
Dosisreduktion ab mittelgradiger Funktionseinschränkung (GFR < 45 ml/min). Anwendung ohne Berücksichtigung von Dialysezeiten möglich.

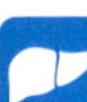
Leichte bis mäßige Funktionseinschränkung, keine Dosisanpassung erforderlich. Schwere Funktionseinschränkung (Child-Pugh C): vorsichtige Anwendung (schlechte Datenlage).

Geringes Interaktionspotenzial. Metabolisierung via CYP3A4 und CYP2C8 unbedeutend bei normaler Nierenfunktion. Bei fortgeschrittener Niereninsuffizienz können CYP3A4-Inhibitoren (z. B. Ketoconazol, Clarithromycin) den Plasmaspiegel erhöhen.

Gewichtsneutral, keine Hypoglykämie, kardiovaskulär neutral, HbA1C-Effekt → Senkung um ca. 0,5–0,75 % (5–8 mmol/mol Hb) in 3 Monaten.

PRAXISTIPPS

- Einmal tägliche Gabe ausreichend.
- Flexible Kombinationsmöglichkeiten mit anderen Antidiabetika (zugelassen: Metformin, Sulfonylharnstoffe, Glitazone).
- Kombinationspräparate mit Metformin im Handel (Janumet®, Velmetia®).
- Als Monotherapie (Januvia®, Xelevia®) bei Metformin-Unverträglichkeit (z. B. starke gastrointestinale Beschwerden).
- Hypoglykämien gehäuft in Kombination mit Insulin oder Sulfonylharnstoffen. Insulin bzw. SHS gering dosieren.

24.2 Enkephalinase-Inhibitoren

Racecadotril

Früherer Begriff

–

Wirkmechanismus

Racecadotril ist Prodrug. Hydrolisierung zu aktivem Metaboliten „Thiorphan". Enkephalinase-Inhibitor (Zellmembran-Peptidase, v. a. lokalisiert in Dünndarmepithel) → enzymatischer Enkephalinabbau ↓, Enkephalinwirkung an enkephalinergen Synapsen des Dünndarms ↑ → enterale Hypersekretion ↓ (Antidiarrhoikum).

Pharmakokinetik

Orale Bioverfügbarkeit (BV)	Plasmaproteinbindung (PPB)	Halbwertszeit (HWZ)	Elimination
k. A.	90 %	3 h	Überwiegend renal (ca. 81 %)

Indikationen

Symptomatische Therapie akuter Diarrhö beim Erwachsenen.

Unerwünschte Arzneimittelwirkungen (UAW)

Kopfschmerzen, Übelkeit, Erbrechen, Fieber, Hypokaliämie, Ileus, Bronchospasmus, Schwindel, Benommenheit, Blähungen, Bauchschmerzen.

Kontraindikationen

Keine weiteren KI genannt.

Embryotox: **nein.** Kontraindiziert.

Embryotox: **nein.** Kontraindiziert.

Kontraindiziert < 18. LJ.

PRISCUS-Liste (PIM): **nein.** Keine altersabhängige Dosisanpassung erforderlich.

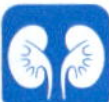
Vorsichtige Dosierung/Anwendung.

Vorsichtige Dosierung/Anwendung.

Keine bekannt. Kombination mit anderen Antidiarrhoika (z. B. Loperamid) ist möglich.

Bei Patienten mit anhaltendem oder chronischem Erbrechen möglicherweise reduzierte Bioverfügbarkeit! Anwendung bis zum Auftreten von zwei normalen Stuhlgängen oder max. 7 Tage.

24.3 GLP-1R-Agonisten

Liraglutid

Früherer Begriff

–

Wirkmechanismus

Glucagon-like-peptide-1(GLP-1)-Rezeptor-Agonist. GLP-1 ist ein endogenes Inkretinhormon. Aktivierung des GLP-1-Rezeptors durch Liraglutid (GLP-1-Analogon) → glukoseabhängige Insulinfreisetzung aus pankreatischen β-Zellen ↑ (insulinotrop). Subkutane Gabe (Selbstassoziation mit langsamer Resorption, Bindung an Albumin und höhere enzymatische Stabilität gegenüber DPP-4 → lange Plasma-HWZ).

Pharmakokinetik

Absolute Bioverfügbarkeit (BV)	Plasmaproteinbindung (PPB)	Halbwertszeit (HWZ)	Elimination
Ca. 55 % (s.c.-Gabe)	98 %	13 h (Wirkdauer 24 h)	Endogen (AS, Peptidfragmente)

Indikationen

Diabetes mellitus Typ 2 bei Erwachsenen, Jugendlichen und Kindern ab dem Alter von 10 Jahren: Monotherapie, wenn Anwendung von Metformin aufgrund Unverträglichkeit oder Kontraindikation ungeeignet ist. Kombinationstherapie mit anderen Antidiabetika.

Unerwünschte Arzneimittelwirkungen (UAW)

Gastrointestinale Beschwerden (Übelkeit/Erbrechen, Diarrhö, Obstipation, Bauchschmerzen, Dyspepsie), Kopfschmerzen, Nasopharyngitis, Hypoglykämie, Schwindel, Schlaflosigkeit, Geschmacksstörung, Cholelithiasis, Refluxkrankheit, Asthenie, Erschöpfung. Erhöhtes Risiko für Pankreatitis, evtl. auch Pankreaskarzinom. Warnhinweise zu medullärem Schilddrüsenkarzinom.

Kontraindikationen

Keine weiteren KI genannt.

Embryotox: **nein.** Kontraindiziert (unzureichende Studienlage). Insulin bevorzugen. Bei Eintritt von Schwangerschaft Therapie abbrechen.

Embryotox: **nein.** Kontraindiziert (unzureichende Studienlage).

Zugelassen ab dem 10. LJ. Keine Dosisanpassung erforderlich.

PRISCUS-Liste (PIM): **nein.** Keine altersabhängige Dosisanpassung erforderlich.

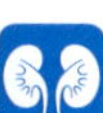
Keine Dosisanpassung bei leichter, mittelschwerer und schwerer Niereninsuffizienz nötig. Bei terminaler Niereninsuffizienz kontraindiziert (unzureichende Studienlage).

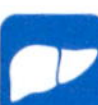
Keine Dosisanpassung bei leichter, mittelschwerer und schwerer Leberinsuffizienz nötig. Bei schwerer Leberfunktionsstörung kontraindiziert.

Mögliche Interaktion mit Warfarin beschrieben. Bei gleichzeitiger Therapie zu Therapiebeginn häufigere Gerinnungskontrollen. Verzögerte Magenentleerung.

Gewichtsverlust, keine Hypoglykämie, kardiovaskulär neutral (ELIXA-Studie) und positiv (LEADER-Studie → Mortalität ↓), HbA1c-Effekt → Senkung um ca. 0,5–1,5 % (5–8 mmol/mol Hb) in 3 Monaten. Teuer! Setzt Compliance, sowie Schulung voraus (s. c.-Injektion).

24.4 Insuline

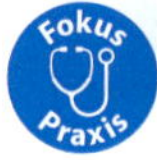

Insulin glargin

Früherer Begriff

–

Wirkmechanismus

(Sehr) lang wirksames Insulinanalogon (**„Verzögerungsinsulin“**) mit einem gleichmäßigen Konzentrations-Zeit-Profil ohne Spitzen (saure Formulierung, pH 4). Schlecht löslich in neutralem pH-Milieu nach subkutaner Injektion. Langsame Lösung mit Bildung von Mikropräzipitaten → kontinuierliche und gleichmäßige Freigabe von Insulin glargin → lange Wirkdauer, 24 h).

Pharmakokinetik

Wirkbeginn	Wirkmaximum	Wirkdauer	Elimination
2–4 h	Lange Plateauphase	Sehr lang, bis 24 h	Endogen (u. a. Enzym „Insulinase“)

Indikationen

24

Diabetes mellitus Typ 1 und 2 als Basalinsulin im Rahmen einer intensivierten konventionellen Insulintherapie (ICT). Diabetes mellitus Typ 2 als supportives Basalinsulin im Rahmen einer basal unterstützten oralen Therapie (BOT).

Unerwünschte Arzneimittelwirkungen (UAW)

Hypoglykämie, Lipohypertrophie/Lipoatrophie, lokale Entzündungsreaktion der Einstichstelle, Ödeme, allergische Reaktionen vom Soforttyp, Geschmacksstörungen, Sehstörungen, Retinopathie, Myalgie.

Kontraindikationen

Hypoglykämie.

Embryotox: **ja** (grau). Bei vorbestehendem, stabilem Diabetes mellitus Anwendung möglich. Begleitung durch Diabetologen! **Bevorzugte Insuline:** Humaninsulin, Insulin detemir.

Embryotox: **ja** (grau). Stillen möglich. **Cave:** Bei Milcheinschuss Insulinbedarf ↓ → Dosisanpassung!

Individuelles Dosierungsschema (s. Fachinformation). Kontraindiziert < 2. LJ.

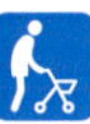

PRISCUS-Liste (PIM): **nein.** Fortschreitende Nierenfunktionsstörung kann zu vermindertem Insulinbedarf führen.

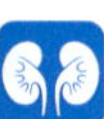

Keine grundsätzliche Dosisanpassung. Insulinbedarf aufgrund des verminderten Insulinstoffwechsels evtl. verringert.

Keine Dosisanpassung nötig. Akute Leberinsuffizienz → Glukoneogenese-Kapazität und Insulinabbau ↓ → Insulinbedarf ↓. Erhöhte Insulinresistenz bei chronischer Leberfunktionsstörung kann den Bedarf erhöhen.

Insulinbedarf ↑: Betablocker, Thiazid-/Schleifendiuretika, Heparin, Glukokortikoide, trizyklische Antidepressiva, Neuroleptika, Lithium, HIV-Proteasehemmer, Schilddrüsenhormone, Östrogene, β_1-Sympathomimetika.
Insulinbedarf ↓: NSAR, Tramadol, Sulfonamide, Fluorchinolone, Betablocker, MAO-Hemmer, Fibrate, Haloperidol.

Jede Änderung eines Insulins kann eine Änderung der Dosierung erforderlich machen.

24

PRAXISTIPPS

- Beispielpräparate: Abasaglar®, Lantus®, Toujeo®. Verabreichung 1 ×/Tag, beliebige fixe Zeit.
- Injektionsstellen i. R. des DMP regelmäßig kontrollieren und auf Rotation der Injektionsstellen hinweisen (Lipodystrophie möglich).
- Bezeichnung vor Injektion immer prüfen! **Cave:** Unterschiedliche Konzentrationen! Insulin glargin 100 IE/ml und 300 IE/ml nicht bioäquivalent. Dosisanpassung.

Insulin lispro

Früherer Begriff

–

Wirkmechanismus

Schnell und kurz wirksames Insulinanalogon (**„Bolusinsulin"**). Schnelle Resorption nach subkutaner Injektion aufgrund eines sofortigen Zerfalls in einzelne Insulinmoleküle.

Pharmakokinetik

Wirkbeginn	Wirkmaximum	Wirkdauer	Elimination
5–15 min	1 h	2–3 h	Endogen (u. a. Enzym „Insulinase")

Indikationen

Diabetes mellitus Typ 1 und 2 als „Bolusinsulin" zu den Mahlzeiten im Rahmen einer intensivierten konventionellen Insulintherapie (ICT).

Unerwünschte Arzneimittelwirkungen (UAW)

Hypoglykämie, Lipohypertrophie/Lipoatrophie, lokale Entzündungsreaktion der Einstichstelle, Ödeme, allergische Reaktionen vom Soforttyp, Geschmacksstörungen, Sehstörungen, Retinopathie, Myalgie.

Kontraindikationen

Hypoglykämie.

Embryotox: **ja** (grau). Bei vorher bestehendem Diabetes mellitus mit stabiler Einstellung kann Insulin lispro in der Schwangerschaft angewendet werden. Schwangerschaftsbegleitung durch Diabetologen! **Bevorzugtes Insulin:** Humaninsulin.

Embryotox: **ja** (grau). Unter Insulin lispro kann gestillt werden. **Cave:** Bei Milcheinschuss Insulinbedarf ↓ → Anpassung der Dosis!

Kann indikationsgerecht angewendet werden.

PRISCUS-Liste (PIM): **nein.** Fortschreitende Verschlechterung der Nierenfunktion kann zu vermindertem Insulinbedarf führen.

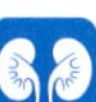

Keine grundsätzliche Dosisanpassung. Insulinbedarf aufgrund des verminderten Insulinstoffwechsels evtl. verringert.

Keine grundsätzliche Dosisanpassung. Bei akuter Leberinsuffizienz Insulinbedarf aufgrund der verminderten Glukoneogenese-Kapazität und des verminderten Insulinabbaus evtl. verringert. Eine erhöhte Insulinresistenz bei chronischer Leberfunktionsstörung kann den Bedarf jedoch erhöhen. Vorsichtig dosieren.

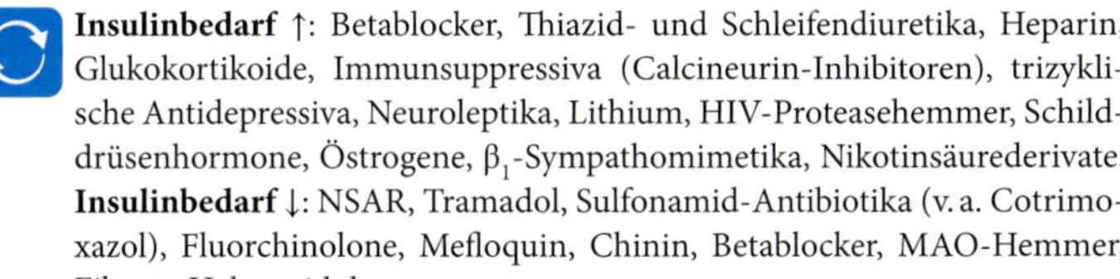

Insulinbedarf ↑: Betablocker, Thiazid- und Schleifendiuretika, Heparin, Glukokortikoide, Immunsuppressiva (Calcineurin-Inhibitoren), trizyklische Antidepressiva, Neuroleptika, Lithium, HIV-Proteasehemmer, Schilddrüsenhormone, Östrogene, β_1-Sympathomimetika, Nikotinsäurederivate. **Insulinbedarf** ↓: NSAR, Tramadol, Sulfonamid-Antibiotika (v. a. Cotrimoxazol), Fluorchinolone, Mefloquin, Chinin, Betablocker, MAO-Hemmer, Fibrate, Haloperidol.

Kein Spritz-Ess-Abstand nötig. Schnellerer Wirkeintritt und kürzere Wirkdauer im Vergleich zu Humaninsulin. Beispielpräparate: Liprolog®, Humalog®.

NPH-Insulin

Früherer Begriff

–

Wirkmechanismus

Lang wirksames Insulinanalogon (**„Verzögerungsinsulin"**). Verzögerte Freisetzung nach subkutaner Injektion aufgrund eines Insulin-/Proteinkomplexes. Komplexbildung mit zugesetztem Protaminsulfat in neutralem pH-Wert (**„Isophane"**, **„NPH-Insuline"** = **N**eutral **P**rotamin **H**agedorn) → kristalline Suspension.

Pharmakokinetik

Wirkbeginn	Wirkmaximum	Wirkdauer	Elimination
45–90 min	4–10 h	10–20 h	Endogen (u. a. Enzym „Insulinase")

Indikationen

Diabetes mellitus Typ 1 und 2 in Kombination mit Normalinsulin (→ Mischinsulin) im Rahmen einer konventionellen Insulintherapie (CT). Bei therapierefraktärem Diabetes mellitus Typ 2 als unterstützendes Basalinsulin im Rahmen einer BOT.

Unerwünschte Arzneimittelwirkungen (UAW)

Hypoglykämie, Lipohypertrophie/Lipoatrophie, lokale Entzündungsreaktion der Einstichstelle, Ödeme, allergische Reaktionen vom Soforttyp, Geschmacksstörungen, Sehstörungen, Retinopathie, Myalgie.

Kontraindikationen

Hypoglykämie.

Embryotox: **nein.** Bei vorher bestehendem Diabetes mellitus mit stabiler Einstellung kann NPH-Insulin in der Schwangerschaft angewendet werden. Schwangerschaftsbegleitung durch Diabetologen! **Bevorzugte Insuline:** Humaninsulin oder bei Langzeitanaloga Insulin detemir.

Embryotox: **nein.** Unter NPH-Insulin kann gestillt werden. **Cave:** Bei Milcheinschuss Insulinbedarf ↓ → Anpassung der Dosis!

Kann indikationsgerecht angewendet werden.

PRISCUS-Liste (PIM): **nein.** Fortschreitende Verschlechterung der Nierenfunktion kann zu vermindertem Insulinbedarf führen.

Keine grundsätzliche Dosisanpassung. Insulinbedarf aufgrund des verminderten Insulinstoffwechsels evtl. verringert.

Keine grundsätzliche Dosisanpassung. Bei akuter Leberinsuffizienz Insulinbedarf aufgrund der verminderten Glukoneogenese-Kapazität und des verminderten Insulinabbaus evtl. verringert. Eine erhöhte Insulinresistenz bei chronischer Leberfunktionsstörung kann den Bedarf jedoch erhöhen. Vorsichtig dosieren.

Insulinbedarf ↑: Betablocker, Thiazid- und Schleifendiuretika, Heparin, Glukokortikoide, Immunsuppressiva (Calcineurin-Inhibitoren), trizyklische Antidepressiva, Neuroleptika, Lithium, HIV-Proteasehemmer, Schilddrüsenhormone, Östrogene, β_1-Sympathomimetika, Nikotinsäurederivate. **Insulinbedarf** ↓: NSAR, Tramadol, Sulfonamid-Antibiotika (v. a. Cotrimoxazol), Fluorchinolone, Mefloquin, Chinin, Betablocker, MAO-Hemmer, Fibrate, Haloperidol.

Spritz-Ess-Abstand nötig (30–60 min). **Cave:** Suspension → intravenöse Injektion kontraindiziert! Beispielpräparate: Insuman Basal®, Protaphane®

24.5 μ-Opioidrezeptor-Agonisten

(MOR-Agonisten)

Buprenorphin

Früherer Begriff

Opioidanalgetika oder Opioide

Wirkmechanismus

Opiate allgemein: Agonismus und partieller Agonismus an Opioidrezeptoren (μ-, κ-, δ-Rezeptor) des zentralnervösen antinozizeptiven Systems.

- **Buprenorphin:** gemischter Agonist und Antagonist. Höchste Rezeptoraffinität zu μ-Opioidrezeptor. κ-Opioidrezeptor partieller Agonist und sehr wirksamer Antagonist. **Analgetische Potenz (im Vergleich zu Morphin) = 30–70-fach. Stufe III nach WHO-Stufenschema.**

Pharmakokinetik

Orale Bioverfügbarkeit (BV)	Plasmaproteinbindung (PPB)	Halbwertszeit (HWZ)	Elimination
6,5 % (p. o.) Ca. 31 % (s. l./bucc.)	96 %	2–3 h (i. v.) 37 h (s. l./bucc.) 26 h (TTS)	Überwiegend biliär (nur 10–30 % renal)

Indikationen

Starke chronische Schmerzen bzw. ungenügende Wirksamkeit nicht opioider Schmerzmittel und/oder schwächerer Opiate. Akute Schmerzzustände bzw. Durchbruch-/Spitzenschmerz unter Opioid-Dauertherapie. Sublinguale Substitutionstherapie bei Opioidabhängigkeit (> 15. LJ).

Unerwünschte Arzneimittelwirkungen (UAW)

Toleranzentwicklung/Abhängigkeit, Sedierung, (orthostatische) Hypotonie, Übelkeit/Erbrechen, Miosis, Obstipation, akuter Harnverhalt, Spasmus des Sphinkter Oddi, Pruritus, Schwitzen ↑, Atemdepression. **Cave:** Sedierung, Übelkeit/Erbrechen, Orthostase → Therapiebeginn, vorübergehend; Obstipation → gesamte Therapiedauer!

Kontraindikationen

Schwere respiratorische Insuffizienz, schwere Leberinsuffizienz, akuter Alkoholismus, Delirium tremens, schwere Kopfverletzungen, erhöhter Hirndruck, Therapie mit MAO-Hemmern, Therapie mit Benzodiazepinen, Alkohol, Stillzeit.

Embryotox: **ja** (grau). Anwendung grundsätzlich nicht empfohlen. Wenn zwingend nötig, dann nur nach sorgfältiger Risiko-Nutzen-Abwägung unter engmaschiger Überwachung der Schwangeren und des Fetus (z. B. bestehende Substitutionstherapie bei Opiatabhängigkeit). Akuten Opiatentzug vermeiden! Vermutlich von Vorteil gegenüber Methadon aufgrund geringerer Plazentagängigkeit → milderer Verlauf neonataler Entzugssymptomatik. **Bevorzugtes Analgetikum:** Paracetamol, bis 28. SSW auch Ibuprofen.

Embryotox: **ja** (grau). Kontraindiziert!

Kontraindiziert < 18. LJ (Wirksamkeit und Sicherheit nicht erwiesen).

PRISCUS-Liste (PIM): **nein.** Alternatives, empfohlenes Opioidanalgetikum gemäß PRISCUS-Liste.

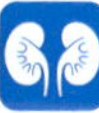

Keine Dosisanpassung erforderlich.

Dosisreduktion erforderlich (s. Fachinformation). Kontraindiziert bei schwerer Leberinsuffizienz (Child-Pugh C).

Hepatische Metabolisierung via CYP3A4 und CYP3A5 (Substrat). Buprenorphin ist Inhibitor von CYP3A4. Multiple Interaktionen (s. Fachinformation). Gefahr schwerer UAW u. a. bei Einnahme mit Benzodiazepinen, MAO-Hemmern, Ketoconazol, Ritonavir, Phenobarbital, Phenytoin, Rifampicin, Clarithromycin, Diltiazem, Amiodaron.

BtM (Betäubungsmittel) nach BtMG (Betäubungsmittelgesetz): ja. Cave: sehr hohe Rezeptoraffinität (höher als potentere Opioide wie z. B. Fentanyl) → gleichzeitige Anwendung mit höher potenten Opioiden führt zu deren Wirkungsabschwächung; **Naloxon als Antidot bei Überdosis nicht wirksam** (probatorisch Antiepileptikum Doxapram möglich). Buprenorphin besitzt Ceiling-Effekt bezüglich atemdepressiver Wirkung!

Dihydrocodein (DHC)

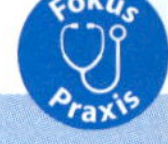

Früherer Begriff

Opioidanalgetika oder Opioide

Wirkmechanismus

Opiate allgemein: Agonismus und partieller Agonismus an Opioidrezeptoren (μ-, κ-, δ-Rezeptor) des zentralnervösen antinozizeptiven Systems.

- **DHC:** Zentral schwach wirksames Analgetikum mit sehr geringer Affinität zum μ-Opioidrezeptor. Antitussive Wirkung durch Bindung an σ-Rezeptoren im supraspinalen Hustenzentrum. **Analgetische Potenz (im Vergleich zu Morphin) = 0,2-fach**.

Pharmakokinetik

Orale Bioverfügbarkeit (BV)	Plasmaproteinbindung (PPB)	Halbwertszeit (HWZ)	Elimination
100 %	7 %	3 h (metabol. 2,5 h)	Überwiegend renal

Indikationen

Symptomatische, kurzfristige Therapie des Reizhustens **(Antitussivum).** (Behandlung mäßiger, bis starker Schmerzen).

24

Unerwünschte Arzneimittelwirkungen (UAW)

Opioid-Toleranzentwicklung/Opioidabhängigkeit, Sedierung, orthostatische Dysregulation, Hypotonie, Übelkeit/Erbrechen, Miosis, Obstipation, akuter Harnverhalt, Spasmus des Sphinkter Oddi, Pruritus, Schwitzen ↑, Atemdepression (→ CO_2-Retention, Hirndruck ↑). **Cave:** Sedierung, Übelkeit/Erbrechen, Orthostase → Therapiebeginn, vorübergehend; Obstipation → gesamte Therapiedauer!

Kontraindikationen

Asthma bronchiale, Ateminsuffizienz, Atemdepression, akuter Asthmaanfall, tiefe Bewusstlosigkeit/Koma, nahende Geburt/3. Trimenon, Kinder < 4. LJ, Stillzeit.

Embryotox: **ja** (grau). Nicht empfohlen. In Ausnahmefällen nach strenger Risiko-Nutzen-Abwägung im 1. und 2. Trimenon. Kontraindiziert im 3. Trimenon.

Embryotox: **ja** (grau). Sollte nicht angewendet werden. **Alternative Medikamente:** Antitussivum → Dextromethorphan.

Kontraindiziert < 4. LJ. Dosierung s. Fachinformation.

PRISCUS-Liste (PIM): **nein.** Verzögerte Elimination (Alter, CKD). Dosierungsintervalle ↑. Vorsichtig dosieren.

Dosisanpassung bei terminaler Niereninsuffizienz (GFR < 10 ml/min), da verlangsamte Elimination → Dosierungsintervalle ↑ (z. B. 20° 2×/d, alle 12 h).

Keine Dosisanpassung erforderlich.

Prodrug. Aktivierung via CYP2D6 zu Morphin. **Cave:** Starker genetischer Polymorphismus von CYP2D6 (nicht kontrollierbar)! Wirkungsverstärkung durch: Antihistaminika, Antihypertensiva, trizyklische Antidepressiva. Abstand zu MAO-Hemmern mindestens 14 Tage. Nicht mit Alkohol einnehmen.

BtM nach BtMG: ja (mit Ausnahmen!).

24

PRAXISTIPPS

- Bei Therapiebeginn zunächst gering dosieren und individuelle Reaktion des Patienten kontrollieren (z.B. Verlaufskontrolle nach 48 h).
- Erkältungshusten häufig viraler Genese. Paracodin® dann nicht wirksamer als Placebo. Über Bedeutung einer konservativen Therapie, Hausmittel und Phytotherapeutika (z. B. Prospan®, Gelomyrtol® oder Bronchicum®) aufklären.
- Tropfen nicht nüchtern und idealerweise zur Nacht einnehmen!
- Paracodin® als Hustenstiller fällt unter die o. g. Ausnahmen des BtMG. Kann auf Kassenrezept verordnet werden.

Fentanyl

Fokus Praxis

Früherer Begriff

Opioidanalgetika oder Opioide

Wirkmechanismus

Opiate allgemein: Agonismus und partieller Agonismus an Opioidrezeptoren (μ-, κ-, δ-Rezeptor) des zentralnervösen antinozizeptiven Systems.

- **Fentanyl:** Stark analgetisch und sedierend aufgrund großer Affinität zum μ-Opioidrezeptor. **Analgetische Potenz (im Vergleich zu Morphin) = 120-fach. Stufe III nach WHO-Stufenschema.**

Pharmakokinetik

Orale Bioverfügbarkeit (BV)	Plasmaproteinbindung (PPB)	Halbwertszeit (HWZ)	Elimination
25–75 %	80 %	2–12 h (je nach Anwendung)	Überwiegend renal

Indikationen

Leitsubstanz der Opioide in der Anästhesie. Standardanalgetikum in der Notfallmedizin bei starken Schmerzen. Starke chronische Schmerzen (z. B. als transdermales therapeutisches System, TTS). Als **„Add-on-Analgetikum"** für Spitzen-/Durchbruchschmerz bei chronischen Schmerzen i. R. einer Opiattherapie → Nasenspray, oral-transmukosales System (Lutschtablette).

24

Unerwünschte Arzneimittelwirkungen (UAW)

Opioid-Toleranzentwicklung/Opioidabhängigkeit, Sedierung, orthostatische Dysregulation, Hypotonie, Übelkeit/Erbrechen, Miosis, Obstipation, akuter Harnverhalt, Spasmus des Sphinkter Oddi, Pruritus, Schwitzen ↑, Atemdepression. **Cave:** Sedierung, Übelkeit/Erbrechen, Orthostase → Therapiebeginn, vorübergehend; Obstipation → gesamte Therapiedauer!

Kontraindikationen

Opioidabusus in der Anamnese. Akute Alkohol-, Schlafmittel-, Analgetika-, Opioid- oder Psychopharmakaintoxikation. Akute Schmerzen. Kinder < 2. LJ. Gleichzeitige Einnahme oder Einnahme innerhalb von 14 Tagen von MAOH.

Embryotox: **ja** (grau). Darf in allen Phasen der Schwangerschaft angewendet werden. **Cave:** Anpassungsstörungen, Atemdepression und Entzugserscheinungen beim Neugeborenen möglich.

Embryotox: **ja** (grau). Opioidanalgetikum der Wahl. Keine Berichte über toxische Wirkungen beim Säugling. **Cave:** Neigung zu Atemdepression und Apnoe! Überwachung.

Kontraindiziert < 2. LJ (fehlender Nachweis von Sicherheit und Wirksamkeit). Dosierung je nach Anwendung (s. Fachinformation).

PRISCUS-Liste (PIM): **nein.** Individuelle Dosisanpassung nach Allgemeinzustand. **Cave:** Opioid-naive Patienten → Start low. Sturzgefahr aufgrund sedierender Komponente.

Individuelle Dosisanpassung nach Allgemeinzustand. **Cave:** Opioid-naive Patienten → Start low.

Individuelle Dosisanpassung je nach Allgemeinzustand. Sorgfältige Beobachtung. **Cave:** Opioid-naive Patienten → initial geringste Dosierung wählen.

Hepatische Metabolisierung via CYP3A4 und CYP3A5. Multiple Interaktionen (s. Fachinformation). Gefahr schwerer UAW u. a. bei Einnahme mit Benzodiazepinen, MAO-Hemmern, Ketoconazol, Ritonavir, Phenobarbital, Phenytoin, Rifampicin, Clarithromycin, Diltiazem, Amiodaron. Gefahr eines Serotonin-Syndroms bei Kombination mit SSRI, SNRI, MAOH.

Besondere Hinweise: **BtM nach BtMG: ja. Applikationsarten:** i. v., TTS, nasal. **Antidot:** Naloxon.

PRAXISTIPPS

- Häufigste Anwendung sind chronische Schmerzen bei Tumorerkrankungen oder mit Schluckstörungen und Aspirationsgefahr. **WHO-Stufenschema:** *by ladder, by clock, by mouth.*
- Am häufigsten als TTS → Wechsel alle 72 h.
- **Cave:** Bei unklarer Bewusstlosigkeit auf Hinweise für Opiatintoxikation achten (z. B. Miosis)! Untersuchung am gesamten Körper auf TTS (häufig Rücken/Schultern).
- Die Halbierung eines Matrixpflasters halbiert nicht die angegebene Dosis (µg/h).
- Fieber erhöht die Aufnahme von Morphin über ein TTS → Patient auf Opioidnebenwirkungen hin überwachen!

24

Hydromorphon

Fokus Praxis

Früherer Begriff

Opioidanalgetika oder Opioide

Wirkmechanismus

Opiate allgemein: Agonismus und partieller Agonismus an Opioidrezeptoren (μ-, κ-, δ-Rezeptor) des zentralnervösen antinozizeptiven Systems.

- **Hydromorphon:** Opioidanalgetikum. Analgetisch und gering sedierend aufgrund überwiegender Affinität zum μ-Opioidrezeptor. **Analgetische Potenz (im Vergleich zu Morphin) = 7,5-fach.**

Pharmakokinetik

Orale Bioverfügbarkeit (BV)	Plasmaproteinbindung (PPB)	Halbwertszeit (HWZ)	Elimination
> 17–62 %	< 20 %	1,7–3,9 h (retard. bis 18,6 h)	Überwiegend renal

Indikationen

Mittelstarke bis starke Schmerzen bzw. ungenügende Wirksamkeit nichtopioider Schmerzmittel und/oder schwächerer Opiate **(Stufe III nach WHO-Stufenschema).**

24

Unerwünschte Arzneimittelwirkungen (UAW)

Opioid-Toleranzentwicklung/Opioidabhängigkeit, Sedierung, orthostatische Dysregulation, Hypotonie, Übelkeit/Erbrechen, Miosis, Obstipation, akuter Harnverhalt, Spasmus des Sphinkter Oddi, Pruritus, Schwitzen ↑, Atemdepression. **Cave:** Sedierung, Übelkeit/Erbrechen, Orthostase → Therapiebeginn, vorübergehend; Obstipation → gesamte Therapiedauer!

Kontraindikationen

Opioidabusus in der Anamnese. Akute Alkohol-, Schlafmittel-, Analgetika-, Opioid- oder Psychopharmakaintoxikation. Schädel-Hirn-Trauma und erhöhter Hirndruck. Schwere Lungenfunktionsstörungen. Störungen der Magen-Darm-Passage (akutes Abdomen, Ileus). Kinder < 1. LJ. Gleichzeitige Einnahme oder Einnahme innerhalb von 14 Tagen von MAOH.

Embryotox: **ja** (grau). Kurzfristige Anwendung unter strenger Risiko-Nutzen-Abwägung möglich.

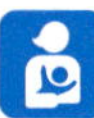
Embryotox: **ja** (grau). Kurzfristige Anwendung unter strenger Risiko-Nutzen-Abwägung möglich.

Kontraindiziert < 12. LJ (fehlende Daten zu Wirksamkeit und Sicherheit).

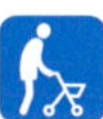
PRISCUS-Liste (PIM): **nein.** Grundsätzlich keine Dosisanpassung erforderlich. Individuelle Dosierung mit dem Ziel der geringsten wirksamen Dosis.

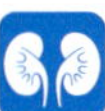
Sorgfältige Dosiseinstellung. Häufig bereits niedrigere Dosierungen wirksam.

Sorgfältige Dosiseinstellung. Häufig bereits niedrigere Dosierungen wirksam.

Kein relevanter Einfluss auf das Cytochrom-P450-System. Kombination mit Alkohol, Barbituraten, Benzodiazepinen, anderen Opiaten oder Schlafmitteln verstärkt die sedierende Wirkung.

BtM nach BtMG: ja. Applikationsarten/Darreichungsformen: i. v./i. m. und p. o. (retardiert als Basistherapie und akute Formulierung zur Abdeckung von Durchbruchschmerzen). **Antidot:** Naloxon.

PRAXISTIPPS

- Therapieprinzipien Schmerztherapie: *By the mouth, by the ladder, by the clock* = möglichst orale Analgetikatherapie nach WHO-Stufenschema mit festen Einnahmezeiten.
- Retardiert (z. B. 4 mg RT) 1-0-1 als Basistherapie in Kombination mit Stufe-1-Analgetikum und unretardiert (z. B. 1,3 mg HK = ein Sechstel der Tagesdosis) bei Bedarf (Spitzen/Durchbruchschmerz) bis 6×/Tag.
- Als Schmerzpumpe i. R. einer patientenkontrollierten Schmerztherapie (engl. *patient controlled anaesthesia*, PCA) verbreitet.
- Besonders bei Patienten mit Niereninsuffizienz geeignet, weniger Metaboliten, weniger Akkumulation.

Loperamid

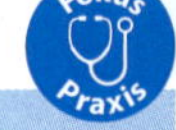

Früherer Begriff

Opioidanalgetika oder Opioide

Wirkmechanismus

Potenter, peripherer μ-Opioidrezeptor-Agonist im Bereich des Plexus myentericus des Darms → propulsive Darmperistaltik ↓, Sphinkter-Tonus ↑, intraluminale Flüssigkeitssekretion ↓. **„Antidiarrhoische Potenz" (im Vergleich zu Codein) = 50-fach.** Analgetische Potenz (vgl. Morphin) = gegen 0. Keine ZNS-Anreicherung (durch Lipophilie ZNS-gängig → aktiver Efflux durch P-Glykoprotein-Transporter).

Pharmakokinetik

Orale Bioverfügbarkeit (BV)	Plasmaproteinbindung (PPB)	Halbwertszeit (HWZ)	Elimination
Gering (First-Pass-Effekt, aktive Sezernierung)	Ca. 95 %	11–15 h	Überwiegend biliär

Indikationen

24

Symptomatische Therapie akuter Diarrhö, sofern keine kausale Therapie zur Verfügung steht.

Unerwünschte Arzneimittelwirkungen (UAW)

Kopfschmerzen, Müdigkeit, Schwindel, Mundtrockenheit, Nausea, Erbrechen, Flatulenz, Bauchschmerzen, Dyspepsie, Exanthem.

Kontraindikationen

Zustände, bei denen eine Verlangsamung der Darmtätigkeit zu vermeiden ist (z. B. toxisches Megakolon, aufgetriebener Leib, Obstipation, Ileus). Kinder < 2. LJ. Nicht primär anwenden bei Durchfällen mit Fieber und blutigem Stuhl. Akuter Schub einer Colitis ulcerosa. Bakterielle Enterokolitis. Durchfälle, bedingt durch Antibiotikaeinnahme.

Embryotox: **ja** (grau). Sollte eine akute Diarrhö nicht mittels diätetischer Maßnahmen kontrolliert werden können, dann ist Loperamid das Antidiarrhoikum der Wahl. Langzeittherapie vermeiden!

Embryotox: **ja** (grau). Im Falle nicht ausreichender diätetischer Maßnahmen kann Loperamid kurzfristig verwendet werden.

Dosisanpassung erforderlich (s. Fachinformation). 2.–8. LJ Kapseln kontrainidiziert (andere Darreichungsform wählen). Kontraindiziert < 2. LJ!

PRISCUS-Liste (PIM): **nein.** Keine altersbedingte Dosisanpassung erforderlich.

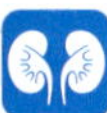
Keine altersbedingte Dosisanpassung erforderlich.

Anwendung mit Vorsicht (verminderter First-Pass-Metabolismus).

Hepatische Metabolisierung via CYP3A4 und CYP2C8. Medikamente, die P-Glykoprotein (P-Gp) hemmen, können zu zentralnervösen UAW führen (z. B. Verapamil, Amiodaron, Statine, Erythromycin, Clarithromycin, Ketoconazol, Neuroleptika, **Grapefruitsaft, Knoblauch, grüner Tee** etc.).

Bei Therapie mit Loperamid und fehlender Besserung > 48 h sollte Eigentherapie beendet und ein Arzt aufgesucht werden.

PRAXISTIPPS

- OTC-Medikation (*Over the counter*, apothekenpflichtig).
- Häufigstes eingesetztes Antidiarrhoikum → Eigenmedikation nicht > 4 Wochen ohne ärztliche Konsultation! Absetzen, wenn keine Besserung nach 48 h, Obstipation, Stuhlverhalt oder aufgetriebener Leib → sofort Arztkontakt!
- Primär konservativ diätetische Maßnehmen und ausreichende Flüssigkeitszufuhr bei Diarrhö.

Methadon

Früherer Begriff

Opioidanalgetika oder Opioide

Wirkmechanismus

Opiate allgemein: Agonismus und partieller Agonismus an Opioidrezeptoren (μ-, κ-, δ-Rezeptor) des zentralnervösen antinozizeptiven Systems.

- **Methadon:** vollsynthetisches Opioid. Hochselektiver Agonismus am μ-Opioidrezeptor (geringer Agonismus κ-Opioidrezeptor). Nichtkompetitiver Antagonismus am NMDA-Rezeptor (Opiattoleranz und -resistenz). Dosisabhängige Inhibition des HERG-Kanals (= spannungsaktivierter, einwärtsgerichteter Kaliumkanal an Myozyten) → QT-Zeit ↑. **Analgetische Potenz (im Vergleich zu Morphin) = 2,5-fach (Levomethadon).**

Pharmakokinetik

Orale Bioverfügbarkeit (BV)	Plasmaproteinbindung (PPB)	Halbwertszeit (HWZ)	Elimination
70–95 %	85–90 %	15–60 h	Renal >> biliär

Indikationen

24

Substitutionstherapie bei Opiatabhängigkeit. Starke Schmerzen bzw. ungenügende Wirksamkeit nichtopioider Schmerzmittel und/oder schwächerer Opiate **(Stufe III nach WHO-Stufenschema).**

Unerwünschte Arzneimittelwirkungen (UAW)

Toleranzentwicklung/Abhängigkeit, Sedierung, (orthostatische) Hypotonie, Übelkeit/Erbrechen, Miosis, Obstipation, akuter Harnverhalt, Spasmus des Sphinkter Oddi, Pruritus, Schwitzen ↑, Atemdepression. **Cave:** Sedierung, Übelkeit/Erbrechen, Orthostase → Therapiebeginn, vorübergehend Obstipation → gesamte Therapiedauer!

Kontraindikationen

Chronisch respiratorische Insuffizienz, akutes Abdomen, erhöhter Hirndruck, akute hepatische Porphyrie, gleichzeitige Einnahme von MAOH, akuter Alkoholismus, Long-QT-Syndrom. Therapie mit QT-Zeit-verlängernden Medikamenten. Schwere Leberfunktionsstörungen, peripartal, Kinder und Jugendliche.

Embryotox: **nein.** Einsatz während der Schwangerschaft nicht empfohlen. Einzelfallentscheidung nach sorgfältiger Risiko-Nutzen-Abwägung. Methadon-Clearance kann erhöht sein.

Embryotox: **nein.** Muttermilchgängig. Anwendung nicht empfohlen. Einzelfallentscheidung nach sorgfältiger Risiko-Nutzen-Abwägung.

Kontraindiziert < 18. LJ.

PRISCUS-Liste (PIM): **nein.** Dosisreduktion empfohlen. Akkumulationsgefahr aufgrund langer HWZ, insbesondere bei Nierenfunktionsstörung.

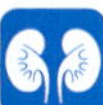

Anwendung nur mit Vorsicht. Verlängerung des Dosierungsintervalls: GFR < 50 ml/min → 8-stündlich; GFR < 10 ml/min → 12-stündlich.

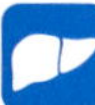

Dosierung mit besonderer Vorsicht. Langsamere Metabolisierung von Methadon. Dosisreduktion empfohlen. Klinisches Ansprechen als Richtlinie der weiteren Dosis.

Hepatische Metabolisierung via CYP3A4. Bei Einnahme von CYP3A4-Inhibitoren Gefahr eines Long-QT-Syndroms (z. B. Grapefruitsaft, Ginseng, Baldrian, Makrolid-Antibiotika, Fluconazol, Ketoconazol, Verapamil, Amiodaron, Cimetidin etc.). Verstärkung der sedierenden Wirkung bei Einnahme mit Alkohol, Benzodiazepinen und Barbituraten, Clomethiazol.

24

BtM nach BtMG: ja. Applikationsarten: p. o., i. v.; **Antidot:** Naloxon. Methadon ist chirales Racemat (rac-Methadon) aus R- (Levomethadon) und S-Enantiomer (Dextromethadon). Zur Opioid-Substitutionstherapie und bei starken Schmerzen sind rac-Methadon und Levomethadon (Syn. L-Methadon, L-Polamidon) verordnungsfähig. L-Methadon besitzt die starke analgetische Potenz des Racemats → doppelt so starke analgetische Potenz wie rac-Methadon.

Morphin

Früherer Begriff

Opioidanalgetika oder Opioide

Wirkmechanismus

Opiate allgemein: Agonismus und partieller Agonismus an Opioidrezeptoren (**μ** = starke Analgesie, Atemdepression, Obstipation, Miosis, Bradykardie, Abhängigkeit, Euphorie; **κ** = Analgesie, Dysphorie, Sedierung; **δ** = Analgesie, Atemdepression, Toleranz, Abhängigkeit) des zentralnervösen antinozizeptiven Systems.

- **Morphin:** selektiver, reversibler Agonismus an zentralen μ-Opioidrezeptoren (geringer Agonismus κ-Opioidrezeptor). **Analgetische Potenz = 1 (Referenz-Opiat).**

Pharmakokinetik

Orale Bioverfügbarkeit (BV)	Plasmaproteinbindung (PPB)	Halbwertszeit (HWZ)	Elimination
20–40 %	36 %	1,7–4,5 h	Überwiegend renal (ca. 80 %)

Indikationen

Mittelstarke bis starke Schmerzen bzw. ungenügende Wirksamkeit nichtopioider Schmerzmittel und/oder schwächerer Opiate **(Stufe III nach WHO-Stufenschema).**

24

Unerwünschte Arzneimittelwirkungen (UAW)

Toleranzentwicklung/Abhängigkeit, Sedierung, (orthostatische) Hypotonie, Übelkeit/Erbrechen, Miosis, Obstipation, akuter Harnverhalt, Spasmus des Sphinkter Oddi, Pruritus, Schwitzen ↑, Atemdepression. **Cave:** Sedierung, Übelkeit/Erbrechen, Orthostase → Therapiebeginn, vorübergehend; Obstipation → gesamte Therapiedauer!

Kontraindikationen

Opioidabusus in der Anamnese. Akute Alkohol-, Schlafmittel-, Analgetika-, Opioid- oder Psychopharmakaintoxikation. Schädel-Hirn-Trauma und erhöhter Hirndruck. Schwere Lungenfunktionsstörungen. Störungen der Magen-Darm-Passage (akutes Abdomen, Ileus). Kinder < 1. LJ. MAOH-Therapie (Einnahme innerhalb von 14 Tagen).

Embryotox: **ja** (grau). Nur bei strenger Indikationsstellung und Risiko-Nutzen-Abwägung. Akuten Opiatentzug der Schwangeren vermeiden! **Cave:** Anpassungsstörungen, Atemdepression und Entzugserscheinungen beim Neugeborenen. **Bevorzugtes Analgetikum:** Paracetamol. Bis 28. SSW auch Ibuprofen. Zentral wirksame Analgetika: Tramadol, Buprenorphin.

Embryotox: **ja** (grau). Anwendung grundsätzlich nicht empfohlen. Übergang in Muttermilch mit höheren Konzentrationen als im mütterlichen Plasma. Besondere Vorsicht aufgrund Gefahr von Atemdepression und Apnoe. **Schmerzmittel 1. Wahl:** Paracetamol, Ibuprofen.

Kontraindiziert < 12. LJ. Jugendliche > 12. LJ Dosierung wie Erwachsene (s. Fachinformation).

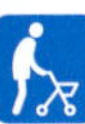
PRISCUS-Liste (PIM): **nein.** Ältere Menschen (insbesondere > 75. LJ) können empfindlicher reagieren. Vorsichtige Dosiseinstellung und längere Dosierungsintervalle empfohlen. Sturzgefahr aufgrund sedierender Wirkung!

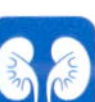
Sorgfältige Dosiseinstellung. Häufig bereits niedrigere Dosierungen wirksam.

Sorgfältige Dosiseinstellung. Häufig bereits niedrigere Dosierungen wirksam.

Innerhalb von 14 Tagen keine gleichzeitige Therapie mit MAO-Hemmern → lebensgefährliche Wechselwirkungen! Folgende Medikamente können den Abbau von Morphin beeinträchtigen und die Wirkung steigern: z. B. Cimetidin, Diltiazem, Erythromycin, Ketoconazol, Ritonavir. Kombination mit Alkohol, Barbituraten, Benzodiazepinen, anderen Opiaten oder Schlafmitteln verstärkt die sedierende Wirkung.

BtM nach BtMG: ja; Applikationsarten: p. o., s. c./i. m., i. v.; **Antidot:** Naloxon.

Remifentanil

Früherer Begriff

Opioidanalgetika oder Opioide

Wirkmechanismus

Opiate allgemein: Agonismus und partieller Agonismus an Opioidrezeptoren (μ-, κ-, δ-Rezeptor) des zentralnervösen antinozizeptiven Systems.

- **Remifentanil**: reiner/hochselektiver, reversibler Agonismus an zentralen μ-Opioidrezeptoren → rascher Wirkungseintritt, sehr kurze Wirkdauer. **Analgetische Potenz (im Vergleich zu Morphin) = 100–200-fach.**

Pharmakokinetik

Orale Bioverfügbarkeit (BV)	Plasmaproteinbindung (PPB)	Halbwertszeit (HWZ)	Elimination
Nur intravenös (100 % BV)	70 %	3–10 min	Plasmacholinesterase

Indikationen

Analgetikum im Rahmen der totalen intravenösen Anästhesie (TIVA; meist in Kombination mit Propofol). Analgesie von invasiv beatmeten Erwachsenen auf der Intensivstation.

Unerwünschte Arzneimittelwirkungen (UAW)

24

Opioid-Toleranzentwicklung/Opioidabhängigkeit, Sedierung, orthostatische Dysregulation, Hypotonie, postoperative Hypertonie, Übelkeit/Erbrechen, Miosis, Obstipation, akuter Harnverhalt, Spasmus des Sphinkter Oddi, Pruritus, Schwitzen ↑, Atemdepression (→ CO_2-Retention, Hirndruck ↑), Rigidität der Skelettmuskulatur.

Kontraindikationen

Nicht geeignet zur Anwendung als alleiniger Arzneistoff zur Anästhesie. Epidurale und intrathekale Anwendung (enthält Glycin).

Embryotox: **ja** (grau). Indikationsgerecht kann Remifentanil während der gesamten Schwangerschaft angewendet werden. Bei Anwendung peripartal für effektive Überwachung der Mutter sorgen! Gefahr einer therapiebedürftigen Atemdepression beim Neugeborenen trotz kurzer HWZ. **Besser geeignete Alternativen:** Fentanyl, Sufentanil.

Embryotox: **ja** (grau). Einsatz von Remifentanil i. R. der Allgemeinanästhesie und sehr kurze HWZ → Mutter kann nach Narkose stillen, sobald sie bewusstseinsklar und körperlich dazu in der Lage ist. Vorsicht bei Kindern mit Neigung zu Apnoe!

Anwendung bei Neugeborenen und Säuglingen (< 1. LJ) aufgrund fehlender Daten nicht empfohlen.

PRISCUS-Liste (PIM): **nein.** Vorsicht geboten im Rahmen der Narkose! Anfangsdosis → Hälfte der empfohlenen Erwachsenendosis.

Keine Dosisanpassung erforderlich.

Keine Dosisanpassung erforderlich.

Wechselwirkungen grundsätzlich nicht zu erwarten (metabolisiert über Plasmacholinesterase). Kardiovaskuläre UAW können verstärkt auftreten bei gleichzeitiger Therapie mit kardiodepressiv wirkenden Medikamenten (z. B. Betablocker, Kalziumantagonisten).

BtM nach BtMG: ja. Applikationsarten: i. v. (meist Perfusor); **Antidot:** Naloxon. Metabolisierung über unspezifische Esterase (Plasmacholinestersae) → auch geeignet bei akutem Leber- oder Nierenversagen (Multiorganversagen).

24.6 μ-Opioidrezeptor-Agonisten und -Antagonisten

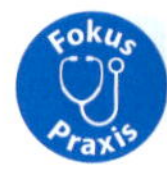

(MOR-Agonisten und -Antagonisten)

Tilidin und Naloxon

Früherer Begriff

Wirkmechanismus

Opiate allgemein: Agonismus und partieller Agonismus an Opioidrezeptoren (μ-, κ-, δ-Rezeptor) des zentralnervösen antinozizeptiven Systems.

- **Tilidin:** Prodrug → aktiver Metabolit **„Nortilidin"** → selektiver, reversibler Agonismus an zentralen μ-Opioidrezeptoren mit schwacher analgetischer Wirkung. **Naloxon:** kompetitiver Opiatrezeptorantagonismus. **Analgetische Potenz (im Vergleich zu Morphin) = 0,1–0,2-fach.**

Pharmakokinetik

Orale Bioverfügbarkeit (BV)	Plasmaproteinbindung (PPB)	Halbwertszeit (HWZ)	Elimination
99 % (Tilidin) Gering (Naloxon)	25 % (Nortilidin) 32–45 % (Naloxon)	5 h (Tilidin) 1–1,5 h (Naloxon)	Überwiegend renal

24

Indikationen

Mittelstarke bis starke Schmerzen bzw. ungenügende Wirksamkeit nichtopioider Schmerzmittel und/oder schwächerer Opiate **(Stufe II nach WHO-Stufenschema).**

Unerwünschte Arzneimittelwirkungen (UAW)

Opioid-Toleranzentwicklung/Opioidabhängigkeit, Sedierung, orthostatische Dysregulation, Hypotonie, Übelkeit/Erbrechen, Miosis, Obstipation, akuter Harnverhalt, Spasmus des Sphinkter Oddi, Pruritus, Schwitzen ↑, Atemdepression (→ CO_2-Retention, Hirndruck ↑). **Cave:** Sedierung, Übelkeit/Erbrechen, Orthostase → Therapiebeginn, vorübergehend; Obstipation → gesamte Therapiedauer!

Kontraindikationen

Abhängigkeit von Opiaten (Heroin, Morphin) oder Opioiden wegen Gefahr einer akuten Entzugssymptomatik. Porphyrie. Kinder < 2. LJ. Schwere Leberinsuffizienz.

Embryotox: **ja** (grau). Anwendung nicht empfohlen. Fehlende systematische Studien.

Embryotox: **ja** (grau). Kontraindiziert!

Kontraindiziert < 2. LJ. Dosierung s. Fachinformation.

PRISCUS-Liste (PIM): **nein.** Keine Dosisanpassung erforderlich.

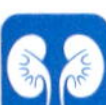

Keine Dosisanpassung erforderlich.

Keine Dosisanpassung erforderlich.

Hepatische Metabolisierung via CYP2C9 und CYP3A4 zum aktiven Metaboliten **„Nortilidin"**. Gefahr eines Serotonin-Syndroms bei gleichzeitiger Anwendung von serotonergen Medikamenten (SSRI, SNRI, MAOH) → Red Flags: Agitation, Halluzination, Koma, Tachykardie, Hyperthermie, Hyperreflexie, Koordinationsstörungen, Übelkeit/Erbrechen.

Cave: Die schnell freisetzende Arzneiform unterliegt dem BtMG, die retardierte Form nicht! **Applikationsarten:** p. o.; **Antidot:** Naloxon. Im Rahmen des First-Pass-Effekts wird Naloxon eliminiert. Bei i. v.-Gabe hebt Naloxon die Tilidin-Wirkung auf (Vorbeugung vor Missbrauch).

PRAXISTIPPS

- Häufig eingesetzt, da keine DANI/DALI nötig und Retardformulierung nicht dem BtM unterliegt.
- Bei Opioid-naiven Patienten, insbesondere älteren Patienten mit Sturzgefahr, initial 50/4 mg im 12-h-Intervall.
- Nicht mit hochpotenten Opioiden der WHO-Stufe 3 kombinieren.
- Für eine effektive balancierte Schmerztherapie grundsätzlich mit Nicht-Opioid-Analgetika kombinieren (auch um Dosis und UAW des Opioids gering zu halten). Ggf. Koanalgetikum ergänzen.
- Therapieerfolg regelmäßig evaluieren (z.B. NPRS oder BESD bei Demenz).

24

24.7 μ-Opioidrezeptor-Antagonisten

(MOR-Antagonisten)

Naloxon

Früherer Begriff

–

Wirkmechanismus

Kompetitiver Opioidrezeptor-Antagonist.

Pharmakokinetik

Orale Bioverfügbarkeit (BV)	Plasmaproteinbindung (PPB)	Halbwertszeit (HWZ)	Elimination
Gering	32–45 %	1–1,5 h	Überwiegend renal

Indikationen

Opioidintoxikation. Postoperative Atemdepression.

Unerwünschte Arzneimittelwirkungen (UAW)

Schwindel, Kopfschmerzen, Tachykardie, Hypotonie, Hypertonie, Übelkeit/Erbrechen, postoperative Schmerzen.

Kontraindikationen

Keine weiteren KI genannt.

Embryotox: **nein.** Kontraindiziert! Nur im äußersten Notfall.

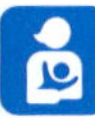
Embryotox: **nein.** Anwendung nur nach sorgfältiger Indikationsstellung und Risiko-Nutzen-Abwägung.

Individuelle Dosierung nach Körpergewicht (s. Fachinformation).

PRISCUS-Liste (PIM): **nein.** Vorsicht bei vorbestehenden Herz-Kreislauf-Erkrankungen oder nach Aufnahme potenziell kardiotoxischer Substanzen → schwerwiegende kardiovaskuläre UAW postoperativ nach Naloxongabe beschrieben (ventrikuläre Tachykardie, Kammerflimmern).

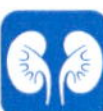
Keine Dosisanpassung erforderlich.

Keine Dosisanpassung erforderlich.

Wechselwirkungen begrenzt. Bei üblicher Dosierung i. d. R. keine zu erwarten.

Applikationsarten: i. v., i. m. Zu schnelle Opiatantagonisierung kann Entzugssymptomatik hervorrufen (Übelkeit/Erbrechen, Schwitzen, Tachykardie).

24.8 Neprilysin-Inhibitoren

Sacubitril

Früherer Begriff

–

Wirkmechanismus

Fixkombination Sacubitril/Valsartan. Sacubitril ist ein Neprilysin-Inhibitor (Neprilysin = neutrale Endopeptidase) → verzögerter Abbau der natriuretischen Peptide (z. B. BNP).

Pharmakokinetik

Orale Bioverfügbarkeit (BV)	Plasmaproteinbindung (PPB)	Halbwertszeit (HWZ)	Elimination
60/23 %	k. A.	1,5 h/11,5 h	Überwiegend renal

Indikationen

Symptomatische chronische Herzinsuffizienz (NYHA II–IV) mit reduzierter Ejektionsfraktion (< 35 %) beim Erwachsenen.

Unerwünschte Arzneimittelwirkungen (UAW)

Hypotonie, orthostatische Dysregulation. Hyperkaliämie. Verschlechterung einer vorbestehenden chronischen Niereninsuffizienz. Angioödeme. Anämie. Hypoglykämie, Diarrhö, Übelkeit/Erbrechen, Nierenfunktionsstörung, Nierenversagen.

Kontraindikationen

Gleichzeitige Therapie mit ACE-Hemmern. Anamnestisch bekanntes Angioödem im Zusammenhang mit einer früheren ACE-Hemmer- oder Angiotensin-Rezeptor-Blocker-Therapie. Hereditäres oder idiopathisches Angioödem. Gleichzeitige Therapie mit Aliskiren-haltigen Arzneistoffen bei Patienten mit Diabetes mellitus oder Nierenfunktionsstörungen. Schwere Leberzirrhose, biliäre Zirrhose oder Cholestase. 2. und 3. Trimenon der Schwangerschaft.

Embryotox: **nein.** Anwendung im 1. Trimenon nicht empfohlen. Im 2. und 3. Trimenon kontraindiziert.

Embryotox: **nein.** Anwendung nicht empfohlen.

Kontraindiziert < 18. LJ (keine Daten zu Sicherheit und Wirksamkeit).

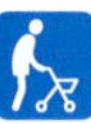
PRISCUS-Liste (PIM): **nein.** Keine grundsätzliche altersbedingte Dosisanpassung. Vorsicht und Anpassung bei fortgeschrittener Niereninsuffizienz. Sturzgefahr bei Hypotonie.

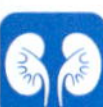
Leichte Nierenfunktionsstörung → keine Dosisanpassung. Mittelschwere/schwere Funktionsstörung (GFR 30–60 ml/min) → Dosisanpassung erforderlich (s. Fachinformation). Bei chronischem Nierenversagen nicht empfohlen.

Leichte Leberinsuffizienz (Child-Pugh A) → keine Dosisanpassung erforderlich. Mittelschwere (Child-Pugh B) Leberinsuffizienz → Dosisanpassung. Kontraindiziert bei schwerer Leberinsuffizienz (Child-Pugh C).

In Kombination mit ACE-Hemmern erhöhtes Risiko für Angioödem. Bei gleichzeitiger Anwendung mit Aliskiren (s. o.) vermehrt UAW (z. B. Hypotonie, Hypokaliämie, ANV). Erhöhte Clearance von Atorvastatin bei gleichzeitiger Anwendung (nicht Simvastatin). Verstärkte antihypertensive Wirkung und Hypotonie bei PDE-5-Hemmern (z. B. Sildenafil). Hyperkaliämiegefahr mit kaliumsparenden Medikamenten.

Nur in Fixkombination mit Valsartan erhältlich (Entresto®). ACE-Hemmer 36 h vor Therapiebeginn absetzen. Bei Vorbehandlung mit Sartan kein Abstand notwendig. Bei befürchteter Hypotonie mit halber Standarddosis beginnen. BNP ist bei Therapie mit Sacubitril kein geeigneter Biomarker der Herzinsuffizienz (Substrat von Neprilysin → NT-ProBNP bestimmen!).

24.9 Neurokinin-NK_1-Rezeptor-Antagonisten

(NK_1R-Antagonisten)

Aprepitant

Früherer Begriff

–

Wirkmechanismus

Selektiver Antagonismus am Human-Substanz-P-Neurokinin-Rezeptor-1 (NK_1) → antiemetisch.

Pharmakokinetik

Orale Bioverfügbarkeit (BV)	Plasmaproteinbindung (PPB)	Halbwertszeit (HWZ)	Elimination
59–67 %	97 %	9–13 h	Renal

Indikationen

Prävention von Übelkeit/Erbrechen bei emetogener Chemotherapie bei Erwachsenen und Jugendlichen ab 12 Jahren.

Unerwünschte Arzneimittelwirkungen (UAW)

Kopfschmerzen, Schluckauf, Appetitlosigkeit, Obstipation, Diarrhö, Müdigkeit, Anstieg der Transaminasen.

Kontraindikationen

Gleichzeitige Therapie mit: Pimozid, Terfenadin, Astemizol, Cisaprid.

Embryotox: **nein.** Kontraindiziert!

Embryotox: **nein.** Anwendung in der Stillzeit nicht empfohlen.

Anwendung < 12. LJ nicht empfohlen (Sicherheit und Wirksamkeit nicht erwiesen). Dosierung s. Fachinformation.

PRISCUS-Liste (PIM): **nein.** Keine altersbedingte Dosianpassung erforderlich.

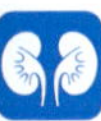
Keine Dosisanpassung erforderlich.

Keine grundsätzliche Dosisanpassung erforderlich. Bei zunehmender Leberfunktionsstörung Anwendung mit Vorsicht.

Metabolisierung via CYP3A4 und CYP2C9 Multiple Interaktionen möglich, z. B. CYP3A4 → Ciclosporin, Tacrolimus, Sirolimus, Alfentanil, Fentanyl, Chinidin etc., CYP2C9 → Warfarin. Orale Kontrazeptiva können vermindert werden (bis 2 Monate nach Ende der Therapie).

Aprepitant ist bei o. g. Indikation Teil eines Therapieschemas mit 5-HT_3-Antagonisten und Kortikosteroiden.

24.10 Parathormonrezeptor-Agonisten

(PTHR-Agonisten)

Teriparatid

Früherer Begriff

–

Wirkmechanismus

Rekombinantes Parathormon → Knochenbildung ↑ durch Osteoblastenstimulation, intestinale Kalziumresorption ↑, tubuläre Kalziumabsorption ↑, renale Phosphatausscheidung ↑.

Pharmakokinetik

Orale Bioverfügbarkeit (BV)	Plasmaproteinbindung (PPB)	Halbwertszeit (HWZ)	Elimination
Subkutane Anwendung	k. A.	1 h	Hepatisch/extrahepatisch

Indikationen

Osteoporose bei postmenopausalen Frauen und bei Männern mit einem hohen Frakturrisiko. Osteoporose assoziiert mit Langzeit-Glukokortikoidtherapie bei Frauen und Männern mit hohem Frakturrisiko.

Unerwünschte Arzneimittelwirkungen (UAW)

Gliederschmerzen, Kopfschmerzen, Schwindel, Nausea, Emesis, Depression, Anämie, Hypercholesterinämie, Müdigkeit, Thoraxschmerzen, Schwitzen.

Kontraindikationen

Hyperkalzämie, schwere Niereninsuffizienz, Morbus Paget, Hyperparathyreoidismus, ungeklärte Erhöhung der Alkalischen Phosphatase, Z. n. Strahlentherapie des Skeletts, maligne Skeletterkrankungen oder Knochenmetastasen. Kinder und Jugendliche < 18. LJ mit offenen Epiphysen. Schwangerschaft und Stillzeit.

Embryotox: **nein.** Kontraindiziert! Frauen im gebärfähigen Alter müssen während der Behandlung eine zuverlässige Verhütung anwenden! Therapieabbruch bei Eintritt einer Schwangerschaft.

Embryotox: **nein.** Kontraindiziert!

Kontraindiziert bei Kindern und Jugendlichen < 18. LJ mit offenen Epiphysen.

PRISCUS-Liste (PIM): **nein.** Keine altersbedngte Dosisanpassung erforderlich.

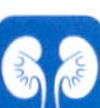
Bei geringer Niereninsuffizienz keine Dosisanpassung erforderlich, bei mittelschwerer Insuffizienz Anwendung mit Vorsicht. Bei schwerer Niereninsuffizienz kontraindiziert.

Anwendung mit Vorsicht (keine Daten).

Vorsicht bei der Anwendung mit Digitalis, da Teriparatid vorübergehend den Kalziumspiegel erhöhen und so die Gefahr für Toxizität erhöhen kann.

Keine.

25 Physikalische Wirkprinzipien

Hermann C. Römer

25.1 Adsorbenzien

Aktivkohle

Früherer Begriff

Antidot

Wirkmechanismus

Bindet Toxine, organische und anorganische Stoffe, Bakterien, Bakterientoxine und Giftstoffe. Ausscheidung über Stuhl, große innere Oberfläche von etwa 1.000 m^2/g.

Pharmakokinetik

Orale Bioverfügbarkeit (BV)	Plasmaproteinbindung (PPB)	Halbwertszeit (HWZ)	Elimination
Entfällt	Entfällt	Entfällt	Fäkal

Indikationen

Diarrhö, Flatulenz, Intoxikationen.

Unerwünschte Arzneimittelwirkungen (UAW)

Obstipation, Übelkeit, Erbrechen, Ileus, Stuhlverfärbung.

Kontraindikationen

Diarrhöen mit Fieber, Ileus, akuter Bauchschmerz, ulzerative Kolitis, Vergiftungen mit Säuren oder Basen, eingeschränktes Bewusstsein wegen der Gefahr der Aspiration.

Embryotox: **nein.** Keine Angaben.

Embryotox: **nein.** Keine Angaben.

Keine Angaben.

PRISCUS-Liste (PIM): **nein.** Keine Angaben.

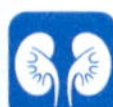
Keine Angaben.

Keine Angaben.

Andere Medikamente – dies gilt auch für Antidote – sollen nicht gleichzeitig, sondern in einem Abstand von mindestens 2 h eingenommen werden, da es sonst zu einem Wirkungsverlust kommen kann. Aktivkohle kann zudem die Elimination von Wirkstoffen, die einem enterohepatischen Kreislauf unterliegen, beschleunigen. Dieser Effekt ist unabhängig vom Zeitpunkt der Einnahme.

Nicht wirksam gegen Kaliumcyanid, andere Cyanide, Eisen, Lithium, Elektrolyte, Lösungsmittel und verschiedene Alkohole wie Methanol und Ethanol.

25.2 Anionen-Austauscher

Colestyramin

Früherer Begriff

–

Wirkmechanismus

Basisches Anionenaustauscherharz in der Chloridform, das aus einem Styrol-Divinylbenzol-Kopolymer mit quartären Ammoniumgruppen besteht. Wird selbst nicht im Magen-Darm-Trakt resorbiert, bindet dort deprotonierte Gallensäuren und unterbricht ihren enterohepatischen Kreislauf. Die so etwa 10-fach gesteigerte Ausscheidung der Gallensäuren führt durch die Neusynthese von Cholesterol zu einer Reduktion des Cholesterins und der LD-(low density-)Lipoproteine im Serumplasma.

Pharmakokinetik

Orale Bioverfügbarkeit (BV)	Plasmaproteinbindung (PPB)	Halbwertszeit (HWZ)	Elimination
Keine	k. A.	6 min	Fäkal

Indikationen

Zur Senkung des Serumcholesterins, sekundärer Juckreiz, partielle Obstruktion der Gallenwege, Durchfälle infolge eines Überschusses an Gallensalzen. Als Adjuvans für die Entgiftung von Phenprocoumon.

Unerwünschte Arzneimittelwirkungen (UAW)

Obstipation, Übelkeit, Völlegefühl, Sodbrennen, Appetitlosigkeit, Dyspepsie, Brechreiz, Blähungen, Diarrhöen. Gastrointestinale Nebenwirkungen sind dosisabhängig.

Kontraindikationen

Ileus.

Embryotox: **ja** (grau). Keine Hinweise auf Teratogenität, nur indirektes Risiko des Fetus durch Mangelsymptomatik fettlöslicher Vitamine, darf indikationsgerecht eingesetzt werden, geeignete Alternativen (Ursodeoxycholsäure bei Schwangerschaftscholestase).

Embryotox: **ja** (grau). Wird nicht in Muttermilch ausgeschieden.

Dosisanpassung.

PRISCUS-Liste (PIM): **nein.** Kein Hinweis auf Notwendigkeit einer Dosisanpassung.

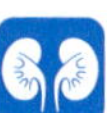
Nicht erforderlich.

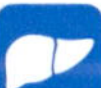
Transaminasenanstieg und AP-Anstieg zu Beginn der Therapie möglich.

Antikoagulanzientherapie Vitamin-K-Antagonisten, Digitalis, Verminderung der Resorption anderer oral verabreichter Medikamente (Phenylbutazon, Hydrochlorothiazid, Tetracyclin, Penicillin G, Phenobarbital, Schilddrüsenpräparate), Östrogene.

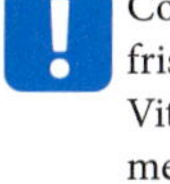
Colestyramin wird nicht aus dem Magen-Darm-Trakt resorbiert. Bei langfristiger Anwendung können daher u. a. Hypovitaminosen der fettlöslichen Vitamine auftreten. Bei Absetzen des Medikaments Digitalisspiegel bestimmen, Anstieg möglich. Wenn eine Wechselwirkung mit einem gleichzeitig angewendeten Arzneistoff nicht ausgeschlossen werden kann, sollte dieser Arzneistoff mindestens 1 h vor oder 4 h nach Colestyramin verabreicht werden.

25.3 β-Strahler

^{131}Iodid

Früherer Begriff

Natriumiodid^{131}, reines nuklearmedizinisches Diagnostikum

Wirkmechanismus

Direkte Aufnahme über Natriumiodid-Symporter in SD-Zelle.

Pharmakokinetik

Orale Bioverfügbarkeit (BV)	Plasmaproteinbindung (PPB)	Halbwertszeit (HWZ)	Elimination
k. A.	k. A.	8 d	Renal

Indikationen

Schilddrüsenautonomie, Morbus Basedow, Struma, Schilddrüsenkarzinom (papillär, follikulär).

Unerwünschte Arzneimittelwirkungen (UAW)

Appetitverlust, Geschmacksstörung, Übelkeit, Speicheldrüsenreizung, Nacken-, Kopfschmerz, Blutbildveränderungen, verminderter Speichel- und Tränenfluss, Knochenmarkdepression, Pneumonie, Leukämien.

Kontraindikationen

Schwangerschaft, Stillzeit, bis 6 Monate nach Therapie Kontrazeption. Dysphagie, Ösophagusstenose, Ösophagusdivertikel, aktive Gastritis, erosive Gastritis oder Magengeschwüre.

 Embryotox: **nein** Kontraindiziert.

 Embryotox: **nein.** Kontraindiziert.

 Wenn OP nicht durchführbar, generell nicht mehr kontraindiziert.

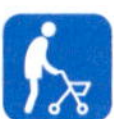 PRISCUS-Liste (PIM): **nein.**

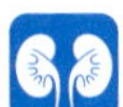 Verzögerung der Ausscheidung, Zunahme Strahlendosis, Nutzen/Risikoabwägung.

 Keine Einschränkung.

 Nicht bekannt.

 Restaktivität des Strahlers nach Therapie, daher nur stationär durchführbar. Thyreostatika einige Tage vor Radioiodtherapie aussetzen.

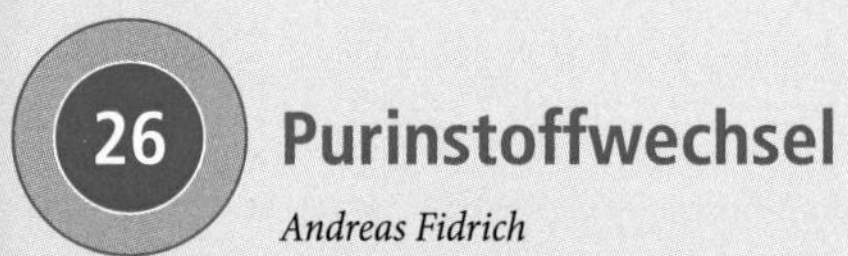

26 Purinstoffwechsel

Andreas Fidrich

26.1 Urat-Austauscher-1-Inhibitoren

(URAT1-Inhibitoren)

Benzbromaron

Früherer Begriff

Urikosurika

Wirkmechanismus

Hemmung der tubulären Rückresorption von Harnsäure in den Nieren → Elimination ↑.

Pharmakokinetik

Orale Bioverfügbarkeit (BV)	Plasmaproteinbindung (PPB)	Halbwertszeit (HWZ)	Elimination
Ca. 50 %	99 %	3–36 h (genetisch)	Überwiegend biliär

Indikationen

Mittel 2. Wahl bei behandlungsbedürftiger Hyperurikämie und Gicht, wenn eine Behandlung mit Allopurinol nicht möglich ist (z. B. Kontraindikation, Unverträglichkeit, Überempfindlichkeit, fehlende Wirksamkeit).

Unerwünschte Arzneimittelwirkungen (UAW)

Nausea, Brechreiz, Völlegefühl, Diarrhö, Gichtanfall, Uratsteine, temporäre Impotenz.

Kontraindikationen

Eingeschränkte Nierenfunktion, Nierensteindiathese, vorbestehende Lebererkrankungen, akuter Gichtanfall, Schwangerschaft.

Embryotox: **nein.** Kontraindiziert!

Embryotox: **nein.** Nicht empfohlen. Wenn eine Therapie zwingend nötig ist, dann abstillen.

Behandlung ab 14. LJ, Dosis entspricht Erwachsenendosis. Siehe Fachinformation.

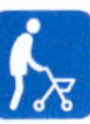
PRISCUS-Liste (PIM): **nein.** Keine grundsätzliche Dosisanpassung erforderlich. Nierenfunktion beachten, vorsichtig dosieren.

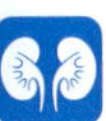
Kontraindiziert bei fortgeschrittener Niereninsuffizienz.

Kontraindiziert bei fortgeschrittener Leberinsuffizienz.

Wirksamkeit Benzbromaron ↓: Salizylate, Sulfinpyrazon, Allopurinol.

Leberenzyme vor Therapie und im Verlauf kontrollieren. Patient auf Red Flags hinweisen: Übelkeit/Erbrechen, Bauchschmerzen, Asthenie, Ikterus. Bei Therapiebeginn ist Auslösung eines Gichtanfalls möglich.

26.2 Xanthinoxidase-Inhibitoren

(XO-Inhibitoren)

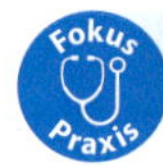

Allopurinol

Früherer Begriff

Urikostatika

Wirkmechanismus

Reversible Hemmung der Xanthinoxidase durch Allopurinol und seinen Hauptmetaboliten Oxipurinol → kein Abbau mehr von Hypoxanthin und Xanthin zu Harnsäure → bessere Ausscheidung der Vorstufen, da bessere Wasserlöslichkeit. Bei längerfristiger Verabreichung erfolgt Wirkung hauptsächlich über den Metaboliten.

Pharmakokinetik

Orale Bioverfügbarkeit (BV)	Plasmaproteinbindung (PPB)	Halbwertszeit (HWZ)	Elimination
90 %	< 1 %	1,5 (19) h	Überwiegend renal

Indikationen

Mittel der 1. Wahl zur Behandlung jeder Art von Hyperurikämie und Gicht. Sekundäre Hyperurikämie unterschiedlicher Genese. Uratnephropathie. Prophylaxe von Kalziumoxalat-Steinen.

Unerwünschte Arzneimittelwirkungen (UAW)

Lokale Hautreaktionen (5–10 %) häufigste UAW → makulopapulöse Exantheme. Allergische Reaktionen der Haut bis schwere Empfindlichkeitsreaktionen (z. B. Stevens-Johnson-Syndrom). Nausea, Übelkeit/Erbrechen, Diarrhö, Leukopenie, akuter Gichtanfall.

26

Kontraindikationen

Für Darreichungsform à 300 mg Allopurinol: schwere Nierenfunktionsstörungen mit Kreatinin-Clearance < 20 ml/min. Kinder.

Embryotox: **nein.** Kontraindiziert!

Embryotox: **nein.** Kontraindiziert! Allopurinol und sein Metabolit Oxipurinol gehen in die Muttermilch über.

Selten indiziert. Dosisreduktion erforderlich, Harnsäurespiegel titriert. Siehe Fachinformation.

PRISCUS-Liste (PIM): **nein.** Behandlung mit niedrigster therapeutischer Wirkung. Auf Niereninsuffizienz achten.

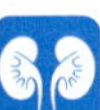
Dosisanpassung erforderlich. Siehe Fachinformation.

Vorsichtige Anwendung. Dosis mit niedrigster therapeutischer Wirkung.

Diverse Interaktionen bekannt. Verlangsamt Wirkung von Probenecid. Wirkung von Azathioprin verstärkt (Knochenmarktoxizität ↑, Dosis auf 25 % reduzieren). Erhöhtes Risiko für Hautreaktion mit Ampicillin, Amoxicillin und Captopril. Verstärkung der Phenprocoumon-Wirkung. Verminderte Wirkung von Allopurinol bei gleichzeitiger Therapie mit Thiaziden, Probenecid, Benzbromaron.

Bei Therapiebeginn ist Auslösung eines Gichtanfalls möglich.

PRAXISSTIPPS

- Nur bei mindestens einem gesicherten Gichtanfall oder asymptomatischer Hyperurikämie mit Harnsäurekonzentration > 9 mg/dl. Basistherapie: Verzicht auf purinhaltige Nahrungsmittel und Alkohol!
- Anwendung im akuten Gichtanfall möglich, jedoch nicht notwendig. Nach Gichtanfall 6 Monate Colchicin (2 × 0,5 mg) oder niedrig dosierte Glukokortikoide oder NSAR.
- Häufigster Auslöser für Stevens-Johnson-Syndrom in Europa! Gefahr in ersten Behandlungswochen am größten. Auf Red Flags hinweisen: Ulzera (häufig Auge und Mund), hohes Fieber, Lymphadenopathie, Arthralgien, Krankheitsgefühl, Effloreszenzen (stammbetont, unscharf begrenzte Kokarden mit Blasenbildung), **Schleimhäute immer betroffen!**

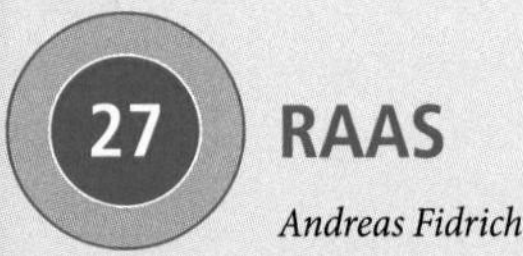

RAAS

Andreas Fidrich

27.1 Angiotensin-Converting-Enzym-Inhibitoren

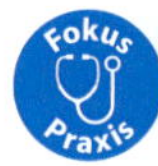

(ACE-Inhibitoren)

Ramipril

Früherer Begriff

Prilate

Wirkmechanismus

Kompetitive Hemmung des Angiotensin-Converting-Enzyms (ACE) → Angiotensin I zu Angiotensin II ↓, Bradykinin ↑. Vasokonstriktion durch Angiotensin II ↓ → RR ↓ (Nierendurchblutung ↑, Aldosteronfreisetzung ↓ → Na^+- und Wasserrückresorption ↓ → RR ↓). Rückbildung von Herz- und Gefäßwandhypertrophie **(Remodeling-Effekt).** Protektive Wirkung bei diabetischer Nephropathie **(nephroprotektiv).**

Pharmakokinetik

Orale Bioverfügbarkeit (BV)	Plasmaproteinbindung (PPB)	Halbwertszeit (HWZ)	Elimination
45–60 %	73 %	13–17 h	Überwiegend renal

Indikationen

Mittel 2. Wahl bei ACE-Hemmer-Unverträglichkeit. Arterielle Hypertonie beim Erwachsenen. Herzinsuffizienz NYHA I–IV beim Erwachsenen. Rezidiv-/Sekundärprophylaxe nach Myokardinfarkt.

Unerwünschte Arzneimittelwirkungen (UAW)

Kopfschmerzen, Schwindel, Reizhusten, Bronchitis, Sinusitis, Dyspnoe, Entzündungen des Magen-Darm-Trakts, Verdauungsstörungen, abdominelle Schmerzen, Dyspepsie, Übelkeit/Erbrechen, Diarrhö, Exanthem, Muskelkrämpfe, Myalgie, Hypotonie, Orthostase, Synkope, Brustschmerz, Müdigkeit, Hyperkaliämie, Angioödem.

Kontraindikationen

Kinder/Jugendliche < 18. LJ. Schwangerschaft und Stillzeit, hereditäres/idiopathisches Angioödem unter früherer ACE-Hemmer-Therapie. Einseitige Nierenarterienstenose (NAS) oder NAS bei Einzelniere. Therapie mit Sacubitril/Valsartan, Hypotonie oder hämodynamisch instabile Patienten. Therapie mit Aliskiren-haltigen Arzneistoffen bei Patienten mit Diabetes mellitus oder GFR < 60 ml/min. Gleichzeitige Dialyse oder Hämofiltration.

Embryotox: **ja** (rot). Kontraindiziert (v. a. im 2. und 3. Trimenon und nach der 20. SSW). Alternativen: α-Methyldopa, Metoprolol.

Embryotox: **ja** (rot). Nicht empfohlen. Bei Therapieversagen der First-Line-Medikation Captopril bevorzugen (geringster Übergang in Muttermilch).

Kontraindiziert bei Patienten < 18. LJ.

PRISCUS-Liste (PIM): **nein.** Start low, go slow.

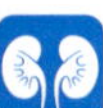
Dosisanpassung erforderlich (s. Fachinformation).

Dosisreduktion erforderlich (max. 2,5 mg/d).

In Kombination mit oralen Antidiabetika (OAD) und Insulin → BZ Erhöhte Wahrscheinlichkeit für schwere Allergie: Polyacrylnitril-methallylsulfonat-high-flux-Membranen (Dialyse), Dextransulfat (LDL-Apherese), Insektengifte (Desensibilisierung). Kaliumsparende Diuretika (z. B. Spironolacton) oder Heparin → Hyperkaliämie. NSAR schwächen antihypertensive Wirkung.

Mittel 1. Wahl bei Diabetes mellitus **(nephroprotektiv).** Bei dunkelhäutigen Patienten ist eine verminderte Wirkung beschrieben (Ogedegbe et al. 2015, https://doi.org/10.1016/j.jacc.2015.07.021). Kombination mit Thiaziddiuretikum sinnvoll (Kaliumausgleich).

PRAXISTIPPS

- Häufig Reizhusten (Bradykinin ↑). Unverträglichkeit dokumentieren und alternativ Sartan verordnen.
- Bei akutem Nierenversagen reduzieren/absetzen. Bei chronischer Niereninsuffizienz mit ausreichender Eigendiurese i. d. R. unproblematisch.
- Bei Hyperkaliämie (Toleranz bis 5,5 mmol/l) verstärkende Faktoren und andere Ursachen prüfen. Kaliumsparende Diuretika (z. B. Triamteren) pausieren/absetzen. Nierenfunktion prüfen. Hämolyse? Ernährungsanamnese (kaliumreich?)

27.2 Angiotensin-AT_1-Rezeptor-Antagonisten

Fokus Praxis

(AT_1R-Antagonisten)

Candesartan

Früherer Begriff

Sartane

Wirkmechanismus

Antagonismus am AT_1-Rezeptor (Angiotensin-II-Rezeptor Subtyp 1). Vasokonstriktion durch Angiotensin II ↓ und Aldosteron-Sekretion ↓ → RR↓. Ebenfalls vergleichbare Wirkungen wie bei ACE-Hemmern beschrieben (nephroprotektiv, Remodeling).

Pharmakokinetik

Orale Bioverfügbarkeit (BV)	Plasmaproteinbindung (PPB)	Halbwertszeit (HWZ)	Elimination
15–40 %	> 99 %	9 h	Überwiegend renal

Indikationen

Arterielle Hypertonie bei Erwachsenen und Kindern zwischen dem 6. und 18. LJ. Herzinsuffizienz NYHA I–IV beim Erwachsenen. Rezidiv-/Sekundärprophylaxe nach Myokardinfarkt.

Unerwünschte Arzneimittelwirkungen (UAW)

Häufig Schwindel und Kopfschmerzen. Hypotonie, Anstieg der Nierenretentionsparameter (bis ANV), Hyperkaliämie, angioneurotisches Ödem, allergische Reaktion (z. B. Erythem).

Kontraindikationen

Schwangerschaft und Stillzeit, anamnestisch hereditäres oder idiopathisches Angioödem unter früherer Behandlung mit ACE-Hemmern. Signifikante beidseitige Nierenarterienstenose (NAS) oder NAS bei Einzelniere. Kinder < 1. LJ. Schwangerschaft (2. und 3. Trimenon). Gleichzeitige Anwendung mit Aliskiren-haltigen Arzneistoffen bei Patienten mit Diabetes mellitus oder GFR < 60 ml/min.

Embryotox: **ja** (rot). Kontraindiziert. **Alternativen:** α-Methyldopa, Metoprolol). Wenn RAS-Inhibitor nötig, z. B. schwere Herzinsuffizienz, ACE-Hemmer bevorzugen (geringeres Fetopathie-Risiko).

Embryotox: **ja** (rot). Nicht empfohlen. **Alternativen:** α-Methyldopa, Metoprolol, Nifedipin. Beim älteren Säugling auch Enalapril, Captopril möglich.

Nicht empfohlen vom 1.–6. LJ. Kontraindiziert < 1. LJ. Dosisanpassung erforderlich (s. Fachinformation). Bei Kindern mit Herzinsuffizienz nicht empfohlen.

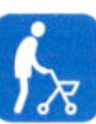
PRISCUS-Liste (PIM): **nein.** Dosisanpassung erforderlich. Auf Niereninsuffizienz achten.

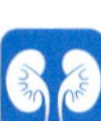
Hypertonie → Dosisreduktion. Bei GFR < 15 ml/min nicht empfohlen. **Herzinsuffizienz** → keine Dosisanpassung.

Hypertonie → Dosisreduktion. Kontraindiziert bei schwerer Leberinsuffizienz. **Herzinsuffizienz** → keine Dosisanpassung.

NSAR können Wirkung abschwächen. Vermehrte Hypokaliämie bei Kombination mit kaliumsparenden Diuretika. Sartane verzögern die Ausscheidung von Lithium. In Verbindung mit Allopurinol erhöhtes Risiko für immunologische Reaktionen oder Leukopenien.

Hinweise auf geringe Wirksamkeit bei dunkelhäutigen Patienten. Einsatz günstig bei jungen Patienten. Kombination mit Thiaziddiuretikum sinnvoll (Kaliumausgleich).

PRAXISTIPPS

- Mittel 2. Wahl, wenn Unverträglichkeit gegen ACE-Hemmer besteht (z. B. Reizhusten). Unverträglichkeit dokumentieren.
- Bei Hyperkaliämie (Toleranz bis 5,5 mmol/l) verstärkende Faktoren und andere Ursachen prüfen. Kaliumsparende Diuretika (z. B. Triamteren) pausieren/absetzen. Nierenfunktion prüfen. Hämolyse? Ernährungsanamnese (kaliumreich?)
- Bei akutem Nierenversagen reduzieren/absetzen. Bei chronischer Niereninsuffizienz mit ausreichender Eigendiurese i. d. R. unproblematisch.

27.3 Mineralokortikoid-Rezeptor-Antagonisten

(MCR-Antagonisten)

Eplerenon

Früherer Begriff

–

Wirkmechanismus

Hochspezifische, kompetitive Blockade des zytoplasmatischen Mineralkortikoid-Rezeptors (Aldosteronbindungsstelle) im spätdistalen Tubulus der Sammelrohre in der Niere → Na^+-Ausscheidung ↑, Cl^--Ausscheidung ↑, H_2O-Ausscheidung ↑, K^+-Ausscheidung ↓ („kaliumsparend"). Relative Erhöhung des Renin- und Aldosteron-Plasmaspiegels mit negativer Feedbackhemmung des RAAS.

Pharmakokinetik

Orale Bioverfügbarkeit (BV)	Plasmaproteinbindung (PPB)	Halbwertszeit (HWZ)	Elimination
67 %	50 %	3–5 h	Überwiegend renal

Indikationen

Sekundärer Hyperaldosteronismus. Herzinsuffizienz NYHA II–IV. Leberzirrhose mit Aszites (Alternativpräparat zu Spironolacton bei Unverträglichkeit oder Auftreten einer Gynäkomastie).

Unerwünschte Arzneimittelwirkungen (UAW)

Eosinophilie, Hyperkaliämie, Hyponatriämie, Exsikkose/Dehydratation, Hypercholesterinämie, Hypertriglyzeridämie, Insomnie, Benommenheit, Kopfschmerz, Vorhofflimmern, Myokardinfarkt, Linksherzinsuffizienz, Hypotonie, TVT, Pharyngitis, Übelkeit/Erbrechen, Meteorismus, Diarrhö, Juckreiz, Schwitzen, Rückenschmerz, Nierenfunktionsstörungen.

Kontraindikationen

Hypovolämie, akutes Nierenversagen, Anurie, schwere Leberinsuffizienz (Child-Pugh C), schwere Niereninsuffizienz (GFR < 30 ml/min), Elektrolytentgleisungen (z. B. Hyperkaliämie, Hyponatriämie), Exsikkose/Dehydratation.

Embryotox: **nein.** Anwendung nicht empfohlen (unzureichende Datenlage).

Embryotox: **nein.** Anwendung nicht empfohlen (unzureichende Datenlage).

Anwendung nicht empfohlen (unzureichende Datenlage).

PRISCUS-Liste (PIM): **nein.** Keine altersbedingte Dosisanpassung erforderlich. Achtung bei Nieren- und/oder Leberinsuffizienz, Multimedikation, Exsikkose und Hypotonie!

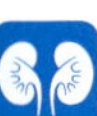
Dosisanpassung erforderlich! Bei schwerer Niereninsuffizienz (GFR < 30 ml/min) kontraindiziert!

Kontraindiziert bei schwerer Leberfunktionsstörung (Child-Pugh C).

Hepatische Metabolisierung via **CYP3A4.** Starke **Induktoren verringern Wirkung:** Johanniskraut, Rifampicin, Carbamazepin, Phenytoin, Phenobarbital. **Wirkungsverstärkung durch Inhibitoren:** z. B. Ketoconazol, Clarithromycin. **Erhöhtes Hyperkaliämierisiko mit:** ACE-Hemmern, Sartanen, Ciclosporin und Tacrolimus, Trimethoprim. Erhöhte Gefahr für Orthostase und Hypotonie mit: trizyklischen Antidepressiva, Neuroleptika, Baclofen, Glukokortikoiden α_1-Blocker.

Prognoseverbessernd bei Herzinsuffizienz. Insbesondere bei bestehender Niereninsuffizienz regelmäßige Kontrolle des Serum-Kalium-Werts.

Spironolacton

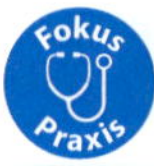

Früherer Begriff

–

Wirkmechanismus

(Relativ unspezifische) kompetitive Blockade des zytoplasmatischen Mineralkortikoid-Rezeptors (Aldosteronbindungsstelle) im spätdistalen Tubulus der Sammelrohre in der Niere → Na^+-Ausscheidung ↑, Cl^--Ausscheidung ↑, H_2O-Ausscheidung ↑, K^+-Ausscheidung ↓ („kaliumsparend"). Relative Erhöhung des Renin- und Aldosteron-Plasmaspiegels mit negativer Feedbackhemmung des RAAS. **Antiandrogene Wirkung** (Hirsutismus, Pubertas praecox, Gynäkomastie).

Pharmakokinetik

Orale Bioverfügbarkeit (BV)	Plasmaproteinbindung (PPB)	Halbwertszeit (HWZ)	Elimination
Ca. 70 %	> 98 %	1,3–1,6 h (13–15 h)	Überwiegend renal (gering biliär)

Indikationen

Primärer Hyperaldosteronismus, wenn eine OP nicht angezeigt ist (Conn-Syndrom). Sekundärer Hyperaldosteronismus. Leberzirrhose mit Aszites und Ödemen. Herzinsuffizienz NYHA II–IV (prognoseverbessernd).

Unerwünschte Arzneimittelwirkungen (UAW)

Hyperkaliämie, Hyponatriämie, Kopfschmerzen, Schläfrigkeit, Ataxie, Verwirrtheit, Harnsäure ↑, Hautveränderungen, Übelkeit/Erbrechen, Meteorismus, Diarrhö, Stimmveränderungen. **Frauen:** Amenorrhö, Hirsutismus. **Männer:** Gynäkomastie 10% Impotenz. **Kinder:** Pubertas praecox. Hypovolämie/Dehydratation, Schwangerschaft und Stillzeit.

Kontraindikationen

Hypovolämie, akutes Nierenversagen, schwere Leberinsuffizienz (Child-Pugh C), schwere Niereninsuffizienz (GFR < 30 ml/min), Elektrolytentgleisungen (z. B. Hyperkaliämie, Hyponatriämie).

Embryotox: **ja** (grau). Anwendung nicht empfohlen. Bevorzugtes Diuretikum: Hydrochlorothiazid (HCT).

Embryotox: **ja** (grau). Anwendung nicht empfohlen. Nur in Ausnahmefällen nach sorgfältiger, Risiko-Nutzen-Abwägung.

Dosisanpassung erforderlich, s. Fachinformation. **Cave:** Keine kontrollierten Studien zur Dosierung im Säuglings- und Kindesalter!

PRISCUS-Liste (PIM): **nein.** Keine altersbedingte Dosisanpassung erforderlich. Achtung bei Nieren- und/oder Leberinsuffizienz, Multimedikation, Exsikkose und Hypotonie!

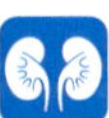

Dosisanpassung erforderlich. Kontraindiziert bei schwerer Niereninsuffizienz (GFR < 30 ml/min).

Keine Dosisanpassung erforderlich.

Hyperkaliämiegefahr bei Therapie mit: ACE-Hemmern, Triamteren Amilorid, NSAR, Cotrimoxazol. **Gefahr des akuten Nierenversagens** in folgender Kombination: ACE-Hemmer + Furosemid + Spironolacton. Folgende **Medikamente schwächen die Wirkung:** NSAR, Salicylate, Phenytoin. Spironolacton stört Mess-/Bestimmungsmethoden zur Bestimmung des Digitalis-Spiegels und kann den Abbau von Digitalis verhindern.

Cave: „**Diuretika-Abusus**" → Pseudo-Bartter-Syndrom: Ödeme (Renin-Anstieg infolge Hyperaldosteronismus).

PRAXISTIPPS

- Vorteile bei fortgeschrittener Herzinsuffizienz und einer Tagesdosis von 25 mg nachgewiesen. Höhere Dosierungen führen hauptsächlich zu vermehrten UAW.
- Mögliche Stimmveränderungen. Risikoabwägung vor Verordnung an Patienten mit Berufen, bei denen sie auf ihre Stimme angewiesen sind (z. B. Sänger, Lehrer, Schauspieler).
- Einnahme mit der Mahlzeit steigert Resorption.

28 Schilddrüse

Andreas Fidrich

28.1 Thyreoperoxidase-Inhibitoren

(TPO-Inhibitoren)

Fokus Praxis

Thiamazol

Früherer Begriff

Thyreostatika

Wirkmechanismus

Aktiver Metabolit von Carbimazol. Irreversible Hemmung der Thyreoperoxidase → Inhibierung der Iodisation → Schilddrüsenhormone ↓.

Pharmakokinetik

Orale Bioverfügbarkeit (BV)	Plasmaproteinbindung (PPB)	Halbwertszeit (HWZ)	Elimination
100 %	0 %	3 h	Überwiegend renal (70 %)

Indikationen

Hyperthyreose. Thyreotoxische Krise (intravenös). Vor Radioiodtherapie und Thyreoidektomie.

Unerwünschte Arzneimittelwirkungen (UAW)

Hämatotoxizität (dosisabhängig) → aplastische Anämie, Agranulozytose, Leukopenie, Thrombozytopenie. **Hepatotoxizität** → Hepatitis, transiente Cholestase, Erhöhung der Transaminasen, akutes Leberversagen. **Allergische Hautreaktionen** → Exanthem, Urtikaria, Pruritus. Strumaentwicklung, gastrointestinale Beschwerden, Geschmacksstörungen.

Kontraindikationen

Granulozytopenie, vorbestehende Cholestase, frühere Knochenmarksschädigung oder Pankreatitis unter Therapie mit Thiamazol/Carbimazol, Kombinationsbehandlung von Carbimazol mit SD-Hormonen in der Schwangerschaft.

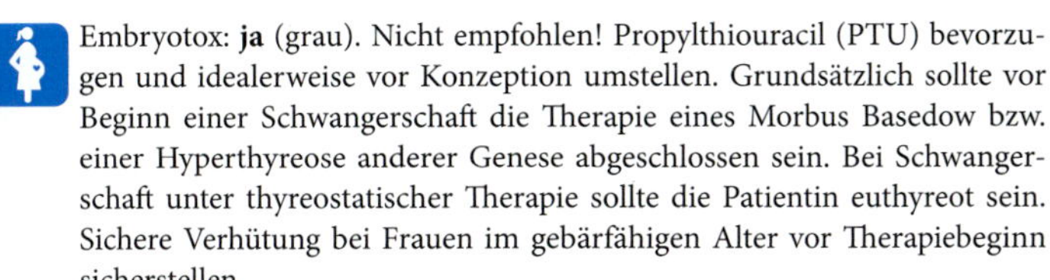

Embryotox: **ja** (grau). Nicht empfohlen! Propylthiouracil (PTU) bevorzugen und idealerweise vor Konzeption umstellen. Grundsätzlich sollte vor Beginn einer Schwangerschaft die Therapie eines Morbus Basedow bzw. einer Hyperthyreose anderer Genese abgeschlossen sein. Bei Schwangerschaft unter thyreostatischer Therapie sollte die Patientin euthyreot sein. Sichere Verhütung bei Frauen im gebärfähigen Alter vor Therapiebeginn sicherstellen.

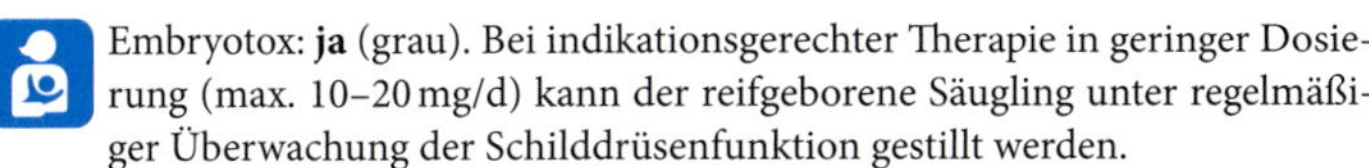

Embryotox: **ja** (grau). Bei indikationsgerechter Therapie in geringer Dosierung (max. 10–20 mg/d) kann der reifgeborene Säugling unter regelmäßiger Überwachung der Schilddrüsenfunktion gestillt werden.

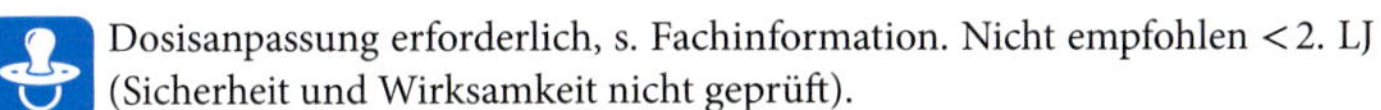

Dosisanpassung erforderlich, s. Fachinformation. Nicht empfohlen < 2. LJ (Sicherheit und Wirksamkeit nicht geprüft).

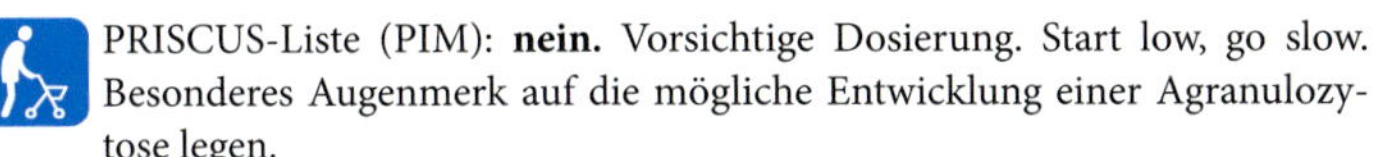

PRISCUS-Liste (PIM): **nein.** Vorsichtige Dosierung. Start low, go slow. Besonderes Augenmerk auf die mögliche Entwicklung einer Agranulozytose legen.

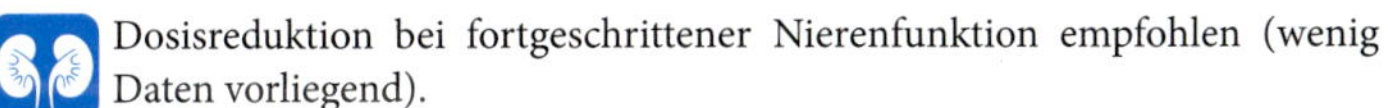

Dosisreduktion bei fortgeschrittener Nierenfunktion empfohlen (wenig Daten vorliegend).

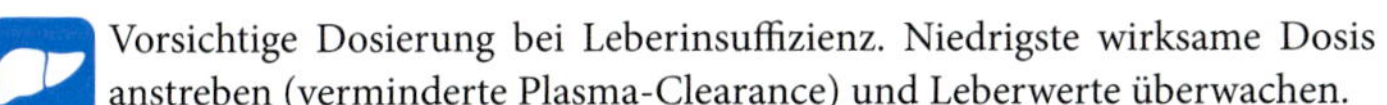

Vorsichtige Dosierung bei Leberinsuffizienz. Niedrigste wirksame Dosis anstreben (verminderte Plasma-Clearance) und Leberwerte überwachen.

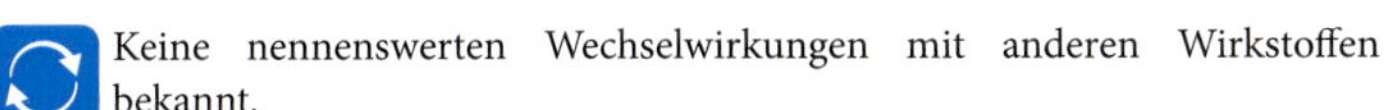

Keine nennenswerten Wechselwirkungen mit anderen Wirkstoffen bekannt.

Keine.

PRAXISTIPPS

- Patienten über Red Flags der Behandlung aufklären! Sofort Arzt kontaktieren bei: Gelenkschmerzen, Halsschmerzen und Fieber.
- Verzögerter Wirkeintritt nach 6–8 d, deshalb begleitende symptomatische Therapie bei Hyperthyreose notwendig!
- Regelmäßige Blutbildkontrollen (Differenzialblutbild, Leberwerte, Bilirubin).

28.2 Thyroxinrezeptor-Agonisten

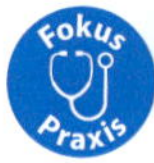

(TR-Agonisten)

Levothyroxin

Früherer Begriff

–

Wirkmechanismus

Levothyroxin (L-Thyroxin, T_4) ≙ körpereigenes Thyroxin → periphere Konversion in aktives Hormon T_3 (Deiodase) → Bindung an Schilddrüsenhormonrezeptoren diverser Zielzellen (hormonsensitive Transkriptionsfaktoren, Subtypen TRα und TRβ) → Hormonaufnahme in die Zelle → Bindung an ligandengesteuerten Rezeptor → Hormonrezeptorkomplex stimuliert Gentranskription → Stoffwechsel und Grundumsatz ↑.

Pharmakokinetik

Orale Bioverfügbarkeit (BV)	Plasmaproteinbindung (PPB)	Halbwertszeit (HWZ)	Elimination
40–80 %	99 %	Ca. 7 d	Überwiegend renal

Indikationen

Schilddrüsenhormonsubstitution bei Hypothyreose jeglicher Genese. Prophylaxe Rezidivstruma nach Resektion mit euthyreoter Stoffwechsellage. Benigne Struma mit euthyreoter Stoffwechsellage. Begleittherapie bei thyreostatischer Behandlung nach Erreichen der Euthyreose. Suppressions- und Substitutionstherapie bei SD-Malignom, v. a. nach Thyreoidektomie.

Unerwünschte Arzneimittelwirkungen (UAW)

Tachykarde Herzrhythmusstörungen, Palpitationen, Angina pectoris, Kopfschmerzen, Muskelschwäche und Krämpfe, Flush, Fieber, Übelkeit/Erbrechen, Menstruationsstörungen, Pseudotumor cerebri, Tremor, innere Unruhe, Insomnie, Hyperhidrosis, Gewichtsabnahme, Diarrhö, Haarausfall.

Kontraindikationen

Unbehandelte Hyperthyreose, unbehandelte adrenale Insuffizienz (ohne Kortikosteroid-Substitution), unbehandelte hypophysäre Insuffizienz (mit Folge einer adrenalen Insuffizienz), akuter Myokardinfarkt oder Myokarditis, akute Pankreatitis, in der Schwangerschaft in Kombination mit Thyreostatikum.

Embryotox: **ja** (grün). Konsequente Therapie mit dem Ziel der Euthyreose.

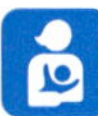

Embryotox: **ja** (grün). Mittel der Wahl bei Hypothyreose. Nicht mit Thyreostatika! (Dadurch höhere Thyreostatikadosis nötig.)

Frühe Substitution einer Hypothyreose entscheidend für geistige Entwicklung (Neugeborenenscreening). Dosierung s. Fachinformation.

PRISCUS-Liste (PIM): **nein.** Erhöhtes kardiovaskuläres Risiko. Vorsicht bei Zeichen einer Myokardinsuffizienz/-ischämie. Start low, go slow.

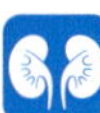

Keine Dosisanpassung erforderlich.

Keine Dosisanpassung erforderlich.

Wirkungsverstärkung von Cumarinen und anderen Antikoagulanzien. Propylthiouracil, Glukokortikoide, Betablocker und iodhaltige Kontrastmittel verhindern die Deiodierung. Vorsicht bei gleichzeitiger Einnahme mit Amiodaron (stark iodhaltig). Sertralin und Chloroquin/Proguanil schwächen Wirkung ab. Sojaprodukte können enterale Aufnahme vermindern.

Geringe therapeutische Breite.

PRAXISTIPPS

- Einnahme nüchtern, unzerkaut, morgens, mindestens 30 min vor dem Frühstück! Auch suspendiert, z. B. via PEG oder bei Kindern.
- Verlaufskontrolle frühestens nach 6 Wochen. TSH und fT_4. fT_3 nicht aussagekräftig (kann normwertig sein durch reaktiv gesteigerte Deiodierung).
- EKG vor Therapiebeginn!
- Bedarf an SD-Hormonen steigt in der Schwangerschaft (85 % der Frauen mit manifester Hyperthyreose) → Hormonkontrolle alle 4–8 Wochen! Häufig Steigerung der Substitutionsdosis nötig (1. Trimenon → Bedarf + 30 %, 2. Trimenon → Bedarf + 40–50 %). Nach Entbindung Reduktion auf Ausgangsniveau und Kontrolle von TSH, fT_4 in 4–6 Wochen!

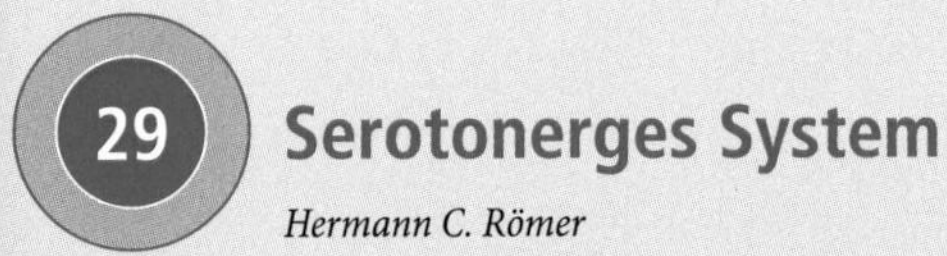

29 Serotonerges System

Hermann C. Römer

29.1 5-Hydroxytryptamin-$1_{B/D}$-Rezeptor-Agonisten

(5-$HT_{1B/D}$R-Agonisten)

Sumatriptan

Früherer Begriff

Triptane

Wirkmechanismus

Chemisch mit Serotonin (5-Hydroxytryptamin, 5-HAT) verwandt, bindet an Subtypen 1B und 1D des 5-HT_1-Rezeptors, Vasokonstriktion der Gefäße, die bei Migräne lokal erweitert sind.

Pharmakokinetik

Orale Bioverfügbarkeit (BV)	Plasmaproteinbindung (PPB)	Halbwertszeit (HWZ)	Elimination
10–15 %	14–21 %	2 h	Renal

Indikationen

Migräne, Cluster-Kopfschmerz.

Unerwünschte Arzneimittelwirkungen (UAW)

Schwindel, Schwäche, Müdigkeit, Muskelschmerzen und -krämpfe, Druck-, Engegefühl, Übelkeit, Erbrechen, Diarrhö, Schwitzen, Parästhesien, Sehstörungen, Hitzewallungen, kardiovaskuläre Probleme durch Vasokonstriktion.

Kontraindikationen

Bei atypischer Migräne (z. B. hemiplegische Form), Hypertonie, Z. n. Herzinfarkt, koronare und periphere Gefäßerkrankungen, Leberfunktionsstörungen, Behandlung mit MAO-Hemmern.

Embryotox: **ja** (grau). Anwendbar, ggf. Paracetamol als Alternative.

Embryotox: **ja** (grau). Stillpause nach Einnahme für 24 h.

Dosisanpassung ab 12. LJ, ab 12. LJ ggf. nur Nasenspray anwenden.

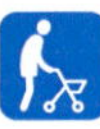
PRISCUS-Liste (PIM): **nein.** Keine Datenlage, vermeiden.

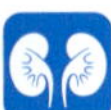
Vermeiden.

Vermeiden.

MAO-Hemmer, andere serotonerge Medikamente (SSRI), Antidepressiva, Sibutramin, Ergotamin-haltige Medikamente.

Gefahr der Abhängigkeit bei übermäßigem Gebrauch, Gefäßverengung auch an den Koronargefäßen möglich. **Cave:** KHK!

29.2 5-Hydroxytryptamin-3-Rezeptor-Agonisten

(5-HT_3R-Antagonisten)

Ondansetron

Früherer Begriff

Setrone

Wirkmechanismus

Hoch selektiver, kompetitiver 5-HT_3-Rezeptor-Antagonist, der die Wirkung von 5-Hydroxytryptamin am Rezeptor in der Area postrema und im Dünndarm aktiviert.

Pharmakokinetik

Orale Bioverfügbarkeit (BV)	Plasmaproteinbindung (PPB)	Halbwertszeit (HWZ)	Elimination
60 %	70–76 %	3–4 h	Renal, fäkal

Indikationen

Übelkeit, Brechreiz und Erbrechen bei Therapie mit Zytostatika und Strahlentherapie. Prophylaxe und Behandlung postoperativer Übelkeit und Erbrechen, off-label bei Hyperemesis gravidarum.

Unerwünschte Arzneimittelwirkungen (UAW)

Kopfschmerzen, Brustschmerz, Herzrhythmusstörungen, Bradykardie, QT-Zeit-Verlängerung, Hitzewallungen, Obstipation, Krampfanfälle, lokale Reaktion an Injektionsstelle.

Kontraindikationen

In Kombination mit Apomorphin (Hypotonie).

Embryotox: **ja** (grau). 1. Trimenon Risiko Herzseptumdefekte, isolierte Gaumenspalten.

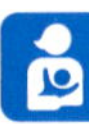
Embryotox: **ja** (grau). Geht in Muttermilch über, geeignete Alternativen.

Durch Chemotherapie hervorgerufene Übelkeit, Brechreiz und Erbrechen (CINV) bei Kindern ab 6 Monaten und Jugendlichen, Ondansetron ist für die Prophylaxe und Therapie von postoperativer Übelkeit und Erbrechen bei Kindern nach intraabdominellen Operationen nicht indiziert.

PRISCUS-Liste (PIM): **nein.** Wird von Patienten im Alter von über 65 Jahren gut vertragen, keine Änderung von Dosierung, Verabreichungsfrequenz oder Verabreichungsart erforderlich.

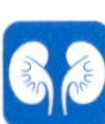
Keine Dosisanpassung erforderlich.

Bei schwerer Leberinsuffizienz HWZ im Serum signifikant verlängert, Dosisanpassung.

Hepatische Metabolisierung via CYP3A4, CYP2D6 und CYP1A2. Serotonerge Medikamente, Tramadol, Phenytoin, Carbamazepin, Rifampicin (oral verabreichtes Ondansetron erhöht), gleichzeitige Anwendung von Ondansetron mit kardiotoxischen Arzneistoffen (z. B. Anthrazyklinen wie Doxorubicin, Daunorubicin oder Trastuzumab), Antibiotika und Antimykotika (wie Erythromycin oder Ketoconazol), Antiarrhythmika (wie Amiodaron) und Betablockern (wie Atenolol oder Timolol) kann das Risiko von Arrhythmien erhöhen.

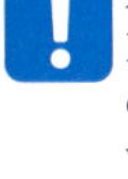
Aspartam als Quelle für Phenylalanin kann schädlich sein für Patienten mit Phenylketonurie. Verlängert Passagezeit im Dickdarm → bei Anzeichen einer subakuten intestinalen Motilitätsstörung nach Verabreichung überwachen. Dosisabhängige Verlängerung des QT-Intervalls. Bei Patienten mit angeborenem Long-QT-Syndrom vermeiden. Mit Vorsicht verabreichen bei Patienten, bei denen eine Verlängerung des QTc-Intervalls vorliegt oder eine solche auftreten könnte; bei Patienten mit Störungen des Elektrolythaushalts, Herzinsuffizienz oder Bradyarrhythmien.

30 Sexualhormone

Hermann C. Römer

30.1 5α-Reduktase-Inhibitoren

Finasterid

Früherer Begriff

Antiandrogene

Wirkmechanismus

Selektiver und kompetitiver Inhibitor der 5α-Reduktase → Testosteron kann nicht mehr in 5α-Dihydrotestosteron reduziert werden.

Pharmakokinetik

Orale Bioverfügbarkeit (BV)	Plasmaproteinbindung (PPB)	Halbwertszeit (HWZ)	Elimination
80 %	90 %	5–6 h	Fäkal 57 % Harn 39 %

Indikationen

Benigne Prostatahyperplasie, androgenetische Alopezie.

Unerwünschte Arzneimittelwirkungen (UAW)

Libidoverlust, Impotenz, Erektionsstörungen, Ejakulationsstörung, Gynäkomastie, Berührungsempfindlichkeit der Brust, Hautreaktion.

Kontraindikationen

Frauen, Kinder, Schwangerschaft.

Embryotox: **nein.** Kontraindiziert.

Embryotox: **nein.** Kontraindiziert.

Kontraindiziert.

PRISCUS-Liste (PIM): **nein.** Keine Dosisreduktion notwendig.

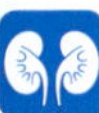
Bei Kreatinin-Clearance > 9 ml/min keine Dosisreduktion notwendig.

5-mg-Tabletten bei Leberinsuffizienz kontraindiziert. Keine Daten.

CYP3A4-Substrate.

Schwangere dürfen mit zerkleinerten/zerbrochenen Filmtabletten wegen der fruchtschädigenden Wirkung nicht in Berührung kommen. Finasterid wird für das Bodybuilding missbraucht, um Nebenwirkungen der Anabolika zu behandeln.

30.2 Androgenrezeptor-Agonisten

(AR-Agonisten)

Testosteron

Früherer Begriff

Androgene

Wirkmechanismus

Agonist am Androgenrezeptor. Testosteronundecanoat wird im Plasma und im Gewebe hydrolysiert, dabei entsteht das natürliche männliche Androgen Testosteron. Testosteron wird weiter zu Dihydrotestosteron und Estradiol metabolisiert, die wiederum weiter über die üblichen Stoffwechselwege metabolisiert werden.

Pharmakokinetik

Orale Bioverfügbarkeit (BV)	Plasmaproteinbindung (PPB)	Halbwertszeit (HWZ)	Elimination
7 %	98 %	10–100 min	Renal als Konjugat von Etiocholanolon und Androtestosteron

Indikationen

Hypogonadismus beim Mann, gestörte Spermatogenese/Oligospermie, Pubertätsinduktion bei Pubertas tarda, off-label bei Frauen nach Geschlechtsumwandlung.

Unerwünschte Arzneimittelwirkungen (UAW)

Akne, Brustschmerz, Muskelschmerz, Prostatahyperplasie, Hitzewallungen, Virilisierung bei Frauen, Verschluss der Epiphysenfuge bei Kindern.

Kontraindikationen

Prostatakarzinom, Männer mit Mammakarzinom, Frauen.

 Embryotox: **nein.** Kontraindiziert.

 Embryotox: **nein.** Kontraindiziert.

 Je nach Alter, Diagnose, individueller Ansprache auf das Medikament.

 PRISCUS-Liste (PIM): **nein.** Keine Dosisanpassung notwendig.

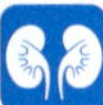 Bei schwerer Insuffizienz nur mit Vorsicht verwenden.

 Bei schwerer Insuffizienz nur mit Vorsicht verwenden.

 Verschiedene CYP-Enzyme, orale Antikoagulanzien, Glukokortikoide, Antidiabetika.

 Missbrauch als Dopingmittel. Einnahme zusammen mit einer Mahlzeit erhöht die Resorption.

30.3 Androgenrezeptor-Antagonisten

(AR-Antagonisten)

Cyproteronacetat

Früherer Begriff

Antiandrogene

Wirkmechanismus

Antagonist des Androgenrezeptors, Reduktion der Androgensynthese durch negatives Feedback.

Pharmakokinetik

Orale Bioverfügbarkeit (BV)	Plasmaproteinbindung (PPB)	Halbwertszeit (HWZ)	Elimination
88 %	> 96 %	38–58 h	Metaboliten renal und fäkal CPA unverändert Biliär

Indikationen

Frauen: starke Virilisierung, Hirsutismus, schwere Akne. Männer: inoperables Prostatakarzinom, Hypersexualität.

Unerwünschte Arzneimittelwirkungen (UAW)

Leberfunktionsstörung, Allergie, Depression. Frauen: Amenorrhö, Ovulationshemmung, Kopfschmerzen, Schwindel, Übelkeit. Männer: Feminisierung, Erektionsstörung, Hemmung der Spermatogenese, Libidoverlust, Hitzewallungen.

Kontraindikationen

Lebererkrankungen, Leberkarzinom, Meningeom, Karzinom, Sichelzellanämie, Thrombose, schwere Depression, schwerer Diabetes mellitus mit Gefäßveränderungen, Kinder und Jugendliche vor Abschluss der Pubertät.

Embryotox: **nein.** Kontraindiziert.

Embryotox: **nein.** Kontraindiziert.

Keine Indikation.

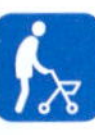
PRISCUS-Liste (PIM): **nein.** Keine Daten.

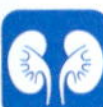
Keine Daten.

Kontraindiziert.

CYP3A4-Substrate.

In Kombination mit Ethinylestradiol empfängnisverhütend. Dies soll aber nur als „Begleiteffekt" einer notwendigen Behandlung der oben genannten Indikationen (z. B. Virilisierung) genutzt werden.

30

Flutamid

Früherer Begriff

Antiandrogene

Wirkmechanismus

Antagonist des Androgenrezeptors.

Pharmakokinetik

Orale Bioverfügbarkeit (BV)	Plasmaproteinbindung (PPB)	Halbwertszeit (HWZ)	Elimination
k. A. Gut resorbiert	94–96 %	6 h	Renal

Indikationen

Fortgeschrittenes Prostatakarzinom.

Unerwünschte Arzneimittelwirkungen (UAW)

Gynäkomastie, Brustschmerzen, Galaktorrhö, kleinknotige Veränderungen des Brustdrüsenkörpers, hepatotoxisch.

Kontraindikationen

Frauen, Kinder.

Embryotox: **nein.** Kontraindiziert.

Embryotox: **nein.** Kontraindiziert.

Kontraindiziert.

PRISCUS-Liste (PIM): **nein.** Keine Dosisanpassung notwendig.

Nur mit Vorsicht verwenden.

Bis mittelschwere Leberinsuffizienz keine Dosisanpassung notwendig, bei schwerer kontraindiziert.

Orale Antikoagulanzien.

Initialtherapie des fortgeschrittenen Prostatakarzinoms in Kombination mit einem LH-RH-Analogon oder in Verbindung mit Orchiektomie.

30.4 Aromatase-Inhibitoren

Anastrozol

Früherer Begriff

Antiestrogene

Wirkmechanismus

Hemmung der Aromatase, die für die Biosynthese von Östrogenen benötigt wird → Hemmung des Tumorwachstums.

Pharmakokinetik

Orale Bioverfügbarkeit (BV)	Plasmaproteinbindung (PPB)	Halbwertszeit (HWZ)	Elimination
k. A.	40 %	40–50 h	Renal, überwiegend Metabolit Nur ca. 10 % Ursubstanz

Indikationen

Adjuvante Behandlung des HR-positiven Mammakarzinoms, fortgeschrittene HR-positives Mammakarzinom bei Frauen nach der Menopause.

Unerwünschte Arzneimittelwirkungen (UAW)

Hitzewallungen, Kopfschmerzen, Muskel-/Gelenkschmerzen, Übelkeit, Stimmungsschwankungen, Müdigkeit.

Kontraindikationen

Schwangerschaft, Stillzeit.

Embryotox: **nein.** Kontraindiziert.

Embryotox: **nein.** Kontraindiziert.

Kontraindiziert.

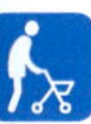
PRISCUS-Liste (PIM): **nein.** Keine Dosisanpassung notwendig.

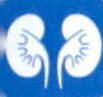
Keine Dosisanpassung notwendig.

Bis zu mittelschwerer Insuffizienz keine Dosisanpassung notwendig.

Östrogene (Effektaufhebung).

Gleichzeitige Aufnahme zu Mahlzeiten reduziert Resorption.

30

30.5 Estrogenrezeptor-Agonisten

(ER-Agonisten)

Estradiol

Früherer Begriff

Estrogene

Wirkmechanismus

Bindung an Östrogen-Rezeptoren, Synthese von spezifischen Proteinen. CYP1A2, CYP3A4 metabolisieren in Estriol und Estron zu 90 %, First-Pass-Effekt.

Pharmakokinetik

Orale Bioverfügbarkeit (BV)	Plasmaproteinbindung (PPB)	Halbwertszeit (HWZ)	Elimination
3–5 %	98 %	21–36 h	Renal

Indikationen

Menopause, Verminderung der durch hormonelle Umstellung in der Menopause verbundenen Symptome. Osteoporose vorbeugen. Lokal Atrophien im Bereich Urogenitaltrakt, Verminderung Harninkontinenz und Harnwegsinfekte.

Unerwünschte Arzneimittelwirkungen (UAW)

Übelkeit, Erbrechen, Gewichtszunahme, Ödeme, Kopfschmerz.

Kontraindikationen

Fortgeschrittene Lebererkrankungen, Endometriose, Östrogen-abhängige Tumoren.

Embryotox: **ja** (grau). Keine Indikation in der Schwangerschaft.

Embryotox: **ja** (grau). Selten Indikation in der Stillzeit.

Keine Indikation.

PRISCUS-Liste (PIM): **nein.** Selten Indikation.

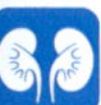
Keine Dosisanpassung.

Bei akuten und chronischen Lebererkrankungen kontraindiziert.

CYP1A2-Hemmung, Xanthine, Antidepressiva, Neuroleptika, Chemotherapeutika.

Nicht für langfristige Therapien vorgesehen. Risikozunahme thromboembolischer Ereignisse, Schlaganfall, Endometriumkarzinom.

30

Ethinylestradiol

Früherer Begriff

Estrogene

Wirkmechanismus

Agonist am Östrogenrezeptor, zentrale Ovulationshemmung durch negatives Feedback. Metabolisiert durch aromatische Hydroxylierung.

Pharmakokinetik

Orale Bioverfügbarkeit (BV)	Plasmaproteinbindung (PPB)	Halbwertszeit (HWZ)	Elimination
44 %	98 %	Biphasisch 1 h 10–20 h	Renal Biliär

Indikationen

Orale Empfängnisverhütung, Zyklusstörungen, Hormonersatztherapie.

Unerwünschte Arzneimittelwirkungen (UAW)

Akne, Depression, Stimmungsschwankungen, Brustschmerz, Gewichtsschwankungen, Hautausschlag, Thrombose.

Kontraindikationen

Akute oder chronische Pankreatitis, Lebererkrankungen, Thrombose, kardiovaskuläre Erkrankungen, schwere Hypertonie, Diabetes mellitus, östrogensensible Karzinome, Migräne, Schwangerschaft.

Embryotox: **ja** (grau). Keine Indikation.

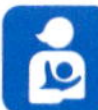
Embryotox: **ja** (grau). Reine Gestagenpräparate sind Mittel der ersten Wahl zur Empfängnisverhütung in der Stillzeit.

Keine Indikation.

PRISCUS-Liste (PIM): **nein.** Keine Daten.

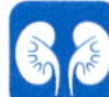
Keine Daten.

Kontraindiziert.

CYP450-Substrate.

Bei Empfängnisverhütung Einnahme für 21 Tage, danach 7 Tage Pause.

30.6 Estrogenrezeptor-Antagonisten

(ER-Antagonisten)

Clomifen

Früherer Begriff

Antiestrogene

Wirkmechanismus

Selektiver Östrogenrezeptor-Modulator: zellspezifische agonistische oder antagonistische Östrogeneffekte. Bei Clomifen dominiert die antagonistische Wirkung → Aufhebung des negativen Feedbacks des endogenen Östrogens → gesteigerte GnRH-Ausschüttung.

Pharmakokinetik

Orale Bioverfügbarkeit (BV)	Plasmaproteinbindung (PPB)	Halbwertszeit (HWZ)	Elimination
90 %	k. A.	Bis 5 d	Renal Fäkal

Indikationen

Ovulationsauslösung bei Infertilität durch Anovulation.

Unerwünschte Arzneimittelwirkungen (UAW)

Mehrlingsschwangerschaften, Vergrößerung der Ovarien, Hitzewallungen, Übelkeit, Erbrechen, Kopfschmerz, Sehstörungen.

Kontraindikationen

Schwangerschaft, schwere Leberinsuffizienz, Sehstörungen unter Clomifen.

 Embryotox: **nein.** Kontraindiziert.

 Embyotox: **nein.** Kontraindiziert.

 Keine Indikation.

 PRISCUS-Liste (PIM): **nein.** Selten Indikation.

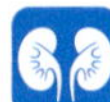 Keine Daten.

 Bei schwerer Leberinsuffizienz kontraindiziert.

 Keine bekannt.

 Andere Störungen der Infertilität sollten vorher ausgeschlossen bzw. adäquat vor einer Therapie mit Clomifen behandelt werden (z.B. anatomische Tubenveränderungen, primäre Ovarialinsuffizienz, männliche Sterilitätsfaktoren).

30

30.7 Progesteronrezeptor-Agonisten

(PR-Agonisten)

Levonorgestrel

Früherer Begriff

Gestagene

Wirkmechanismus

Agonist am Progesteronrezeptor → verhindert oder verzögert den Eisprung, Viskositätserhöhung des Zervixschleims, Erschwerung der Nidation.

Pharmakokinetik

Orale Bioverfügbarkeit (BV)	Plasmaproteinbindung (PPB)	Halbwertszeit (HWZ)	Elimination
100 %	65 %	11–43 h	Renal Fäkal

Indikationen

Postkoitale Kontrazeption (hohe Dosis), orale Kontrazeption (in geringer Dosis zusammen mit Östrogen), Kontrazeption mit Hormonspirale.

Unerwünschte Arzneimittelwirkungen (UAW)

Übelkeit, Schmerzen im Unterbauch, Kopfschmerzen, Müdigkeit, Schwindel, Spannungsgefühl in der Brust, Menstruationsstörungen.

Kontraindikationen

Schwere Leberinsuffizienz, Schwangerschaft.

Embryotox: **ja** (grau). Kontraindiziert.

Embryotox: **ja** (grau). Gestagenpräparate Mittel der Wahl zur Empfängnisverhütung während der Stillzeit. Bis zu 8 h nach Einnahme der „Pille danach" nicht stillen.

Für Kinder keine Indikation, für Jugendliche zugelassen.

PRISCUS-Liste (PIM): **nein.** Keine Daten.

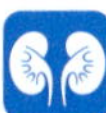

Keine Daten.

Bei schwerer Insuffizienz kontraindiziert.

CYP3A4-Substrate.

Einnahme als Notfallkontrazeption bis maximal 72 h. „Pille danach" rezeptfrei erhältlich.

30.8 Progesteronrezeptor-Antagonisten

(PR-Antagonisten)

Mifepriston

Früherer Begriff

Antigestagene

Wirkmechanismus

Kompetitiver Antagonist des schwangerschaftserhaltenden Hormons Progesteron; antiglukokortikoide Wirkung. Rasche Demethylierung und Hydroxylierung der 17-Propynyl-Kette durch Cytochrom P450 3A4.

Pharmakokinetik

Orale Bioverfügbarkeit (BV)	Plasmaproteinbindung (PPB)	Halbwertszeit (HWZ)	Elimination
69 %	98 %	Biphasisch 12–72 h 18 h	Fäkal (90%) >renal (10%)

Indikationen

Medikamentöser Abbruch einer intrauterinen Schwangerschaft bis zu 49 d nach der letzten Menstruation, Morbus Cushing.

Unerwünschte Arzneimittelwirkungen (UAW)

Vaginale Blutungen, Uteruskontraktionen, Krämpfe, Infektionen, Diarrhö, Übelkeit, Erbrechen.

Kontraindikationen

Chronische NNR-Insuffizienz, schweres unkontrolliertes Asthma, vererbte Porphyrie, nicht sonografisch bestätigte Schwangerschaft, Schwangerschaftsdauer > 49 Tage, V. a. extrauterine Schwangerschaft.

Embryotox: **nein.** Kontraindiziert.

Embryotox: **nein.** Einzeldosis kann eingenommen werden.

Keine Dosisreduktion erforderlich.

PRISCUS-Liste (PIM): **nein.** Seltene Indikation.

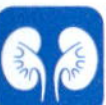
Keine Daten.

Keine Daten.

CYP3A4-Substrate.

Meist in Kombination mit Prostaglandingabe.

30.9 Selektive Estrogenrezeptor-Modulatoren

(SERMs)

Raloxifen

Früherer Begriff

–

Wirkmechanismus

Selektiver Estrogenrezeptor-Modulator mit agonistischer (Knochenstoffwechsel) und antagonistischer (Brust- und Uterusgewebe) Wirkung. Ausgeprägter First-Pass-Metabolismus zu den entsprechenden Glukuronidkonjugaten Raloxifen-4'-glukuronid, Raloxifen-6'-glukuronid und Raloxifen-6,4'-diglukuronid.

Pharmakokinetik

Orale Bioverfügbarkeit (BV)	Plasmaproteinbindung (PPB)	Halbwertszeit (HWZ)	Elimination
60 %	98 %	27 h	Fäkal

Indikationen

Postmenopausale Osteoporose.

Unerwünschte Arzneimittelwirkungen (UAW)

Hitzewallungen, Kopfschmerzen, Ödeme, grippeähnliche Symptome, Übelkeit Erbrechen, Wadenkrämpfe, Thrombose, Thrombophlebitis.

Kontraindikationen

Frauen im gebärfähigen Alter, aktuelle oder vorhergegangene thromboembolische Ereignisse, eingeschränkte Leberfunktion, Cholestase, schwere Niereninsuffizienz unklare Uterusblutungen, Endometriumkarzinom.

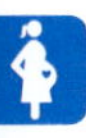
Embryotox: **nein.** Kontraindiziert.

Embryotox: **nein.** Kontraindiziert.

Keine Indikation.

PRISCUS-Liste (PIM): **nein.** Keine Dosisanpassung notwendig.

Kontraindiziert bei schwerer Niereninsuffizienz.

Kontraindiziert.

Vitamin-K-Antagonisten, Colestyramin.

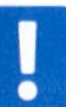
Wird als Dopingmittel missbraucht. In der USA zur Vorbeugung von Brustkrebs zugelassen.

Tamoxifen

Früherer Begriff

–

Wirkmechanismus

Selektiver Estrogenrezeptormodulator, Blockade peripherer Östrogenrezeptoren mit partiellem Agonismus durch Endoxifen, durch CYP2D6 aktiviert (natürlicher Polymorphismus), ggf. vorherige Genombestimmung. Tamoxifen wird hauptsächlich über das Enzym CYP3A4 zu N-Desmethyl-Tamoxifen metabolisiert, das weiter über das Enzym CYP2D6 zu dem aktiven Metaboliten 4-Hydroxy-N-Desmethyl-Tamoxifen (Endoxifen) verstoffwechselt wird.

Pharmakokinetik

Orale Bioverfügbarkeit (BV)	Plasmaproteinbindung (PPB)	Halbwertszeit (HWZ)	Elimination
k. A. Gute Resorption	98 %	7 d	Fäkal

Indikationen

Mammakarzinom adjuvant, metastasierendes Mammakarzinom.

Unerwünschte Arzneimittelwirkungen (UAW)

Alopezie, Knochenschmerzen, Hitzewallungen, Vaginalblutungen; Zyklusstörungen, Endometriumhyperplasie, Hyperkalzämie, Übelkeit, Erbrechen, Katarakt, Retinopathie, Optikusneuritis, Hornhautveränderungen. Anstieg Leberenzymparameter, Fettleber, Leberzirrhose.

Kontraindikationen

Schwere Leuko-/Thrombopenie, schwere Hyperkalzämie, Schwangerschaft, Stillen.

Embryotox: **nein.** Kontraindiziert.

Embryotox: **nein.** Kontraindiziert.

Kontraindiziert.

PRISCUS-Liste (PIM): **nein.**

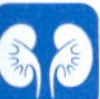
Keine Angaben.

Regelmäßige Kontrolle der Leberenzyme, bei fortgeschrittener Leberinsuffizienz kontraindiziert.

Substanzen, die CYP3A4 und CYP2D6 induzieren oder hemmen, Estrogene, Letrozol, Vitamin-K-Antagonisten, Paroxetin, Fluoxetin, Zytostatika, Aromatasehemmer. Bupropion, Chinidin, Cinacalcet.

Bei Langsam-Metabolisierern (CYP2D6) auf alternative Behandlungsmethoden wechseln. Seit 2005 als verbotene Substanz auf der Antidopingliste. Thromboembolische Komplikationen in 1–3 %. Regelmäßige augenärztliche Kontrolle. Keine Östrogen-haltigen Kontrazeptiva! Tamoxifen kann die Verkehrstüchtigkeit beeinflussen.

31 Sonstige Arzneistoffe

Andreas Fidrich

31.1 Biguanide

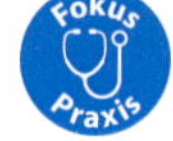

Metformin

Früherer Begriff

Orale Antidiabetika, Insulinsensitizer

Wirkmechanismus

Hemmung der hepatischen Glykogenolyse und Glukoneogenese → Plasmaglukosespiegel ↓. **„Insulinsensitizer"**, Glukoseaufnahme in Fett- und Muskelzellen ↑. Verzögerung der intestinalen Glukoseabsorption. Keine Stimulation der Insulinsekretion! Keine Hypoglykämien. Gewichtsreduktion.

Pharmakokinetik

31

Orale Bioverfügbarkeit (BV)	Plasmaproteinbindung (PPB)	Halbwertszeit (HWZ)	Elimination
50 %	Gering (<1 %)	6,5 h	Renal (unverändert)

Indikationen

Diabetes mellitus Typ 2 (Mittel 1. Wahl, insbesondere bei übergewichtigen Patienten): bei Erwachsenen als Monotherapie oder in Kombination mit anderen OAD bzw. Insulin. Bei Kindern > 10. LJ und Jugendlichen als Monotherapie oder in Kombination mit Insulin.

Unerwünschte Arzneimittelwirkungen (UAW)

Gastrointestinale Beschwerden (Übelkeit, Erbrechen, Durchfall, Bauchschmerzen, Völlegefühl, Flatulenz, Appetitlosigkeit). Geschmacksveränderungen (metallisch; „Dysgeusie"). Hautreaktionen (Erythem, Pruritus, Urtikaria). Laktatazidose. Vitamin-B_{12}-Absorption ↓ → megaloblastäre Anämie. Reversible Transaminaseerhöhung oder Hepatitis.

Kontraindikationen

Dekompensierte Herzinsuffizienz, respiratorische Insuffizienz, Leberinsuffizienz, Alkoholintoxikation/Abusus, chronische Pankreatitis, i. v.-Applikation iodhaltiger Kontrastmittel, große Operationen, fortgeschrittene Niereninsuffizienz (GFR < 30 ml/min), diabetische Ketoazidose, hyperosmolares Koma.

Embryotox: **ja** (grau). In Ausnahmefällen bei übergewichtigen Typ-2-Diabetikerinnen und Gestationsdiabetes möglich. Mittel 1. Wahl in gesamter Schwangerschaft Humaninsulin!

Embryotox: **ja** (grau). Stillen uneingeschränkt möglich.

Kontraindiziert < 10. LJ. Dosierung s. Fachinformation.

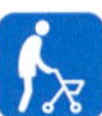
PRISCUS-Liste (PIM): **nein.** Keine altersbedingte Dosisanpassung erforderlich. Niereninsuffizienz limitierender Faktor.

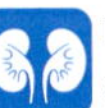
Dosisanpassung erforderlich (s. Fachinformation). Bei schwerer Niereninsuffizienz (GFR < 30 ml/min) kontraindiziert!

Kontraindiziert.

Laktatazidose begünstigt in Kombination mit: Alkohol, NSAR, Coxiben, ACE-Hemmern, Schleifendiuretika. Glukokortikoide, β_2-Agonisten und Diuretika besitzen intrinsische hyperglykämische Aktivität. Vermutlich erhöhte kardiovaskuläre Mortalität in Kombination mit Sulfonylharnstoffen (UKPDS-Studie).

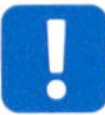
Reduktion makroangiopathischer Endpunkte (UKPDS-Studie). HbA1c-Effekt → Senkung um ca. 1,2 % in 3 Monaten. Kann nicht geteilt werden. Kann gemörsert werden. Häufig Off-Label-Use bei PCOS (keine Zulassung in Deutschland).

PRAXISTIPPS

- Grundsätzliches Therapieziel: HbA1c 6,5–7,5 %. Bei älteren Patienten > 75 Jahre Zielgröße an funktionelle Fähigkeiten anpassen (DGIM, „Klug entscheiden in der inneren Medizin"). Durch höhere Dosierungen steigen UAW und Sturzgefahr.
- Verträglichkeit bei Therapiebeginn häufig aufgrund gastrointestinaler Beschwerden problematisch. Aufklärung über häufige UAW erhöht die Therapiecompliance und stärkt das Vertrauen. Verteilung der Gesamtdosis auf 2–3 Tagesdosen kann UAW mindern.
- 1–2-mal pro Jahr Kontrolle der Leber- und Nierenwerte, 1-mal im Jahr kleines Blutbild und ggf. Vitamin-B_{12}-Spiegel.

31.2 Cyclohexanol-Derivate

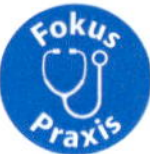

Tramadol

Früherer Begriff

Niederpotentes Opioidanalgetikum

Wirkmechanismus

Opiate allgemein: Agonismus und partieller Agonismus an Opioidrezeptoren (μ-, κ-, δ-Rezeptor) des zentralnervösen antinozizeptiven Systems.

- **Tramadol:** zentral wirksames Opioidanalgetikum. Nicht-selektiver reiner Agonist an μ-, δ- und κ-Rezeptoren. Grundsätzlich geringe Affinität, höchste Affinität zu μ-Rezeptoren. Neuronale Noradrenalin-Wiederaufnahme ↓, Serotoninfreisetzung ↑ (gering antidepressiv, anxiolytisch. Übelkeit ↑). **Analgetische Potenz (im Vergleich zu Morphin) = 0,1-fach.**

Pharmakokinetik

Orale Bioverfügbarkeit (BV)	Plasmaproteinbindung (PPB)	Halbwertszeit (HWZ)	Elimination
60–75 %	20 %	6 h (Metaboliten bis 9 h)	Überwiegend renal (>90 %)

Indikationen

Mittelstarke bis starke Schmerzen oder prolongierte Schmerzen bzw. ungenügende Wirksamkeit nichtopioider Schmerzmittel und/oder schwächerer Opiate **(Stufe II nach WHO-Stufenschema).**

Unerwünschte Arzneimittelwirkungen (UAW)

Toleranzentwicklung/Abhängigkeit, Hypotonie, Miosis, akuter Harnverhalt, Spasmus des Sphinkter Oddi, Pruritus, Schwitzen ↑, Atemdepression. **Cave:** Sedierung, Übelkeit/Erbrechen, Orthostase → Therapiebeginn, vorübergehend Obstipation → gesamte Therapiedauer!

Kontraindikationen

Nicht ausreichend kontrollierte Epilepsie. Anwendung zur Drogensubstitution. Opioidabusus in der Anamnese. Akute Alkohol-, Schlafmittel-, Analgetika-, Opioid- oder Psychopharmaka-Intoxikation. Gleichzeitige Einnahme oder Einnahme innerhalb von 14 Tagen von MAOH.

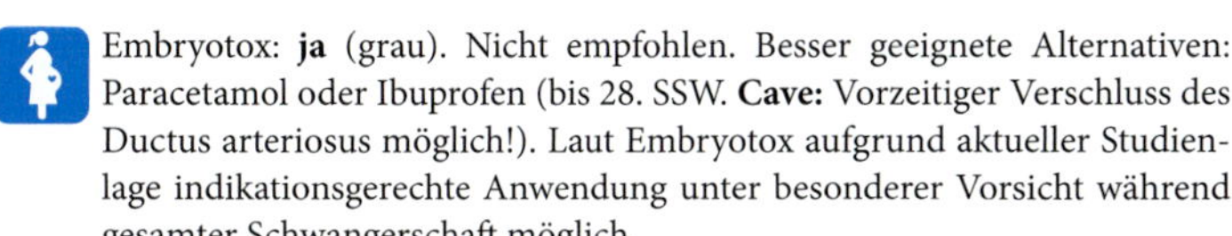
Embryotox: **ja** (grau). Nicht empfohlen. Besser geeignete Alternativen: Paracetamol oder Ibuprofen (bis 28. SSW. **Cave:** Vorzeitiger Verschluss des Ductus arteriosus möglich!). Laut Embryotox aufgrund aktueller Studienlage indikationsgerechte Anwendung unter besonderer Vorsicht während gesamter Schwangerschaft möglich.

Embryotox: **ja** (grau). Kurzfristige Therapie bei unzureichender Wirksamkeit von Stufe-I-Medikamenten (nach WHO-Stufenschema) ohne Einschränkungen des Stillens möglich.

Kontraindiziert!

PRISCUS-Liste (PIM): **nein.** Alternatives, empfohlenes Opioidanalgetikum gemäß PRISCUS-Liste. Keine altersbedingte Dosisanpassung erforderlich. Vorsicht bei Patienten > 75. LJ mit Leber- und/oder Niereninsuffizienz!

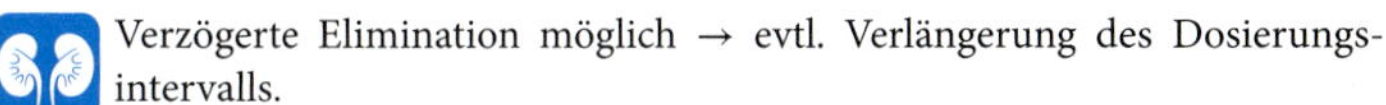
Verzögerte Elimination möglich → evtl. Verlängerung des Dosierungsintervalls.

Verzögerte Elimination möglich → evtl. Verlängerung des Dosierungsintervalls.

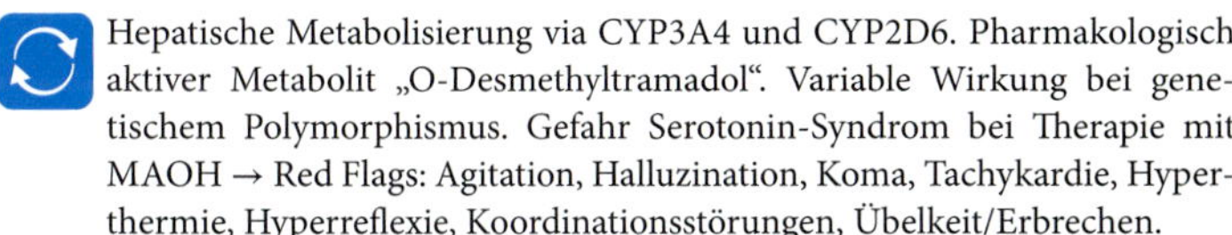
Hepatische Metabolisierung via CYP3A4 und CYP2D6. Pharmakologisch aktiver Metabolit „O-Desmethyltramadol". Variable Wirkung bei genetischem Polymorphismus. Gefahr Serotonin-Syndrom bei Therapie mit MAOH → Red Flags: Agitation, Halluzination, Koma, Tachykardie, Hyperthermie, Hyperreflexie, Koordinationsstörungen, Übelkeit/Erbrechen.

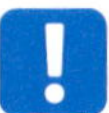
BtM nach BtMG: nein. Applikationsarten: i. v., p. o., i. m./s. c.

PRAXISTIPPS

- Analgetische Wirkdauer: Einmalgabe 2–4 h, retardiert 8–12 h. Maximal 400 mg/Tag
- Kann Opiat-Entzugssymptome nicht unterdrücken → zur Substitution ungeeignet
- Ausschleichen, sonst nicht-Opioid-typische Entzugserscheinungen möglich (z. B. Panik, Verwirrtheit)

31.3 p-Aminophenole

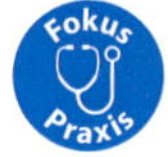

Paracetamol

Früherer Begriff

Nichtopioidanalgetikum, häufig fälschlich den NSARs zugeordnet

Wirkmechanismus

Nicht eindeutig geklärt (verschiedene Kontroversen). Antipyretisch und analgetisch. Toxischer Metabolit „N-Acetyl-p-benzochinonimin" (NAPQI, v. a. in hohen Dosen).

Pharmakokinetik

Orale Bioverfügbarkeit (BV)	Plasmaprotein-bindung (PPB)	Halbwertszeit (HWZ)	Elimination
> 85 %	25 %	2,6 h	Renal

Indikationen

Leichte bis mäßig starke Schmerzen **(Stufe I nach WHO-Stufenschema).** Fieber.

Unerwünschte Arzneimittelwirkungen (UAW)

Lediglich selten UAW, z. B. allergische Hautreaktionen. Schwere Formen wie eine toxische epidermale Nekrolyse sind sehr selten. Ein Bronchospasmus bei längerer Therapie und empfindlichen Patienten im Sinne eines Analgetika-Asthmas kann nicht ausgeschlossen werden. Gastrointestinale Beschwerden. Blutbildveränderungen.

Kontraindikationen

Schwere Leberinsuffizienz (Child-Pugh C). Akute Hepatitis. Morbus Meulengracht. Glukose-6-phosphat-Dehydrogenase-Mangel (G6PDH).

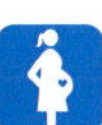
Embryotox: **ja** (grün). Sowohl bei therapiebedürftigen Schmerzen als auch bei Fieber Mittel der 1. Wahl während der gesamten Schwangerschaft.

Embryotox: **ja** (grün). Neben Ibuprofen Mittel der Wahl bei therapiebedürftigen Schmerzen und Fieber.

Mittel der Wahl bei Schmerzen und Fieber im Säuglings- und Kindesalter. Orale Gabe < 4. LJ und/oder < 17 kg KG nicht empfohlen → Suppositorium.

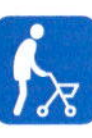
PRISCUS-Liste (PIM): **nein.** Alternatives, empfohlenes Analgetikum gemäß PRISCUS-Liste. Keine altersbedingte Dosisanpassung erforderlich. Leber- und Nierenfunktion beachten, ggf. Verlängerung des Dosierungsintervalls.

31

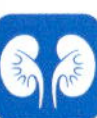
Dosisanpassung erforderlich. Verlängerung des Dosierungsintervalls (s. Fachinformation).

Bei geringer bis mittelschwerer Insuffizienz Dosisanpassung, Verlängerung des Dosierungsintervalls (s. Fachinformation). Kontraindiziert bei schwerer Leberinsuffizienz (Child-Pugh C).

Hepatische Metabolisierung via CYP2E1. Induktoren erhöhen das hepatotoxische Risiko (z. B. Isoniazid, Alkohol). Kann Wirkung von (D)OAK verstärken (vermutlich aufgrund eines genetischen Polymorphismus). Zusammen mit Salicylaten langfristig erhöhtes Risiko für Nephrotoxizität.

Applikationsarten: p. o., rektal, i. v.

PRAXISTIPPS

- Paracetamol-Intoxikation möglich ab 4 g/24 h. Letale Dosis i. d. R. 12–20 g/24 h (auch 7 g beschrieben). Antidot: Acetylcystein (z. B. Fluimucil Antidot®, 300 mg/kg KG über 21 h i. v.).
- Verschreibungspflichtig, wenn Packung > 10 g
- **Merke:** P wie *„paediatric"* und *„pregnant"* → bevorzugtes Analgetikum bei Kindern und in der Schwangerschaft

31.4 Paracetamol-Antidot

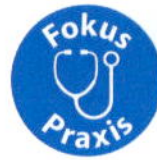

Acetylcystein

Früherer Begriff

–

Wirkmechanismus

Derivat der Aminosäure Cystein. Nicht eindeutig geklärter Mechanismus. Diskutiert wird Spaltung von Disulfidbrücken zwischen Mukopolysaccharidfasern und dadurch depolymerisierender Effekt auf DNS-Fasern im eitrigen Schleim → Schleimviskosität ↓. Alternativer Mechanismus beschreibt Fähigkeit reaktiver SH-Gruppen, chemische Radikale zu binden. Außerdem Glutathion-Synthese ↑ → Detoxifikation von Noxen (z. B. Paracetamol).

Pharmakokinetik

Orale Bioverfügbarkeit (BV)	Plasmaproteinbindung (PPB)	Halbwertszeit (HWZ)	Elimination
10 %	50 %	1–3 h	Renal

Indikationen

Antidot bei Intoxikationen mit: **Paracetamol,** Acrylnitril, Methacrylnitril, Methylbromid. Zur Verflüssigung des Schleims und Erleichterung des Abhustens bei erkältungsbedingter Bronchitis (Mukolytikum).

Unerwünschte Arzneimittelwirkungen (UAW)

Keine häufigen UAW. Gelegentlich Kopfschmerzen, Fieber, allergische Reaktionen, Tinnitus. Selten Bronchospasmus, Bauchschmerzen, Übelkeit/Erbrechen, Dyspepsie.

Kontraindikationen

Bei Verwendung als Antidot keine Kontraindikationen, da keine therapeutischen Alternativen. Bei mukolytischer Indikation → Überempfindlichkeit gegenüber dem Wirkstoff oder einem der sonstigen Bestandteile. ACC 600 mg darf bei Kindern < 14. LJ nicht angewendet werden, ACC 200 mg nicht bei Kindern < 2. LJ (Wirkstoffgehalt zu hoch).

Embryotox: **ja** (grün). Bei unzureichender Wirkung konservativer Maßnahmen (Inhalationen, Flüssigkeitszufuhr) kann ACC eingesetzt werden. Bei einer akuten Paracetamol-Intoxikation kann eine Entgiftung mit ACC als Antidot erfolgen.

Embryotox: **ja** (grün). Mukolytikum der Wahl in der Stillzeit.

Kontraindiziert < 2. LJ. Dosisbedingte Kontraindikationen (s. o.).

PRISCUS-Liste (PIM): **nein.** Keine Dosisanpassung erforderlich.

Keine Dosisanpassung erforderlich.

Keine Dosisanpassung erforderlich.

Gefahr eines Sekretstaus bei gleichzeitiger Therapie mit Antitussiva.

Keine ausreichende Evidenz zur Therapie von akutem Husten bei Erkältungskrankheiten (Smith S M, Schroeder K, Fahey T, 2012). Vorsichtige Anwendung bei Patienten mit nachgewiesener Histaminintoleranz (beeinflusst Histaminstoffwechsel und kann zu Intoleranzsymptomen führen) → langfristige Therapie vermeiden. ACC kann bei Urinuntersuchungen Ketonkörperbestimmung beeinflussen.

PRAXISTIPPS

- Empfehlung der DGIM: „Ein akuter Husten im Rahmen eines Infektes sollte nicht mit Expektoranzien (Sekretolytika, Mukolytika) behandelt werden." (*DEGAM-Leitlinie „Husten", 2014*)

31.5 Pyrazolone

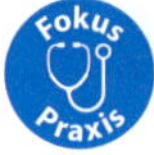

Metamizol

Früherer Begriff

Nicht-Opioidanalgetikum, häufig fälschlich den NSARs zugeordnet

Wirkmechanismus

Pyrazolon-Derivat mit analgetischen, antipyretischen und spasmolytischen Eigenschaften. Wirkmechanismus nicht eindeutig geklärt. Vermutet wird zentraler und peripherer Wirkmechanismus. Klinische Wirksamkeit beruht hauptsächlich auf dem aktiven Metaboliten MAA (4-N-Methylaminoantipyrin).

Pharmakokinetik

31

Orale Bioverfügbarkeit (BV)	Plasmaproteinbindung (PPB)	Halbwertszeit (HWZ)	Elimination
90 % (Metaboliten)	Bis 57 % (MAA)	2,5 (4) h (i. v. 14 min)	Renal

Indikationen

Starke Schmerzen **(Stufe I nach WHO-Stufenschema).** Hohes Fieber (bei unzureichender Wirkung anderer Maßnahmen).

Unerwünschte Arzneimittelwirkungen (UAW)

Hautreaktionen (z. B. Arzneimittelexanthem; sehr selten SJS und TEN), Hypotonie (v. a. bei i. v.-Gabe, s. u.), Blutbildveränderungen (Leukopenie, Thrombozytopenie; sehr selten, aber gefürchtet: Agranulozytose, einschließlich tödlicher Verläufe), allergische Reaktionen und Analgetika-induziertes Asthma.

Kontraindikationen

Allergie oder stattgehabte Agranulozytose nach Anwendung anderer Pyrazolone oder Pyrazolidine. Bekanntes Analgetika-Asthma-Syndrom oder Analgetika-Intoleranz vom Urtikaria-Angioödem-Typ. Störungen der Knochenmarkfunktion (z. B. nach Zytostatikabehandlung). Genetischer Glukose-6-phosphat-Dehydrogenasemangel (Hämolyse-Gefahr). Hepatische Porphyrie. Schwangerschaft (3. Trimenon). Säuglinge < 3 Monaten und/oder < 5 kg KG. **Intravenös zusätzlich** → hypotone Zustände, Kreislaufinstabilität, Kinder < 11 Monaten.

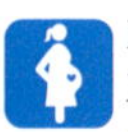
Embryotox: **ja** (grau). Kontraindiziert ab 3. Trimenon. **Besser geeignete Medikamente:** Paracetamol bei Schmerzen. Bei Notwendigkeit einer antiphlogistischen Therapie Ibuprofen.

Embryotox: **ja** (grau). Alternativpräparate vorziehen (z. B. Paracetamol, Ibuprofen). Einzelne Dosen ohne Auswirkungen auf das Stillen.

Kritische Indikationsstellung. Kontraindiziert < 3 Monaten und/oder < 5 kg KG. Tabletten à 500 mg nicht bei Kindern und Jugendlichen < 15. LJ empfohlen.

PRISCUS-Liste (PIM): **nein.** Alternatives, empfohlenes Analgetikum gemäß PRISCUS-Liste. Dosisanpassung bei Niereninsuffizienz.

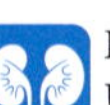
Eliminationsgeschwindigkeit ↓. Mehrfach hohe Dosierungen vermeiden. Unzureichende Daten bei Langzeittherapie.

Verminderte Eliminationsgeschwindigkeit. Mehrfach hohe Dosierungen vermeiden. Unzureichende Daten bei Langzeittherapie.

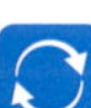
Zusammen mit Chlorpromazin schwere Hypotonie möglich. Verstärkt Hämatotoxizität von MTX. Vorsichtige Anwendung mit ASS, kann die TAH von ASS vermindern.

Eignet sich aufgrund seiner spasmolytischen Wirkung besonders bei kolikartigen Schmerzen (z.B. Gallenkolik, Harnleiter-/Nierenkoliken).

PRAXISTIPPS

- Bolusgaben meiden. I. v.-Gabe im Liegen über mind. 10 min in Kurzinfusion über Viggo. Blutdruckkontrollen.
- Auf Red Flags einer Agranulozytose hinweisen: Schüttelfrost, Halsschmerzen, Schluckbeschwerden. Nicht abklingendes oder neu aufgetretenes Fieber. Schmerzhafte Schleimhautveränderungen → **Sofort** Arztkontakt und Therapieabbruch!

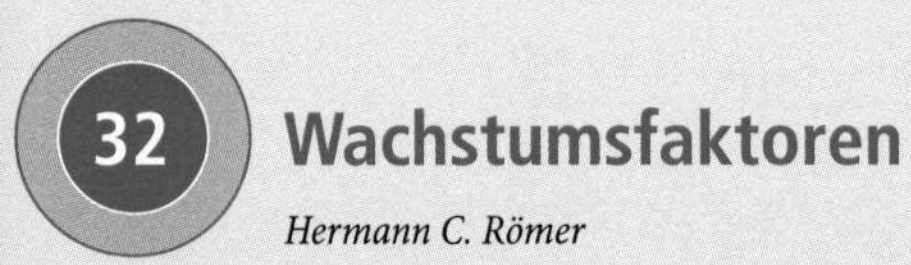

32 Wachstumsfaktoren

Hermann C. Römer

32

32.1 Erythropoetinrezeptor-Agonisten

(EPOR-Agonisten)

Epoetin

Früherer Begriff

–

Wirkmechanismus

Stimuliert Bildung von Erythrozyten im Knochenmark, da Struktur des in der Niere gebildeten Erythropoetins.

Pharmakokinetik

Orale Bioverfügbarkeit (BV)	Plasmaproteinbindung (PPB)	Halbwertszeit (HWZ)	Elimination
i. v. oder s. c. (20 %)	k. A.	4 h (nach wiederholter i. v.-Anwendung) 24 h (s. c.)	k. A.

Indikationen

Symptomatische Anämie bei chronischer Niereninsuffizienz, bei Erwachsenen sowie Kindern und Jugendlichen im Alter von 1–18 Jahren unter Hämodialysebehandlung und bei Erwachsenen unter Peritonealdialysebehandlung, bei Erwachsenen mit Niereninsuffizienz, die noch nicht dialysepflichtig sind, zur Behandlung einer schweren symptomatischen renalen Anämie, Anämie bei Transfusionsrisiko, autologe Blutgewinnung, Reduktion des Fremdblutbedarfs, Anämie bei MDS, Anämie bei erniedrigten Erythropoetinspiegeln.

Unerwünschte Arzneimittelwirkungen (UAW)

Durchfall, Übelkeit, Erbrechen, Fieber, Kopfschmerzen, Knochenschmerzen, Myalgien, akute Porphyrie, grippeähnliche Symptome, Hautausschläge und Bluthochdruck, thromboembolische Ereignisse, Krampfanfälle.

Kontraindikationen

Erythroblastopenie (*pure red cell aplasia*, PRCA), unkontrollierte Hypertonie, schwere KHK, pAVK, vaskuläre Erkrankungen der Carotiden, zerebrovaskuläre Erkrankungen, Zustand nach kürzlich durchmachten HI oder zerebrovaskulärem Ereignis.

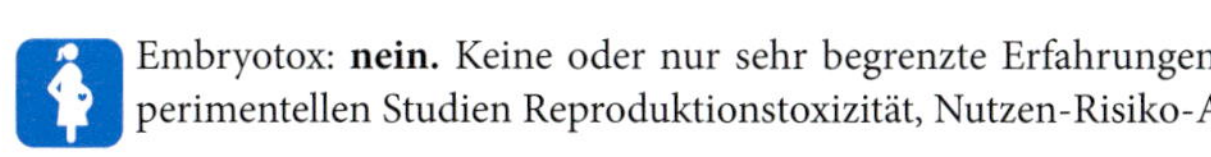
Embryotox: **nein.** Keine oder nur sehr begrenzte Erfahrungen, in tierexperimentellen Studien Reproduktionstoxizität, Nutzen-Risiko-Abwägung.

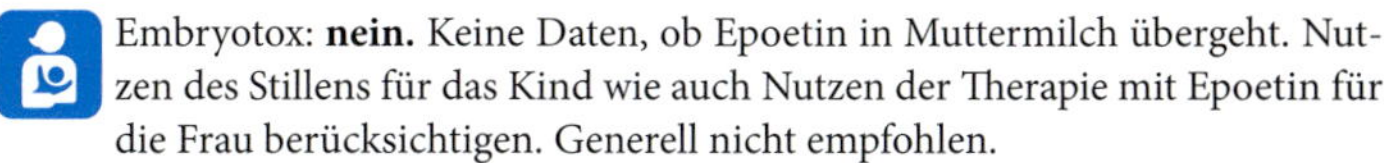
Embryotox: **nein.** Keine Daten, ob Epoetin in Muttermilch übergeht. Nutzen des Stillens für das Kind wie auch Nutzen der Therapie mit Epoetin für die Frau berücksichtigen. Generell nicht empfohlen.

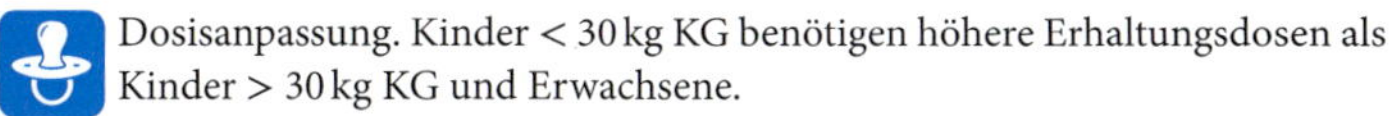
Dosisanpassung. Kinder < 30 kg KG benötigen höhere Erhaltungsdosen als Kinder > 30 kg KG und Erwachsene.

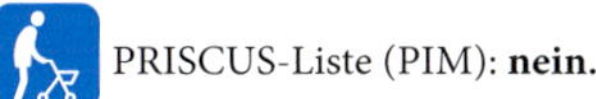
PRISCUS-Liste (PIM): **nein.**

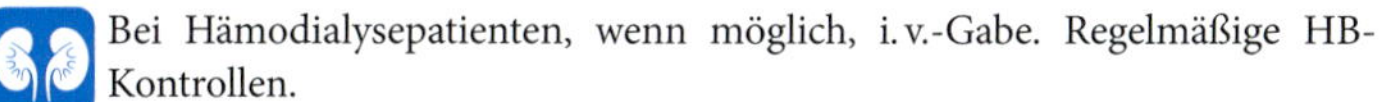
Bei Hämodialysepatienten, wenn möglich, i. v.-Gabe. Regelmäßige HB-Kontrollen.

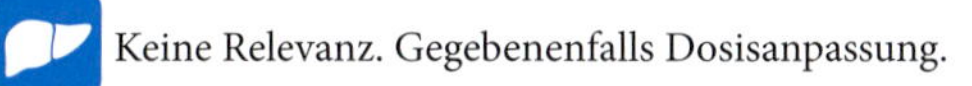
Keine Relevanz. Gegebenenfalls Dosisanpassung.

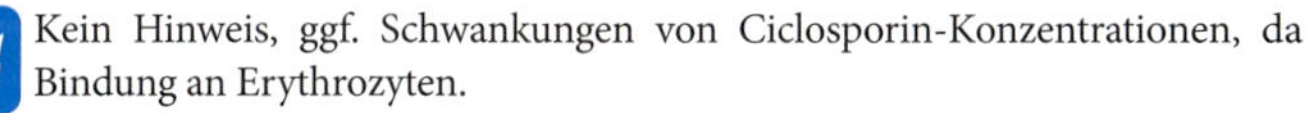
Kein Hinweis, ggf. Schwankungen von Ciclosporin-Konzentrationen, da Bindung an Erythrozyten.

Epoetin alfa kann als Dopingmittel missbraucht werden. Andere Ursachen einer Anämie vor Therapiebeginn abklären! Behandlung in zwei Phasen: Korrektur- und Erhaltungsphase. Eisensubstitution. Bei Patienten mit plötzlichem Wirkverlust (Verminderung des Hb [1–2 g/dl bzw. 0,62–1,25 mmol/l pro Monat] mit erhöhtem Bedarf an Transfusionen): Retikulozytenwert bestimmen und übliche Ursachen für Nicht-Ansprechen (z. B. Eisen-, Folsäure- oder Vitamin-B_{12}-Mangel, Aluminiumintoxikation, Infektionen, Entzündungen, Blutverlust, Hämolyse, Knochenmarkfibrose jeglicher Genese) abklären. Bei paradoxer Verminderung des Hb und Entwicklung einer schweren Anämie mit erniedrigten Retikulozytenwerten: Behandlung mit Epoetin alfa sofort absetzen und Anti-Erythropoetin-Antikörper bestimmen. Untersuchung des Knochenmarks zur Diagnose einer PRCA erwägen!

32

32.2 G-CSFR-Agonisten

Filgrastim

Früherer Begriff

–

Wirkmechanismus

Biotechnologisch hergestellte Variante des humanen Granulozyten-koloniestimulierenden Faktors (G-CSF) mit der Ausnahme des N-terminalen Methionins, der die Entstehung neutrophiler Granulozyten und ihre Freisetzung aus dem Knochenmark fördert. Filgrastim ist nicht glykosyliert.

Pharmakokinetik

Orale Bioverfügbarkeit (BV)	Plasmaprotein-bindung (PPB)	Halbwertszeit (HWZ)	Elimination
i.v. oder s.c.	k.A.	2–7 h ansteigend auf 8,5–14 h nach 7-tägiger Behandlung	Überwiegend renal

Indikationen

Neutropenien (z.B. nach Chemotherapie), bei HIV, Spender allogener Stammzellen.

Unerwünschte Arzneimittelwirkungen (UAW)

Blutarmut, Störungen des Blutbildes, Hyperurikämie, Nasenbluten, Kopfschmerzen, Schmerzen des Bewegungsapparats, Übelkeit und Erbrechen, Miktionsbeschwerden.

Kontraindikationen

Kongenitale Neutropenie.

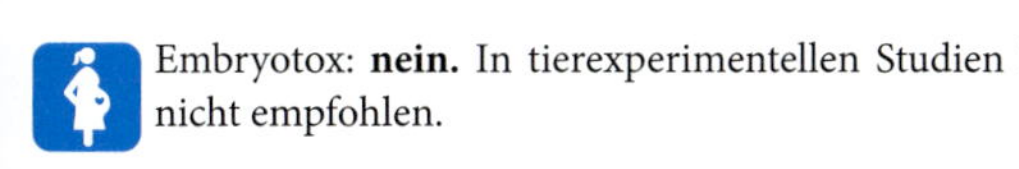
Embryotox: **nein.** In tierexperimentellen Studien Reproduktionstoxizität, nicht empfohlen.

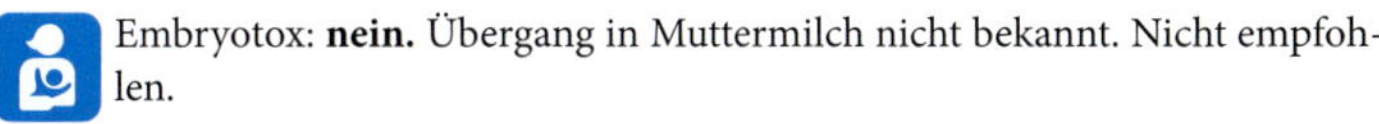
Embryotox: **nein.** Übergang in Muttermilch nicht bekannt. Nicht empfohlen.

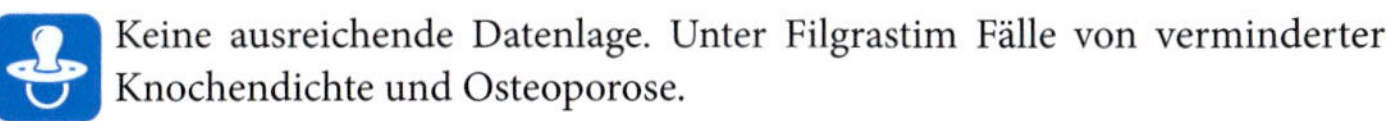
Keine ausreichende Datenlage. Unter Filgrastim Fälle von verminderter Knochendichte und Osteoporose.

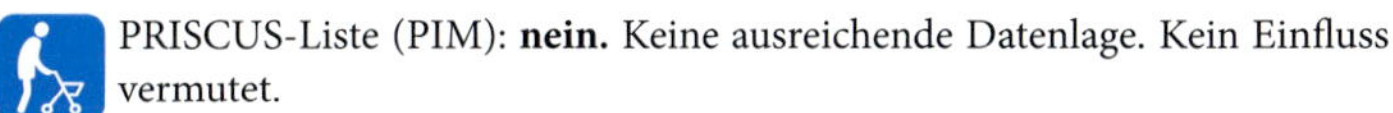
PRISCUS-Liste (PIM): **nein.** Keine ausreichende Datenlage. Kein Einfluss vermutet.

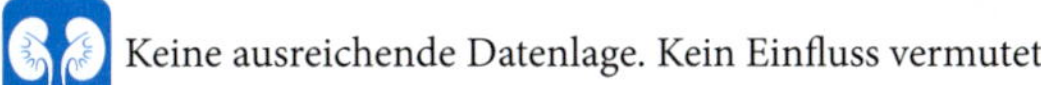
Keine ausreichende Datenlage. Kein Einfluss vermutet.

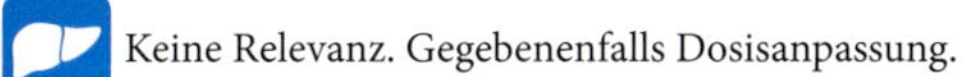
Keine Relevanz. Gegebenenfalls Dosisanpassung.

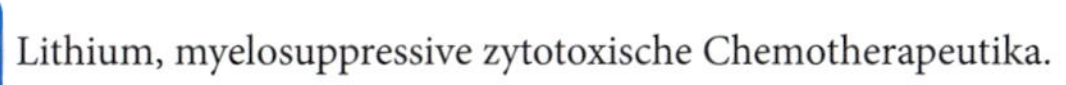
Lithium, myelosuppressive zytotoxische Chemotherapeutika.

Keine.

32.3 VEGF-Inhibitoren

Aflibercept I

Früherer Begriff

–

Wirkmechanismus

Löslicher Rezeptor, der die Wachstumsfaktoren VEGF-A und PlGF bindet, deren Effekte neutralisiert. Bindet neben dem vaskulären endothelialen Wachstumsfaktor A (VEGF-A) auch VEGF-B und den Plazenta-Wachstumsfaktor (PLGF). Alle drei Wachstumsfaktoren gehören zur VEGF-Familie der angiogenen Faktoren und können als potente mitogene, chemotaktische und vaskuläre Durchlässigkeitsfaktoren für Endothelzellen agieren. VEGF-A bindet an zwei Rezeptor-Tyrosinkinasen, VEGFR-1 und VEGFR-2. PIGF und VEGF-B binden nur an VEGFR-1. Durch Abfangen der Wachstumsfaktoren wird Bindung an ihre endogenen Rezeptoren verhindert. Die damit einhergehende Blockade rezeptorvermittelter Signalübertragung führt zur Hemmung der Rezeptoraktivierung, was wiederum pathologische Neovaskularisation, Rekrutierung inflammatorischer Zellen sowie übermäßige Gefäßpermeabilität hemmt.

32

Pharmakokinetik

Orale Bioverfügbarkeit (BV)	Plasmaproteinbindung (PPB)	Halbwertszeit (HWZ)	Elimination
k. A., intravitreale Injektion	k. A.	6 d	k. A.

Indikationen

Feuchte Makuladegeneration, diabetisches Makulaödem (MÖ), MÖ infolge Zentralvenenverschlusses (CRVO) und retinalen Venenastverschlusses (BRVO), subfoveale und juxtafoveale choroidale Neovaskularisationen infolge einer pathologischen Myopie (mCNV).

Unerwünschte Arzneimittelwirkungen (UAW)

Blutungen der Bindehaut, Augenschmerzen, Grauer Star, Glaskörperabhebung, Mouches volantes, erhöhter Augeninnendruck.

Kontraindikationen

Infektion, akute Augenentzündung.

Embryotox: **nein.** Kontraindiziert, zuverlässige Kontrazeption über 3 weitere Monate nach Behandlung.

Embryotox: **nein.** Nicht bekannt, ob es in die Muttermilch übergeht, nicht empfohlen.

Nicht empfohlen.

PRISCUS-Liste (PIM): **nein.** Keine Datenlage.

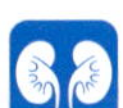
Keine Datenlage.

Keine Datenlage.

Keine bekannt.

Direkte Injektion in den Glaskörper („intravitreal“).

Aflibercept II

Früherer Begriff

–

Wirkmechanismus

s. unter Aflibercept I

Pharmakokinetik

s. unter Aflibercept I

Orale Bioverfügbarkeit (BV)	Plasmaproteinbindung (PPB)	Halbwertszeit (HWZ)	Elimination
k. A., intravitreale Injektion	k. A.	6 d	k. A.

Indikationen

In Kombination mit einer Chemotherapie, bestehend aus Irinotecan/5-Fluorouracil/Folinsäure (FOLFIRI) für die Behandlung von Erwachsenen mit metastasiertem kolorektalem Karzinom (mCRC), das unter oder nach einem Oxaliplatin-haltigen Regime fortgeschritten ist, zugelassen.

Unerwünschte Arzneimittelwirkungen (UAW)

Leukopenie, Neutropenie, Thrombozytopenie, Infektion, verminderter Appetit, Gewichtsverlust, Kopfschmerzen, Hypertonie, Blutung, Dyspnoe, Epistaxis, Dysphonie, Durchfall, Stomatitis, Bauchschmerzen, palmar-plantares Erythrodysästhesie-Syndrom, Schwächezustände, Proteinurie, erhöhtes Serumkreatinin, erhöhte AST, erhöhte ALT.

Kontraindikationen

Autoimmunerkrankung, gleichzeitige Anwendung am Auge, intravitreale Anwendung.

Embryotox: **nein.** Schwangerschaft vermeiden. Bei beiden Geschlechtern sollte während und bis mindestens 6 Monate nach der letzten Behandlung je eine zuverlässige Verhütungsmethode anwendet werden.

Embryotox: **nein.** Stillen wird während der Behandlung nicht empfohlen, da unbekannt ist, ob Aflibercept in die Muttermilch übergeht. Es muss abgewogen werden, ob auf die Behandlung mit Aflibercept verzichtet werden soll oder ob das Stillen zu unterbrechen ist.

Sicherheit und Wirksamkeit von Zaltrap® bei Kindern und Jugendlichen sind nicht erwiesen. Eine Anwendung von Zaltrap® in der Indikation mCRC ist für diese Altersgruppen nicht relevant.

PRISCUS-Liste (PIM): **nein.** Erhöhtes Risiko für Durchfall, Schwindel, Asthenie, Gewichtsverlust und Dehydratation. Eine engmaschige Überwachung wird empfohlen.

Leichte bis mittelschwere Nierenfunktionseinschränkung: Klinische Daten lassen die Annahme zu, dass bei diesen Patienten keine Änderung der Anfangsdosis erforderlich ist. Schwere Nierenfunktionseinschränkung: Es liegen sehr begrenzte Daten vor; daher sollten diese Patienten mit Vorsicht behandelt werden.

Leichte bis mittelschwere Leberfunktionseinschränkung: Verfügbare Daten lassen die Annahme zu, dass bei diesen Patienten keine Dosisanpassung erforderlich ist. Schwere Leberfunktionseinschränkung: Es liegen keine Daten hinsichtlich der Anwendung von Aflibercept vor.

Keine pharmakokinetische Arzneimittelwechselwirkung zwischen Aflibercept und dem FOLFIRI-Regime.

Direkte Injektion in den Glaskörper („intravitreal").

Ranibizumab

Früherer Begriff

–

Wirkmechanismus

Monoklonales (Fab) Antikörperfragment eines monoklonalen IgG1κ-Antikörpers aus der Gruppe der VEGF-Inhibitoren (humaner vaskulärer endothelialer Wachstumsfaktor A). Bindet an den vaskulären endothelialen Wachstumsfaktor VEGF-A und hemmt so die Bindung an seine Rezeptoren. Dadurch werden die Proliferation der Endothelzellen, die Blutgefäßneubildung und der Austritt von Flüssigkeit aus den Gefäßen reduziert.

Pharmakokinetik

Orale Bioverfügbarkeit (BV)	Plasmaproteinbindung (PPB)	Halbwertszeit (HWZ)	Elimination
k. A., intravitreale Injektion	k. A.	9 d (im Glaskörper)	k. A.

Indikationen

Exsudative (feuchte) altersbezogene Makuladegeneration (feuchte AMD); aktive, den Visus beeinträchtigende choroidale Neovaskularisation (CNV), Visusverlust durch choroidale Neovaskularisation (CNV) infolge einer pathologischen Myopie (PM), Visusverlust durch ein diabetisches Makulaödem (DME), Visusverlust durch ein Makulaödem infolge eines retinalen Venenverschlusses (retinaler Venenastverschluss BRVO und retinaler Zentralvenenverschluss CRVO).

Unerwünschte Arzneimittelwirkungen (UAW)

Okulare Reaktionen, Entzündungen, Sehstörungen, Augenschmerzen, Erkrankungen der Netzhaut und Mouches volantes. Nasopharyngitis, Kopfschmerzen, Gelenkschmerzen. Erhöht das Risiko für arterielle thromboembolische Ereignisse.

Kontraindikationen

Infektion im oder um das Auge, intraokulare Entzündungen.

Embryotox: **nein.** Kontraindiziert, zuverlässige Kontrazeption über 3 weitere Monate nach Behandlung

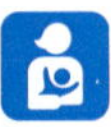
Embryotox: **nein.** Nicht bekannt, ob es in die Muttermilch übergeht, nicht empfohlen.

Mit Ausnahme der Frühgeborenen-Retinopathie bei Kindern und Jugendlichen nicht empfohlen.

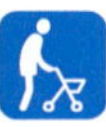
PRISCUS-Liste (PIM): **nein.** Ohne Dosisanpassung.

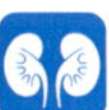
Dosisanpassung nicht erforderlich.

Dosisanpassung nicht erforderlich.

Nicht bekannt.

Direkte Injektion in den Glaskörper („intravitreal“).

33

Wasser- und Elektrolythaushalt

Hermann C. Römer

33.1 Alkali-Ionen

Lithium

Früherer Begriff

Stimmungsstabilisator

Wirkmechanismus

Elementares Metall, therapeutisch als Lithiumsalz eingesetzt. Beeinflussung vieler neurochemischer Systeme (Ionenkanäle, Neurotransmitter, Second-Messenger-Systeme, Phasenverschiebung biologischer Rhythmen). Genauer Wirkmechanismus nicht geklärt.

Pharmakokinetik

Orale Bioverfügbarkeit (BV)	Plasmaproteinbindung (PPB)	Halbwertszeit (HWZ)	Elimination
Ca. 100 %	Keine	12–24 h	k. A.

Indikationen

33

Manisch depressive Erkrankungen, bestimmte Formen der Depression. Phasenprophylaxe schizoaffektiver Störungen. Zusätzliche Gabe („Augmentation") bei therapierefraktärer Depression und Rezidivprophylaxe (Reduzierung suizidaler Handlungen).

Unerwünschte Arzneimittelwirkungen (UAW)

Euthyreote Struma, Hypothyreose, Hyperkalzämie, Hypermagnesiämie, Gewichtszunahme, Tremor, Brennen, Juckreiz und Tränen der Augen, EKG-Veränderungen, metallischer Geschmack im Mund, nephrogener Diabetes insipidus, Lithium-Nephropathie → CKD. Lithium-Akne.

Kontraindikationen

Akutes Nierenversagen, schwere Niereninsuffizienz, akuter Herzinfarkt, schwere Herzinsuffizienz, vorhandenes Brugada-Syndrom oder familiärer Hintergrund von Brugada-Syndrom, ausgeprägte Hyponatriämie.

Embryotox: **ja** (grau). Wenn möglich, alternative Strategien. Bei Anwendung Ultraschalldiagnostik zur Beurteilung der fetalen Entwicklung.

Embryotox: **ja** (grau). Wenn möglich, alternative Strategien. Bei Anwendung besondere Beobachtung und ggf. Lithium-Kontrolle beim Kind.

Dosisanpassung. < 12. LJ keine Datenlage.

PRISCUS-Liste (PIM): **nein.** Niedrige Dosis ausreichend. Serumspiegel > 0,6 mmol/l vermeiden. Häufige Spiegelkontrollen, geringe therapeutische Breite. Bei abnehmender Nierenfunktion große Gefahr toxischer Lithiumwerte!

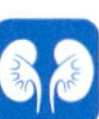

Bei leichter Niereninsuffizienz engmaschige Überwachung. Dosisanpassung erforderlich. Kontraindiziert bei schwerer Niereninsuffizienz oder einem akuten Nierenversagen.

Keine Dosisanpassung erforderlich.

Thiazide, kaliumsparende und Schleifendiuretika, Metronidazol, nichtsteroidale entzündungshemmende Arzneistoffe, Harnstoff, Xanthinpräparate, AntiepileptikaMethyldopa;trizyklischeAntidepressiva,Antipsychotika,(MAO-Hemmer), selektive Serotonin-Wiederaufnahmehemmer, 5 HT-gonisten, Kalziumantagonisten, Kaliumiodid, Tetrazykline, Alkohol.

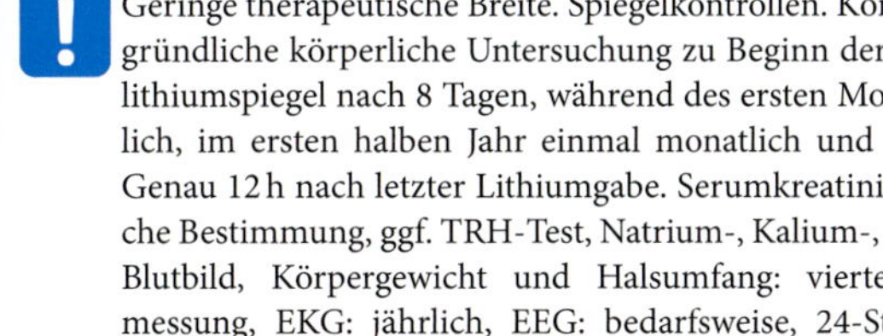

Geringe therapeutische Breite. Spiegelkontrollen. Kontrolluntersuchungen: gründliche körperliche Untersuchung zu Beginn der Behandlung, Serumlithiumspiegel nach 8 Tagen, während des ersten Monats einmal wöchentlich, im ersten halben Jahr einmal monatlich und später vierteljährlich. Genau 12 h nach letzter Lithiumgabe. Serumkreatinin, T_3, T_4, TSH: jährliche Bestimmung, ggf. TRH-Test, Natrium-, Kalium-, Kalziumbestimmung: Blutbild, Körpergewicht und Halsumfang: vierteljährlich, Blutdruckmessung, EKG: jährlich, EEG: bedarfsweise, 24-Stunden-Urinvolumen, Kreatinin-Clearance, Urin, ggf. Überprüfung der renalen Konzentrationsleistung (am 28. Tag Desmopressin-Test). Ultraschalluntersuchung der Nieren nach Langzeitbehandlung (mehr als 10 Jahre): jährlich.

33.2 Carboanhydrase-Inhibitoren

(CAH-Inhibitoren)

Acetazolamid

Früherer Begriff

–

Wirkmechanismus

Carboanhydrasehemmer, Verminderung von Kammerwasserproduktion.

Pharmakokinetik

Orale Bioverfügbarkeit (BV)	Plasmaprotein-bindung (PPB)	Halbwertszeit (HWZ)	Elimination
100 %	70–95 %	2–6 h	Renal

Indikationen

Glaukom, Ateminsuffizienz mit respiratorischer Azidose, Makulaödeme, Epilepsie, Morbus Menière, Ateminsuffizienz mit respiratorischer Alkalose.

Unerwünschte Arzneimittelwirkungen (UAW)

33

Schwindel, Tinnitus, Parästhesien um den Mund, Übelkeit und Blutdruckabfall.

Kontraindikationen

Das subakute Stadium des Schlaganfalls. Als relative Kontraindikationen gelten Migräne, Niereninsuffizienz, Leberinsuffizienz.

Embryotox: **ja** (grau). Alternativpräparate vorziehen.

Embryotox: **ja** (grau). Alternativpräparate vorziehen.

Dosisanpassung.

PRISCUS-Liste (PIM): **nein.**

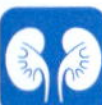
Kontraindiziert.

Kontraindiziert.

Andere Folsäureantagonisten, andere Inhibitoren der Carboanhydrase, Antidiabetika, Antihypertonika, basische Arzneistoffe, Ciclosporin, Glukokortikoide, Herzglykoside, Lithium, Methenamin-haltige Arneimittel, Natriumbikarbonat, Phenytoin, Pilocarpin, Primidon, Salicylate, Timolol.

Keine.

Brinzolamid

Früherer Begriff

–

Wirkmechanismus

Carboanhydrasehemmer, Verminderung von Kammerwasserproduktion.

Pharmakokinetik

Orale Bioverfügbarkeit (BV)	Plasmaproteinbindung (PPB)	Halbwertszeit (HWZ)	Elimination
Sehr gering, lokale Applikation	60 %	16–24 Wochen	Renal

Indikationen

Okulare Hypertension, Offenwinkelglaukom.

Unerwünschte Arzneimittelwirkungen (UAW)

Geschmacksstörungen, Kopfschmerzen, vorübergehendes Verschwommen-Sehen, okulare Irritation, okulare Hyperämie.

Kontraindikationen

Sulfonamid-Überempfindlichkeit, schwere Nierenfunktionsstörungen, hyperchlorämische Azidose.

 Embryotox: **ja** (grau). Anwendbar, ggf. geeignete Alternative Timolol.

 Embryotox: **ja** (grau). Keine Anwendungsbeschränkung.

 Keine Angaben.

 PRISCUS-Liste (PIM): **nein.** Keine Angaben.

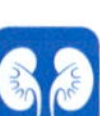 Keine Angaben.

 Keine Angaben.

 Additive Wirkungen mit systemischen Carboanhydrasehemmern möglich.

 Keine Angaben.

33.3 Inhibitoren des Na^+/Cl^--Cotransporters

(NCC-Inhibitoren)

Hydrochlorothiazid

Früherer Begriff

Thiaziddiuretika

Wirkmechanismus

Hemmt reversibel den Natrium-Chlorid-Kotransporter in der luminalen Zellmembran der Zellen des distalen Tubulus in der Niere, wodurch Natriumchlorid samt dazugehörigem Lösungswasser ausgeschieden wird.

Pharmakokinetik

Orale Bioverfügbarkeit (BV)	Plasmaproteinbindung (PPB)	Halbwertszeit (HWZ)	Elimination
60–70 %	65 %	1,3–1,7 h	Überwiegend renal (95 % unverändert)

Indikationen

33

Hypertonus, Herzinsuffizienz, bei Ödemen, häufig in Form fixer Kombinationen.

Unerwünschte Arzneimittelwirkungen (UAW)

Elektrolytstörungen, Hyperkaliämie, Hypokaliämie, Herzrhythmusstörungen, Übelkeit, Erbrechen, Schwindel, Exantheme, Juckreiz, herabgesetzte Glukosetoleranz, Tachykardie, orthostatische Hypotonie, Synkopen.

Kontraindikationen

Fortgeschrittene Niereninsuffizienz, Hyperkaliämie, Sulfonamidallergie, Coma hepaticum.

Embryotox: **ja** (grau). Vermeiden.

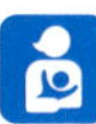

Embryotox: **ja** (grau). Vermeiden.

Dosisanpassung.

PRISCUS-Liste (PIM): **nein.** Dosisanpassung, Elektrolytkontrolle, EKG, Rhythmuskontrolle.

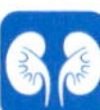

Kreatinin-Clearance < 50 ml/min kontraindiziert.

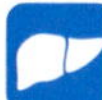

Elektrolytstörungen, Gefahr eines hepatischen Komas. Kontraindiziert bei Coma hepaticum.

Orale Antidiabetika, NSAR.

Rote-Hand-Brief 2018 zu HCT: Risiko von nichtmelanozytärem Hautkrebs (NMSC) (Basalzellkarzinom; Plattenepithelkarzinom der Haut) bei steigenden kumulativen Dosen in Langzeittherapie. Patientenhinweise nötig: Haut regelmäßig auf Veränderungen untersuchen und Auffälligkeiten melden. Einschränkung der Sonnenlichtexposition und ausreichender Hautschutz. Bei Neueinstellung Alternativpräparate bevorzugen (z. B. Xipamid, Chlortalidon).

33.4 Inhibitoren des $Na^+/K^+/2Cl^-$-Cotransporters

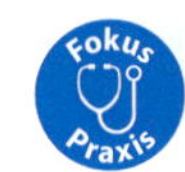

(NKCC-Inhibitoren)

Furosemid

Früherer Begriff

Schleifendiuretika

Wirkmechanismus

Sulfonamid-Diuretikum. Durch Hemmung eines Transportproteins in den Nierenkanälchen kommt es zu verringerter Wiederaufnahme von Ionen aus dem Primärharn und damit infolge der Veränderung des osmotischen Drucks zur vermehrten Wasserausscheidung. Hemmung der Rückresorption von Natrium und Chlorid im aufsteigenden Schenkel der Henle-Schleife.

Pharmakokinetik

Orale Bioverfügbarkeit (BV)	Plasmaproteinbindung (PPB)	Halbwertszeit (HWZ)	Elimination
50 % (30–80 %)	95 %	1–2 h	Überwiegend renal

33

Indikationen

Akute und chronische Herzinsuffizienz, renal bedingte Ödeme, ggf. Hirnödem, bei Vergiftungen, Hypertoniebehandlung in Ausnahmefällen.

Unerwünschte Arzneimittelwirkungen (UAW)

Elektrolytverluste, Hypokaliämie, Herzrhythmusstörungen, Volumenmangel, Hypotonie, Schwindel, Synkopen, (meist reversible ototoxische Wirkung).

Kontraindikationen

Ausgeprägte Hyponatriämie, ausgeprägte Hypovolämie, Anurie, Praecoma hepaticum, Coma hepaticum.

Embryotox: **ja** (grau). Nur bei dringlicher Indikation.

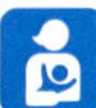
Embryotox: **ja** (grau). Eventuell abstillen.

Früh- und Neugeborene nicht empfohlen. Dosisanpassung.

PRISCUS-Liste (PIM): **nein.** Dosisanpassung.

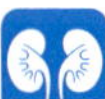
Dosisanpassung, sehr hohe Dosen bei Niereninsuffizienz.

Dosisanpassung, Elektrolytkontrolle. Kontraindiziert bei Praecoma hepaticum/Coma hepaticum.

NSAR, Aminoglykoside, Digitalis, Lithium.

Auch bei stark eingeschränkter Nierenfunktion wirksam.

PRAXISTIPPS

- Eine zeitgleiche Gabe von Schleifendiuretika und Flüssigkeit zur „Nierenspülung" und die Gabe beim oligoanurischen Patienten mit ANV soll nicht erfolgen (DGIM – Klug entscheiden in der Nephrologie).
- Zweimal tägliche Gabe (z. B. 1-1-0) verhindert reflektorische gegenregulatorische Wasserretention bei Einmalgabe. Nicht zur Nacht, sonst nächtliche Diurese und Sturzgefahr bei älteren Patienten. Torasemid aufgrund längerer HWZ nur einmal täglich nötig.
- Sinnvoll mit kaliumretinierenden Wirkstoffen kombinieren, um Hypokaliämie vorzubeugen (z. B. ACE-Hemmer, Betablocker, Aldosteron-Antagonisten)
- Ernährungsberatung: Hohe Kochsalzzufuhr vermindert diuretischen Effekt → wenig/kein Käse, Wurst, natriumreiches Mineralwasser.

33.5 Na^+/K^+-ATPase-Inhibitoren

(NKA-Inhibitoren)

Digoxin

Früherer Begriff

Digitalis- oder Herzglykoside

Wirkmechanismus

1) Hemmung der Na+/K+-ATPase in Herzmuskelzellen → intrazellulärer Kalziumgehalt ↑ → positiv inotrop (Kontraktionskraft ↑) und negativ dromotrop (Erregungsleitung ↓) .
2) Zentrale Vagusaktivierung → Vagotonus ↑ und reflektorisch Sympathikotonus ↓ Herzfrequenz ↓.

Pharmakokinetik

Orale Bioverfügbarkeit (BV)	Plasmaprotein-bindung (PPB)	Halbwertszeit (HWZ)	Elimination
50–70 %	20 %	40 h (20–50 h)	Renal

Indikationen

33

Tachykardes Vorhofflimmern, fortgeschrittenes Stadium der Herzinsuffizienz (Reservemittel im Sinusrhythmus, keine Prognoseverbesserung).

Unerwünschte Arzneimittelwirkungen (UAW)

AV-Block, Arrhythmien, Extrasystolen, Nausea, Erbrechen, Diarrhö, Farbsehstörung, Verwirrtheit, Gesichtsschmerzen.

Kontraindikationen

AV-Block II°–III°, WPW-Syndrom, ventrikuläre Tachykardie, Karotissinussyndrom, Hyperkalzämie, Hypokaliämie, thorakales Aortenaneurysma, Kardiomyopathie.

Embryotox: **ja** (grau). Zugelassen, bei fetalen Tachykardien Mittel der 1. Wahl.

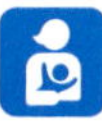
Embryotox: **ja** (grau). Zugelassen. Nach i. v.-Gabe Stillpause von 2 h.

Dosisadaptiert. Benötigen höhere Dosis in mg/kg KG (das 2- bis 3-Fache der Erwachsenendosis).

PRISCUS-Liste (PIM): **ja.** Dosisadaptiert, regelmäßige Kontrolle des Plasmaspiegels. Erhöhte Glykosidempfindlichkeit, ggf. Alternativpräparat.

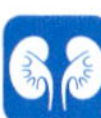
Kreatinin-Clearance 50–100: 50 %, 20–49: 33–50 %, < 20: 33 %.

Nicht erforderlich.

Hepatische Metabolisierung via CYP3A4. Aktivkohle, Colestyramin, Neomycin, Sulfasalazin, Antazida, Tetrazykline, Erythromycin, Chinidin, Amiodaron, Verapamil, Diltiazem, Spironolacton.

!
Therapie bei Digitalisintoxikation: Digitalis-Antitoxin (Fab-Antikörperfragmente, IgG vom Schaf), Magen-Darm-Spülung + Aktivkohle, Kaliumwerte hochnormal anstreben.
Geringe therapeutische Breite. Muldenförmige ST-Streckensenkungen möglich. Regelmäßige Digitalis-Spiegelbestimmungen. Red Flags (Patientenhinweis): Übelkeit/Erbrechen, Bauchschmerzen, Sehstörungen (Gelb-/Grünstich).

33.6 Protonenpumpen-Inhibitoren

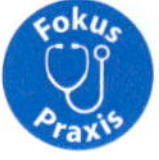

(PPIs)

Pantoprazol

Früherer Begriff

–

Wirkmechanismus

Blockiert Enzym H^+/K^+-ATPase an den Belegzellen im Magen irreversibel. Dieses Enzym ist dafür verantwortlich, dass Protonen im Austausch gegen Kaliumionen ins Magenlumen gepumpt werden (Protonenpumpe). Pantoprazol führt zur dosisabhängigen Hemmung der Magensäuresekretion. Ist ein Prodrug, wird in den Canaliculi der Belegzellen von der Säure in aktive Form umgewandelt.

Pharmakokinetik

Orale Bioverfügbarkeit (BV)	Plasmaproteinbindung (PPB)	Halbwertszeit (HWZ)	Elimination
77 %	98 %	1 h (Metaboliten 1,5 h)	Überwiegend renal

33

Indikationen

Gastroduodenale Ulzera, gastroösophageale Refluxkrankheit, Zöllinger-Ellison-Syndrom, Helicobacter-Eradikationstherapie (im Rahmen einer Tripel-Therpie, Quadrupel-Therapie), Gastritis (Off-Label-Use bei nachgewiesener Typ-C-Gastritis zur Ulkusprophylaxe).

Unerwünschte Arzneimittelwirkungen (UAW)

Kopfschmerzen, Schwindel, Sehstörungen, Übelkeit, Erbrechen, Diarrhö, Obstipation, Bauchschmerzen, Flatulenz, Allergien, Juckreiz, Magnesiummangel, Vitamin-B_{12}-Mangel, Transaminasenanstieg.

Kontraindikationen

Benzimidazole.

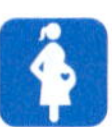

Embryotox: **ja** (grau). Tierexperimentelle Studien haben Reproduktionstoxizität gezeigt. Kein erhöhtes embryotoxisches Risiko, keine fetotoxische Wirkung bekannt, kann verordnet werden, ggf. Umstellung auf Omeprazol.

Embryotox: **ja** (grau). Geringer Übergang in Muttermilch, kann verordnet werden, ggf. Omeprazol.

< 12. LJ keine Datenlage, > 12. LJ Dosisanpassung erforderlich.

PRISCUS-Liste (PIM): **nein.** Keine Dosisanpassung erforderlich.

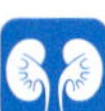

Keine Dosisanpassung erforderlich.

Kontraindiziert bei schwerer Leberinsuffizienz und Langzeittherapie.

Hepatische Metabolisierung via CYP2C19, CYP3A. pH-abhängige Absorption (Atazanavir), (Ketoconazol), Vitamin-K-Antagonisten, Methotrexat.

Es wirkt nicht lokal im Lumen des Magens, sondern wird im Darm absorbiert und gelangt über den systemischen Kreislauf zu den Belegzellen. Pantoprazol selbst ist säurelabil und muss in magensaftresistenter Darreichungsform appliziert werden.

PRAXISTIPPS

- Indikation beachten! Grundsätzlich nicht indiziert bei: „Magenschutz aufgrund von Polypharmazie", kurzfristige NSAR-Monotherapie! Wenn fehlende Indikation, dann ausschließlich grünes Rezept (Gefahr Regress).
- Bei gleichzeitiger Medikation mit Clopidogrel → (Es)Omeprazol bevorzugen. Vermutlich Clopidogrel Wirkungsabschwächung durch CYP2C9-Inhibition.
- Grundsätzlich erhöhtes Risiko für Pneumonie und CDE (*Clostridioides-difficile*-Enteritis). Bei längerfristiger Therapie ausschleichen, sonst Rebound-Phänomen.

33.7 Sekretagogische/antiresorptive Laxanzien

Bisacodyl

Früherer Begriff

–

Wirkmechanismus

Diphenylmethan- und Triarylmethan-Derivat. Bisacodyl ist ein Prodrug, das im Darm zum aktiven Wirkstoff BHPM hydrolisiert wird. Dieser wird auch aus Natriumpicosulfat gebildet, stimuliert im Dickdarm die Darmbewegungen und führt zu einer verstärkten Wasser- und Elektrolytsekretion in das Lumen und zugleich zur Inhibition der Flüssigkeitsabsorption aus dem Dickdarm und Dünndarm. Metabolisierung hepatisch, Ausscheidung über Stuhl und renal.

Pharmakokinetik

Orale Bioverfügbarkeit (BV)	Plasmaprotein-bindung (PPB)	Halbwertszeit (HWZ)	Elimination
15 %	k. A.	16 h	Renal Fäkal

Indikationen

33

Obstipation, Förderung der Darmentleerung, Vorbereitung diagnostischer Verfahren, prä- und postoperative Behandlung.

Unerwünschte Arzneimittelwirkungen (UAW)

Gastrointestinale Symptome: Bauchschmerzen, Übelkeit, Diarrhö. Kaliummangel, Störung Elektrolythaushalt, Melanosis coli, Albuminurie, Hämaturie.

Kontraindikationen

Darmverschluss, Darmobstruktion, akute abdominale Erkrankungen wie eine akute Blinddarmentzündung, eine akute Darmentzündung sowie bei starken abdominalen Schmerzen in Kombination mit Übelkeit und Erbrechen, welche auf eine schwere Erkrankung hindeuten. Schwere Dehydratation, Hypokaliämie.

Embryotox: **ja** (grau). Gelegentliche und kurzfristige Anwendung möglich, alternativ Lactulose, Macrogol.

Embryotox: **ja** (grau). Keine Einschränkung.

> 2. LJ.

PRISCUS-Liste (PIM): **nein.** Keine Dosisanpassung erforderlich.

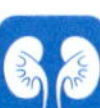
Keine Dosisanpassung erforderlich.

Keine Dosisanpassung erforderlich.

Kaliumverlust durch Diuretika, Glukokortikoide.

Unsachgemäße Anwendung kann zu einem Kaliummangel und Störungen des Wasser- und Elektrolythaushalts führen.

33.8 Wasserbindende Arzneistoffe

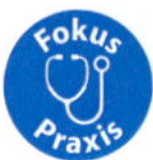

Macrogol

Früherer Begriff

–

Wirkmechanismus

Osmotisch wirkendes Relaxans, geringe enterale Resorption, Wasserbindung. Hochmolare Polyethylenglykole sind praktisch nicht resorbierbar und haben einen starken osmotischen Effekt, da sie Wasser über Wasserstoffbrückenbindungen in Form von Hydrathüllen binden. Dadurch wird Wasser im Darmlumen gesammelt und das Stuhlvolumen erhöht Dies wiederum löst über neuromuskuläre Reize eine gesteigerte Motilität des Kolons aus und führt folglich zu einem verbesserten propulsiven Transport des aufgeweichten Stuhls.

Pharmakokinetik

Orale Bioverfügbarkeit (BV)	Plasmaproteinbindung (PPB)	Halbwertszeit (HWZ)	Elimination
Keine	k. A.	k. A.	Renal

Indikationen

33

Obstipation, Darmreinigung vor Diagnostik oder klinischen Eingriffen.

Unerwünschte Arzneimittelwirkungen (UAW)

Dehydratation, Elektrolytverlust, Melanosis coli, Albuminurie, Hämaturie.

Kontraindikationen

Toxisches Megakolon, entzündliche Dickdarmerkrankungen, Darmverschluss, Unterbauchschmerzen unbekannter Herkunft, Darmperforation.

Embryotox: **nein.** Kein teratogenes Potenzial, kein fetotoxisches Risiko. Kann verordnet werden.

Embryotox: **nein.** Mittel der Wahl in der Stillzeit.

> 6. Lebensmonat, Dosisanpassung.

PRISCUS-Liste (PIM): **nein.** Keine Dosisanpassung erforderlich.

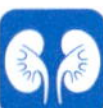
Keine Dosisanpassung erforderlich.

Keine Dosisanpassung erforderlich.

Digoxin, Hydrokortison.

Siehe Praxistipps.

PRAXISTIPPS

- Aufgrund allgemein guter Verträglichkeit (auch in Schwangerschaft und Stillzeit) häufig eingesetztes Präparat
- Mittel 1. Wahl als medikamentöse Basistherapie bei Obstipation. Indikationen beachten! Wenn nicht gegeben, dann immer Rezeptierung auf grünem Rezept (Gefahr Regress).
- Einnahme mit viel Flüssigkeit
- Medikamente, die 1 h vor oder nach Einnahme von Macrogol-Präparaten gegeben werden, erfahren Resorptionsverzögerung.

Mannitol

Früherer Begriff

–

Wirkmechanismus

Die diuretische und abführende Wirkung beruht überwiegend auf der osmotischen Aktivität des Mannitols. Der dadurch erzeugte osmotische Druck (Bindung von Wasser im Tubuluslumen der Niere) sorgt für eine gesteigerte Primärharnbildung und führt somit zu einer Entwässerung. Oral verabreicht: Laxans. Parenteral verabreicht: Diuretikum. Inhalativ: zystische Fibrose, pharmazeutischer Hilfsstoff, Lebensmittelzusatzstoff.

Pharmakokinetik

Orale Bioverfügbarkeit (BV)	Plasmaproteinbindung (PPB)	Halbwertszeit (HWZ)	Elimination
k. A.	k. A.	70–100 min	k. A.

Indikationen

Hirnödem, akutes Nierenversagen nach Trauma, Schock, Winkelblockglaukom, Laxans zur Darmreinigung vor Diagnostik oder klinischen Eingriffen.

Unerwünschte Arzneimittelwirkungen (UAW)

Kopfschmerzen, Schwindel, Krämpfe, Verwirrung, Reizung an Injektionsstelle, Exsikkose, Hypernatriämie, Hyponatriämie, Hyperkaliämie, Hypokaliämie, Hyperhydratation, Dehydratation, Volumenbelastung.

Kontraindikationen

Herzinsuffizienz, Lungenödem, Hyperhydratation, Dehydratation, Abflussstörung ableitende Harnwege, Hyperosmolarität.

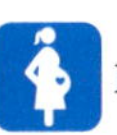
Embryotox: **nein.** Kann verordnet werden, alternativ Macrogol.

Embryotox: **nein.** Kann verordnet werden, alternativ Macrogol.

Kann verordnet werden, alternativ Macrogol.

PRISCUS-Liste (PIM): **nein.** Kann verordnet werden, regelmäßige Kontrolle der Elektrolyte.

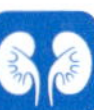
Keine Dosisanpassung erforderlich.

Keine Dosisanpassung erforderlich.

Ciclosporin, Herzglykoside (Kaliumverlust), andere Diuretika.

Als Streckmittel zum Verdünnen von Rauschmitteln missbraucht.

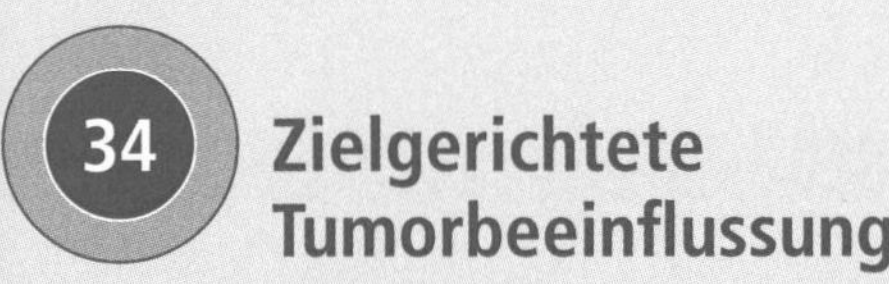

34 Zielgerichtete Tumorbeeinflussung

Hermann C. Römer

34.1 CDK-Inhibitoren

Palbociclib

Früherer Begriff

–

Wirkmechanismus

Selektive und reversible Hemmung der Cyclin-abhängigen Kinase 4 und 6 → Hemmung des Übergangs von der G1- in die S-Phase des Zellzyklus → antitumoral und antiproliferativ.

Pharmakokinetik

Orale Bioverfügbarkeit (BV)	Plasmaprotein-bindung (PPB)	Halbwertszeit (HWZ)	Elimination
46 %	85 %	29 h	Substrat von CYP3A und SULT2A1

Indikationen

Fortgeschrittenes oder metastasiertes Hormonrezeptor-positives und HER2-negatives Mammakarzinom.

Unerwünschte Arzneimittelwirkungen (UAW)

Neutropenie, Leukopenie, Infektionen, Müdigkeit, Übelkeit, Anämie, Stomatitis, Thrombozytopenie, Durchfall, Haarausfall, Erbrechen, Appetitminderung.

Kontraindikationen

Gleichzeitige Anwendung von Präparaten, die Johanniskraut enthalten.

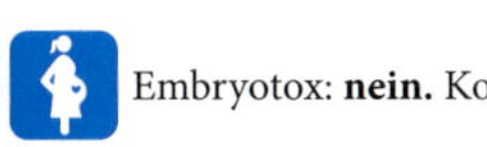

Embryotox: **nein.** Kontraindiziert.

Embryotox: **nein.** Kontraindiziert.

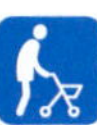

Keine Daten.

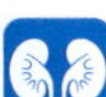

PRISCUS-Liste (PIM): **nein.** Keine Dosisanpassung notwendig.

Keine Dosisanpassung notwendig.

Bei Child-Pugh A und B ist keine Dosisanpassung notwendig, bei Child-Pugh C beträgt die Dosis 75 mg/d.

Mit CYP3A- und SULT2A1-Substraten möglich.

Wird in Kombination mit Fulvestrant bei Patientinnen, die zuvor eine endokrine Therapie erhalten haben, oder in Kombination mit Aromatasehemmer verabreicht.

34.2 EGFR-Inhibitoren

Trastuzumab

Früherer Begriff

–

Wirkmechanismus

Antikörper, Bindung an den humanen epidermalenWachstumsfaktor-Rezeptor 2 (HER2) → hemmt Aktivität des Tyrosinkinase-Rezeptors → verminderte Proliferation. Zusätzlich Antikörper-abhängige Zytotoxizität und Hemmung der Angiogenese.

Pharmakokinetik

Orale Bioverfügbarkeit (BV)	Plasmaproteinbindung (PPB)	Halbwertszeit (HWZ)	Elimination
i.v.	k.A.	28,5 h	k.A.

Indikationen

HER2-positives Mammakarzinom, metastasiertes Magenkarzinom.

Unerwünschte Arzneimittelwirkungen (UAW)

Infektionen, Kopfschmerzen, Müdigkeit, Diarrhö, Übelkeit, Appetitmangel, Geschmacksstörungen, Fieber, Schüttelfrost, Herzinsuffizienz, Schlafstörungen, Husten, Hautausschlag, Neutropenie, Anämie, Thrombozytopenie.

Kontraindikationen

Kombination mit Anthrazyklinen, Ruhedyspnoe.

Embryotox: **nein.** Einnahme sollte vermieden werden, ansonsten engmaschige Überwachung.

Embryotox: **nein.** Bis 7 Monate nach letzter Einnahme kontraindiziert.

Kein relevanter Nutzen.

PRISCUS-Liste (PIM): **nein.** Keine Hinweise auf notwendige Dosisreduktion.

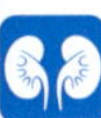
Keine Hinweise auf notwendige Dosisreduktion.

Keine Angaben.

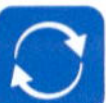
Doxorubicin.

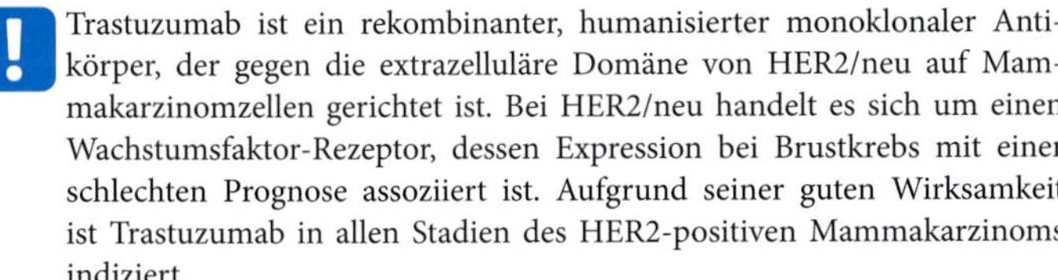
Trastuzumab ist ein rekombinanter, humanisierter monoklonaler Antikörper, der gegen die extrazelluläre Domäne von HER2/neu auf Mammakarzinomzellen gerichtet ist. Bei HER2/neu handelt es sich um einen Wachstumsfaktor-Rezeptor, dessen Expression bei Brustkrebs mit einer schlechten Prognose assoziiert ist. Aufgrund seiner guten Wirksamkeit ist Trastuzumab in allen Stadien des HER2-positiven Mammakarzinoms indiziert.

34.3 HDAC-Inhibitoren

Panobinostat

Früherer Begriff

–

Wirkmechanismus

Hemmung der Histon-Deacetylasen (HDAC) → Acetylgruppen von Lysinresten auf Histonen können nicht mehr entfernt werden → Akkumulation acetylierter Histone in der Zelle → Zelltod.

Pharmakokinetik

Orale Bioverfügbarkeit (BV)	Plasmaprotein-bindung (PPB)	Halbwertszeit (HWZ)	Elimination
21 %	90 %	37 h	k. A.

Indikationen

Multiples Myelom (Therapie 2. Wahl).

Unerwünschte Arzneimittelwirkungen (UAW)

Diarrhö, Müdigkeit, Übelkeit, periphere Ödeme, Appetitmangel, Fieber, Erbrechen.

Kontraindikationen

Schwangerschaft, Stillzeit, Kinder.

Embryotox: **nein.** Kontraindiziert.

Embryotox: **nein.** Kontraindiziert.

Kontraindiziert.

PRISCUS-Liste (PIM): **nein.** Dosisreduktion individuell abwägen, häufigere Überwachung empfohlen.

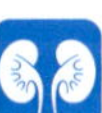

Keine Dosisanpassung notwendig, keine Datenlage.

Leichte Leberfunktionsstörung. Beginn mit einer Dosis von 15 mg, bei mittelschweren von 10 mg. Bei schwerer Leberinsuffizienz ist Panobinostat kontraindiziert.

Hepatische Metabolisierung via CYP3A4. Mit CYP3A-Substraten möglich. Arzneistoffe, die die Aktivität des CYP3A4-Enzyms beeinflussen, können daher die Pharmakokinetik von Panobinostat verändern.

In Kombination mit Bortezomib und Dexamethason für die Behandlung erwachsener Patienten mit rezidiviertem und/oder refraktärem Multiplen Myelom.

34.4 PARP-Inhibitoren

Olaparib

Früherer Begriff

–

Wirkmechanismus

Hemmung der PARP-Enzyme, welche an der DNA-Transkription, der Zellzyklusregulation und der DNA-Reparatur beteiligt sind.

Pharmakokinetik

Orale Bioverfügbarkeit (BV)	Plasmaproteinbindung (PPB)	Halbwertszeit (HWZ)	Elimination
k. A.	82 %	12 h	k. A.

Indikationen

Erhaltungstherapie eines fortgeschrittenen, rezidivierten Platin-sensitiven Ovarialkarzinoms mit BRCA-Mutation.

Unerwünschte Arzneimittelwirkungen (UAW)

Übelkeit, Erbrechen, Diarrhö, Dyspepsie, Müdigkeit, Kopfschmerzen, Geschmacksstörung, verminderter Appetit, Schwindel, Anämie, Neutropenie, Lymphopenie, MCV-Erhöhung, Kreatinin-Erhöhung.

Kontraindikationen

Schwangerschaft, Stillzeit.

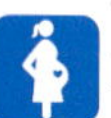
Embryotox: **nein.** Kontraindiziert.

Embryotox: **nein.** Kontraindiziert.

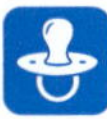
Kontraindiziert.

PRISCUS-Liste (PIM): **nein.** Keine Dosisanpassung notwendig.

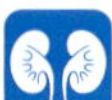
Bei mäßiger Einschränkung 200 mg zweimal tgl., bei schwerer Niereninsuffizienz kontraindiziert.

Bei schwerer Leberinsuffizienz kontraindiziert.

Einnahme mit starken CYP3A-Inhibitoren nicht empfohlen.

Mit Olaparib steht ein PARP-Inhibitor zur Behandlung von Mammakarzinom-Patientinnen in Europa zur Verfügung. Das betrifft den Teil der Patientinnen mit Brustkrebs und erblicher BRCA1/2-Genveränderung.

34.5 PD1-Inhibitoren

Pembrolizumab

Früherer Begriff

–

Wirkmechanismus

Antikörper, es handelt sich um ein IgG4-κ-Immunglobulin. Verhindert die Bindung der Liganden PD-L1 und PD-L2 der Tumorzellen an den PD-1-Rezeptor auf T-Zellen → Auslösung einer Immunreaktion gegen die Krebszelle.

Pharmakokinetik

Orale Bioverfügbarkeit (BV)	Plasmaprotein-bindung (PPB)	Halbwertszeit (HWZ)	Elimination
i. v.	k. A.	26 d	k. A.

Indikationen

Nichtresezierbares oder metastasiertes Melanom, NSCLC, Urothelkarzinom, klassisches Hodgkin-Lymphom, Nierenzellkarzinom.

Unerwünschte Arzneimittelwirkungen (UAW)

Müdigkeit, Husten, Übelkeit, Juckreiz, Hautausschlag, Appetitmangel, Obstipation, Gelenkschmerzen, Diarrhö. Immunvermittelte NW, z. B.: Pneumonitis, Kolitis, Hepatitis, Nephritis, Endokrinopathien, Hautveränderungen.

Kontraindikationen

Nur Überempfindlichkeit gegenüber dem Wirkstoff

Embryotox: **nein.** Kontraindiziert.

Embryotox: **nein.** Strenge Indikationsstellung.

Sicherheit und Wirksamkeit ist bei Kindern im Alter von unter 18 Jahren bisher noch nicht erwiesen.

PRISCUS-Liste (PIM): **nein.** Keine Dosisanpassung notwendig.

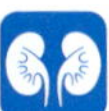
Keine Dosisanpassung bei leichter oder mittelschwerer Niereninsuffizienz notwendig.

Keine Dosisanpassung bei leichter Leberinsuffizienz notwendig.

Mit anderen Immunsuppressiva möglich. Da Pembrolizumab durch katabolischen Abbau aus dem Blutkreislauf eliminiert wird, sind keine Wechselwirkungen mit anderen Arzneistoffen zu erwarten.

Pembrolizumab ist ein Wirkstoff aus der Gruppe der monoklonalen Antikörper zur Behandlung eines nichtresezierbaren oder metastasierenden Melanoms als Mittel der zweiten Wahl

34.6 Proteasom-Inhibitoren

Carfilzomib

Früherer Begriff

–

Wirkmechanismus

Irreversible und selektive Bindung an das 20S-Proteasom → Proteine in der Zelle können nicht mehr abgebaut werden.

Pharmakokinetik

Orale Bioverfügbarkeit (BV)	Plasmaprotein-bindung (PPB)	Halbwertszeit (HWZ)	Elimination
k. A.	97 %	<1 h	Überwiegend renal

Indikationen

Multiples Myelom.

Unerwünschte Arzneimittelwirkungen (UAW)

Anämie, Müdigkeit, Thrombozytopenie, Diarrhö, Übelkeit, Fieber, Dyspnoe, Atemwegsinfektionen, Husten, periphere Ödeme.

Kontraindikationen

Nur Überempfindlichkeit gegenüber dem Wirkstoff.

Embryotox: **nein.** Kontraindiziert.

Embryotox: **nein.** Kontraindiziert.

Keine Daten.

PRISCUS-Liste (PIM): **nein.** Keine Dosisanpassung notwendig, höhere Rate an unerwünschten Ereignissen bei Patienten > 75 Jahre.

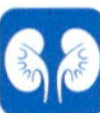
Keine Dosisanpassung notwendig.

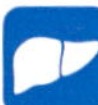
Keine generelle Dosisanpassung notwendig, bei Auffälligkeiten der Leberenzyme jedoch erwägen.

Unwahrscheinlich, dass das pharmakokinetische Profil von Carfilzomib durch die begleitende Anwendung von Cytochrom-P450-Inhibitoren und -Induktoren beeinflusst wird.

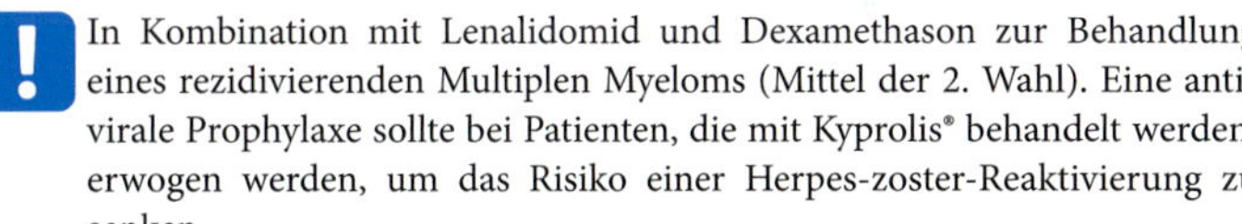
In Kombination mit Lenalidomid und Dexamethason zur Behandlung eines rezidivierenden Multiplen Myeloms (Mittel der 2. Wahl). Eine antivirale Prophylaxe sollte bei Patienten, die mit Kyprolis® behandelt werden, erwogen werden, um das Risiko einer Herpes-zoster-Reaktivierung zu senken.

34.7 BRAF-V600E-Inhibitoren

Vemurafenib

Früherer Begriff

–

Wirkmechanismus

Inhibiert die mutierte Serin-Threonin-Kinase BRAF V600E, die für die Aktivierung der Kinase verantwortlich ist → antiproliferativ und antitumoral.

Pharmakokinetik

Orale Bioverfügbarkeit (BV)	Plasmaprotein-bindung (PPB)	Halbwertszeit (HWZ)	Elimination
45,9 %	> 99 %	51 h	Überwiegend renal

Indikationen

Inoperables oder metastasiertes Melanom bei Nachweis einer BRAFV600E-Mutation.

Unerwünschte Arzneimittelwirkungen (UAW)

Gelenkschmerzen, Hautausschlag, Haarausfall, Müdigkeit, Photosensibilisierung, Übelkeit, Juckreiz, Papillome, Bildung von Plattenepithelkarzinomen, QT-Intervallverlängerung.

Kontraindikationen

Nur Überempfindlichkeit gegenüber dem Wirkstoff.

 Embryotox: **nein.** Kontraindiziert.

 Embryotox: **nein.** Kontraindiziert.

 Kontraindiziert.

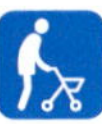 PRISCUS-Liste (PIM): **nein.** Keine Dosisanpassung notwendig.

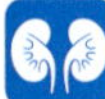 Keine Dosisanpassung notwendig.

 Keine Dosisanpassung notwendig.

 Vemurafenib ist ein mittelstarker CYP1A2-Hemmer, ein schwacher CYP2D6-Hemmer, ein CYP3A4-Induktor.

 Bei Patienten, die vor, während oder unmittelbar nach der Behandlung mit Vemurafenib eine Strahlentherapie erhielten, wurden Fälle von Radiation-Recall und Strahlensensibilisierung berichtet. Vemurafenib sollte bei gleichzeitiger oder sequenzieller Strahlentherapie mit Vorsicht angewendet werden.

34.8 Tyrosinkinase-Inhibitoren

Imatinib

Früherer Begriff

–

Wirkmechanismus

Antikörper, Bindung an die ATP-Bindungsstelle der BCR-ABL-Kinase → kompetitive Hemmung → Hemmung der Zellproliferation.

Pharmakokinetik

Orale Bioverfügbarkeit (BV)	Plasmaproteinbindung (PPB)	Halbwertszeit (HWZ)	Elimination
98 %	95 %	19 h	Fäkal, biliär

Indikationen

Chronisch myeloische Leukämie, BCR-ABL-positive ALL, Hypereosinophilie-Syndrom, andere myeloproliferative und myelodysplastische Syndrome, Hauttumoren, gastrointestinaler Stromatumor.

Unerwünschte Arzneimittelwirkungen (UAW)

Übelkeit, Erbrechen, Dyspepsie, Bauchschmerzen, Ödeme, Gewichtszunahme, Kopfschmerzen, Muskelkrämpfe, Gelenkschmerzen, Knochenschmerzen, Blutbildveränderungen, Hautausschlag.

Kontraindikationen

Nur Überempfindlichkeit gegenüber dem Wirkstoff.

Embryotox: **nein.** Kontraindiziert.

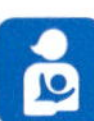
Embryotox: **nein.** Kontraindiziert.

Dosierung auf Basis der Körperoberfläche, keine Erfahrung bei Kindern < 2 Jahren mit CML bzw. < 1 Jahr mit ALL (Philadelphia-Chromosom-positiver akuter lymphatischer Leukämie [Ph + ALL]).

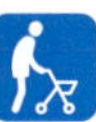
PRISCUS-Liste (PIM): **nein.** Keine Dosisanpassung notwendig.

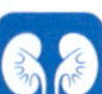
Es sollte die niedrigste empfohlene Dosis von 400 mg/d gegeben und ggf. reduziert werden.

Es sollte die niedrigste empfohlene Dosis von 400 mg/d gegeben und ggf. reduziert werden.

Substrat von CYP3A4 und ein Inhibitor von CYP3A4, CYP2D6, CYP2C9 und CYP2C19; Paracetamol.

Bei etwa 2,5 % der Patienten mit neu diagnostizierter CML wurde nach Einnahme von Imatinib über das Auftreten einer schweren Flüssigkeitsretention (Pleuraerguss, Ödem, Lungenödem, Aszites, oberflächliches Ödem) berichtet. Es wird daher das regelmäßige Wiegen der Patienten dringend empfohlen.

34.9 Ubiquitinierungs-Stimulatoren

Lenalidomid

Früherer Begriff

–

Wirkmechanismus

Immunmodulation durch selektive Ubiquitinierung lymphoider Transkriptionsfaktoren, die danach abgebaut werden.

Pharmakokinetik

Orale Bioverfügbarkeit (BV)	Plasmaproteinbindung (PPB)	Halbwertszeit (HWZ)	Elimination
44–56 %	23–19 %	3 h	Überwiegend renal

Indikationen

Multiples Myelom.

Unerwünschte Arzneimittelwirkungen (UAW)

Infektionen, Thrombozytopenie, Neutropenie, Anämie, Leukopenie, Hypokaliämie, Appetitlosigkeit, periphere Neuropathie, Schwindel, Tremor, Geschmacksstörungen, Kopfschmerz, verschwommenes Sehen, venöse Thromboembolie, Dyspnoe, Obstipation, Diarrhö, Übelkeit, Erbrechen, Hautausschlag, Muskelkrämpfe, Knochenschmerzen, Fatigue, Ödeme.

Kontraindikationen

Schwangerschaft, Frauen im gebärfähigen Alter ohne sichere Verhütung.

Embryotox: **nein.** Kontraindiziert.

Embryotox: **nein.** Kontraindiziert.

Kontraindiziert.

PRISCUS-Liste (PIM): **nein.** Keine Dosisanpassung notwendig.

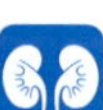
Ab mittelschwerer Niereninsuffizienz Dosisanpassung.

Keine Daten.

Mit P-Glykoprotein-Substraten; mit Substanzen, die das Thromboserisiko erhöhen.

Lenalidomid ist ein Derivat von Thalidomid (Contergan®).

34.10 VEGF-Inhibitoren

Bevacizumab

Früherer Begriff

–

Wirkmechanismus

Antikörper, Bindung an vaskulären endothelialen Wachstumsfaktor VEGF und damit Verhinderung von dessen Bindung an den Rezeptor VEGFR-1 und VEGFR-2 → Reduktion Angiogenese im Tumor, Hemmung des Tumorwachstums.

Pharmakokinetik

Orale Bioverfügbarkeit (BV)	Plasmaproteinbindung (PPB)	Halbwertszeit (HWZ)	Elimination
k. A.	k. A.	18–20 d	Proteolytisch überall im Körper, einschließlich der Endothel-zellen und nicht primär auf den Nieren und Leber

Indikationen

Metastasierte und fortgeschrittene kolorektale Karzinome, Mammakarzinom, nicht kleinzelliges Lungenkarzinom, Nierenzellkarzinom, Glioblastom, Ovarialkarzinom, Zervixkarzinom. Off-label: feuchte Makuladegeneration.

Unerwünschte Arzneimittelwirkungen (UAW)

Hypertonie, Müdigkeit, Schwäche, Diarrhö, Übelkeit, Bauchschmerzen.

Kontraindikationen

Schwangerschaft, Stillen.

Embryotox: **nein.** Kontraindiziert.

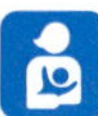
Embryotox: **nein.** Kontraindiziert bis mindestens 6 Monate nach letzter Einnahme.

Sicherheit und Wirksamkeit nicht nachgewiesen.

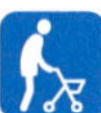
PRISCUS-Liste (PIM): **nein.** Keine Dosisanpassung notwendig.

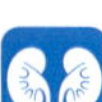
Keine Angaben.

Keine Angaben.

Keine klinisch relevanten Wechselwirkungen beobachtet.

Frauen im gebärfähigen Alter müssen während und bis zu 6 Monate nach der Behandlung eine zuverlässige Verhütungsmethode anwenden.

35

Zyklische Nukleotide

Hermann C. Römer

35.1 Nichtselektive Phosphodiesterase-Inhibitoren

(Nichtselektive PDE-Inhibitoren)

Theophyllin

Früherer Begriff

Antiasthmatika

Wirkmechanismus

Phosphodiesterase-Hemmer, cAMP-Spiegel steigt intrazellulär, systemische und pulmonale Entzündung sinkt durch Vermindern der Entzündungsmediatoren und Migration von Neutrophilen und Eosinophilen in den Atemwegen.

Pharmakokinetik

Orale Bioverfügbarkeit (BV)	Plasmaproteinbindung (PPB)	Halbwertszeit (HWZ)	Elimination
76 %	60 %	7–9 h (Erwachsene) 3–5 h (Kinder)	Renal

Indikationen

Alternativmedikament bei Asthma bronchiale und COPD.

Unerwünschte Arzneimittelwirkungen (UAW)

Kopfschmerzen, Tremor, Unruhe, Erregung und Schlaflosigkeit sowie Nebenwirkungen im Stoffwechsel und Elektrolythaushalt wie Kaliummangel (Hypokaliämie), Überzuckerung (Hyperglykämie). Erhöhung des Harnsäurespiegels (Hyperurikämie), Anstieg des Serumkalziums (Hyperkalzämie) und des Serumkreatinins. Verstärkte Diurese.

Kontraindikationen

35

Z. n. frischem Herzinfarkt, akute tachykarde Arrhythmien, Kinder < 6. LM.

Embryotox: **ja** (grau). Darf indikationsgerecht eingesetzt werden.

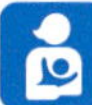
Embryotox: **ja** (grau). Kann in Stillzeit angewendet werden, Vermeidung von größeren Mengen koffeinhaltiger Getränke.

< 6. LM kontraindiziert. Bei Früh- und Neugeborenen zur Behandlung des idiopathischen Atemstillstands.

PRISCUS-Liste (PIM): **nein.** Keine Dosisanpassung.

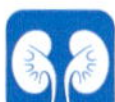
Nicht erforderlich.

Dosisanpassung.

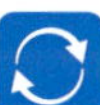
Hepatische Metabolisierung durch CYP1A2. Dadurch Interaktion u. a. mit folgenden Substanzen möglich: Carbamazepin, Phenytoin, Rifampicin, Primidon, Ritonavir, Johanniskraut. Verzögerter Abbau und/oder Erhöhung der Theophyllin-Blutspiegel mit Überdosierungsgefahr können bei gleichzeitiger Behandlung mit folgenden Arzneimitteln auftreten: orale Kontrazeptiva, Makrolid-Antibiotika (z. B. Erythromycin, Clarithromycin, Josamycin, Spiramycin), Chinolone, Tiabendazol, Kalziumantagonisten, Propranolol, Propafenon, Cimetidin, Allopurinol, Interferon-α, Influenza- und BCG-Vakzine, Ciprofloxacin, Chinolone. Steigert Wirkung von Diuretika, Halothan, Imipenem, Fluorochinolone.

Geringe therapeutische Breite. Rauchen vermindert HWZ auf 4–5 h. Aufgrund der vielfältigen Wechselwirkungen von Theophyllin sind Serumspiegelkontrollen bei längerfristiger Einnahme mit anderen Medikamenten allgemein ratsam. Bei akuten Exazerbationen nicht mehr empfohlen. Dauertherapie, wenn indiziert, nur retardiert. Prüfung Therapieerfolg: 3 Tage pausieren → unverändert = absetzen, Verschlechterung = Wiederverordnung.

35.2 Phosphodiesterase-4-Inhibitoren

(PDE4-Inhibitoren)

Roflumilast

Wirkmechanismus

Phosphodiesterase-4-Hemmer, cAMP-Spiegel steigt intrazellulär, systemische und pulmonale Entzündung sinkt durch Vermindern der Entzündungsmediatoren und Migration von Neutrophilen und Eosinophilen in den Atemwegen. N-Oxidation von Roflumilast zu Roflumilast-N-Oxid durch die beiden Enzyme CYP3A4 und CYP1A2.

Pharmakokinetik

Orale Bioverfügbarkeit (BV)	Plasmaproteinbindung (PPB)	Halbwertszeit (HWZ)	Elimination
80 %	99 %	17 (30) h	Überwiegend renal

Indikationen

Begleittherapie bei schwerer COPD.

Unerwünschte Arzneimittelwirkungen (UAW)

Gewichtsverlust, Appetitlosigkeit, Schlafstörungen, Kopfschmerzen, Diarrhö, Übelkeit, Bauchschmerzen, Angstzustände, Depression.

Kontraindikationen

Leberinsuffizienz (Child-Pugh B, C), Vorliegen schwerer immunologischer Erkrankungen, schwere Infektionserkrankungen, schwere kardiovaskuläre Erkrankungen.

Embryotox: **nein.** Verhütung während der Therapie. Tierexperimentellen Studien: Reproduktionstoxizität.

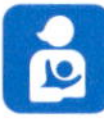
Embryotox: **nein.** Kontraindiziert.

> 18. LJ.

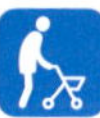
PRISCUS-Liste (PIM): **nein.** Keine Dosisanpassung erforderlich.

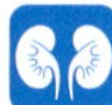
Keine Dosisanpassung.

Dosisanpassung, ab Child-Pugh B/C kontraindiziert.

Hepatische Metabolisierung via CYP3A4, CYP1A2. CYP1A2/3A4-Inhibitoren (Enoxacin, Erythromycin, Ketoconazol) und CYP1A2/CYP3A4-Induktoren (Rifampicin, Phenobarbital, Carbamazepin, Phenytoin).

Daxas® ist indiziert zur Dauertherapie bei erwachsenen Patienten mit schwerer COPD (chronisch obstruktive pulmonale Erkrankung, FEV1 nach Anwendung eines Bronchodilatators weniger als 50 % vom Soll) und chronischer Bronchitis sowie häufigen Exazerbationen in der Vergangenheit, begleitend zu einer bronchodilatatorischen Therapie.

35.3 Phosphodiesterase-5-Inhibitoren

(PDE5 Inhibitoren)

Sildenafil

Wirkmechanismus

Selektiver Hemmer der cGMP-spezifischen Phosphodiesterase vom Typ 5 (PDE-5), physischer Prozess der Erektion beinhaltet die Freisetzung von Stickstoffmonoxid (NO) im Corpus cavernosum. Dadurch wird das Enzym Guanylylzyklase aktiviert, welches die Ausschüttung von zyklischem Guanosinmonophosphat (cGMP) erhöht. Erhöhte Blutspiegel von cGMP im Schwellkörper führen zu verstärkter Erektion bei visueller Stimulation.

Pharmakokinetik

Orale Bioverfügbarkeit (BV)	Plasmaproteinbindung (PPB)	Halbwertszeit (HWZ)	Elimination
40 %	96 %	4 h	Fäkal (80 %) > renal (13 %)

Indikationen

Erektile Dysfunktion, pulmonale Hypertonie.

Unerwünschte Arzneimittelwirkungen (UAW)

Kopfschmerzen, Flush, Dyspepsie, Blutdrucksenkung, Schwindel, Angina pectoris, Synkope, Sehstörung, Priapismus.

Kontraindikationen

Gleichzeitige Einnahme von NO-Donatoren wie Isosorbiddinitrat, Isosorbidmononitrat oder Molsidomin, Nitroglyzerin, Ritonavir.

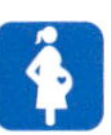

Embryotox: **nein.** Keine Indikation.

Embryotox: **nein.** Keine Indikation.

Keine Indikation.

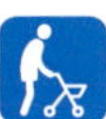

PRISCUS-Liste (PIM): **nein.** Dosisanpassung nicht erforderlich. Vorsichtiger Therapiebeginn bei kardiovaskulären Erkrankungen und Z. n. Herzinfarkt und Apoplex.

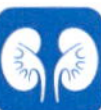

Dosisanpassung, maximal 25 mg.

Dosisanpassung, maximal 25 mg.

Hepatische Metabolisierung via CYP3A4, CYP2C9. Cimetidin, Erythromycin, Ketoconazol können Plasmaspiegel von Sildenafil erhöhen.

Wenn es mit fettreicher Nahrung eingenommen wird, sind ein verzögerter Abbau und eine verringerte Wirkung zu erwarten.

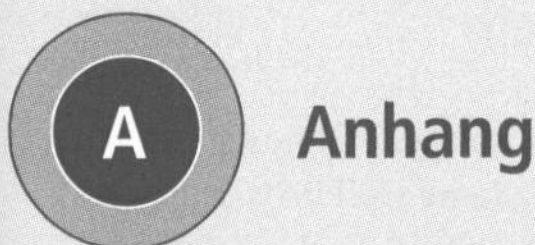

Anhang

Weitere Informationen

Kontraindikationen für eine Thrombolysetherapie

Insbesondere bei erhöhtem Blutungsrisiko (Auswahl)

- Absolute Kontraindikationen:
  - Aktive oder anamnestisch stattgehabte intrazerebrale Blutung
  - Ausgedehnter schwerer ischämischer Schlaganfall (NIHSS > 25)
  - Gerinnungsparameter: Thrombozyten < 100.000/µl, INR > 1,7, Quick < 50 %
  - Erkrankungen mit erhöhtem Blutungsrisiko (Malignom, akute Pankreatitis, Ösophagusvarizen)
  - Gewebedefekte: OP oder Trauma innerhalb der letzten zwei Wochen, nichtkomprimierbare Punktionen (Organ-, Gefäß- oder Lumbalpunktion) innerhalb der letzten Woche
  - Schwangerschaft/Entbindung/Wochenbett
  - Nicht kontrollierbare arterielle Hypertonie > 185/110 mmHg
  - Bakterielle Endokarditis
  - Symptomatischer epileptischer Anfall (Immediatanfall)
- Relative Kontraindikationen (Therapie unter Risiko-Nutzen-Abwägung möglich)
  - Geringe Ausprägung der Symptome bzw. rückläufige Symptome
  - Schlaganfall innerhalb der letzten 3 Monate

Liste QT-Zeit verlängernder Medikamente

1. Antibiotika:
   - Chinolone (z. B. Ciprofloxacin, Levofloxacin, Moxifloxacin)
   - Makrolide (z. B. Erythromycin, Clarithromycin)
2. Antidepressiva:
   - Trizyklische Antidepressiva (z. B. Amitriptylin Imipramin, Desipramin)
   - SSRI (z. B. Citalopram, Fluoxetin, Paroxetin)
3. Antiarrhythmika:
   - Amiodaron, Sotalol, Dronedaron, Chinidin
4. Sonstige:
   - Furosemid, Hydrochlorothiazid, Methadon, Lithium
   - Sevofluran, Pantoprazol, Ranolazin, Tacrolimus, Tamoxifen
   - Voriconazol, Fluconazol, Alfuzosin, Haloperidol, Ivabradin
   - Ondansetron

Tabellen zu Antibiotika

Antibiotikum	Gewebegängigkeit								
	ZNS	ZNS entz.	Lunge	ELF	Galle	Leber	Prostata	Niere	Knochen
Piperacillin/Tazobactam	nein	ja (+)	ja (++)	ja (++)	ja (++)	k. A.	k. A.	k. A.	ja (++)
Gentamicin	nein	nein	ja (++)	ja (++)	ja (+)	ja (+)	nein	ja (++)	nein
Tobramycin	nein	nein	ja (+)	ja (++)	ja (+)	ja (+)	nein	ja (++)	nein
Amoxicillin	nein	ja (+)	nein	ja (++)	ja (++)	ja (++)	k. A.	k. A.	k. A.
Amoxicilin/Clavulansäure	nein	ja (+)	k. A.	ja (++)	ja (++)	k. A.	k. A.	k. A.	ja (++)
Rifampicin	ja (++)	ja (++)	ja (++)	nein	k. A.	ja (++)	k. A.	ja (++)	ja (+)
Penicillin G	ja (+)	ja (++)	ja (++)	ja (++)	ja (++)	ja (++)	ja (++)	ja (++)	ja (+)
Meropenem	ja (+)	ja (+)	ja (++)	ja (++)	ja (++)	ja (++)	k. A.	k. A.	ja (++)
Cefazolin	nein	nein	ja (++)	ja (++)	ja (++)	ja (++)	k. A.	ja (++)	ja (++)
Cefaclor	k. A.	k. A.	ja (+)	ja (++)	ja (++)	k. A.	ja (+)	k. A.	ja (+)
Cefuroximaxetil	nein	ja (+)	ja (++)	ja (++)	ja (++)	ja (++)	ja (+)	k. A.	ja (++)
Cefotaxim	ja (+)	ja (++)	ja (++)	ja (++)	ja (++)	ja (++)	k. A.	k. A.	ja (++)
Ceftazidim	nein	ja (++)	ja (+)	ja (++)	ja (++)	k. A.	k. A.	k. A.	ja (++)
Ceftriaxon	ja (++)	ja (++)	ja (+)	ja (+)	ja (++)	ja (++)	k. A.	k. A.	k. A.
Cefepim	nein	ja (+)	ja (++)	ja (++)	ja (++)	k. A.	k. A.	k. A.	ja (++)
Ceftobiprol	nein	ja (+)	ja (++)	ja (++)	k. A.	k. A.	k. A.	ja (++)	ja (++)
Ethambutol	nein	ja (+)	ja (++)	ja (++)	k. A.	k. A.	k. A.	k. A.	k. A.
Trimethoprim	ja (+)	k. A.	k. A.	ja (++)	k. A.	k. A.	k. A.	k. A.	k. A.
Trimethoprim/Sulfamethoxazol	ja (++)	ja (++)	ja (++)	ja (++)	ja (++)	ja (++)	ja (++)	ja (++)	ja (++)
Fosfomycin	ja (++)	ja (++)	ja (+)	ja (++)	ja (++)	ja (++)	k. A.	k. A.	ja (++)
Ciprofloxacin	ja (+)	ja (+)	ja (++)	ja (++)	ja (++)	ja (++)	ja (++)	ja (++)	ja (++)
Levofloxacin	ja (+)	k. A.	ja (++)	ja (++)	ja (++)	ja (++)	ja (++)	ja (++)	ja (++)
Moxifloxacin	ja (+)	k. A.	ja (++)	ja (+)	ja (++)	ja (++)	ja (++)	ja (++)	ja (++)
Tigecyclin	ja (++)	ja (++)	k. A.	ja (+)	ja (++)	ja (++)	k. A.	ja (++)	k. A.
Teicoplanin	nein	ja (+)	ja (++)	ja (++)	ja (++)	ja (++)	k. A.	k. A.	ja (++)
Vancomycin	nein	ja (+)	ja (+)	ja (++)	ja (+)	ja (+)	k. A.	k. A.	ja (+)
Flucloxacillin	nein	nein	k. A.	ja (++)	k. A.	k. A.	k. A.	k. A.	ja (++)
Clindamycin	nein	nein	ja (+)	ja (+)	ja (++)	ja (++)	nein	k. A.	ja (++)
Daptomycin	k. A.	k. A.	k. A.	ja (++)	k. A.	k. A.	k. A.	k. A.	ja (++)
Azithromycin	nein	nein	ja (++)	ja (+)	ja (++)	ja (++)	ja (++)	k. A.	k. A.
Clarithromycin	nein	nein	ja (++)	ja (+)	ja (++)	ja (++)	ja (++)	k. A.	k. A.
Pyrazinamid	ja (++)	ja (++)	ja (++)	ja (++)	k. A.	ja (++)	k. A.	ja (++)	k. A.
Isoniazid	ja (+)	ja (++)	ja (++)	k. A.	k. A.	k. A.	k. A.	k. A.	k. A.
Nitrofurantoin	nein	nein	nein	ja (++)	nein	nein	nein	nein	nein
Metronidazol	ja (++)	ja (++)	k. A.	ja (++)	ja (++)	ja (++)	k. A.	k. A.	k. A.
Penicillin V	nein	nein	ja (++)	ja (++)	ja (++)	ja (++)	ja (++)	ja (++)	k. A.
Doxycyclin	nein	nein	ja (++)	ja (+)	ja (++)	ja (++)	ja (++)	ja (++)	ja (++)

nein ja (+) ja (++) k. A. keine Angabe

ELF epithelial lining fluid, bronchiale Mukosa

Abb. 1 Gewebegängigkeit von Antibiotika [© Grafik: Andreas Fidrich, nach: Ruß A, Endres S. Arzneimittel Pocket plus (APP), 17. Aufl. Boerm Bruckheimer Verlag GmbH, 2020.]

Antibiotika-Tabelle

Farblegende:

- stark wirksam
- mäßig bis schwach wirksam
- sehr schwache bis keine Wirkung

			Antibiotika/*Handelsname*	**Aminoglykoside**	Gentamicin/*Refobacin®*	**Carbapeneme**	Meropenem/*Meronem®*	Imipenem/Cilastin/*Zienam®*	**Cephalosporine**	Cefazolin/*Cefazolin®*	Cefuroxim/*Zinacef®*	Cefotriaxon/*Rocephin®*	Ceftazidim/*Fortum®*	**Chinolone**	Ciprofloxazin/*Ciprobay®*	Moxifloxacin/*Avalox®*	**Glykopeptide**	Vancomycin/*Vancomycin®*	**Makrolide**	Azithromycin/*Zithromax®*	Clarithromycin/*Klacid®*	Erythromycin/*Erythrocin®*	**Penicilline**	Amoxicillin/Clavulansäure/*Augmentan®*	Oxacillin/Flucloxacillin/*Stapenor®*	Penicillin G/*Penicillin G®*	Piperacillin/Tazobactam/*Tazobac®*	**Diverse Antibiotika**	Clindamycin/*Sobelin®*	Doxycyclin/*Vibramycin®*	Metronidazol/*Clont®*			
Aerobier grampositiv	Kokken	Enterococcus faecalis			keine		stark	stark		keine	keine	keine	keine		mäßig	mäßig		stark		keine	keine	keine		stark	keine	keine	stark		keine	keine	keine	Enterococcus faecalis	Kokken	Aerobier Gram +
		Enterococcus faecium			keine		keine	keine		keine	keine	keine	keine		keine	keine		stark		keine	keine	keine		keine	keine	keine	keine		keine	mäßig	keine	Enterococcus faecium		
		Pneumokokken			keine		stark	stark		stark	stark	stark	mäßig		mäßig	stark		stark		mäßig	mäßig	mäßig		stark	mäßig	stark	stark		stark	mäßig	keine	Pneumokokken		
		S. aureus meth empf			mäßig		stark	stark		stark	stark	stark	mäßig		mäßig	stark		stark		stark	stark	mäßig		stark	stark	keine	stark		stark	stark	keine	S. aureus met. empf.		
		S. aureus meth res			keine		keine	keine		keine	keine	keine	keine		keine	keine		stark		keine	keine	keine		keine	keine	keine	keine		keine	keine	keine	S. aureus met. res.		
		S. epidermidis meth empf			mäßig		stark	stark		stark	stark	mäßig	mäßig		mäßig	stark		stark		stark	stark	mäßig		stark	stark	mäßig	stark		stark	mäßig	keine	S. epidermidis met. empf.		
		S. epidermidis meth res			keine		keine	keine		keine	keine	keine	keine		keine	keine		stark		keine	keine	keine		keine	keine	keine	keine		keine	keine	keine	S. epidermidis met. res.		
		Streptokokken			keine		stark	stark		stark	stark	stark	mäßig		keine	stark		stark		stark	stark	stark		stark	mäßig	stark	stark		stark	mäßig	keine	Streptokokken		
Aerobier gramnegativ	Stäbchen	Acinetobacter baumannii			stark		stark	stark		keine	keine	keine	stark		stark	stark		keine		keine	keine	keine		keine	keine	keine	stark		keine	stark	keine	Acinetobacter baumannii	Stäbchen	Aerobier Gram –
		Citrobacter freundii			stark		stark	stark		keine	keine	keine	keine		stark	stark		keine		keine	keine	keine		keine	keine	keine	mäßig		keine	keine	keine	Citrobacter freundii		
		E. coli			stark		stark	stark		stark	stark	stark	stark		stark	stark		keine		keine	keine	keine		mäßig	keine	keine	stark		keine	keine	keine	E. coli		
		Enterobacter aerogenes			stark		stark	stark		keine	mäßig	mäßig	mäßig		stark	stark		keine		keine	keine	keine		keine	keine	keine	mäßig		keine	mäßig	keine	Enterobacter aerogenes		
		Enterobacter cloacae			stark		stark	stark		keine	keine	mäßig	mäßig		stark	stark		keine		keine	keine	keine		keine	keine	keine	stark		keine	mäßig	keine	Enterobacter cloacae		
		H. influenzae			stark		stark	stark		keine	stark	stark	stark		stark	stark		keine		stark	stark	stark		stark	keine	keine	stark		keine	mäßig	keine	H. influenzae		
		Klebsiella oxytoca			stark		stark	stark		keine	stark	stark	stark		stark	stark		keine		keine	keine	keine		mäßig	keine	keine	stark		keine	stark	keine	Klebsiella oxytoca		
		Klebsiella pneumoniae			stark		stark	stark		mäßig	stark	stark	stark		stark	stark		keine		keine	keine	keine		mäßig	keine	keine	stark		keine	mäßig	keine	Klebsiella pneumoniae		
		Morganella morganii			stark		stark	stark		keine	keine	mäßig	stark		stark	stark		keine		keine	keine	keine		keine	keine	keine	stark		keine	keine	keine	Morganella morganii		
		Proteus mirabilis			stark		stark	stark		stark	stark	stark	stark		stark	stark		keine		keine	keine	keine		stark	keine	keine	stark		keine	keine	keine	Proteus mirabilis		
		Proteus vulgaris			stark		stark	stark		keine	keine	mäßig	stark		stark	stark		keine		keine	keine	keine		keine	keine	keine	stark		keine	keine	keine	Proteus vulgaris		
		Pseudomonas aeruginosa			mäßig		stark	stark		keine	keine	keine	stark		stark	keine		keine		keine	keine	keine		keine	keine	keine	stark		keine	keine	keine	Pseudomonas aeruginosa		
		Salmonellen			stark		stark	stark		mäßig	stark	stark	stark		stark	stark		keine		keine	keine	keine		stark	keine	keine	stark		keine	mäßig	keine	Salmonellen		
		Stenotrophomonas maltophilia			keine		keine	keine		keine	keine	keine	mäßig		keine	stark		keine		keine	keine	keine		keine	keine	keine	keine		keine	keine	keine	Stenotrophomonas maltophilia		
		Serratia marcescens			stark		stark	stark		keine	keine	stark	stark		stark	stark		keine		keine	keine	keine		keine	keine	keine	stark		keine	keine	keine	Serratia marcescens		
	Kokken	Gonokokken			mäßig		stark	stark		stark	stark	stark	stark		stark	stark		keine		keine	keine	keine		stark	keine	stark	stark		keine	stark	keine	Gonokokken	Kokken	
		Meningokokken			keine		stark	stark		stark	stark	stark	stark		stark	stark		keine		keine	keine	keine		stark	keine	stark	stark		keine	stark	keine	Meningokokken		
Anaerob grampositiv		Clostridium perfringens			keine		stark	stark		mäßig	mäßig	mäßig	mäßig		keine	stark		stark		mäßig	mäßig	mäßig		stark	keine	keine	stark		stark	keine	stark	Clostridium perfringens	Anaerob Gram+	
Anaerob gramnegativ		Bacteroides fragilis			keine		stark	stark		keine	keine	keine	keine		keine	stark		keine		keine	keine	keine		stark	keine	keine	stark		stark	keine	stark	Bacteroides fragilis	Anaerob Gram–	
Atypische		Chlamydia pneum.			keine		keine	keine		keine	keine	keine	keine		mäßig	stark		keine		stark	stark	stark		keine	keine	keine	keine		keine	stark	keine	Chlamydia pneum.	Atypische	
		Legionlla pneum.			keine		keine	keine		keine	keine	keine	keine		stark	stark		keine		stark	stark	stark		keine	keine	keine	keine		keine	stark	keine	Legionlla pneum.		
		Mycoplasma pneum.			keine		keine	keine		keine	keine	keine	keine		mäßig	stark		keine		stark	stark	stark		keine	keine	keine	keine		keine	stark	keine	Mycoplasma pneum.		

Abb. 2 Antibiotika-Tabelle [Knoche T, Rey J. Lernkarten Innere Medizin. 7. Aufl. Elsevier GmbH, 2019]

Glossar

Acetaldehyd-Syndrom Intoxikationssymptomatik, die als Folge eines Alkoholkonsums bei vorheriger Einnahme von Aldehyddehydrogenase-Hemmstoffen auftritt. Symptome: metallischer Geschmack, Flush, Zittern, Pruritus, Tachykardie, Hypotonie, Schweißausbrüche, Schwindel, Kopfschmerzen, Übelkeit/Erbrechen, psychische Symptome (z. B. Angst).

BESD Beurteilung von Schmerzen bei Demenz (Beobachtungskategorien): 1) Atmung, 2) negative Lautäußerungen, 3) Gesichtsausdruck, 4) Körpersprache, 5) Reaktion auf Tröstung.

Blut-Gas-Verteilungskoeffizient Verhältnis der Konzentration, bei der sich ein Gleichgewicht zwischen Alveolarraum und Blut einstellt. Ausgleich erfolgt entlang Partialdruckgefälle. Geringer Wert = geringe Löslichkeit im Blut = schnelles An- und Abfluten = gut steuerbar.

Diffusionshypoxie Nach Beendigung der Lachgas-Inhalation erfolgt die initiale Rückdiffusion aus dem Blut in die Alveolen so rasch, dass eine Abnahme der alveolären Sauerstoffkonzentration auftreten kann.

MHK Die minimale Hemmkonzentration, kurz MHK, ist die kleinste Wirkstoffkonzentration einer antimikrobiellen Substanz (z. B. eines Antibiotikums), welche die Erregervermehrung in der Kultur noch verhindert.

Numeric Pain Rating Scale Numerische Schmerzskala 1–10.

Pharmakokinetik Beschreibt die Gesamtheit aller Prozesse, denen ein Arzneistoff im Körper unterliegt. Hierzu gehören: Liberation (Freisetzung), Absorption (Resorption), Distribution (Verteilung), Metabolisierung, Exkretion (Ausscheidung) → Akronym „**LADME**".

Propofol-Infusionssyndrom (PRIS) Bei Langzeitinfusion von Propofol (> 24 h). Kinder besonders gefährdet. Sehr selten, aber mit hoher Letalität. Symptomkomplex aus Herzinsuffizienz, metabolischer Azidose und Herzrhythmusstörungen. Ergänzend häufig Rhabdomyolyse mit akutem Nierenversagen.

Start low, go slow Möglichst niedrig und einschleichend dosieren.

Unerwünschte Arzneimittelwirkungen (UAW) Aufgelistet sind lediglich die häufigsten UAW. Für eine vollständige und umfassende Auflistung aller UAW siehe Fachinformationen.

Wirkmechanismus Auf welche Art und Weise übt ein pharmazeutischer Wirkstoff seine pharmakologischen Effekte im menschlichen Körper aus?

Quellen

CAST-Studie, SWORD-Studie: https://www.aerzteblatt.de/archiv/6394/Antiarrhythmische-Therapie-bei-Postinfarktpatienten

Deutsche Gesellschaft für Allgemeinmedizin und Familienmedizin (DEGAM), Frankfurt a. M. DEGAM-Leitlinie Nr. 11 Husten, AWMF 053/013: https://www.awmf.org/uploads/tx_szleitlinien/053-013l_S3_Husten_2014-02-abgelaufen.pdf

Diabetes-Studie UKPDS: https://www.arznei-telegramm.de/html/1998_10/9810088_01.html

Indikationen Cannabinoid-CB_1-Rezeptor-Agonisten: https://www.bionorica-ethics.de/dronabinol/moegliche-indikationen/

Kim DH et al. Dementia Medications and Risk of Falls, Syncope, and Related Adverse Events: Meta-Analysis of Randomized Controlled Trials. Journal of the American Geriatrics Society, 2011; 59(6): 1019–1031.

Leitlinie „Helicobacter und gastroduodenale Ulkuskrankheit", 2016: https://www.awmf.org/leitlinien/detail/ll/021-001.html

Nationale Anti Doping Agentur Deutschland: https://www.nada.de/fileadmin/user_upload/nada/Medizin/191126_WADA-Verbotsliste_2020_Informatorische_UEbersetzung.pdf

Rote-Hand-Brief 2011: https://www.akdae.de/Arzneimittelsicherheit/RHB/Archiv/2011/20110317.pdf

Rote-Hand-Brief 2012: https://www.bfarm.de/SharedDocs/Risikoinformationen/Pharmakovigilanz/DE/RHB/2012/rhb-tavanic.html

Rote-Hand-Brief zu Mimpara® vom 25.03.2013: https://www.bfarm.de/SharedDocs/Risikoinformationen/Pharmakovigilanz/DE/RHB/2013/rhb-mimpara.html

Rote-Hand-Brief 2014: https://www.bfarm.de/SharedDocs/Risikoinformationen/Pharmakovigilanz/DE/RHB/2018/rhb-valproat.html

Rote-Hand-Brief 2018: https://www.bfarm.de/SharedDocs/Risikoinformationen/Pharmakovigilanz/DE/RHB/2018/rhb-hydrochlorothiazid.pdf;jsessionid=E552E1D759F173B80B743C2AD0C6163C.1_cid344?__blob=publicationFile&v=6

Rote-Hand-Brief 2019: https://www.bfarm.de/SharedDocs/Risikoinformationen/Pharmakovigilanz/DE/RHB/2019/rhb-fluorchinolone.pdf?_blob=publicationFile&v=4

Rote-Hand-Brief 2020: Rote-Hand-Brief 2020: https://www.akdae.de/Arzneimittelsicherheit/RHB/20200124.pdf

Sanders RD, Weimann J, Maze M. N_2O (Stickoxydul): analgetische Wirkung über Aktivierung von Opiat-Rezeptoren. Biologic effects of nitrous oxide: a mechanistic and toxicologic review. Anesthesiology, 2008; 109(4): 707–722.

Smith S M, Schroeder K, Fahey T. Over-the-counter (OTC) medications for acute cough in children and adults in ambulatory settings. Cochrane Database Syst Rev, 2012. 8: CD001831